JN138765

THE MEISTER OF OPHTHALMIC PRACTICE

眼科診療マイスター Ⅱ

診断と治療

■編集
飯田知弘
東京女子医科大学眼科学教授
中澤　徹
東北大学大学院医学系研究科眼科学教授
堀　裕一
東邦大学医療センター大森病院眼科教授

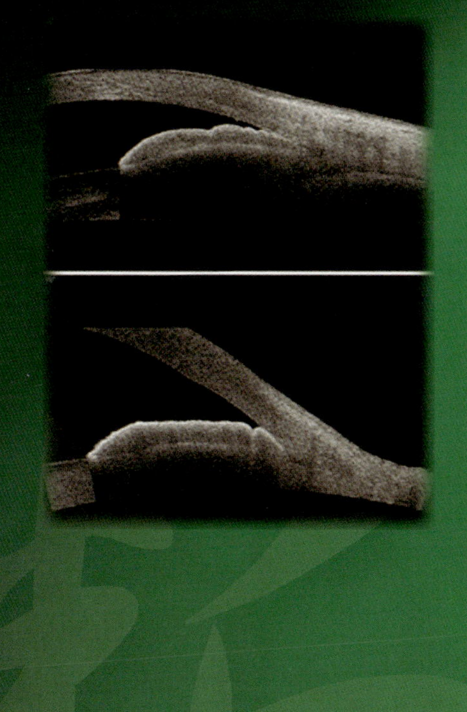

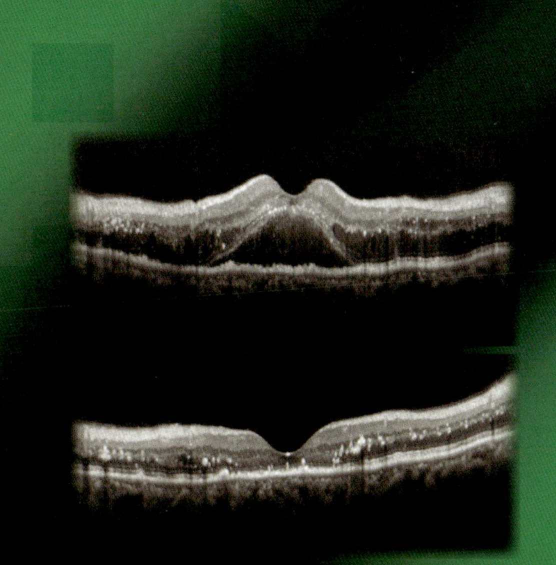

MEDICAL VIEW

本書では，厳密な指示・副作用・投薬スケジュール等について記載されていますが，これらは変更される可能性があります．本書で言及されている薬品については，製品に添付されている製造者による情報を十分にご参照ください．

The Meister of Ophthalmic Practice II
（ISBN 978-4-7583-1627-9　C3347）

Editors : Tomohiro Iida
Toru Nakazawa
Yuichi Hori

2017. 1. 20　1st ed

Medical View Co., Ltd.
2-30 Ichigayahonmuracho, Shinjukuku, Tokyo, 162-0845, Japan
E-mail ed@medicalview.co.jp

『眼科診療マイスター シリーズ』刊行にあたり

一般眼科医が遭遇する疾患は，白内障，緑内障，角結膜疾患，網膜疾患，全身病の合併で発症する眼疾患など多岐にわたります。昨今，眼科検査機器の機能向上が著しく，眼科一般診療レベルが日々進化しております。また新しい治療薬の登場や新たな疾患分類，ゲノム医療の登場により，診療体系も大幅に変化しつつあります。そのために，一般眼科医であっても常に診療をアップデートする必要があり，その範囲も日々拡大しているのが現状です。

これまでに眼科の一般的な知識を網羅している教科書は多く刊行されております。しかし，日常診療で疑問に思う点，手術手技のコツを掘り下げて学ぶことのできる環境が少なくなってきている今，これらを学べる書籍の需要は高まっていると考えられます。

ベテラン医師は長年の経験から，教科書には記載のないさまざまな診療の技を身に付けており，自ら実践しています。その技は先生同士で交わす会話や言葉の端々から習得するしか機会がないのが現状です。大学病院や総合病院など，複数人数で診療していた若い頃は，診療に苦慮すると多くの先輩の先生から耳学問で対処法を学ぶことが出来たと思います。しかし，ある程度の年齢になると，こういった耳学問から知識を得る機会は殆どなくなってしまいます。そこで，経験豊富な専門医によるコツ（「匠の技」）を伝授し，若手眼科医だけでなく，診療所の先生方に向けても，診療の要を解説していく書として本シリーズを企画しました。

本書籍の内容は前眼部から後眼部まで幅広く取り扱い，若手眼科医が日常診療で疑問に思う点，つまづきがちな点などをQ＆Aとして取り入れながら解説する形式をとっています。診療の心構えから小さな疑問点，今さら聞けないが知りたい点，患者とのコミュニケーションに際しての疑問点等に至るまで幅広く盛り込み，日常診療の悩みを解決できる書となっております。執筆者には「匠の技」として相応しい，経験豊富な各領域のスペシャリストの先生方に執筆いただいております。出来るだけ気楽に必要な情報を得ていただくために，写真やイラストを多用し，必要十分な文章に抑えた，簡潔でコンパクトな印象の紙面構成としております。全３巻で，Ⅰ. 診察と検査，Ⅱ. 診断と治療，Ⅲ. 処置と手術手技の順に発刊を行ってまいります。是非多くの先生方に「匠の技」に触れていただき，日常診療の糧として頂きたく思います。

飯田知弘
中澤　徹
堀　裕一

目次

視機能

眼瞼

涙道

角結膜

執筆者一覧

●編集

飯田知弘　東京女子医科大学眼科学教授
中澤　徹　東北大学大学院医学系研究科眼科学教授
堀　裕一　東邦大学医療センター大森病院眼科教授

●編集協力

闕　保　たまがわ眼科クリニック院長

●執筆者（掲載順）

梶田雅義　梶田眼科院長
井手　武　南青山アイクリニック副院長
五十嵐章史　山王病院アイセンター部長
月山純子　博寿会山本病院眼科医長
中村かおる　東京女子医科大学眼科学
野田実香　慶應義塾大学医学部眼科学専任講師
忍足和浩　忍足眼科医院院長
上田幸典　聖隷浜松病院眼形成眼窩外科主任医長
辻　英貴　がん研究会有明病院眼科部長
渡辺彰英　京都府立医科大学眼科学
井上　康　眼科康誠会井上眼科院長
後藤　聡　東京慈恵会医科大学眼科学講師
大江雅子　多根記念眼科病院診療部長
宮崎千歌　兵庫県立尼崎総合医療センター眼科部長
坂井　譲　市立加西病院眼科診療部長
近間泰一郎　広島大学大学院医歯薬保健学研究院視覚病態学准教授
佐竹良之　東京歯科大学市川総合病院眼科講師
高　静花　大阪大学大学院医学系研究科眼科学
加藤直子　埼玉医科大学医学部眼科准教授
東原尚代　ひがしはら内科眼科クリニック副院長
上田真由美　京都府立医科大学感覚器未来医療学特任准教授
臼井智彦　東京大学大学院医学系研究科外科学専攻眼科学准教授
鈴木　崇　いしづち眼科院長
福本光樹　菊川眼科副院長
久保江理　金沢医科大学眼科学特任教授
三戸岡克哉　北戸田駅前みとおか眼科院長
西　恭代　慶應義塾大学医学部眼科学
根岸一乃　慶應義塾大学医学部眼科学准教授
小早川信一郎　日本医科大学多摩永山病院眼科病院教授
松島博之　獨協医科大学眼科学教室准教授
太田俊彦　順天堂大学医学部附属静岡病院眼科教授
近藤寛之　産業医科大学眼科学教授
徳田芳浩　井上眼科病院副院長
三浦和美　市立貝塚病院眼科部長
松下賢治　大阪大学大学院医学系研究科眼科学病院教授
川瀬和秀　岐阜大学附属病院眼科学臨床教授
横山　悠　東北大学大学病院眼科
酒井　寛　琉球大学大学院医学研究科眼科学准教授
丸山和一　東北大学大学院医学系研究科眼科学講師
吉川知子　広島大学大学院医歯薬保健学研究院視覚病態学講師
細川海音　岡山大学医学部眼科学
森實祐基　岡山大学医学部眼科学講師
志村雅彦　東京医科大学八王子医療センター眼科教授
長谷川泰司　東京女子医科大学眼科学
辻川明孝　香川大学医学部眼科学教授
古泉英貴　東京女子医科大学眼科学講師
丸子一朗　東京女子医科大学眼科学特任講師
島田典明　東京医科歯科大学大学院医歯学総合研究科眼科学
井上　真　杏林大学医学部眼科学教授
西口康二　東北大学大学院医学系研究科視覚先端医療学准教授
角田和繁　国立病院機構東京医療センター臨床研究センター
視覚研究部長
髙橋寛二　関西医科大学眼科学教授
平形明人　杏林大学医学部眼科学教授
古田　実　福島県立医科大学医学部眼科学准教授
石原麻美　横浜市立大学大学院医学研究科眼科学臨床准教授
蕪城俊克　東京大学大学院医学系研究科眼科・視覚矯正科准教授
臼井嘉彦　東京医科大学臨床医学系眼科学講師
中島富美子　さいたま赤十字病院眼科部長
川島秀俊　自治医科大学眼科学教授
眞下　永　JCHO 大阪病院眼科医長
中井　慶　淀川キリスト教病院眼科部長
岩橋千春　住友病院眼科
大黒伸行　JCHO 大阪病院眼科部長
佐藤美保　浜松医科大学医学部附属病院眼科病院教授
村木早苗　滋賀医科大学眼科学講師
毛塚剛司　東京医科大学眼科学准教授
栗本拓治　神戸大学大学院医学研究科眼科学分野
高比良雅之　金沢大学医薬保健学総合研究科医学専攻眼科学講師
後関利明　北里大学医学部眼科講師
山上明子　井上眼科病院
兒玉達夫　島根大学医学部眼科学准教授
清水朋美　国立障害者リハビリテーションセンター病院
第二診療部眼科医長
三宅　琢　東京医科大学眼科学

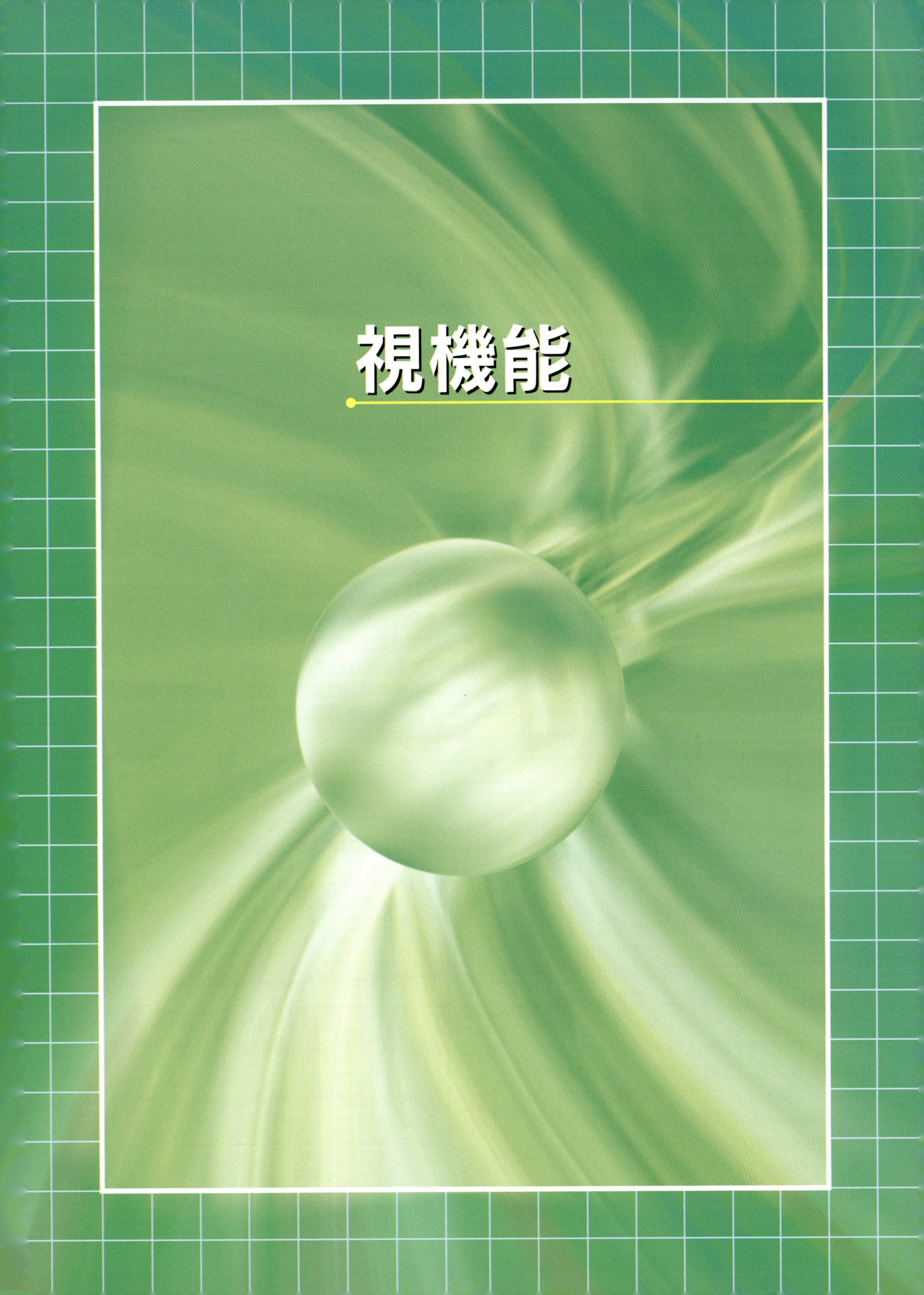

視機能

眼精疲労

概要

- 休息によって回復する眼の疲れは単なる眼疲労である。休息を取っても回復せずに疲れが累積し，頭痛や肩こりといった全身症状が加わった状態が眼精疲労である。
- 1980年代にVDT（visual display terminal）作業が普及したときに，中高齢者の間で，眼精疲労を訴える症例が増加した。
- 2010年代からは，スマートフォンなどの携帯情報端末の普及によって眼精疲労はさらに増加し，若年者にも眼精疲労を訴える例が増加してきている。ちまたではスマホ老眼などとよばれるようになっている。

原因

- これまで眼精疲労の原因としてさまざまな要因があると考えられてきているが，眼精疲労の臨床に携わった著者の印象では，眼精疲労を発症する原因は内眼筋である毛様体筋と外眼筋である4直筋2斜筋の疲労に集約される。これに，原因が特定されず，症状が遷延化することに対する不安が加わり，重症化していると考えられる。
- かつて，中高齢者の間で，眼精疲労を訴える症例が増加したときには，すでに老視を迎えた症例で，不慣れな長時間の近方視作業による毛様体筋の疲労が多かった。
- しかし，最近の携帯情報端末の普及によって増加している眼精疲労はすべての年齢で発症しており，その原因は毛様体筋の疲労に加えて外眼筋の疲労が加わっている。

毛様体筋の機能

- 正視眼では遠くの物体は明視することができるが，そのままで近くにある物体にはピントが合わない。自律神経の作用によって，水晶体が膨らみを増して，屈折力を強めることにより，近くにピントが合うようになる。この機能を調節という。
- 水晶体はその周囲に位置する毛様体筋によって動かされている。毛様体筋は輪状線維（Müller筋），放射状線維および経線状線維（Brücke筋）からなるが，調節に関与しているのは主として輪状線維である。
- 毛様体筋が収縮すると，瞳孔括約筋と同じようにリング状の毛様体筋が内径を小さくし，その内側に付着しているZinn小帯が緩む。Zinn小帯が緩むと，水晶体を円板状に引っ張る力が緩んで，水晶体は自らの弾性で厚みを増す。生体の屈折値は静止しておらず絶えず揺れ動いており，調節微動とよばれている（図1）。
- 調節微動は意味のある周波数成分として0.6Hz（cycle/second）の低周波と1.0～2.3Hzの高周波に分けられ，高周波数成分は毛様体筋が収縮するときの固有の振動と考えられている。
- 毛様体筋が収縮を維持しているときには高周波数成分の出現頻度（high frequency component；HFC）が増加し，毛様体筋の活動状態を反映する。HFCの観察を容易にしたのが調節機能解析装置である（図2，3）。

調節の異常

- 調節機能解析装置でfluctuation of kinetic refraction map（Fk-map）を観察すると，調節の異常を容易に把握できる。
- 正常者では屈折値は視標位置をよく追随できており，毛様体筋の震え（HFC値）は遠方視標に対しては小さく，近接視標ではわずかに増加する（図4）。
- 調節緊張症では，屈折値は視標位置に追随できるものの，すべての視標に対して，強い毛様体筋の震えが記録される（図5）。

図1　調節微動

一定の距離にある視標を注視しているときの屈折値の経時変化を示す。−1Dは1m，−3Dは33cm，−5Dは20cmの距離を示すが，屈折値は静止しておらず，33cmの距離を見ているときの屈折変動が最も著しいことがわかる。

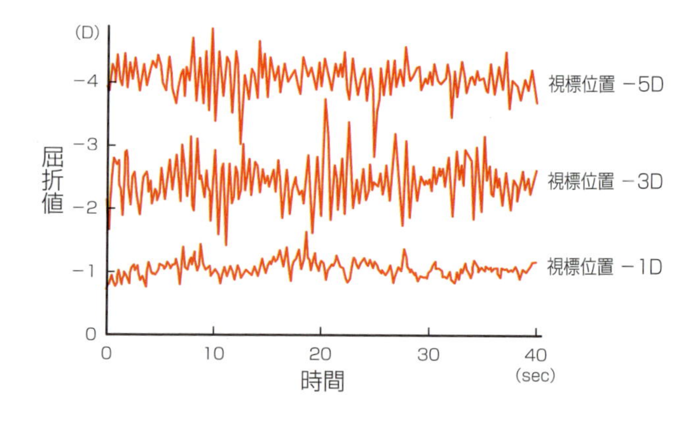

図2　調節機能解析装置（ライト製作所）

アコモレフはSpeedy-K Ver. MF1の後継機として製作された。予備屈折検査値に+0.5D, ±0.0D, −0.5D, −1.0D, −1.5D, −2.0D, −2.5D, −3.0Dの8個の視標位置を提示する通常モードと視標提示位置を4個にしたスピーディモードの切り替えが可能である。

Speedy-K Ver. MF1

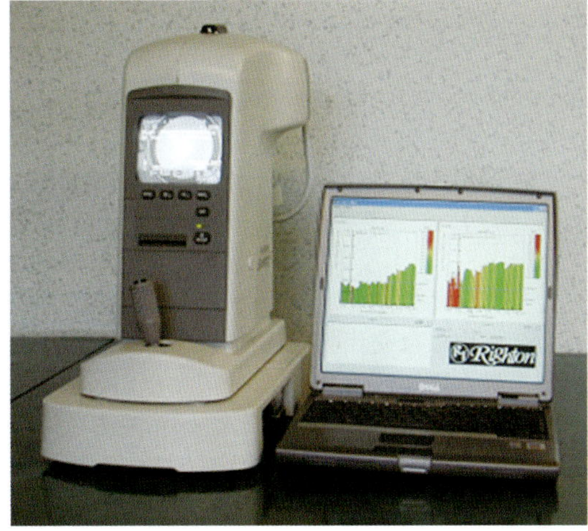

アコモレフ

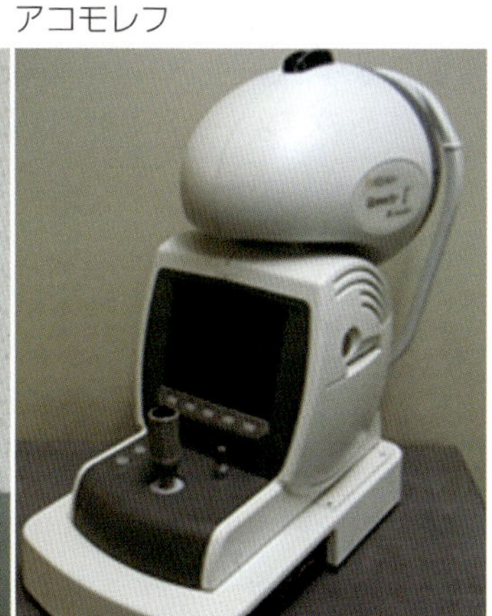

図3　調節機能解析装置（ニデック）

AA-2はAA-1の後継機として製作された。予備屈折検査値に+0.5D, ±0.0D, −0.5D, −1.0D, −1.5D, −2.0D, −2.5D, −3.0Dの8個の視標位置を提示する。AA-2では乱視が存在する場合に，乱視を視標側で矯正し，乱視があっても固視標が見やすいように改良が加えられている。

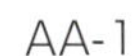

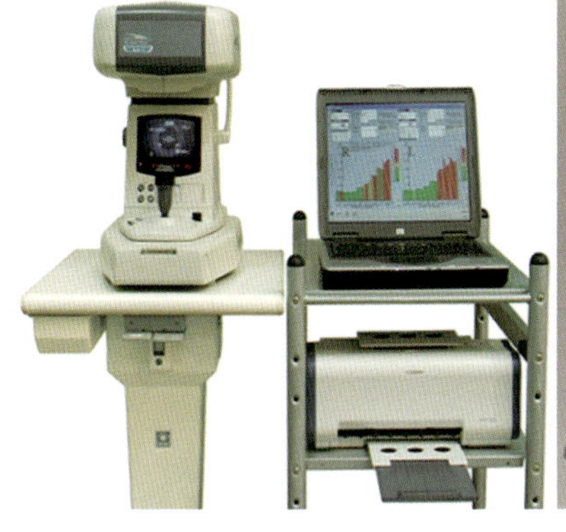

AA-2

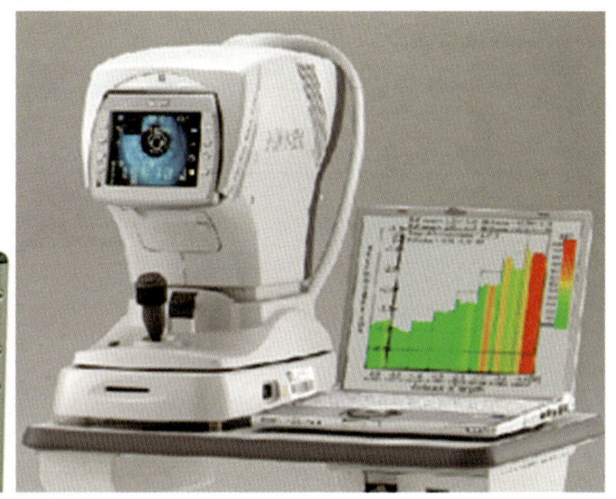

図4　正常者のFk-map

横軸は視標位置，縦軸は屈折値を示す。カラーバーの上端は被検眼の屈折値，色はHFC値を示す。正常者では提示視標に応じて屈折値が増しており，遠方視標に対するHFC値は低値で緑色を呈しており，近接視標に対してはHFC値がわずかに上昇し黄色〜橙色を呈する。

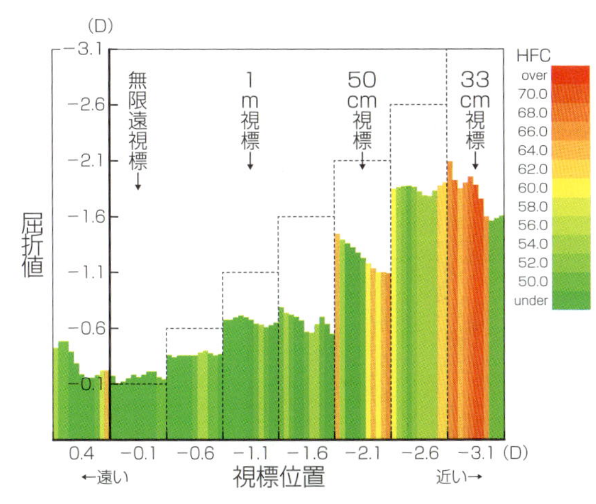

図5　調節緊張症のFk-map

提示視標に追随して，調節が起こっているが，どの視標に対してもHFC値が高値で，毛様体筋が強い緊張状態にあることがわかる。

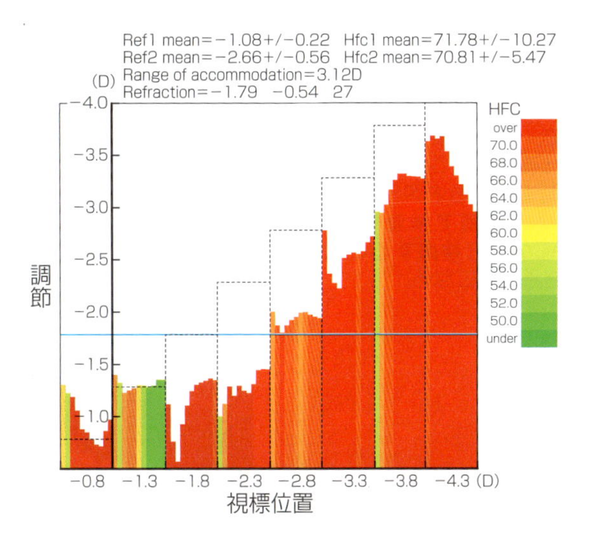

- 調節けいれんでは，屈折値は視標位置を正しく追随できず，すべての視標に対して，非常に強い毛様体筋の震えが記録される（図6）。
- 最近，若年者で増加傾向のあるテクノストレス眼症では，遠方視標に対しては正常者と同様の反応を示すが，近接視標に対しては調節緊張症あるいは調節けいれん様の変化を認める（図7）。

眼位の異常

- 眼位異常は遮閉試験を行うことで，容易に検出できる。特に疲労の原因となる斜位の検出には交代遮閉試験が有用である。眼位異常を最も適切に検出できるのがビノキュラーセパTN-3000（田川電気研究所）である（図8）。
- 外斜位は安静時の視線方向が外側に向かい，内斜位は内側に向かう状態である。安静時の眼位が上下方向に向かう場合には上に向かうほうの眼の上斜位という。
- 調節幅湊が働くと，眼は内寄せを強めるので，調節緊張症あるいは調節けいれんがあるときの内斜位は慎重に判断する必要がある。
- 同様に，眼精疲労状態にあるときの外斜位は調節幅湊によって隠されているので，一見正位にみえても，交代遮閉試験を繰り返し行うことで，検出できることも少なくない。
- 一般には斜位はプリズム矯正の対象にはならないが，眼精疲労を訴える場合には，プリズム矯正を行うことで，疲労症状が著しく改善されることがある。

図6　調節けいれんのFk-map

提示視標位置よりも近視寄りの屈折値を呈しており，すべての視標に対して高いHFC値を呈している。毛様体筋がけいれん状態にあり，調節を正しくコントロールできない状態にあることがわかる。

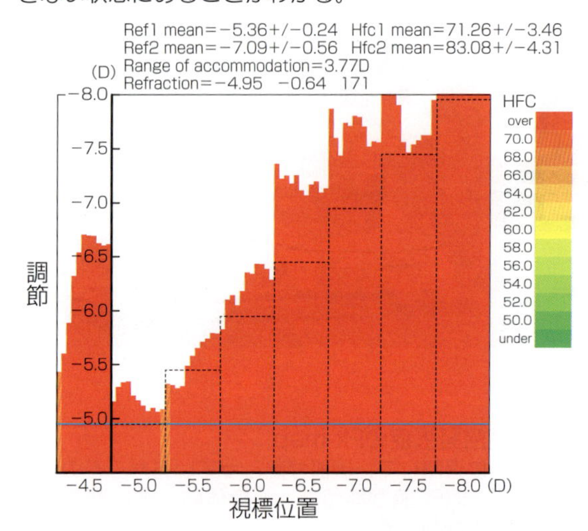

図7　テクノストレス眼症のFk-map

遠方視標に対しては正常者と同様の反応を示すが，近接視標に対しては，調節緊張あるいは調節けいれんに類似した反応を呈する。日常視では異常を感じないが，近方視作業ができないという訴えと一致している。

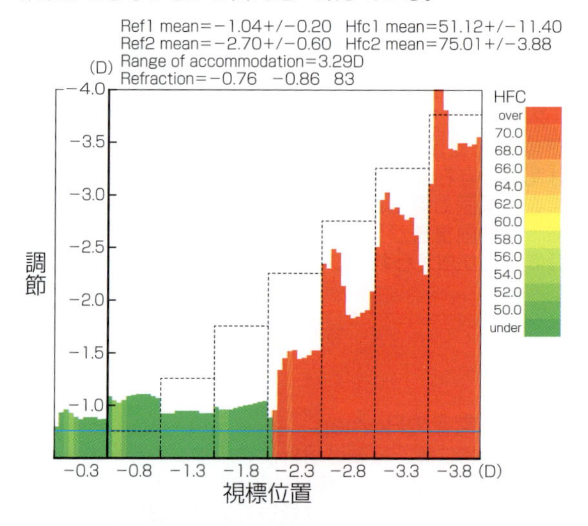

図8　眼位検査装置（田川電気研究所）

ビノキュラーセパTN-3000で，検査結果を被験者にも見せることができるため，眼位異常の状態を説明しやすい。1mの距離で検査を行えば，AC/A比を検出することができることになる。

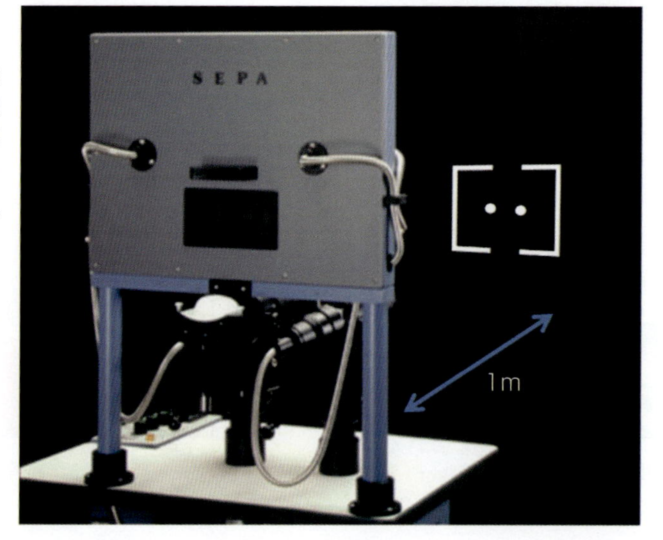

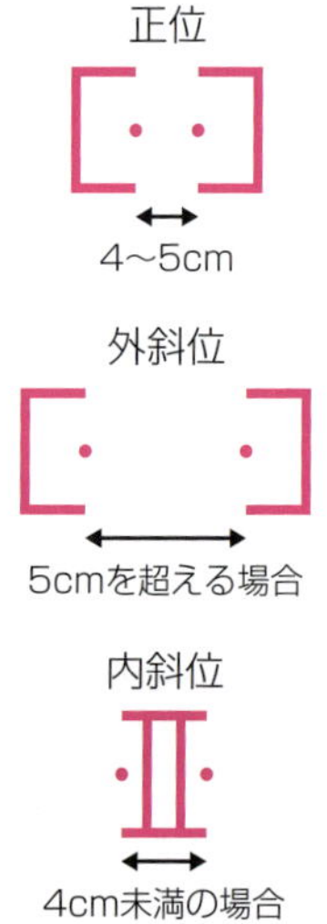

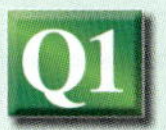

ちまたでスマホ老眼といわれているのはどんな状態ですか？

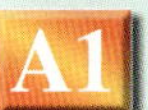

携帯情報端末を長時間操作することによって，ピント合わせができなくなっている状態です。特に，軽度～中等度の近視眼が眼鏡を使用しないで，近くを見続けていることによって，調節する習慣がなくなっている状態で，遠くが見える眼鏡を装用すると，近くにピントが合わせられなくなっています。
適切な眼鏡を装用して携帯端末を扱うことで，改善できることもありますが，重症では年齢が若くても累進屈折力レンズの処方が必要になることがあります。

Q2

20歳代の女性に外斜位を検出して，プリズム眼鏡を処方したのですが，快適さが得られませんでした。どうしてでしょうか？

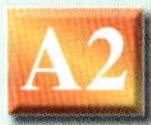

近方視時の頭痛や集中力の低下を訴える場合には，10歳代までならばプリズム眼鏡で劇的に改善します。20歳代以降になると，プリズム眼鏡だけでは快適さが得られなくなることも少なくありません。これはプリズムを用いて輻湊を助けるのですが，調節は自力で行わなければなりません。これまでの調節輻湊の関係を壊してしまうためと考えられます。こんなときには若くても＋0.75～＋1.00ジオプトリー（D）加入の累進屈折力レンズでプリズム眼鏡を処方すると，奏効することがあります。特に調節異常がテクノストレス眼症にあるときには必須です。

Q3

眼内レンズを装入した眼（IOL眼）でも，眼精疲労を訴えますが，どのように治療したらよいのでしょうか？

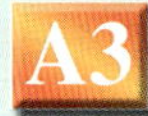

IOLは調節をしませんが，毛様体筋は健在のことが多く，術後によく見えるようになったために，以前のようにピント合わせをしようと毛様体筋の働きがよみがえってくるためと思われますが，調節緊張症や調節けいれん状態になっていることがあります（図9）。有水晶体眼の眼精疲労と同じ治療が奏効します。白内障術後では特に上斜位や上斜視が疲労の原因になっており，プリズム眼鏡が奏効することも少なくありません。この場合も累進屈折力レンズにすることを忘れないでください。

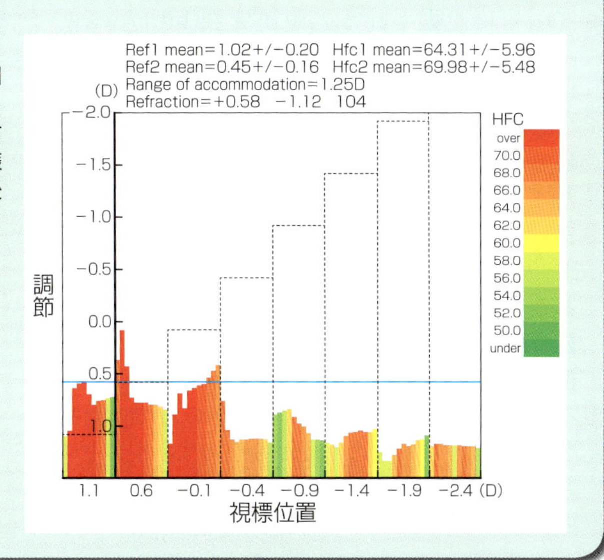

図9　IOL眼の調節緊張症のFk-map
遠方視標に対して，視標にピントを合わせようと調節努力が起こっており，高いHFC値を呈している。近接視標に対しては追随をあきらめ，屈折値は遠方にシフトし，HFC値もわずかに低下している。毛様体筋の収縮弛緩が，Zinn小帯を介して，IOLを前後に位置移動させていると考えられる。

老視

老視とは

- 15世紀に印刷術が始まり近くを見る必要性が増えたと考えられている。現代では公私にわたり情報端末を見る時間が非常に増え，高齢化社会になり現役で仕事を続ける方が増えている。
- 老視(老眼)は加齢とともに誰もが経験し，現時点では逃れられないものであるため，老視に関連した眼の訴えを聞く場面はさらに増えていくものと考える。
- 老視はThe Last Major Challengeといわれるほど注目が集まっている分野で，古くからHelmholtz, Coleman, Schacharなど諸説提唱されているが，1つのセオリーだけで説明できるものはいまだない。
- メカニズムや眼のそれぞれの部位における調節時の動きや連動については紙面の関係上割愛し，今回は診断と治療の基本についてまとめた。

老視の定義と診断基準

- 近視・遠視・乱視といった屈折異常に関しては世界中でコンセンサスが得られているため，医師・研究者・患者の間でも臨床・研究の場でも議論しやすい。しかし，老視はそのようなコンセンサスが眼科医にも共有化されていない。定義と診断基準が確立されないかぎり，治療の有効性を客観的に評価することはできない。また，医師の間で見解が異なると患者に不安や不満を生じさせてしまう可能性がある。
- 2007年に設立された老眼研究会(http://www.rougan.jp) において議論を重ね，まずはスタート地点としての定義と診断基準を決め，結果の蓄積に応じて改変していくとの考えを採用し報告した。
- 特記すべきことは以下2つの老視の概念を提唱したことである。
- 1つ目は，医学的老視を「加齢による調節力の低下」と定義したことである。これは老視の本質である。しかし，この基準を満たすからといって老視の症状に困ったことがない患者に「あなたは老視です」と言っても納得を得られない。
- そこで，2つ目の定義として，臨床の場での混乱を避けるように臨床的老視を「現在の生活視力下において近方視力が低下している状態」と策定した。
- 最新の知見を元に診断基準を定めても，検査機器などが特殊であれば恩恵を受ける患者や医師が少ない比率にとどまってしまい現状と変わらないことになるため，一般の眼科にすでにある程度普及している，あるいは入手可能な検査機器で行える検査法を用いることにした(表1)。
- 視力測定条件について遠近見は，わが国では30cm，欧米では40cm（16インチ）が代表的に利用されている。定まった推奨代表値はないが，日本人の体型が欧米化しており国際的な基準との整合性をもたせるため近見距離を40cmと欧米に合わせた。
- 現状，わが国では眼科医の多くが30cm視力表を使用していると思われるので換算表を付記した(表2)。

表1　老視の診断基準

	医学的老視	臨床的老視
測定条件	片眼完全矯正下	両眼生活視力
自覚症状	有無は問わない	近見視力障害
診断基準	調節幅2.5D未満*	40cm視力0.4未満

*：医学的老視は基本，調節幅2.5D未満であるが，アコモドメータなどを有さない場合に簡便法として40cm視力0.4未満を用いてもよい。

表2　30cm視力表から40cm換算視力

30cm 視力表の視力	40cm 視力表の視力
0.1	0.13
0.2	0.27
0.3	0.40
0.4	0.53
0.5	0.67
0.6	0.80
0.7	0.93
0.8	1.07
0.9	1.20
1.0	1.33
1.2	1.60
1.5	2.00
2.0	2.67

老視治療(表3)

- 老視に2つの定義があるように，治療戦略もオーバーラップする部分があるが，以下の二大別にできると考える。

①医学的老視を治す，つまり調節力を回復する
②臨床的老視を治す，つまり調節力を回復させるか否かは別にして自覚症状を改善させることを目的とする

近見に合わせる低矯正

- 初期老視においてはわずかな低矯正処方をすることにより遠見視力を大きく損ねることなく近見視力を回復することができる。
- 著者(43歳)も0.5ジオプトリー (D)のリーディンググラスを常用して掛け外しの面倒から解放されている。しかし年齢とともに必要加入度数が大きくなるとどうしても遠見は犠牲になる。

モノビジョン

- 一般的にモノビジョンがうまくいくのは左右差が1.5D以内のときで，弱い眼優位性のときであるといわれている。
- モノビジョンは性格や職業・生活環境上，慣れる方と慣れない方がいるため，手術時にモノビジョンを意図する場合には，術前にコンタクトレンズや眼鏡でモノビジョンの状態を作り実生活で問題ないかを試していただくことが必要である。
- しかし，白内障手術時など透光体混濁が存在する場合にはシミュレーションが難しいこともあり，患者との議論が必要となる。
- モノビジョンでは遠近それぞれについては単眼視状態になっており，両眼視時に比べてコントラストが下がるといわれており，夜間の運転時などの際には両眼遠方に合わせた眼鏡の追加処方も必要になる可能性がある。

多焦点性・大きな焦点深度

- バイフォーカル，プログレッシブ，収差を意図的に増やすなどの原理でピント幅を増やす矯正方法である。
- 手段としては眼鏡，コンタクトレンズ，眼内レンズ(IOL)，角膜屈折矯正手術などがある。
- 眼鏡の場合だと視線移動に慣れないこともある。
- 負の球面収差を呈する核白内障を有する患者で良好な近見視力を呈することがある。
- Zeiss社が提唱している老視治療(Presbyond) はわざと片眼の球面収差を増やしつつ両眼にモノビジョンを作成することを提唱しているように，IOL選択においても非球面レンズ一択ではなく，見え方の質と焦点深度のどちらを優先するかで選択を考えなくてはならない。
- 眼内レンズ(屈折型・回折型・セグメント型など)では，眼内に同時に入る像の取捨選択に脳が慣れずボケを意識してしまう，見え方に不満な場合に追加の眼鏡やコンタクトレンズでは矯正できないなどの課題も残る。

調節力回復

- 老視は加齢による調節力の低下で起こり，40歳前後で始まり50歳くらいには大部分進行しきってしまう。これは水晶体の他覚的調節力が50歳でほぼゼロになるのと一致する。
- しかし，自覚的調節力は50歳以上でも1D程度残る。近見時には瞳孔径が小さくなるのと，加齢によっても瞳孔径は小さくなる傾向を示すため焦点深度が深くなる。この縮瞳による焦点深度の増加で50歳を過ぎて水晶体の調節力がなくなっても自覚的な調節力は1D程度残存しプラトーに到達することになる。
- 乱視や高次収差も自覚的調節力が真の調節力よりも大きく評価される要因となる。
- 水晶体の硬化とともに毛様体筋の筋力も低下していると理解されている患者や眼科医もおられるが，調節負荷度数あたりの毛様体収縮力は年齢と関係なく，水晶体が調節不能になってかなり経過した後まで調節しようとする力を維持している。したがって毛様体筋の収縮力を有効に利用できると調節力回復という本来の意味の老視矯正が可能になる。
- 調節型レンズ，レンズリフィリング，フェムトセカンドレーザーによる水晶体軟化術，強膜拡張インプラント，YAGレーザーによる強膜照射などは調節力を回復させるものであるが，いまだ研究段階のものが多い。

表3　老視治療

	近見	遠見	調節力回復	自覚症状回復
低矯正	◎	×		○
モノビジョン	○	○		○
多焦点性・大きな焦点深度	○	○		○
調節力回復	◎	◎	○	○
ニューロアダプテーション	○	○		○

ニューロアダプテーション

- 我々ヒトの視覚は大きく2つのファクターに影響を受ける。1つは眼から脳に転送される画像の質，もう1つは視覚野のニューラル処理である。ボケた(もしくはすごくシャープな) ものを見せた後に，正常なイメージを見せると，すごくシャープに(もしくはぼやけて)見え，特に高齢者では若年者と比べてはるかにボケた像をピントが合っていると認識できるということである。
- Polatらは，ボケた網膜像でも神経シグナルを増強してもっと効率的に使うことができれば老視を克服もしくは少なくとも進行を遅くすることができるのではないかと考え，認知学習プロトコールで研究を行った。結果，弱視，軽度近視そして老視で視機能を改善することができた。治療をやめた後12カ月後でも視機能は維持されていた。
- 老視人口は弱視眼よりも年齢層が上で神経可塑性がかなり低いと思われているが，視覚認知トレーニングによって脳の処理速度が早くなり同等の処理を行うにも時間が短くなっていた。
- ここで疑問に出てくるのはトレーニングの結果，目の光学的な機能や特徴に変化が出ていることで効果が出ているのではないかということである。しかし，調節力，瞳孔径，焦点深度には変化がなかったので，この認知能の変化は脳の変化によって起こったと著者らは結論づけている。このような分野の応用も今後期待される。

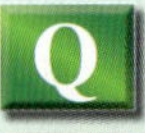

老視患者では，眼鏡とコンタクトレンズのどちらが老視症状を感じにくいですか？

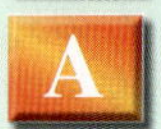

眼鏡矯正によって，近視眼では遠視眼よりも少ない調節力で明視できます。コンタクトレンズ矯正眼では，遠視眼で近視眼よりも少ない調節力で明視できます(図1)。

図1　眼鏡・コンタクトレンズ装用時の調節必要量

眼前25cmを注視する場合の頂間距離による必要な調節力の違いを示す。矯正レンズ屈折力が大きくなるほど差は大きくなる。近視と遠視では逆になる。

- 眼鏡（頂間距離 14mm）装用時
- 眼鏡（頂間距離 12mm）
- コンタクトレンズ

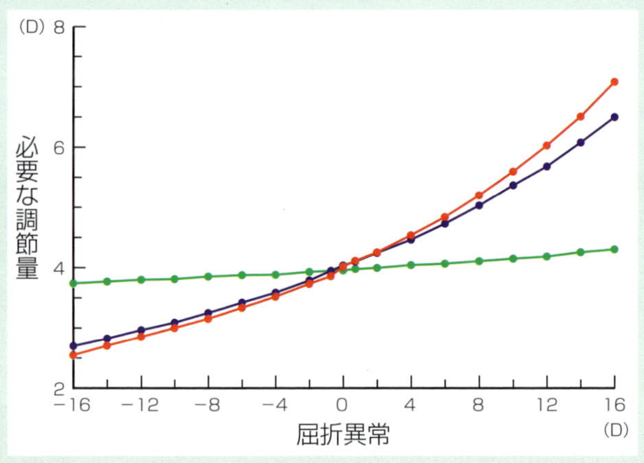

(平井宏明：屈折矯正法の正しい選択. 眼科診療プラクティス, 95：13, 図10, 2003.より引用)

近視矯正手術の適応と術式選択

近視矯正手術の概要

●若年者の近視矯正手術は，『レーザーにて角膜形状を変化させる角膜屈折矯正手術』と『眼内へレンズを挿入するphakic IOL』の2つに大きく分けられる。

●角膜屈折矯正手術の代表的な術式としてはエキシマレーザーを用いるlaser *in situ* keratomileusis（LASIK）（図1）が挙げられ，近年，フェムトセカンドレーザー（FSレーザー）のみを用いたsmall incision lenticule extraction（SMILE）（図2）という新たな術式も登場している。

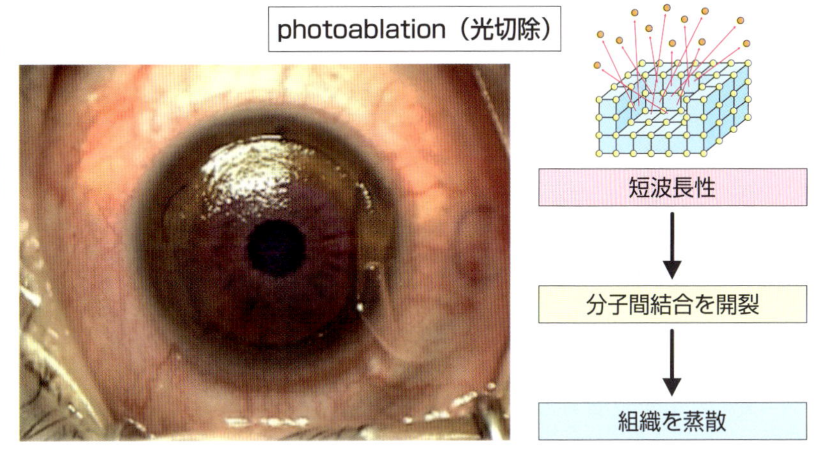

図1　LASIK
エキシマレーザーはphotoablationとよばれる原理を用いて角膜を削ることができるレーザーである。LASIKは角膜に薄いフラップとよばれる蓋を作成・翻転し，角膜内部にこのエキシマレーザーを照射し角膜中央を平坦化させ，最後にフラップを戻し終了となる。レーザー機器の進歩で，波面収差を応用としwavefront-guided LASIK（wfg-LASIK）も登場し，従来の球面・円柱といった2次成分だけでなく3次以降の高次収差も治療可能とした。

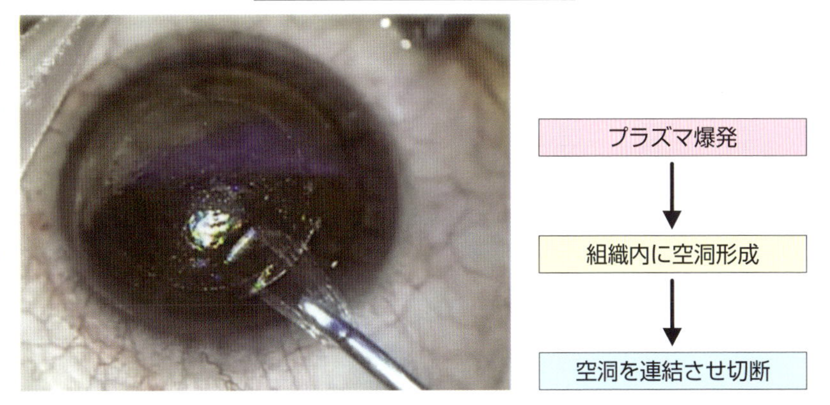

図2　SMILE
もともとLASIKのフラップ作成に使用されていたFSレーザーのみを用いた最新の角膜屈折矯正手術である。FSレーザーはphotodisruptionという原理により角膜のような透明な組織を自由に切開できる特性がある。SMILEはこのレーザーによりLASIKと異なりフラップを作成せず角膜内部にレンチクルとよばれる角膜片を切り取り，表面の小切開より摘出する。角膜は内部のレンチクルが摘出され中央が平坦化し，近視矯正効果を得る術式である。

- phakic IOLには大きく前房型と後房型の2つのレンズが存在するが，国内で認可されているのは後房型レンズのICL（STAAR surgical）のみで，近年Hole ICL（ICL KS-AquaPORT）（図3）とよばれる改良型レンズが登場している。

屈折矯正手術ガイドライン（平成22年第6次答申）による適応

- 屈折矯正手術ガイドラインでは，『18歳以上で，屈折度が安定していて，屈折異常以外に眼疾患がない者』が対象とされており，エキシマレーザー手術（角膜屈折矯正手術）と有水晶体眼内レンズ手術（phakic IOL）で次に示すとおり適応度数や禁忌疾患が異なっている。

エキシマレーザー手術

- 適応として「近視・乱視の矯正量の限度を原則6ジオプトリー（D）とし，医学的根拠がありインフォームドコンセントにて承諾を得た場合，近視矯正は10Dまで実施することとする」となっている。
- 実施禁忌疾患としては円錐角膜，円錐角膜疑いが含まれる。

有水晶体眼内レンズ手術

- 適応として「6Dを超える近視とし，15Dを超える強度近視には慎重に対応する」となっている。
- また「今後，我が国における術後成績の集積が不可欠であり，これらの結果をもとに適応および矯正量について再検討されるべきである」とも記載されており，適応については今後変わってくる可能性を示唆している。
- 実施禁忌疾患としてはエキシマレーザー手術に準じたものに加え浅前房および角膜内皮障害が追加され，円錐角膜疑いは慎重適応とされている。

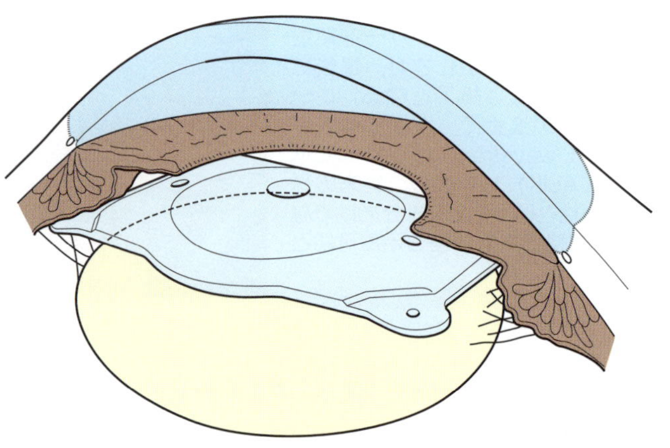

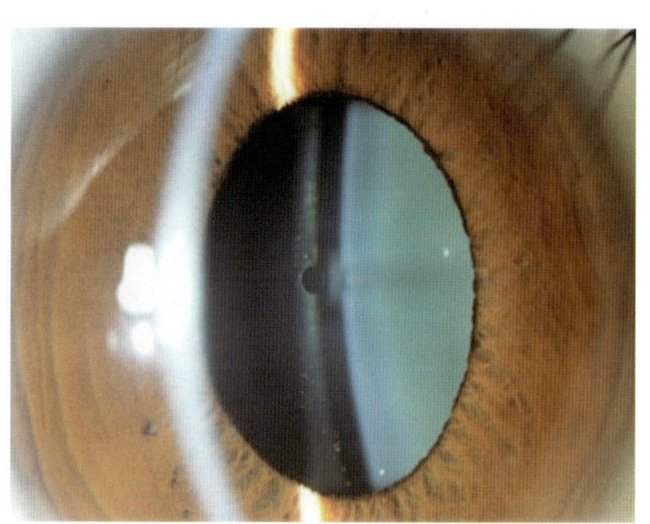

図3　ICL
後房型phakic IOLのICLは，コラマーとよばれる柔らかい素材のレンズで虹彩と水晶体の間にレンズを固定する（毛様溝固定）術式である。従来のレンズはその固定位置から眼内の房水循環がレンズに妨げられることから周辺虹彩切除が必要であり，術後に数%の白内障進行のリスクがあったが，2014年に認可されたHole ICL（ICL KS-AquaPORT）はレンズ中央に0.36mmの貫通孔を有し，その穴を通して自然に近い房水循環が可能となったことでこれらの欠点が解消されている。

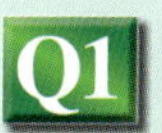

Q1 近視矯正手術後，長期的に視力は安定しますか？

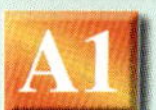

A1 現在の代表的な術式であるLASIK[1]，SMILE[2]，ICL[3] の長期成績を表1に示します。屈折矯正手術の術後は一般的に安全性，有効性，予測性，安定性の4項目を評価します。安全係数とは，術後矯正視力を術前矯正視力で割った値で1を超えると術後の矯正視力のほうがよくなっていることを意味し，有効係数は術後裸眼視力を術前矯正視力で割った値で1に近いほど，元々の矯正視力に術後の裸眼視力が近づいていることを意味します。予測性は狙い度数に対し術後の等価球面度数がどのくらいずれているかを示し，通常±0.5D，±1.0D以内の割合を評価します。安定性は術前後の自覚等価球面度数の変化を評価します。

表1によると3つの術式とも安全性，有効性，予測性ともおおむね良好ですが，LASIKは術後10年でややregression（再近視化）を認めています。原因としては切除し平坦化した角膜が術後ゆっくり再急峻化する説，角膜上皮が厚くなる説などが挙げられています。ICLは角膜の変化はないため長期的に安定していますが，一部の長眼軸例で眼軸が延長することがあり，わずかにregressionを認めます[3]。SMILEは長期経過でまだ3年と短くregressionが本当に少ないかはまだ評価しにくいのですが，自験例でもLASIKよりregressionが少ない印象はあります。FSレーザーによる角膜創傷治癒の違いか光学径の違いかまだその要因ははっきりしていません。

現状ではこれらの検証からLASIKでは強度近視ではregressionによる裸眼視力低下を危惧されるため，ガイドラインによる適応は妥当と思われます。

表1　LASIK，SMILE，ICLの長期論文の比較

	LASIK	SMILE	ICL
観察期間(年)	10	3	8
術前等価球面度数(D)	−7.27±1.94	−7.30±1.40	−10.19±2.86
安全性：安全係数	1.08	1.13	1.13
有効性：有効係数	0.88	0.91	0.83
予測性(±1.0D以内)(%)	73	90	85.4
Regression (D)	3カ月～10年 −1.22D	3カ月～3年 −0.08D	1カ月～8年 −0.33D
Regression rate(D/年)	−0.12	−0.02	−0.04

Q2 近視矯正手術後，夜や暗いところで，物が見えにくくなりませんか？

A2 角膜屈折矯正手術はレーザーで角膜中央を平坦化させるため，矯正量が大きいほど術後の球面収差が増加する傾向にあり[4]（図4），夜間の見え方が悪くなる可能性があります。

以前，強度近視例（－6D以上）のLASIKとICLを比較[4]したところ，その術後高次収差変化量は大きく異なり，ICLでは術後のコントラスト感度が改善する一方，LASIKは低下する傾向になりました（図5，6）。SMILEはLASIKと比べレンチクルとして光学径を大きく均一にとるため球面収差の増加は少ない傾向[5]ですが，非対称な歪み（コマ収差）の改善はやや苦手なため，全体の高次収差増加にあまり大きなメリットはではありません。

強度近視では角膜屈折矯正手術は高次収差増加に伴い夜間見えにくくなる可能性はありますが，当然ながら眼球形状を変化せず眼内でレンズのみを付加するICLは術後の視機能が良好であり，夜間視力の低下が起きにくい手術といえます。

図4　術前の等価球面度数と術前後の高次収差変化量の関係
wfg-LASIKでは等価球面度数が大きいほど球面収差が増加している（Pearson相関係数：$r=0.57$，$p<0.001$）が，ICLは等価球面度数が大きくなっても増加を認めない（$r=-0.02$，$p=0.87$）。

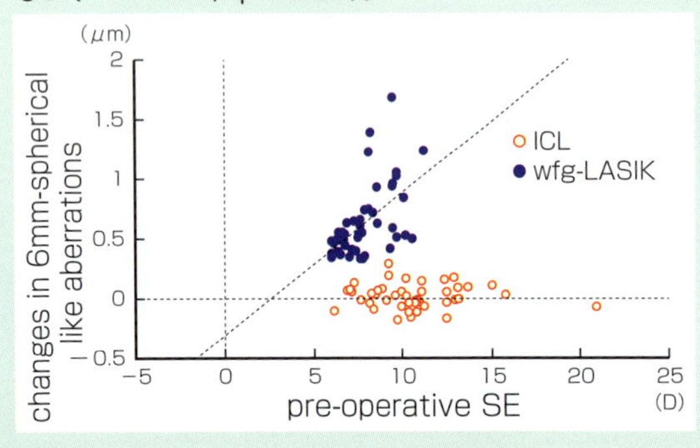

図5　術前後の高次収差変化量
－6D以上の強度近視例においてwfg-LASIKはICLと比較しコマ収差（Wilcoxon signed-rank test，$p<0.001$），球面収差（$p<0.001$），全収差（$p<0.001$）とも有意に増加している。

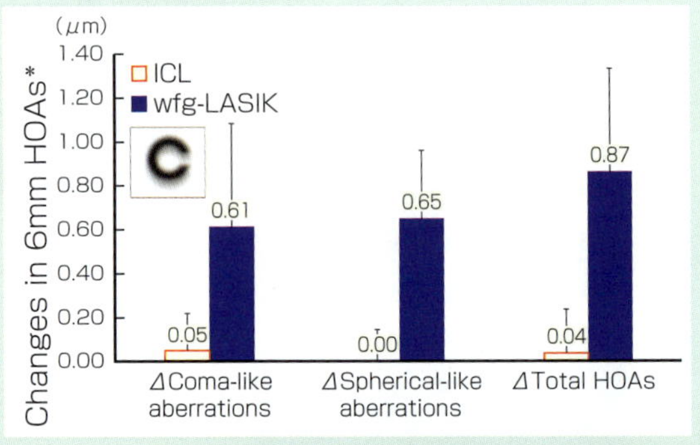

図6　術前後のコントラスト感度変化
－6D以上の強度近視例において術前後のコントラスト感度の変化を示す。コントラスト感度曲線の面積を示すarea under log contrast sensitivity（AULCSF）で評価すると，術前・術後においてwfg-LASIKは1.44±0.12から1.31±0.16と有意に低下を認める（$p<0.001$）一方，ICLは1.38±0.18から1.51±0.11と有意な上昇（$p<0.001$）を認めている。

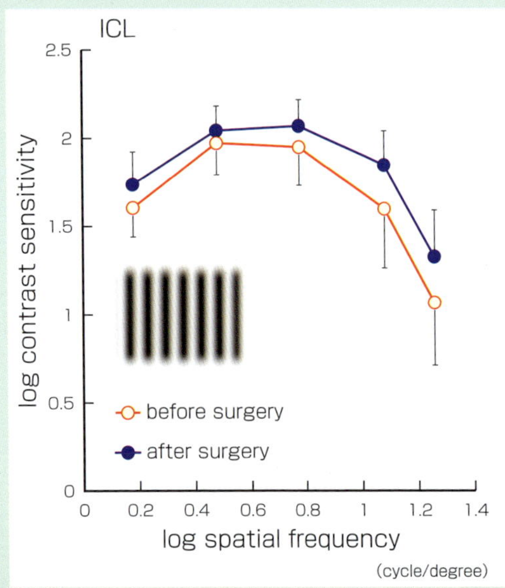

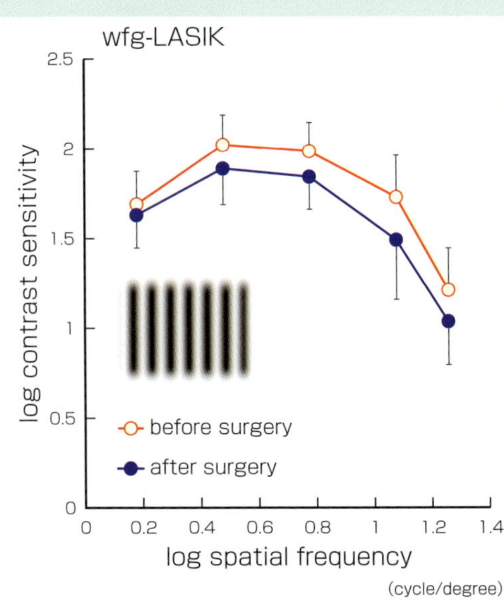

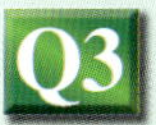

近視矯正手術で乱視はどのくらい治せますか？

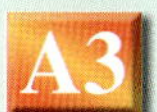

1.5D以上の自覚乱視を有する症例に対する各術式のベクトル解析[6]を図7～9に，表2にAlpin法[7]に基づいたTIA（目標乱視矯正量），SIA（達成乱視矯正量），CI（乱視矯正効果）を示します。CIは1を基準とした割合で，1より小さければ低矯正，大きければ過矯正を意味します。

結果，おおむねどの術式も乱視矯正は良好ですが，SMILEはレンチクルを均一に除去するという術式の特徴からか現在のノモグラムでは乱視矯正効果がやや弱く，また角膜屈折矯正手術よりも眼内での矯正であるトーリックICLのほうが自覚乱視矯正効果は高いです。またトーリックICLは角膜の侵襲が少なく眼球の生体力学特性が低下しないことから，円錐角膜疑いや軽度円錐角膜例（眼鏡矯正視力で0.8以上の例）においても良好な成績[8]を得ています。

図7　wfg-LASIKにおける乱視矯正効果（ベクトル解析）

ベクトル解析におけるJ0は＋方向は直乱視，－方向は倒乱視の程度を示し，J45は斜乱視の程度を示す。術後は中央の0に収束するほど各乱視の矯正が良好であることを示す。

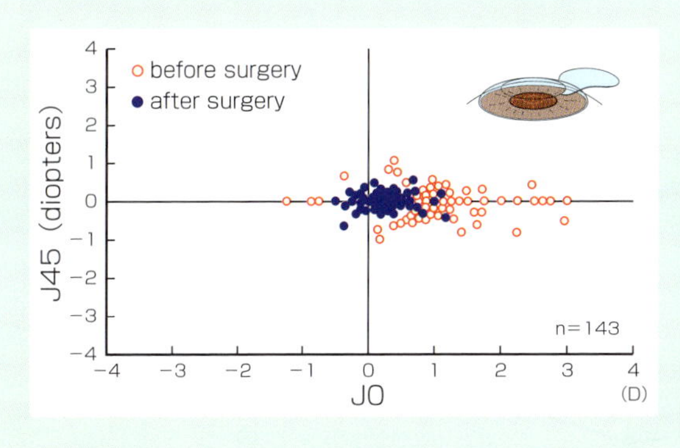

図8　SMILEにおける乱視矯正効果（ベクトル解析）

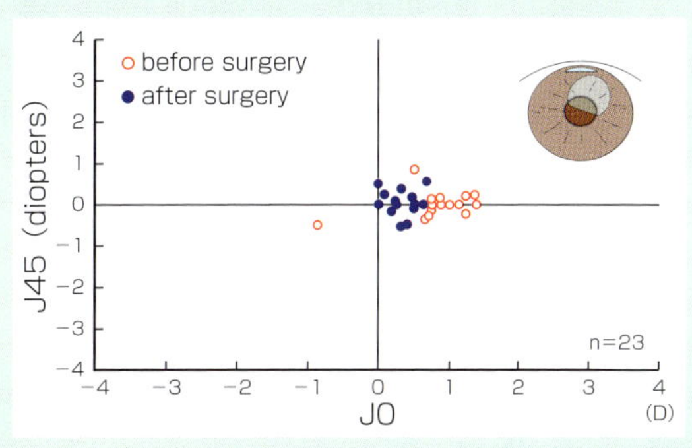

図9　トーリックICLにおける乱視矯正効果（ベクトル解析）

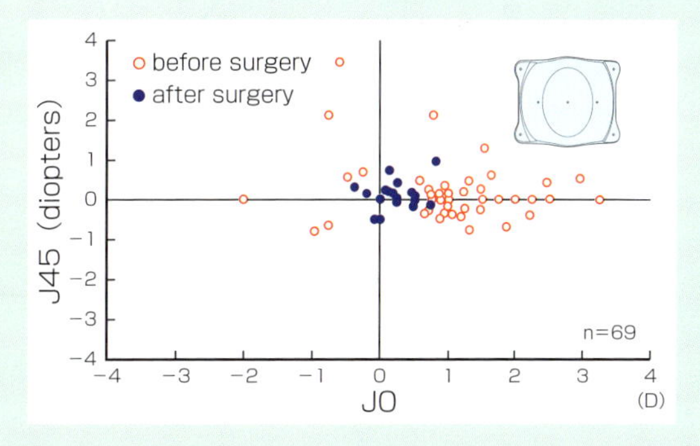

表2　自覚乱視1.5D以上の例におけるwfg-LASIK，SMILE，トーリックICLの乱視矯正効果（Alpin法）

	wfg-LASIK n=143	SMILE n=23	トーリックICL n=69
Pre-operative Manifest cylinder（D）	−2.15±0.92	−1.90±0.43	−2.66±1.34
Post-operative Manifest cylinder（D）	−0.62±0.47	−0.57±0.55	−0.33±0.50
TIA（targeted induced astigmatism）	1.83±0.81	1.68±0.42	2.18±1.18
SIA（surgical induced astigmatism）	1.46±0.72	1.32±0.44	2.05±1.28
CI（correction index）	0.82±0.28	0.79±0.20	0.92±0.19

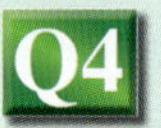

近視矯正手術後，ドライアイは悪化しますか？

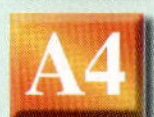

角膜実質内には三叉神経があり，特にBowman膜周囲で密な神経叢を形成しています。
LASIKでは角膜に大きなフラップを作成し，その際に広範囲に三叉神経が障害されドライアイ症状が悪化します。三叉神経は術後経時的に再生し症状も改善していきますが，完全には元に戻らないことが多く，なかにはドライアイ症状の遷延や神経障害に伴う不定愁訴が残存する場合もあります。
SMILEはフラップを作成せず実質内部のレンチクルを除去する手術で角膜表面は3mm程度の小切開であるため，LASIKと比べ術後の三叉神経は温存される傾向[9]にあります(図10)。
またICLは角膜への侵襲がほとんどないため，ドライアイの悪化はありません。

図10 術前後の角膜神経密度変化

FSレーザーのみで行う近視矯正にはフラップを作成しないSMILEとLASIKと同様にフラップを作成するfemtosecond lenticule extraction（FLEx）の2つがある。フラップ作成の有無による術後の角膜三叉神経密度の変化を示す。両者とも術後神経線維密度の低下を認め，術後経過に従い徐々に増加を認めているが，SMILEは術後1年で術前の約70%の減少に対しFLExでは約30%まで減少している。

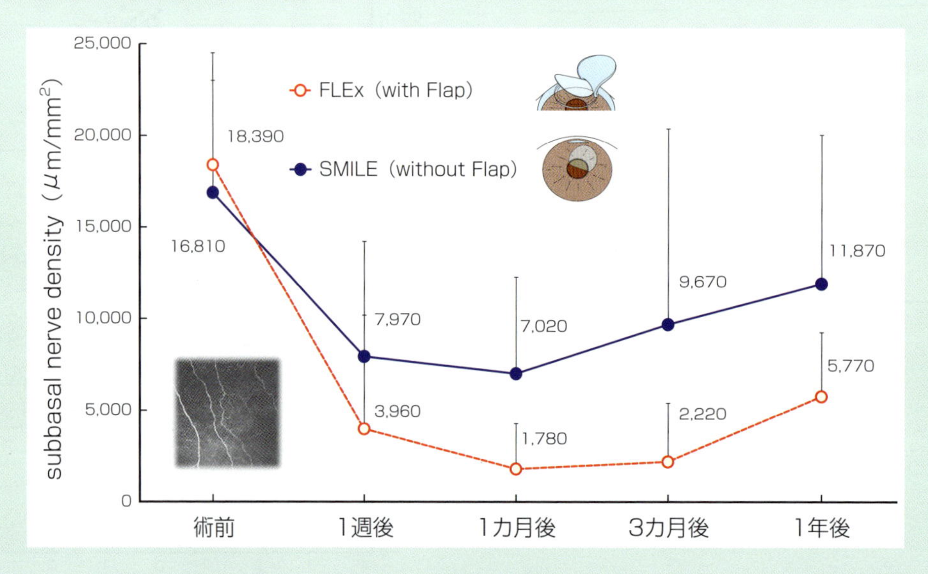

●文献

1) Alió JL, et al: Ten-year follow-up of laser in situ keratomileusis for myopia of up to －10 diopters. Am J Ophthalmol 2008, 145(1): 46-54.

2) Pedersen IB, et al: Three-Year Results of Small Incision Lenticule Extraction for High Myopia: Refractive Outcomes and Aberrations. J Refract Surg 2015, 31(11): 719-724.

3) Igarashi A, et al: Eight-year follow-up of posterior chamber phakic intraocular lens implantation for moderate to high myopia. Am J Ophthalmol 2014, 157(3): 532-539.

4) Igarashi A, et al: Visual performance after implantable collamer lens implantation and wavefront-guided laser in situ keratomileusis for high myopia. Am J Ophthalmol 2009, 148(1): 164-170.

5) Kamiya K, et al: Comparison of visual acuity, higher-order aberrations and corneal asphericity after refractive lenticule extraction and wavefront-guided laser-assisted in situ keratomileusis for myopia. Br J Ophthalmol 2013, 97(8): 968-975.

6) Thibos LN, Horner D: Power vector analysis of the optical outcome of refractive surgery. J Cataract Refract Surg 2001, 27: 80-85.

7) Alpins N: Astigmatism analysis by the Alpins method. J Cataract Refract Surg 2001, 27(1): 31-49.

8) Kamiya K, et al: Three-year follow-up of posterior chamber toric phakic intraocular lens implantation for the correction of high myopic astigmatism in eyes with keratoconus. Br J Ophthalmol 2015, 99(2): 177-183.

9) Ishii R, et al: Influence of femtosecond lenticule extraction and small incision lenticule extraction on corneal nerve density and ocular surface: a 1-year prospective, confocal, microscopic study. J Refract Surg 2015, 31(1): 10-15.

コンタクトレンズフィッティングのコツ

ハードコンタクトレンズ(HCL)

ベースカーブとレンズサイズを選択する

- レンズサイズに関しては，テストレンズのサイズが1種類しかなく選べないことも多い。最初のトライアルレンズは，標準のサイズから選択してみる。
- ベースカーブの選び方は，各レンズのフィッティングマニュアルを参照していただきたいが，角膜曲率半径の中間値，あるいは弱主経線の値から0.05～0.10mm程度フラットなものをファーストトライアルとして選ぶ。

フィッティングパターンの判定

- 初めてHCLを装用した場合は，異物感が強く反射性の流涙が多くなるので，判定を誤りやすい。20分程度待ち，流涙が少なくなってから判定する。どうしても，涙が多い場合には点眼麻酔薬を使用することもある。
- 最初は，フルオレセインを入れないで観察し，次にフルオレセインで染色する。フィッティングパターンは角膜の中央で判定する。特に，CLが下にある状態で判定すると判定を見誤る。指でまぶたを軽くおさえてレンズを中央の位置に来るようにして判定する(図1)。

図1　フィッティングパターンの判定

①レンズの位置が下にある状態で判定すると，一見スティープなフィッティングにみえてしまい判定を誤りやすい。

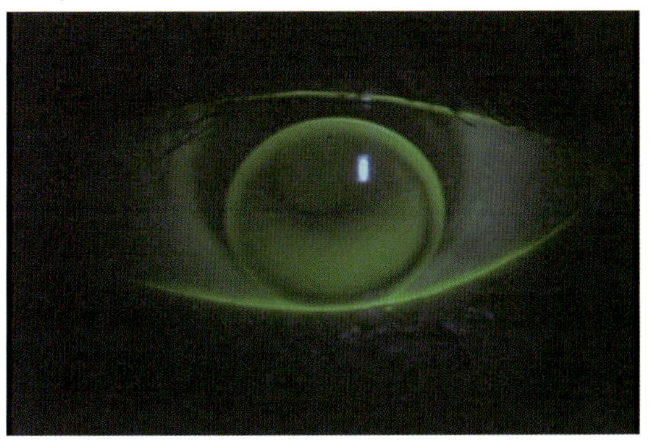

②指で瞼を軽くおさえ，レンズを中央に来るようにして判定する。

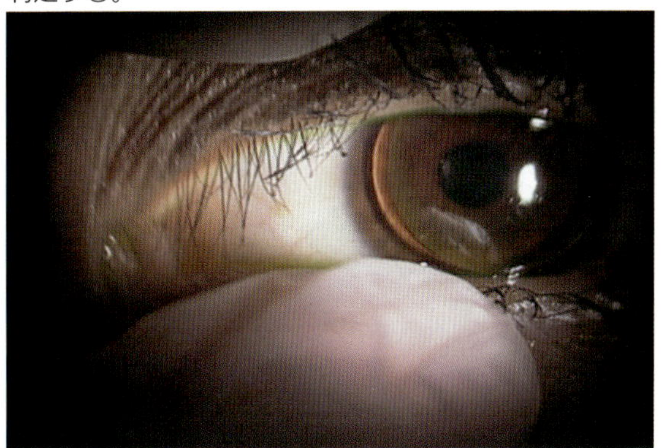

③レンズが中央に来るようにして判定すると，スティープではないことがわかる。

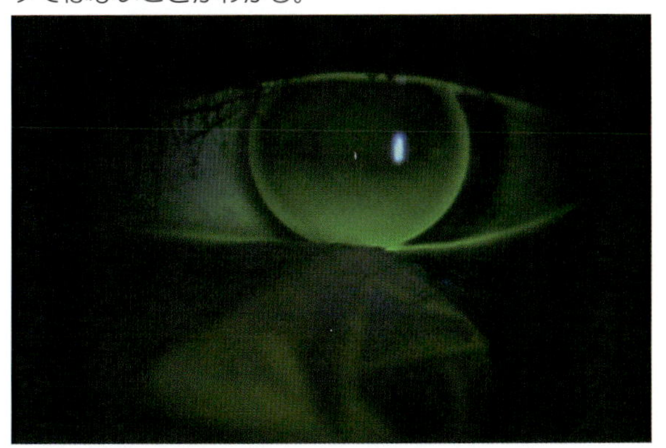

- 図2に角膜曲率とベースカーブの関係を，図3にCLのフィッティングパターンのイラストを，図4にフルオレセイン染色所見を示す。
- CLの動きが大きすぎる場合はルーズ，CLが動きにくい，あるいは動かない場合をタイトとよぶ(表1)。
- 最終的に納得のいくフィッティングパターンが得られるようにトライアルを繰り返す，trial and error（トライアル アンド エラー）が大切である。

表1　CLの動きを表す用語

ルーズ	CLの動きが大きすぎる
タイト	CLが動きにくい，または動かない

図2　角膜曲率とベースカーブの関係

①フラット

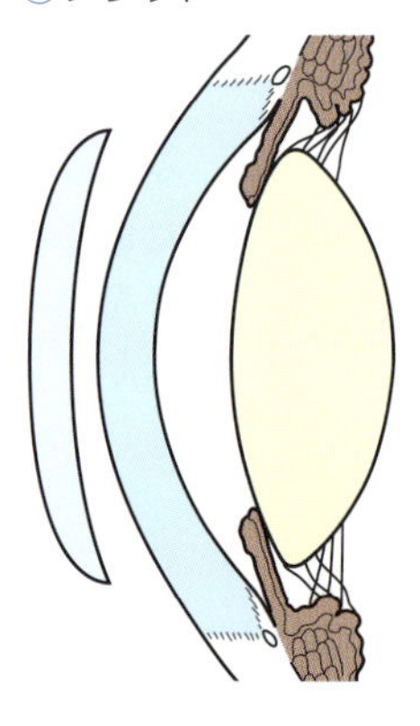

②パラレル

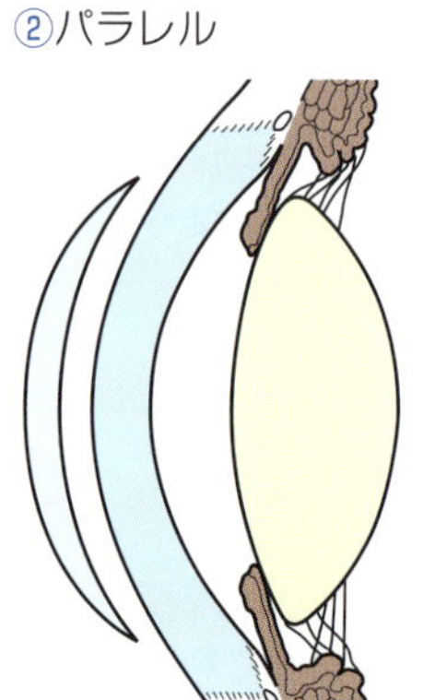

③スティープ

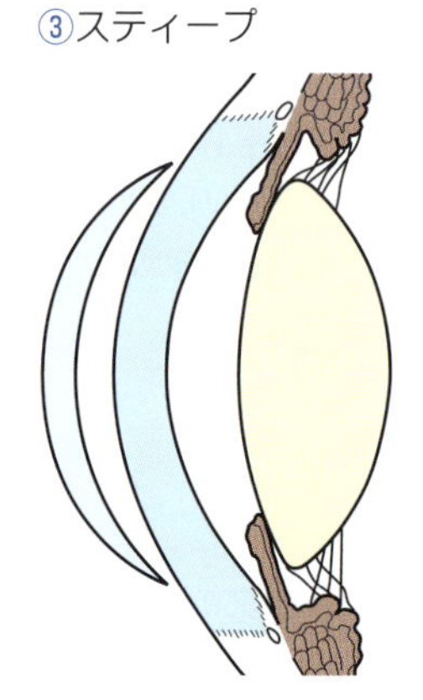

図3　HCLのフィッティングパターンのイラスト

①フラット：中央の涙液層が薄く，周辺の涙液層が厚い。

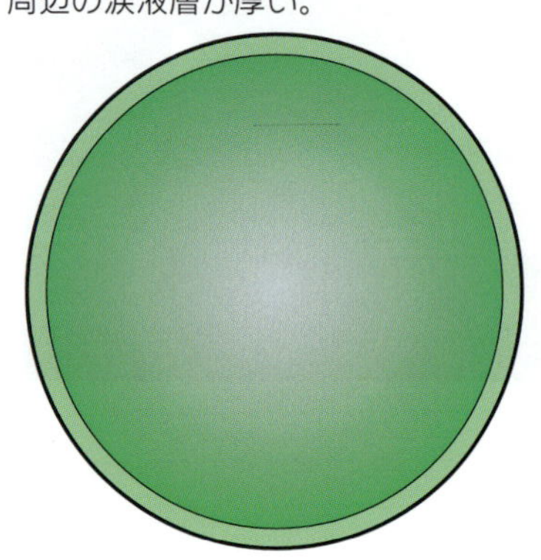

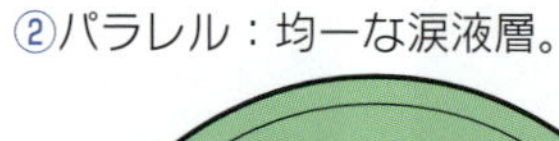

②パラレル：均一な涙液層。

③スティープ：中央の涙液層が厚く，周辺の涙液層が薄い。

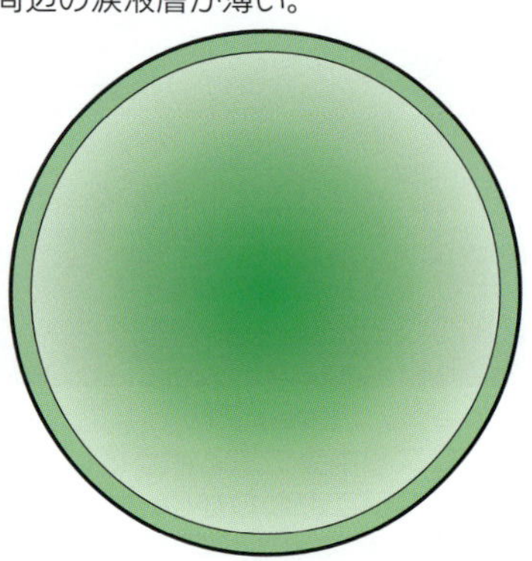

図4　HCLのフィッティングパターンのフルオレセイン染色所見

①フラット

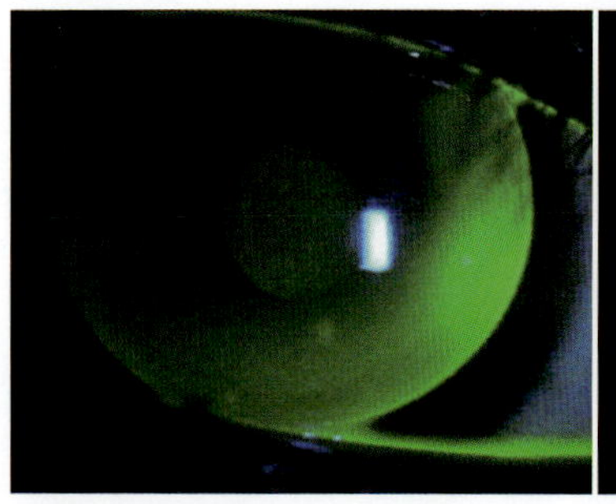

②パラレル

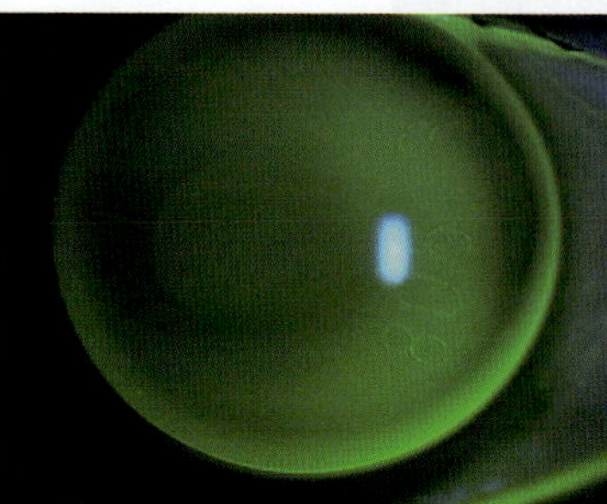

③スティープ

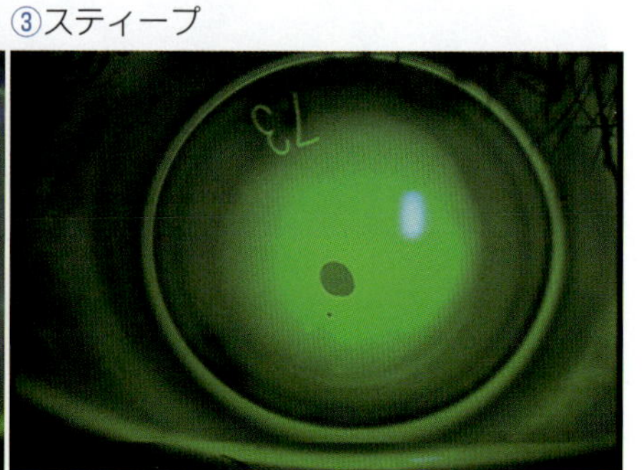

ソフトコンタクトレンズ(SCL)の合わせ方

ベースカーブとサイズの選択

- SCLの場合は，ほとんどが使い捨てで，サイズは1種類で，ベースカーブの選択肢も少ない。合わない場合には，レンズ種類を変更して，素材やデザインを変えることでうまくいくことがある。

フィッティングパターンの判定

- 正面視で瞬目させて動きをみる。このとき，低含水性HEMAとよばれる素材のレンズでは，酸素透過率が低いため，0.5mm以上動かないと，涙液交換がうまくできず，さらなる酸素不足や角膜浮腫の原因となる。酸素透過率の比較的高い，高含水素材のレンズや，高い酸素透過率のシリコーンハイドロゲルレンズでは，もう少し動きが少なくてもよい。
- 次に，上下左右に目を動かしてみる。このときレンズ全体が角膜を覆わず，エッジが角膜上に移動するようであれば，動きが大きすぎるルーズな状態である(図5)。
- プッシュアップテストを行う(図6)。このとき，抵抗があってCLをなかなか上にずらすことができないようであれば不可である。SCLのエッジが結膜の血管を圧迫していないかも確認する。

図5　SCLのフィッティングの見方

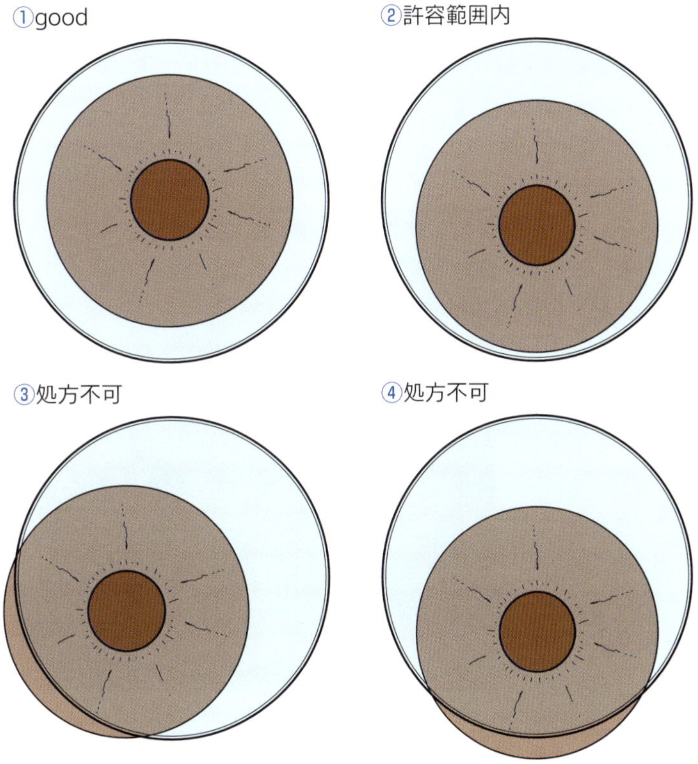

①good

②許容範囲内

③処方不可

④処方不可

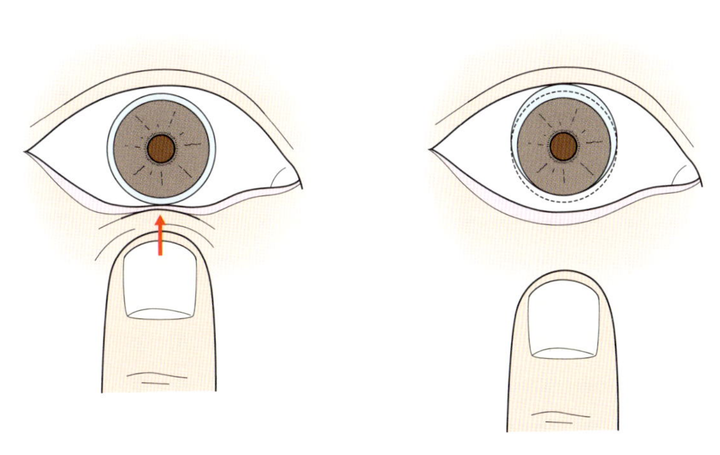

図6　プッシュアップテスト
下眼瞼の上から指でSCLを押して上にずらす。指を離し，CLが戻る様子を確認する。抵抗があって，レンズをなかなか上にずらすことができない場合は不可。

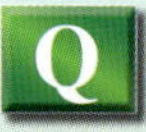

低含水性 HEMA 素材ってどんな素材ですか？

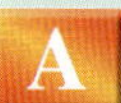

低含水性HEMA素材は，1972年にわが国で承認されたSCL素材です。当時は酸素透過性がまだ十分ではなかったので，SCLであってもレンズサイズやベースカーブの選択肢が数多くあり，フィッティングパターンをきめ細かく診察しながら処方していたレンズでした。酸素透過性が高い高含水性素材やシリコーンハイドロゲルレンズの登場により処方が減っていましたが，近年，インターネットや雑貨店で販売されているカラー CLでは，大きなサイズの低含水性HEMA素材が多く使われています。診察を受けずに装用している人も多いため，フィッティング不良の症例も多く，日常診療でも多くのトラブルを目にするので注意が必要です(図7)。カラー CLを装用していたことを伝えない患者さんも多く，このような症例をみたら，カラー CLの装用歴を問診することも大切です。

図7　診察を受けずレンズを装用していた症例
眼科医の診察を受けず，インターネットで購入した低含水性HEMA素材のカラー CLを長期間装用。充血，痛みを訴え来院。
角膜に新生血管が全周に入っており，輪部を中心に充血が強い。
このような症例を診たら，患者からの申告がなくても低含水HEMA素材のカラー CLの装用を疑って問診する。

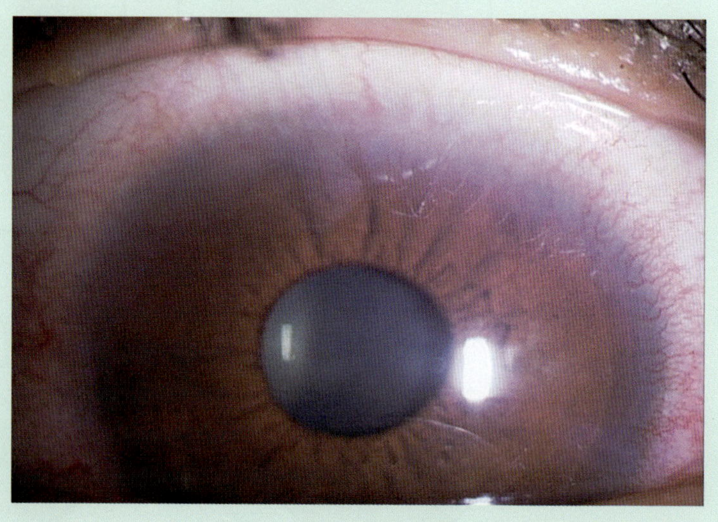

色覚異常の診断と指導

色覚異常の診断と特性

先天色覚異常

- 先天色覚異常の分類は表1のとおりである。先天赤緑色覚異常が男性人口の約5%，女性人口の約0.2%と高頻度であるのに対し，他のタイプはまれである。
- 先天赤緑色覚異常の有無を判定するスクリーニングには石原色覚検査表をはじめとする仮性同色表を用いる。
- 確定診断にはアノマロスコープによる検査が必要であるが，これを備える眼科は少ない。
- ランタンテストも現在入手できないため，通常は，パネルD-15で程度判定を行う。パネルD-15をフェイルする強度色覚異常では，日常生活でも色誤認を自覚しやすく，職業上も困難を生じることが多い。

後天色覚異常

- 診断は原則として標準色覚検査表第2部後天異常用(SPP-2）とパネルD-15により行い，総合的に判断する。疾患経過を評価する必要がある場合には，100ヒューテストを施行し総偏差点を算出する。
- 原因は多彩であり，原疾患によって色覚も左右される。
- おおむね疾患の増悪軽快に併行して消長するが，他の症状に先行して現れたり，他の視機能障害が正常に戻った後にも残存することがある。

表1　先天色覚異常の分類

1色覚(旧：1色型色覚，全色盲) 　杆体1色覚 2色覚(旧：2色型色覚，俗：色盲) 　1型2色覚(旧：第1色盲，俗：赤色盲) 　2型2色覚(旧：第2色盲，俗：緑色盲) 　3型2色覚(旧：第3色盲) 異常3色覚(旧：異常3色型色覚，俗：色弱) 　1型3色覚(旧：第1色弱，俗：赤色弱) 　2型3色覚(旧：第2色弱，俗：緑色弱) 　3型3色覚(旧：第3色弱)
先天赤緑色覚異常　X連鎖性遺伝(Xq28) 　1型色覚(1型2色覚・1型3色覚)…L-錐体系の異常 　2型色覚(2型2色覚・2型3色覚)…M-錐体系の異常 先天青黄色覚異常　常染色体優性遺伝(7q22-qter) 　3型色覚…S-錐体系の異常

- 片眼のみにみられたり，両眼の場合もその程度に左右差があることが多い。
- 正常色覚の記憶があり，疾患の進行が急速な場合など，色覚の変化を自覚することが多い。
- 視力障害や視野狭窄など，他の視機能障害を伴うことが多く，生活不自由度への影響はこれらのほうが色覚障害より大きい。
- 網膜・視神経疾患の初期には後天青黄色覚異常を示す傾向がある。進行につれて後天赤緑色覚異常も加わって種々のパターンを呈し，疾患末期には1色覚様になる。

先天色覚異常への指導

先天色覚異常の色誤認

- 先天赤緑色覚異常の混同色は図1のとおりである。2色覚では日常生活でもしばしば誤認を生じるが，異常3色覚では異常に気づかれることも少ない。また，環境条件による差も大きく，対象物の色の面積が小さいとき，彩度の低いとき，照明が暗いときや高速移動中，本人の注意力が散漫なときなど，悪条件下で誤りやすい。
- 生まれつきの感覚異常であるため，色誤認の自覚に乏しい。

図1　先天赤緑色覚異常の混同色

1型色覚では1～8，2型色覚では1～6を互いに混同しやすい。

1. 赤と緑
2. オレンジと黄緑
3. 緑と茶
4. 青と紫
5. ピンクと白・灰色
6. 緑と灰色・黒
7. 赤と黒
8. ピンクと水色

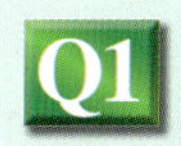

親を安心させるための説明のコツを教えてください。

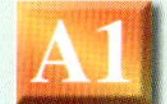

わが子のわずかな弱点にも心を痛め，精神的な動揺が激しい母親も珍しくありませんが，色覚異常を発見される前日までとまったく同様，日常生活にはほとんど支障がないことを思い出していただき，そのうえで，色誤認に備えることが豊かな人生を歩むうえで得策だと徐々に助言していくといいでしょう。

職業適性

- 先天赤緑色覚異常のためにまったく不可能な職種はないが，運輸・公安関係など，現在も就職時に制限を受けることがある(表2)。その他の職種でも，広告・印刷業，映像や画像処理，建築関係，医療関係，線維服飾関係，食品管理，染色業，美容師などで支障をきたすことがある。やはり，厳密な色識別がその職務の重要な位置を占める業種に多い。ほとんどは2色覚であるが，弱度の異常3色覚でも業務内容によっては困難を感じることがある。

表2　色覚による制限

制限の程度	職　種
正常色覚であること	電車運転士 航空管制官 自衛官(航空) 海上保安官(航空)　など
強度色覚異常不可 (パネルD-15など)	警察官 皇宮護衛官 自衛官(航空以外) 海技士(航海) 海上保安官 入国警備官 消防官　など

表3　色覚異常の程度による業務への支障の目安

	職種および業務内容
異常3色覚でも困難を生じやすい業務	鉄道運転士，映像機器の色調整，印刷物のインク調整や色校正，染色業，塗装業，滴定実験
2色覚には難しいと思われる業務	航海士，航空機パイロット，航空・鉄道関係の整備士，警察官，商業デザイナ，カメラマン，救急救命士，看護師，歯科技工士，獣医師，美容師，服飾販売，サーバー監視業務，懐石料理の板前，食品の鮮度を選定する業務
2色覚でも少ない努力で遂行可能な業務	医師，歯科医師，薬剤師，教諭，調理師，理髪師，芸術家，建築家，電気工事士，端末作業を伴う一般事務
2色覚でもまったく問題ない業務	モノクロ文書による一般事務，その他色識別を必要としない業務(色以外の情報がすべて付加されている業務を含む)

(中村かおる：先天色覚異常の職業上の問題点．東京女子医科大学学会誌，82：E59-E65，Table3，2012．より引用)

- 先天色覚異常の程度による業務への支障の目安を表3に記す。ただしこれは目安であり，実際には，色覚異常の型や程度が同じであっても，個人の能力や熱意，業務内容など，さまざまな要素により表中の配置は上下する。
- また，日常業務のなかでの，重大な問題には至らない程度の小さな失敗や困難は，いかなる職種でも生じる可能性がある。先天色覚異常者本人が，自己責任において，自らの色識別能力を把握し，業務上の失敗を回避する対策を講じていれば，失敗の大半は回避できる。
- しかし1993年から10年以上にわたり学校健康診断で色覚検査がほとんど行われなくなっていたため，先天色覚異常の自覚がないまま成長し問題を生じる事例もみられる。
- 就職前に相談を受けた場合には，本人の熱意と可能性に配慮しつつ，業務内容の色覚への影響を考える。
- 就職直後に問題を生じた場合には，それが真に色覚異常によるのか正常色覚でも起こりうる技術的未熟性によるのかなどを検討する。配属変更により職場環境が改善すると予測される場合には配慮を求める意見を付加した診断書を発行する。

小学生以下への生活指導

- 成長過程にあり，色名の認識も未熟である。他人と比較する習慣も少なく，成人に比べ色で失敗した経験が少ないため，誤りやすい。しかし色誤認をしても，その原因が色覚にあることに気づかれにくい。
- 衣類や日用品などの色を誤って認識していることがある。
- 小学校では黒板や教材など，色を用いた指導が多く，写生や白地図など，色で表現させる課程も多い。したがって教師が色覚異常の知識を十分にもち，指導に当たっても配慮を心がける必要がある。
- しかし日常生活ではほぼ支障ないため，本人に対しては，まずは気にしなくていいと安心させる。そのうえで，将来に備え，色では見分けない習慣を身につけさせていくようにする。

中学生・高校生への指導

- 学校生活では，地図の読み取りや化学実験，美術などで問題を生じることがあるが，おおむね支障はない。
- しかし10歳代後半は，自己責任において社会生活を送るまでの準備期間ととらえるべきで，色誤認を自覚し，回避への対策を考えるよう，そして，進路選択の際には十分に考慮するよう指導する。

後天色覚異常への指導

- 後天色覚異常は原疾患による視力障害や視野障害など，他の視機能障害が目立ち，色覚障害を訴えることは少ないが，色誤認が生活に影響を及ぼしている事例も案外に多い。
- 疾患初期に現れやすい後天青黄色覚異常の色誤認は図2のとおりである。先天色覚異常と異なり，正常色覚でも低照度などの悪条件下では起こりやすい誤認であるため，誤っても目立ちにくい。

図2　後天青黄色覚異常の色誤認
特に低彩度色で誤りやすい。

1. 黄 →白
2. 緑 →青・黒
3. 茶 →紫・黒
4. 紫 →茶・青・黒
5. 青 →黒

- 日常生活では，薄暗い財布のなかの50円玉と5円玉，青い服と喪服が見分けにくくなるなどの事例があり，業務上では試薬を用いる職種などのほか，一般事務でも色分けされた業務などで支障を生じることがある。ある網膜色素変性の保育士は，園児に「茶色いブドウはないよ」と指摘され，茶色の色鉛筆を紫と誤って用いたことに気づいたという。
- 正常色覚にとって情報は色で分類すると便利であり，その習慣が根付いていることが多い。後天色覚異常では人生半ばで色の感覚が変わって戸惑うことや，そのために精神面のケアが必要となることもある。原疾患が回復に向かえば色覚も改善していくが，改善が見込めない場合には，色に頼る習慣から脱却し，色覚以外も含めた残存視機能を活かす生活指導を行う。

Q2　**色誤認を具体的に説明するにはどうすればいいでしょうか？**

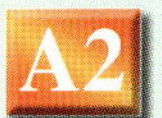

A2　受診者の生活状況や誤認の経験を聞き取りながら，混同色(図1)と関連づけていくとわかりやすいですが，経験談が得られないこともしばしばあります。パネルD-15をフェイルした場合には，その並べ方を示し，「この青と青より，青と紫，紫と青が似て見えるからこのように並べるのです」と説明することができます。石原色覚検査表はやや複雑で難しいですが，「先天色覚異常の方のための色の確認表」(図3)は彩度の高い色での色誤認がわかりやすく便利です。異常3色覚で全表正読した場合には日常生活では困らないと安心させる材料にも利用できます。

図3　「先天色覚異常の方のための色の確認表」
①表の内容。6表からなっており，先天色覚異常の色誤認を具体的に示す資料に便利である。
②全表正答者率。正常色覚では誤らないが，2色覚では正答できない。パネルD-15をパスする異常3色覚では約1/3が全表正答する。

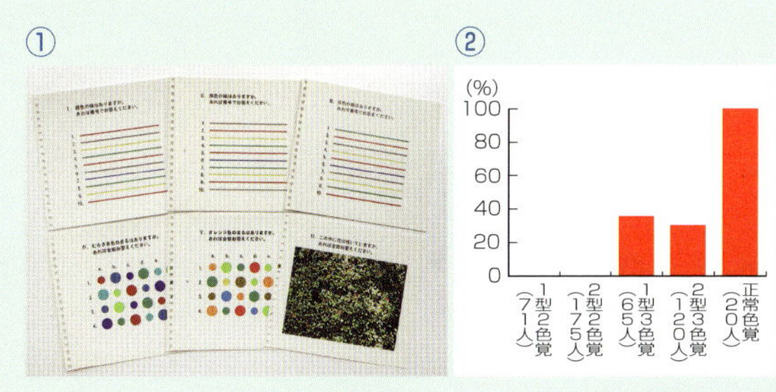

(図3①は，中村かおる，ほか:『先天色覚異常の方のための色の確認表』の検証. 臨床眼科, 66: 997-1001, 図1, 2012. より引用改変)

Q3　**日常生活や就業上の注意点を教えてください。**

A3　色誤認を回避する第一は，色では見分けないことです。ものには形状や材質の相違，文字や記号など，色以外の情報が付加されていることが多く，それを活用するよう指導します。
それでもわからないときには周囲の人に教えてもらいながら，どんな色が見分けにくいのか学習していくといいでしょう。
先天色覚異常では色誤認の自覚が少なく，色で誤る可能性があることを忘れてしまいがちですが，失敗はそのようなときに起こりやすいものです。就業にあたっては，色識別の必要性を常に頭に入れておくよう助言してください。逆に，困難を自覚し悩んでいる場合には，それほどの問題ではないと説明したうえで，本人がもっている色覚以外の能力に注意を向けさせ，その能力を伸ばしていくことで社会的な地位を向上させるよう励ますといいでしょう。

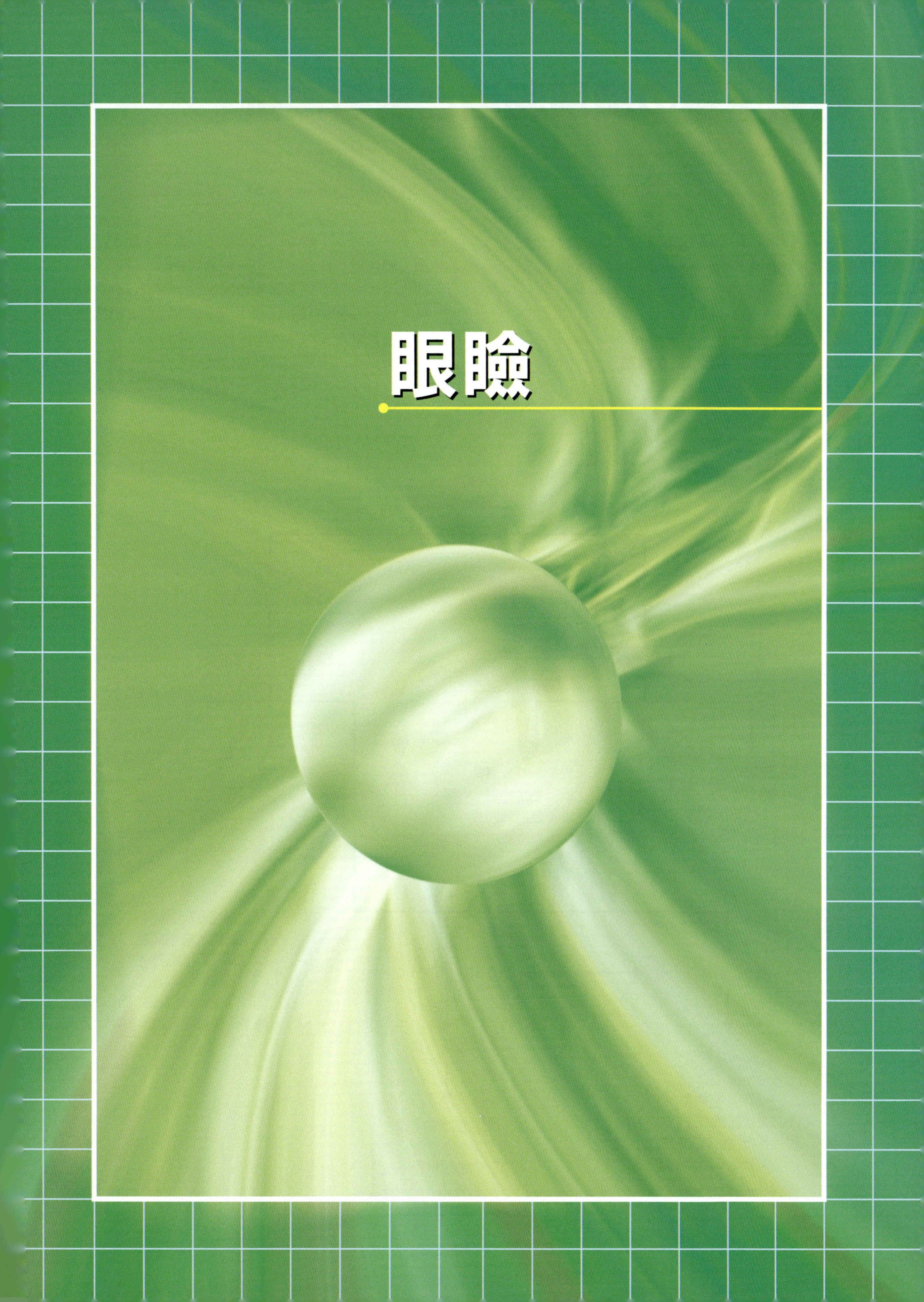
眼瞼

眼瞼下垂の識別判断と治療選択

- 一概に眼瞼下垂といっても，単純な下垂から重篤な病気の初期症状までさまざまなケースが考えられる。
- そのため検査，診察を鑑みて慎重に診断を行うべきである。
- 図1のフローチャートを参考に最終診断につなげ，必要であれば他科へのコンサルトも行う。

先天性眼瞼下垂

眼球運動に異常がない場合

先天性単純型下垂

- 症例の90％以上を占めるのは下垂症状のみの先天性単純眼瞼下垂であり，血液検査や画像検査は必要としない。
- 生まれつきの下垂で，挙筋機能の低下を伴う。
- 視力の変動に注意しながら経過観察し，特に片眼性の下垂でフラッシュの角膜反射が認められないほど高度な症例(図2）や，満3歳の時点で視機能の左右差がみられれば手術適応となる。
- 特に視機能に異常がなければ就学時などの機会に手術を行うか，成人してから局所麻酔下で行ってもよい。

図1　眼瞼下垂診断のフローチャート

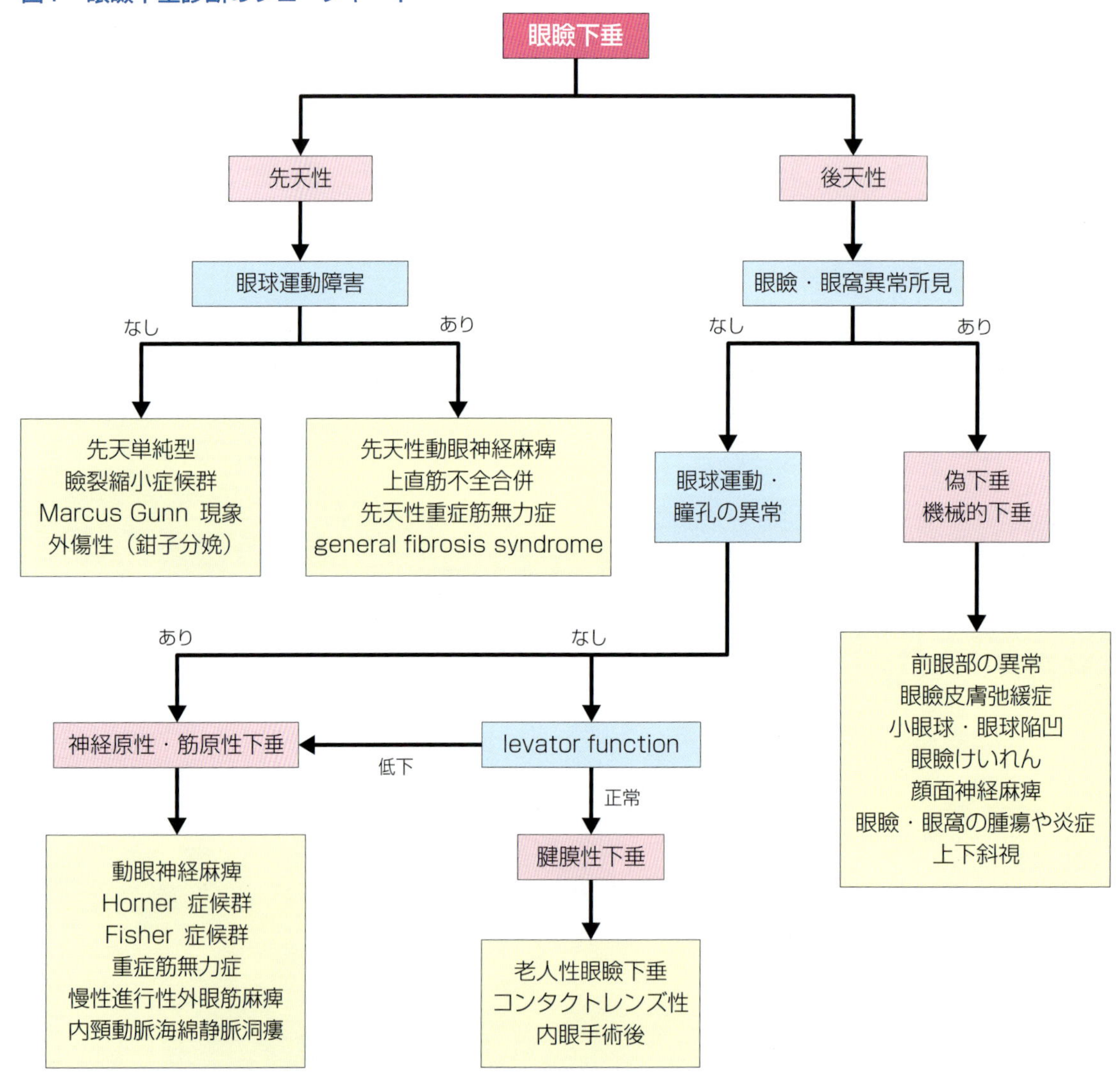

瞼裂狭小症候群

- 両眼瞼下垂，瞼裂狭小，逆内眼角贅皮，内眼角間開大を四徴とする先天性下垂の一種である。
- 眼瞼裂が縦も横も小さく，眼が離れてみえるという整容面の特徴もある。
- これは優性遺伝で起こりうる症状で，両親のどちらか瞼裂狭小症候群の遺伝子をもっている場合が多い。
- 希望に応じて手術を行う。

Marcus Gunn現象

- 先天性神経支配異常である。
- 開口にて下垂の程度が軽快する。

外傷性眼瞼下垂

- 鉗子分娩による外傷などがないか病歴を確認する。
- CT, MRI検査を行い，頭蓋内疾患の有無を調べる。

眼球運動制限がみられる場合

- 先天性動眼神経麻痺，general fibrosis syndromeなどが考えられる。
- general fibrosis syndromeは，外眼筋の病理検査で確定診断を行う必要がある。

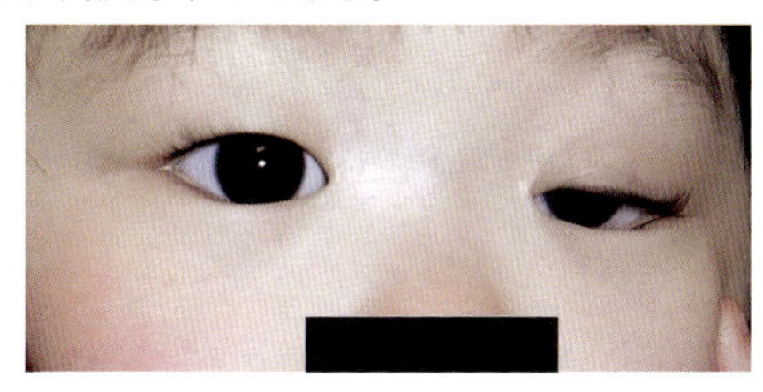

図2　瞳孔のフラッシュ反射の有無
フラッシュ機能で写した写真。瞳孔にフラッシュの反射が映らず高度な下垂である。

後天性眼瞼下垂

眼瞼，眼窩に異常所見がある場合

偽眼瞼下垂

- 前眼部異常が原因で閉瞼傾向となり下垂様の症状を呈することがある。
- 眼表面・眼位の異常，眼窩内病変があれば原因疾患の治療をする。
- 結膜炎，結膜異物，角膜上皮炎，ぶどう膜炎などが原因疾患であることが多い。
- 皮膚弛緩症（図3）は睫毛根が露出するまで皮膚のみを上方に挙上し，真の眼瞼と瞳孔の関係を把握する。弛緩症に伴い，皮膚が睫毛に覆い被さっている場合は皮膚切除術や重瞼術を行う。
- 眼瞼けいれんの患者の多くは眉毛付近の眼輪筋の収縮を伴うため，眉毛は下垂していることが多い。眉毛固定により閉瞼傾向が軽快するならば疑わしい。けいれんが原因であれば，ボツリヌス毒素注射や眉毛挙上術などで治療する。
- 顔面神経麻痺（図4）によるものであれば，眼輪筋麻痺により上眼瞼皮膚が被り重量感を訴える。閉瞼不全が特徴的である。また眉毛下垂，口唇下垂（口を水でゆすげない）を伴えばより疑わしい。神経内科・耳鼻科に依頼する。

機械的下垂

- 眼瞼腫瘍，眼窩腫瘍，外傷，炎症に伴う眼瞼・眼窩腫脹による下垂。
- 触診や眼球突出・偏位から疑い，画像検査にて確定する。
- 原疾患の治療を行う。

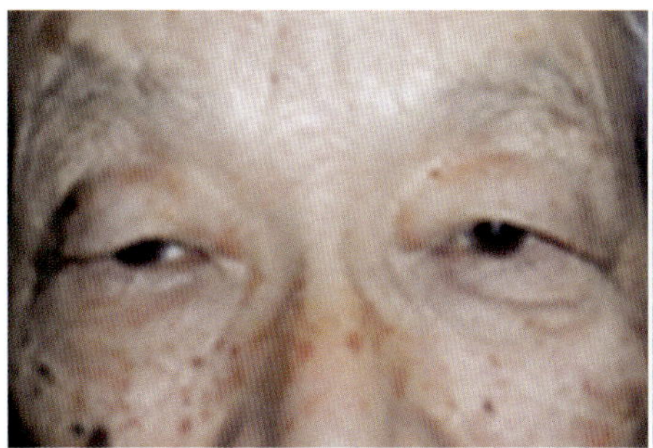
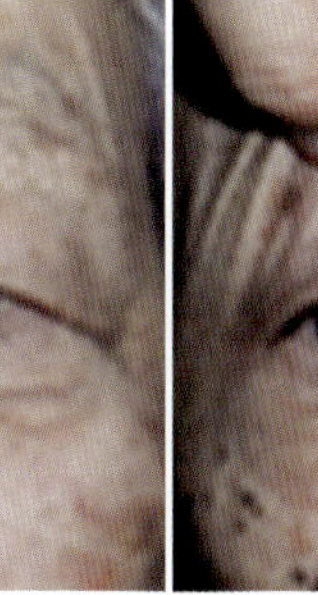
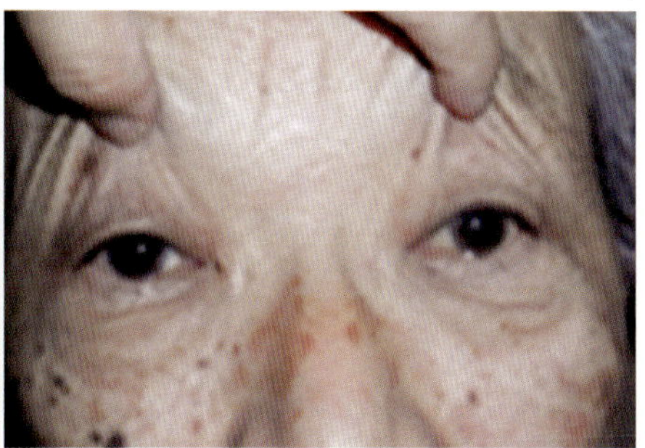

図3　眼瞼の弛緩
「年のせいで，まぶたが垂れた」と考える病態の多くが皮膚弛緩である。

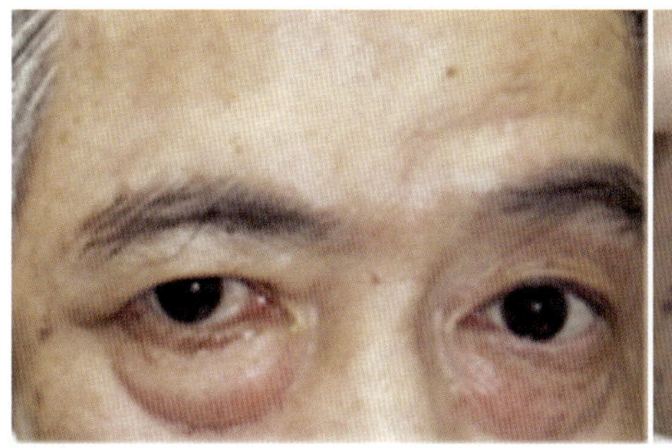
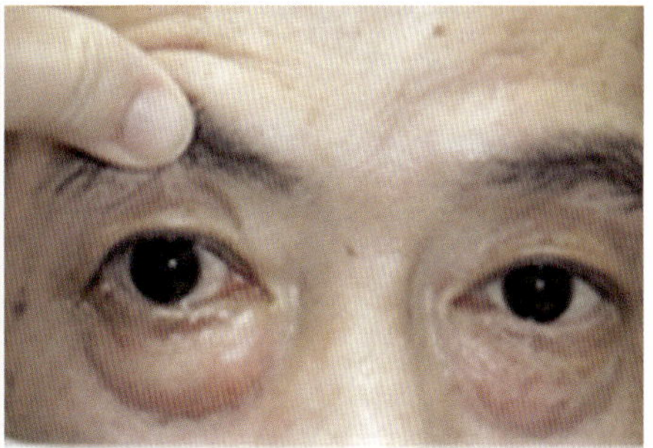

図4　右顔面神経麻痺
眉毛も下垂していることが通常の眼瞼下垂とは異なる。

眼瞼，眼窩に異常所見がない場合〈眼球運動，瞳孔の異常あり〉

神経原性，筋原性眼瞼下垂 / levator functionが低下

- それぞれの治療後に下垂が残存する可能性もあり，その場合は低矯正にて前頭筋吊り上げ術を施行できることもある。
- 動眼神経麻痺による眼球運動制限を伴う場合は，瞳孔の状態を観察する。散瞳を伴わない場合，糖尿病による末梢性の血管障害が多い。神経眼科的検索と原因疾患の治療を行う。散瞳を伴う場合は脳動脈瘤を疑い，急ぎ脳神経外科へ依頼する。
- 重症筋無力症(図5) は原因疾患の治療を行う。しばしば眼球運動制限を伴い，日内変動や眼外症状がないことも珍しくない。採血により抗アセチルコリン(Ach) 受容体抗体の計測で診断できる。神経内科に依頼する。
- 慢性進行性外眼筋麻痺(chronic progressive external ophthalmoplegia；CPEO) (図6) は両側性，慢性進行性の眼瞼下垂と眼球運動制限を呈する。しばしば複視を伴わない。MRIにて外眼筋の萎縮を認める。神経内科に依頼する。
- Horner症候群は交感神経障害からなる眼瞼下垂・縮瞳・眼球陥凹を三徴とする。治療は内科へ依頼する。
- Fisher症候群は若い男性に多く，めまいや複視，外眼筋麻痺などの初期症状を訴える。内科へ依頼。

眼瞼，眼窩に異常所見がない場合〈眼球運動，瞳孔の異常なし〉

Levator functionが正常

- 腱膜性眼瞼下垂：老人性，コンタクトレンズ性，内眼手術後，外傷などにより眉毛挙上，重瞼線上昇，上眼瞼溝の陥凹が認められる。腱膜性の眼瞼下垂の場合は，特に血液検査や画像検査を必要としない。非常に高度に進行した例ではlevator functionが低下することがあるので，発症時期と進行の様子をよく問診して判断する。原因にかかわらず，挙筋腱膜整復術などの手術を行う。

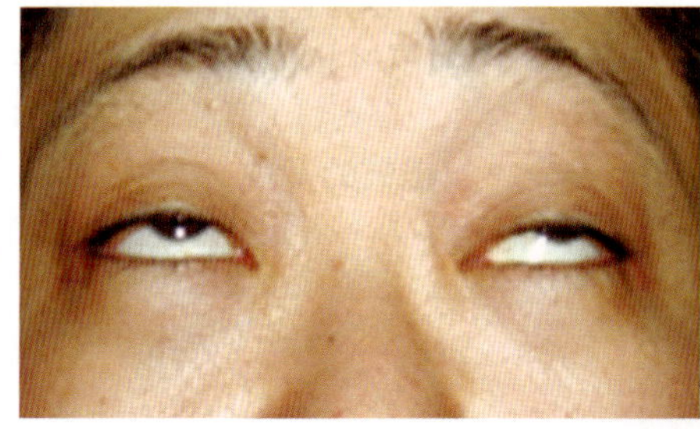
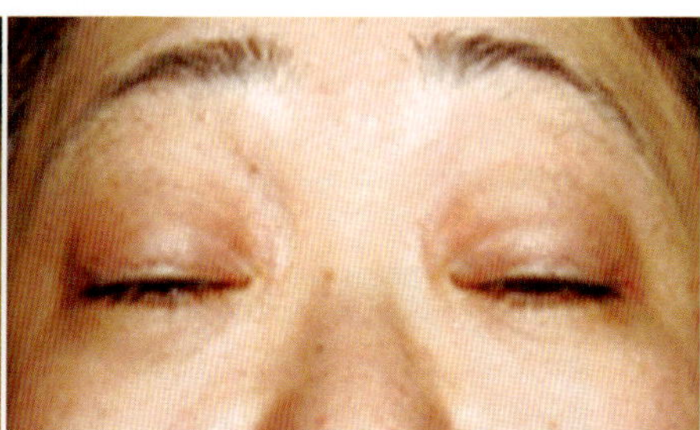

図5 levator functionの低下した例
眼瞼の上下動の幅が小さい。挙筋機能の計測結果は3mmであった。抗Ach受容体抗体が高値で，重症筋無力症と診断された。

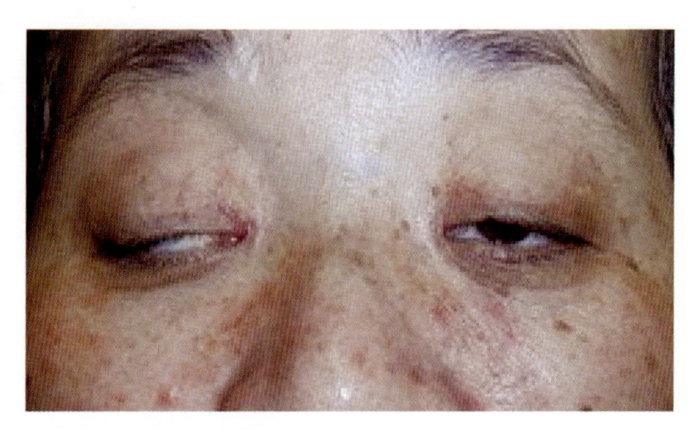

図6 CPEO
下垂の程度は原因疾患によって異なるため，下垂の程度だけで原因を判別することはできない。

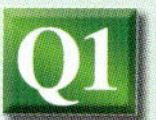

先天性眼瞼下垂の初期の特徴であるchin upはどうして起きるのでしょうか？

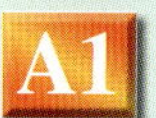

眼瞼下垂のある小児で口をあけてよだれを垂らしている場合，多数のケースでchin upをしています（図7）。それは両眼視をしようとするためであり，下がってきた眼瞼のために視界がふさがれているのを克服して見ようとしているからです。これは眼に対しては安心な兆候と考えられます。
もし正面視で両眼視することをやめてしまった場合，眼瞼を開くつもりがないためchin upや眉毛挙上さえもしなくなり，下垂はいきなり高度になるのです。この状態が始まったら3歳を待つまでもなく手術に踏み切る必要があります。

図7　標準的なchin up
両眼視をしようとするため顎が上がる。

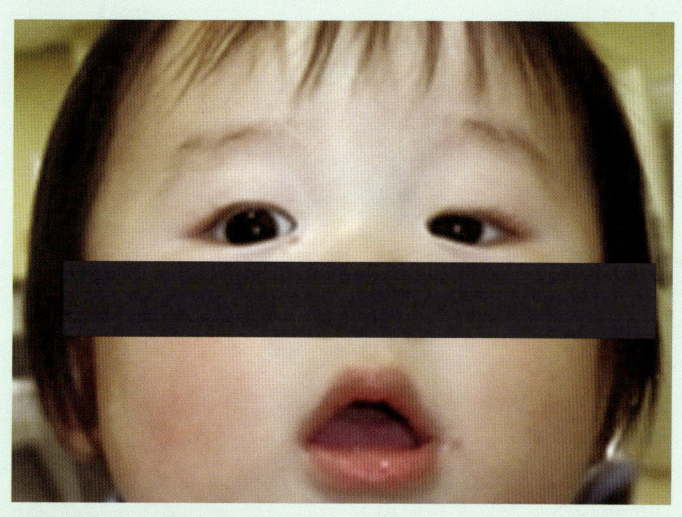

緊急性のある眼瞼下垂とはどのような症状を呈しているものですか？

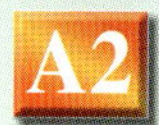

脳動脈瘤による動眼神経の圧迫により眼瞼下垂が生じていると疑われる場合は，緊急に脳外科へ紹介が必要となります。内頸動脈後交通動脈分岐部に生じた脳動脈瘤で眼球運動制限を呈する場合，眼瞼下垂，散瞳，動眼神経麻痺による外転位固定が数日のうちに進行するためです。

睫毛乱生

- 睫毛乱生症は睫毛毛根部付近の炎症などによる瘢痕収縮で睫毛の方向性が変化してしまっている状態であり，眼瞼内反のように瞼板の位置異常は伴っていない。また，眼瞼皮膚や皮下脂肪が隆起し睫毛を角膜側に押しこんでいる睫毛内反とも病態は異なる。
- 症状としては乱生部の睫毛が角膜上皮を傷害するため強い異物感を長く訴えることが多く，それに伴う流涙症が問題となる。
- 患者にとってこれらの主訴を改善させるだけで，精神的な安定につながることが外来でよく経験される。

治療：睫毛の本数が少ないとき，または睫毛乱生の範囲が狭いとき

睫毛抜去

- 一番簡易的な方法であるが，毛根は生き残っているのですぐに再発する。
- また，繰り返す睫毛抜去は瞼縁を傷つけ炎症が継続し，慢性的な眼瞼炎を生じることがある。
- Meibom腺機能不全やマラセチアやカンジタなどの真菌感染を引き起こす可能性があるため雑に処置することは避けるべきである。
- 完全に抜去できず中途半端に残してしまった場合，尖った睫毛が角膜上皮を強く障害することがあるため，細隙灯下で確実に抜去すべきである。

睫毛電気分解

- 睫毛の毛根を焼灼する方法である(図1)。
- 睫毛から針を刺入し，毛根と思われる位置まで進めたところで通電する。睫毛の周りが白く混濁してきたら通電を止める。
- 睫毛の本数だけ行うため強い痛みを伴うのでキシロカインによる麻酔を併用する。
- 1回ではすべての毛根を破壊することができないことが多い。数回行わなければならないが，疼痛に耐えられないため何回も行う人は少ない。
- 熱傷による瘢痕による新たな睫毛乱生を生じることもあるため，過度の焼灼は控えたほうがよい。睫毛の数が多い場合は避けたほうがよい。

睫毛乱生部分を丸ごと切除してしまう方法

- かなり範囲の狭い限局性の睫毛乱生ではよい適応になる。

図1　睫毛電気分解
先端を毛根と思われる深さまで刺入し，弱い電流を流す。

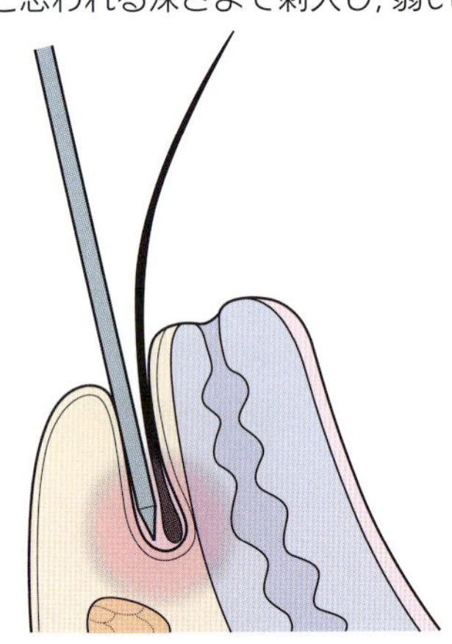

図2　lid split①
瞼板前葉と瞼板前組織を完全に切除し，睫毛の毛根部を除去する。瞼板前葉と後葉はgray lineから切開を入れると分けやすい。

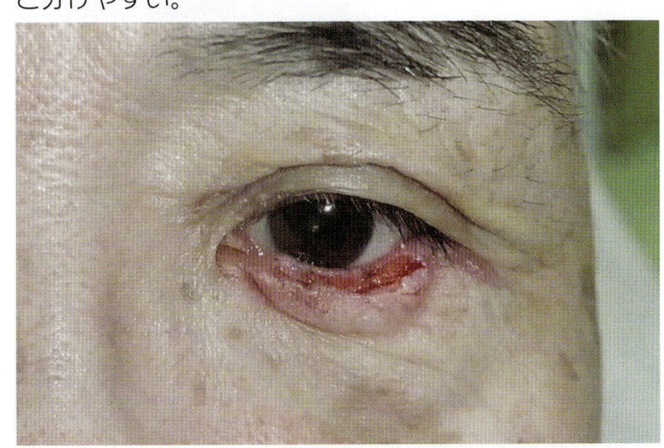

図3　lid split②
皮膚縫合は行わなくても問題ないことが多い。上皮が張ってくるまで待つ。

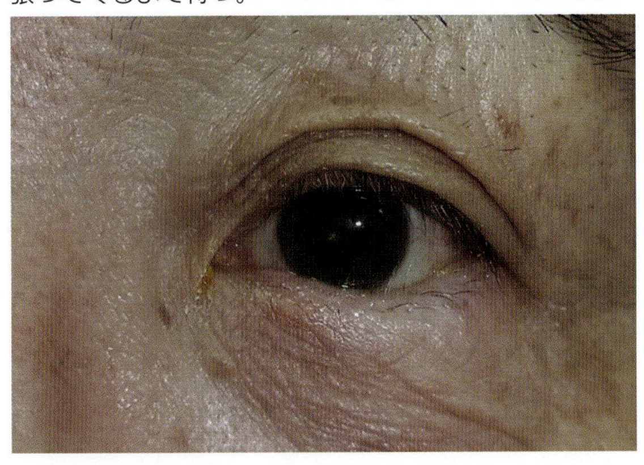

治療：睫毛乱生の範囲が広く，根治的な治療を望む場合

- 観血的に乱生部の毛根を確実に除去する。

睫毛の毛根は瞼板前組織についているため，その部分を切除してしまう方法(lid split)

- 睫毛がなくなるため若い人には向かない方法である。高齢の方では奇異な感じを受けず自覚症状もなくなるためよい方法である。
- まず皮切を行い瞼板前組織を露出し，瞼板前葉と後葉を分離する。瞼板の前葉と後葉を分けるにはgray lineからも切開を入れると比較的簡単に分かれる(図2)。
- 睫毛乱生部に一致する瞼板前葉と瞼板前組織を完全に切除し，睫毛の毛根部を除去する。余った皮膚を切除し，手術は終了であるが，皮膚縫合をしなくても問題となることは少ないが，上下の創が自然な形で合わない場合などは縫合を行う(図3)。
- なお，上眼瞼に行うときには整容的に問題となることが多いので注意が必要である。

直接毛根部を焼灼する方法

- 皮膚切除を行い毛根部と思われる瞼板前組織をジアテルミーで焼灼したり冷凍凝固を行う。あとに強い瘢痕を生じて眼瞼が引きつれしまうことがあるのであまりおすすめではない。
- いずれの方法でも正常な睫毛根が破壊される場合があるので，術前に睫毛脱に関して説明しておいたほうがよい。特に若い人には注意が必要である。
- 毛根部でメス刃を刺入し，その付近の組織を部分的に切除する(図4①②)。大きく切除してしまった場合，眼瞼縁にnotchができてしまうので注意する。

図4　睫毛根部部分切除

①術前

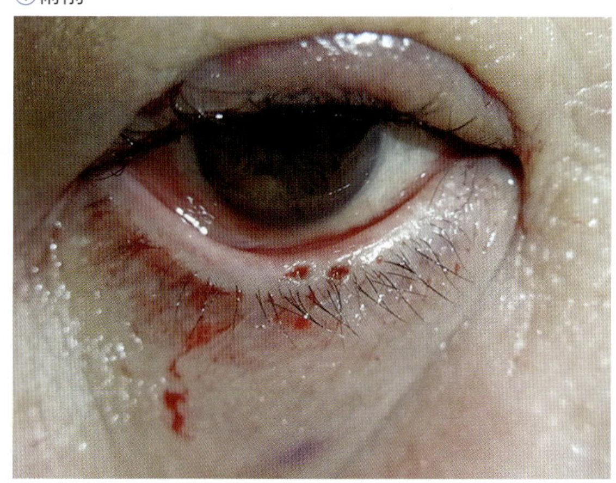

②術後

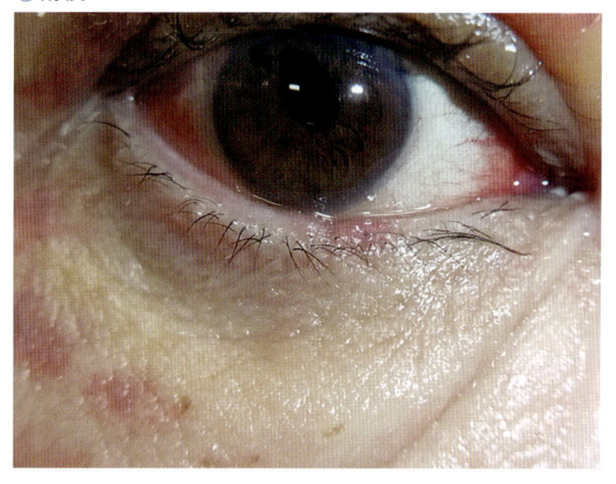

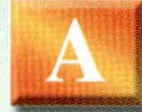

Q 角膜にあたっている乱生部の睫毛に対して眼瞼内反手術を行ってはいけないのでしょうか？

A 眼瞼内反は瞼板の位置異常であるため，治療は瞼板の位置を補正することにある。睫毛乱生では瞼板の位置は正常なので，眼瞼内反手術を行ってしまった場合，眼瞼縁が角膜から離れるため逆に角膜上皮障害を誘発してしまう可能性がある。

最後に，写真提供ならびに本文内容校閲にご協力いただいた慶應義塾大学眼科学教室野田実香先生に感謝いたします。

兎眼

疾患の概要

- 兎眼とは，不完全な閉瞼によって眼表面が露出する状態である。
- 兎眼によって角結膜上皮障害を生じ，重度の場合，角膜穿孔や角膜混濁など不可逆的な障害をきたしうる。

原因と診断

顔面神経麻痺(麻痺性兎眼)

- 兎眼の原因で最も多いのが顔面神経麻痺である。
- 脳腫瘍や脳梗塞など中枢性のものや，外傷や聴神経腫瘍切除時の神経障害，Bell麻痺(特発性顔面神経麻痺)など末梢性のものに分けられる。
- 眼輪筋や前頭筋などの麻痺によって，一般的に片側の顔面に，下眼瞼の外反，眉毛の下垂などを認める(図1，2)。
- 一般的に兎眼によって生じる角膜上皮障害は下方中心に認めることが多い(図1③，2②)。これはBell現象(図1②，3②)といって閉瞼時に眼球は上転するため，上方の角結膜は覆われるが下方の角結膜は露出しやすいことによる。
- 眼輪筋の麻痺によって瞬目時の導涙機能が低下するため，健側より涙液メニスカスが高くなる。下眼瞼外反が強い場合，涙液メニスカスは角膜付近では形成されず，涙液は下方の結膜嚢に貯留する(図2)。そのため，患者は流涙を訴えることもある。
- 眼輪筋の拮抗筋である上眼瞼挙筋が優位となるため上眼瞼の挙上がみられることがある。患側の下垂した眉毛を挙上した状態で健側と比較する。

眼瞼の異常

- 眼瞼の形態，機能異常によって兎眼を生じうる。眼瞼外傷や眼瞼手術後の瘢痕(瘢痕性兎眼)(図3)や眼瞼下垂の過矯正，退行性の眼瞼外反などの有無を確認する。

眼窩疾患

- 甲状腺眼症や眼窩腫瘍などは眼球突出を生じ，兎眼をきたす。
- 甲状腺眼症では眼瞼挙筋の拘縮による眼瞼後退も兎眼の原因となる。
- 眼球突出を伴った兎眼は，CT検査，MRI検査を行って外眼筋の腫大や腫瘍性病変の有無などを確認する。

その他

- 兎眼の程度が軽度の場合，ドライアイ症状を主訴に受診し兎眼が見逃されることもあるため，顔面神経麻痺や外傷，手術などの既往歴の問診や瞬目の状態・左右差などについて確認することが重要である。
- 上記などの器質的・機械的異常が認められない場合，自発性瞬目時の不完全瞬目や就寝時の閉瞼不全(夜間兎眼)なども原因になる。

図1　顔面神経麻痺

①開瞼時。

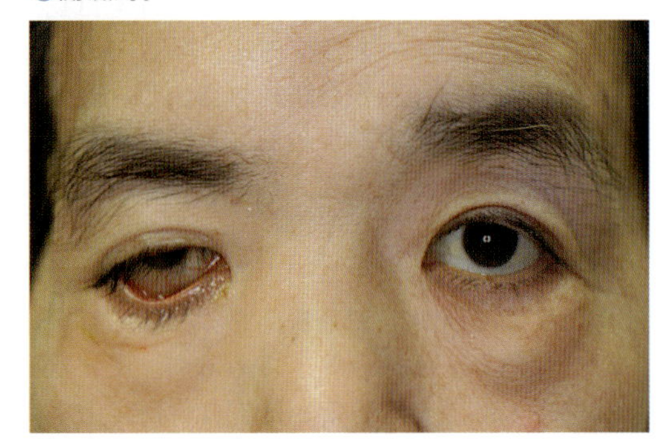

②閉瞼時，Bell現象を認める。

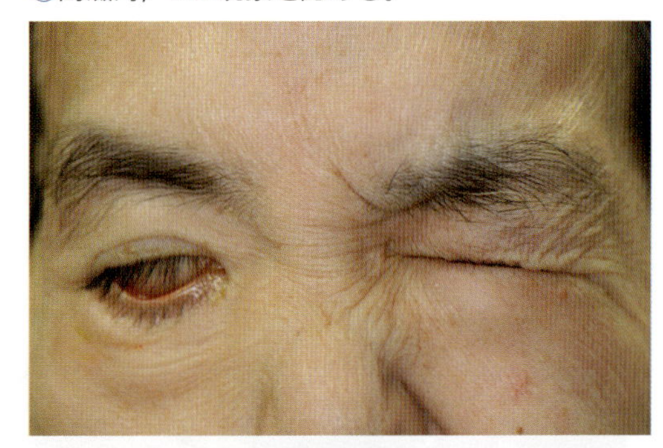

③角膜下方に上皮障害を認める。

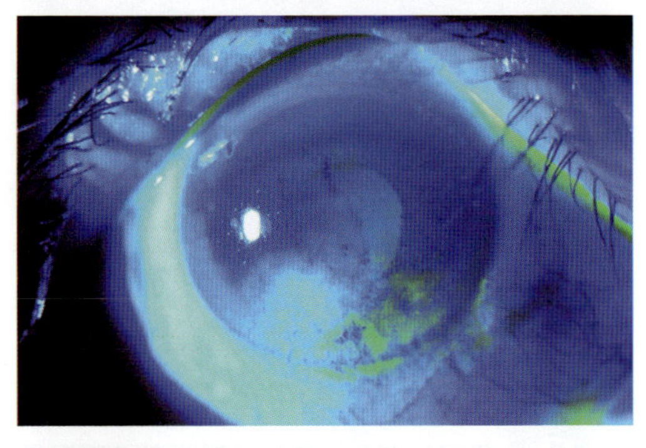

④手術後(lateral tarsal strip法)。

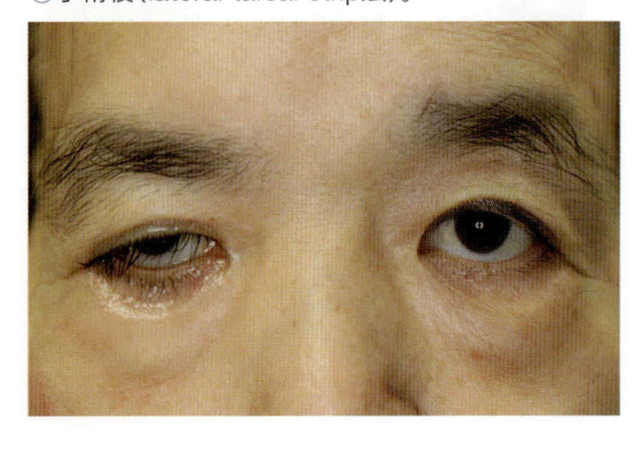

治療

保存的治療

- 瞬目時に，角膜の大半が覆われるなど兎眼の程度が軽度な場合は，ドライアイ治療に準じた点眼治療を行う。
- 夜間は，就寝前に眼軟膏を点入する。兎眼，角膜上皮障害が重度の場合，日中も眼軟膏を使用する。
- テーピングによる下眼瞼挙上や強制閉瞼(tape-tarsorrhaphy)も有用である。

手術治療

- 顔面神経麻痺の場合，下眼瞼を外上方へ牽引して固定するlateral tarsal strip法(図1④)をまず試みる。導涙機能の低下によって結膜嚢に涙液が貯留しており，下眼瞼を挙上させると角膜付近に涙液メニスカスが形成できる。次に，下眼瞼を挙上しても角膜上皮障害が改善しない場合は，上眼瞼の瞼板前に比重の大きい金のプレートを移植し閉瞼時の上眼瞼位置を降ろすgold plate implantationや強制的に閉瞼状態にする瞼板縫合(tarsorrhaphy)などを行う。
- 瘢痕性兎眼の場合，まず瘢痕とその周囲の癒着を剥離し，必要に応じ再癒着を防ぐために脂肪移植を行う(図3③④)。また，眼瞼の前葉(皮膚・眼輪筋)が不足している場合は局所皮弁や皮膚移植を行い，後葉(瞼板・眼瞼結膜)が不足している場合は硬口蓋粘膜移植などを行う。
- 甲状腺眼症や眼窩腫瘍などの場合，まず原疾患に対する治療を試みる。
- 甲状腺眼症の眼瞼後退や眼瞼下垂の過矯正に対して，眼瞼挙筋腱膜の延長を行う。瞼板から眼瞼挙筋腱膜とMüller筋を切離し，瞼縁が正しい位置まで下がるように眼瞼の牽引を解除する。瞼板と眼瞼挙筋腱膜，Müller筋の間に何らかのスペーサーを挿入して延長する。

図2　顔面神経麻痺

①下眼瞼の外反を認める。

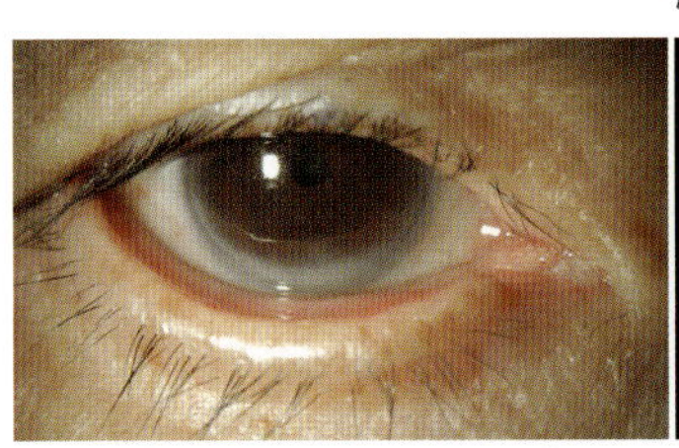

②角膜下方に上皮障害を認める，結膜嚢に多量の涙液が貯留している。

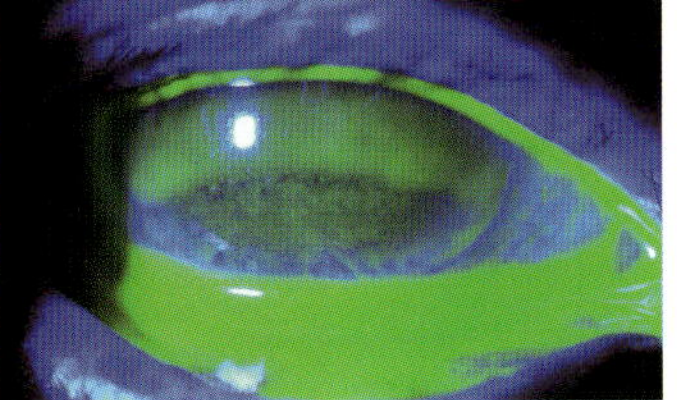

Q1 兎眼における角膜上皮障害の程度の決定要因は何ですか？

A1 Bell現象(閉瞼時に眼球が上転すること)の有無と上眼瞼の状態が挙げられます。Bell現象によって兎眼があっても閉瞼時に角膜はある程度覆われますが，Bell現象が弱いもしくはない症例では角膜の露出する面積が増え，上皮障害が重症化します。また，上眼瞼は瞬目時に涙液を眼表面に供給しますが，上眼瞼に強い瘢痕がある場合や顔面神経麻痺における上眼瞼挙上が強い場合などでは上眼瞼が下降せず，やはり上皮障害が重症化します。

図3　瘢痕性兎眼

①開瞼時。

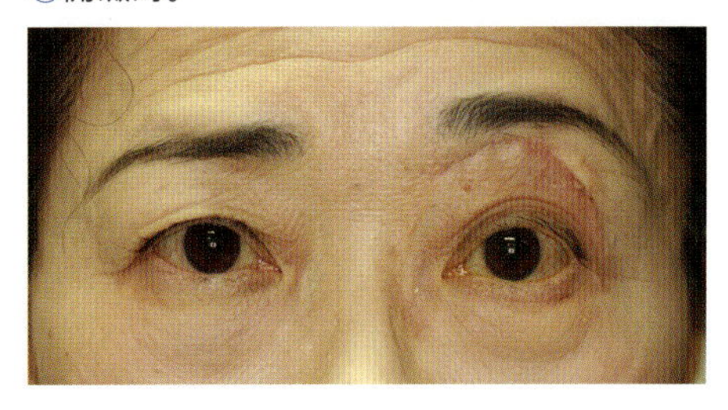

②閉瞼時，Bell現象を認める。

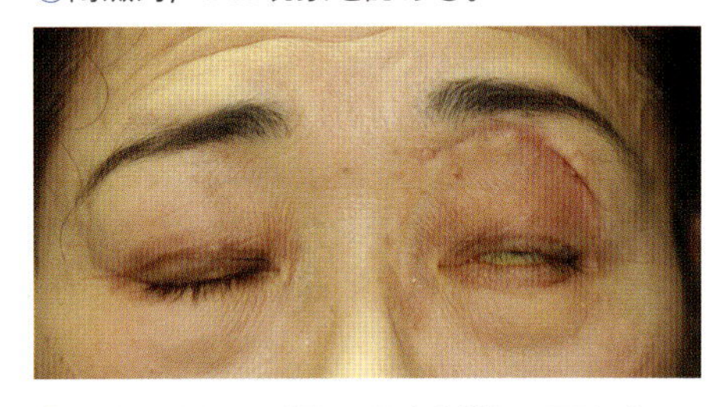

③手術後(癒着剥離，脂肪移植)，開瞼時。

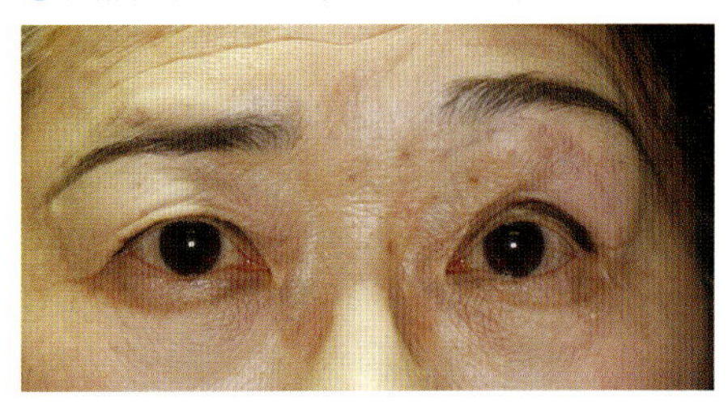

④手術後(癒着剥離，脂肪移植)，閉瞼時。

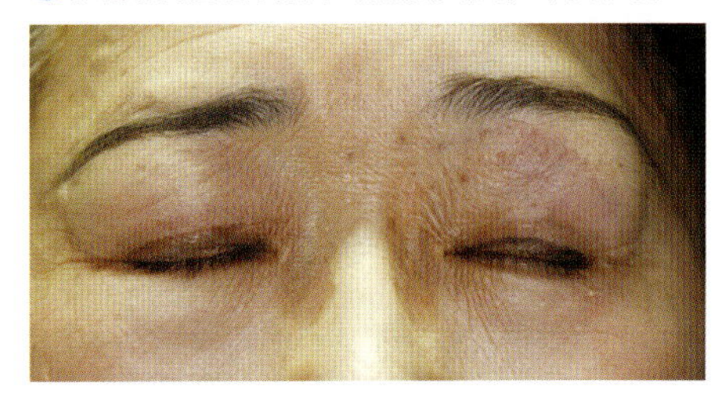

Q2 顔面神経麻痺を発症した患者が受診しました。手術の適切な時期はいつですか？

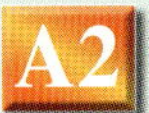

A2 兎眼が重度で保存的治療では角膜上皮障害がコントロールできない場合は，早期に手術治療(一時的な瞼板縫合など)が必須ですが，顔面神経麻痺の場合，自然軽快の可能性もあるため発症から約半年間は保存的治療を試みるのがよいでしょう。

眼瞼腫瘍

- 眼瞼は，解剖学的に前葉，後葉の2層に分けることができ，前葉は皮膚・眼輪筋から，後葉は瞼板・瞼結膜から構成されている。
- これらのどの部分からも腫瘍は生じるうるため，良性，悪性を含めてさまざまな腫瘍が生じうる。

眼瞼悪性腫瘍の特徴

- 捷毛脱落(図1)，血管新生や凸凹とした不正形の突出(図2) などがある。これらの所見がみられた際には，悪性腫瘍を念頭に置く必要がある。
- 悪性腫瘍は場合によっては命にもかかわるものであり，その特徴を把握して診断し，早期治療を行うことは非常に大切である。
- 細隙灯顕微鏡における各種腫瘍の特徴については，第Ⅰ巻p.34-38,「眼瞼の画像診断」の項を参照いただきたい。

眼瞼悪性腫瘍の鑑別

- 眼瞼悪性腫瘍の代表疾患は，脂腺癌(sebaseous carcinoma)，基底細胞癌(basal cell carcinoma；BCC)，扁平上皮癌(squamous cell carcinoma；SCC) が3大疾患であるが，SCCの頻度は前2者と比べて低い。
- 良性腫瘍と悪性腫瘍の鑑別は非常に大事であり，以下，3大悪性腫瘍の特徴および重要な鑑別疾患を述べる。

図1　不明瞭な境界の腫瘍
赤色の腫瘍があることはわかるが，周囲との境界がはっきりとせず，捷毛脱落がみられる。epithelioid hemangioendtheliomaというhemangiomaとangiosarcomaの中間に位置する中間悪性の腫瘍であった。

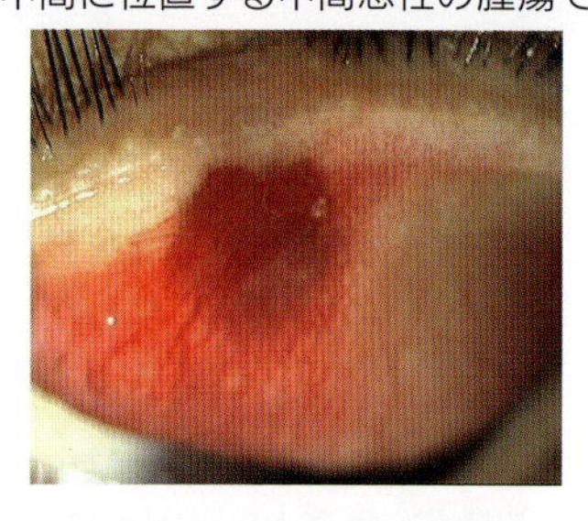

図2　不正な形状を示す脂腺癌
悪性腫瘍は不正形を呈することが多い。

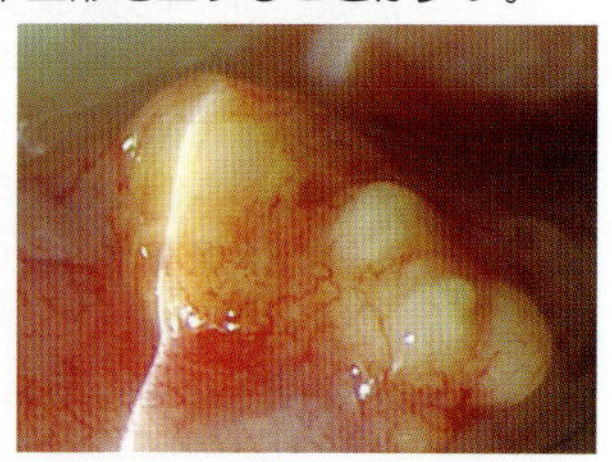

脂腺癌(sebaseous carcinoma)

- 脂腺は脂肪を産生するが，脂肪といえば黄色を連想し，黄色い眼瞼の腫瘍は脂腺癌(図3) を第一に考える。一部のみが黄色い場合もあるが，黄色の優先順位は赤色よりも高く，黄色い所見がある場合には，脂腺癌をまず考える。
- 捷毛脂腺であるZeis腺からも(図4)，眼瞼にあるMeibom腺からも発生するが，後者が圧倒的に多い。
- また，はっきりとした結節をつくらない，びまん性偽炎症タイプ(diffuse pseudoinflammatory pattern)(図5)もあり，わが国よりも欧米で頻度が高い。
- いつまでも治らない片眼性！の結膜炎，眼瞼縁炎には留意が必要で，注意深く観察すると，眼瞼の肥厚，瞼縁の不整や凸凹感などがみられる。

図3　脂腺癌
「脂(あぶら)」の色である黄色が腫瘍のなかに存在する。瞼結膜からのほうがわかりやすい。

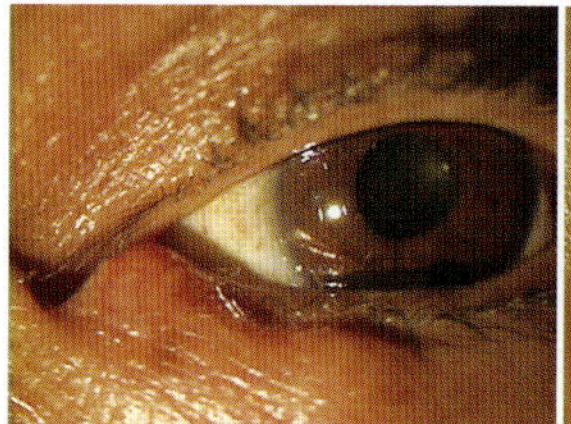
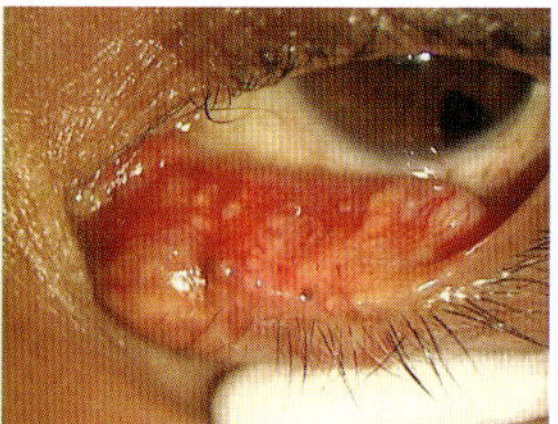

図4　毛根に存在するZeis腺より発生した脂腺癌
黄色い色調，睫毛脱落，不整形。

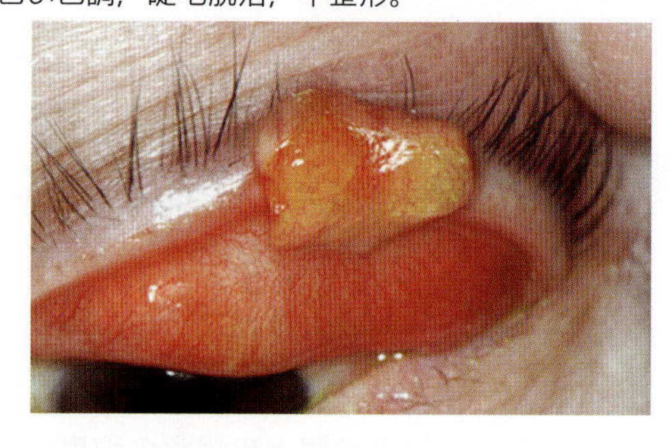

図5　脂腺癌のびまん性偽炎症タイプ
68歳，女性。眼瞼の肥厚と凹凸，眼瞼肥厚あるも塊ははっきりしない。下眼瞼と上眼瞼外側に睫毛脱落がみられる。

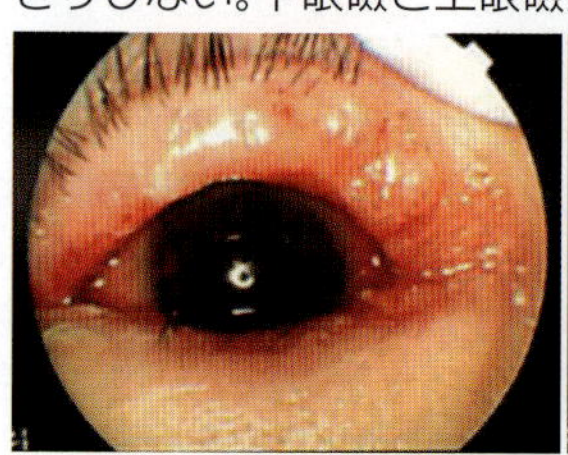
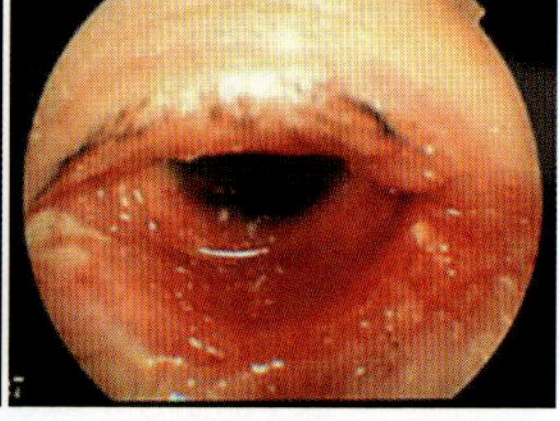

霰粒腫との鑑別

- 霰粒腫は瞼板内にあるMeibom腺から分泌されるべき脂質が貯留し，腺管から漏出し，それに対する生体反応として炎症および肉芽腫を生じ，腫瘤を形成したもの(慢性炎症性肉芽腫)である。
- Meibom腺開口部における閉塞が成因となる。Zeis腺由来のものもまれにある。
- 瞼結膜側に内容物である脂肪肉芽が飛び出ることもあり，これはinternal chalazion（図6）とよばれる。根の部分では瞼板内へ繋がっており，突出したキノコ状の脂肪肉芽が霰粒腫の本体である。
- 細隙灯顕微鏡所見では，
  ①腫瘤部のMeibom腺開口部の閉塞変化(図7)
  ②Meibom腺開口部への突出(図8)
  ③瞼結膜のベルベット状でウェットな充血と，白黄色の脂肪肉芽の貯留所見(図7)
  ④皮膚側のカサカサとした炎症(図9)
  等の所見がみられることが脂腺癌との鑑別となる。

図6　internal chalazion
脂肪肉芽腫が瞼板内から瞼結膜表面に飛び出たもの。

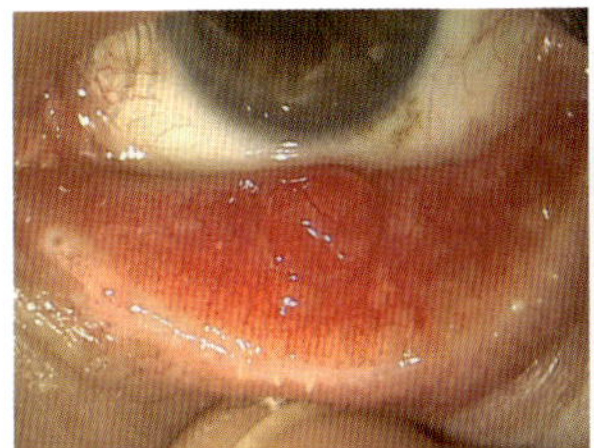
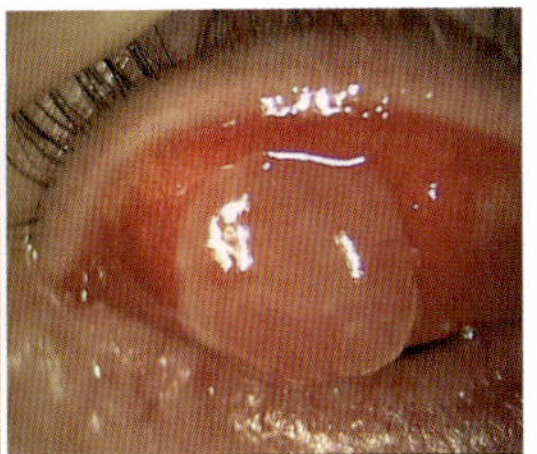

図7　霰粒腫
ベルベット状の瞼結膜充血とMeibom腺開口部の閉塞および脂肪肉芽がみられる。

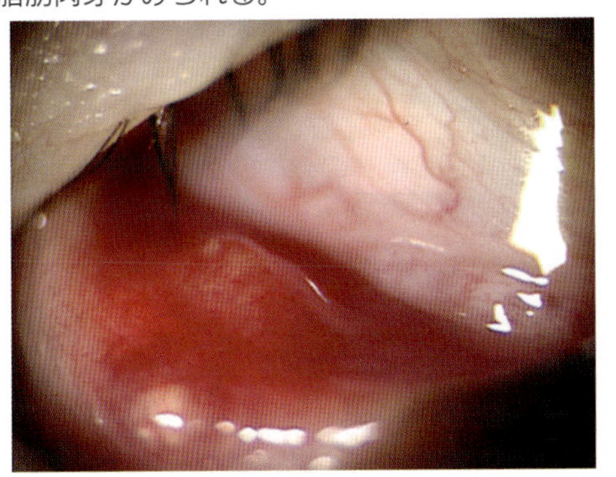

皮膚由来の腫瘍との鑑別

- 脂腺癌では形状が不整形になるが，皮膚側に突出が強くて瞼結膜側の所見が乏しい場合にはわかりにくいこともある。
- 瞼板との癒着の有無が重要で，瞼板との接着状況を確認し，腫瘍が瞼板と別々に動くならシスト(嚢胞)（図10)などの皮膚から生じた腫瘍を考える。
- 脂腺癌の多くは，瞼結膜をしっかりと観察すると，黄色を呈する隆起など，何らかの変化がみられることが多い。

図8　霰粒腫
閉塞したMeibom腺開口部に向かって突出した形をとることが多い。

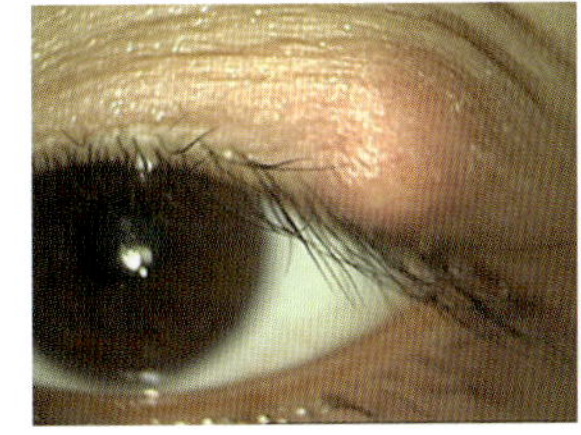
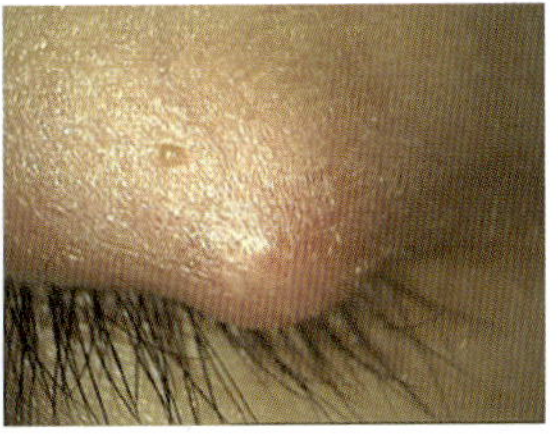

図9　霰粒腫
皮膚側のほうに炎症が及ぶと皮膚はカサカサになり，一部は溶けて中の脂肪肉芽がみえている。

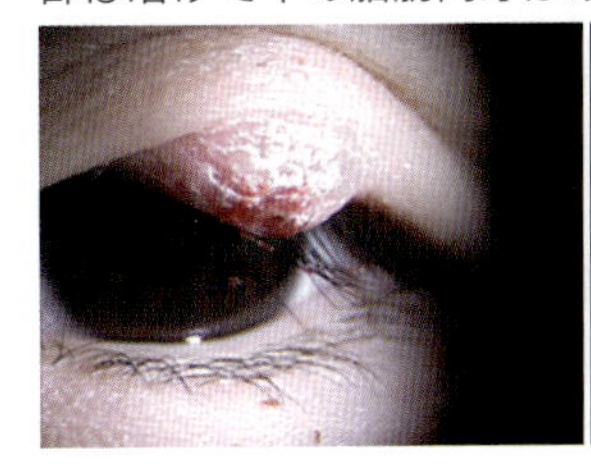
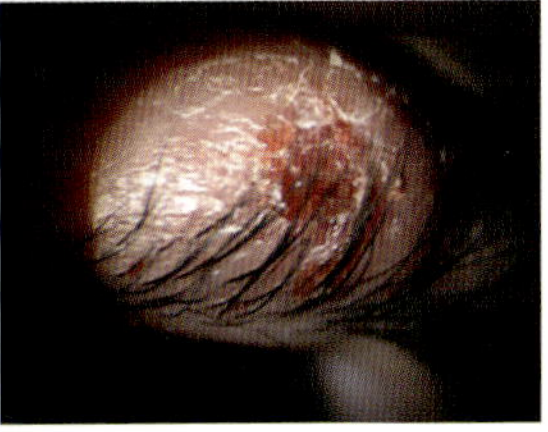

図10　epidermal cyst
中が腔の嚢胞であるため，風船をふくらませたように丸い形状となる。

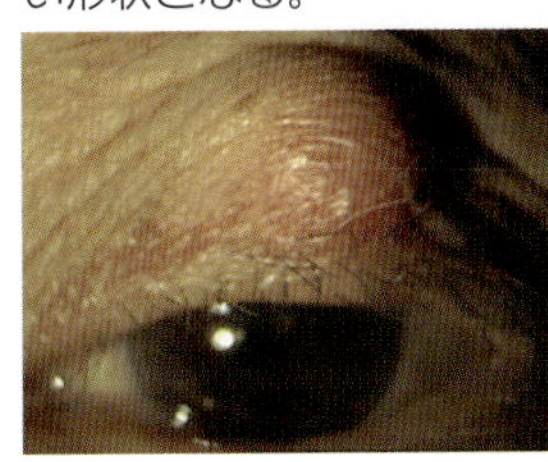
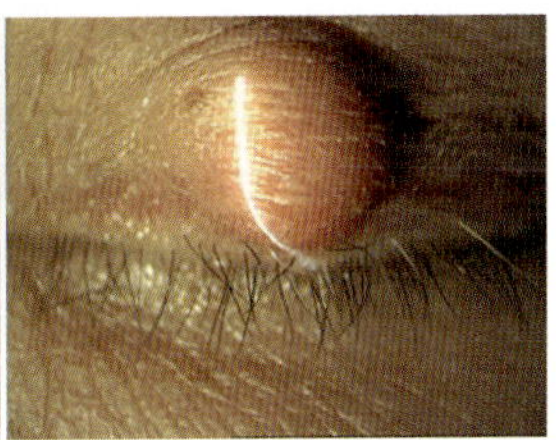

脂腺腫(sebaceous adenoma)や脂腺過形成(sebaceous hyperplasia)との鑑別

- 脂腺腫および脂腺過形成では，対称性がある程度保たれた，色調は黄色よりもむしろ正常Meibom腺に近いクリーム色を呈するものが多い(図11)。
- 一方，脂腺癌では色が黄色がかり，血管新生がみられることが多い(図12)。

基底細胞癌(basal cell carcinoma；BCC)

- 日光によく当たる下眼瞼，内眼角が好発部位で，腫瘍のどこかに黒い色素部分が存在することが多い。
- 堤防状所見(図13)や蚕食性潰瘍(図14)などが特徴的な所見とされているが，初期のものでは丸く隆起してあたかも母斑のようにみえるもの(図15)もある。
- まれであるが皮下へ広く深く根を張るように周囲に浸潤しているモルフェアタイプ(図16)も存在する。

図11　脂腺腫
色はグレーに近い。瞼結膜を含めて周辺の血管の増生はない。

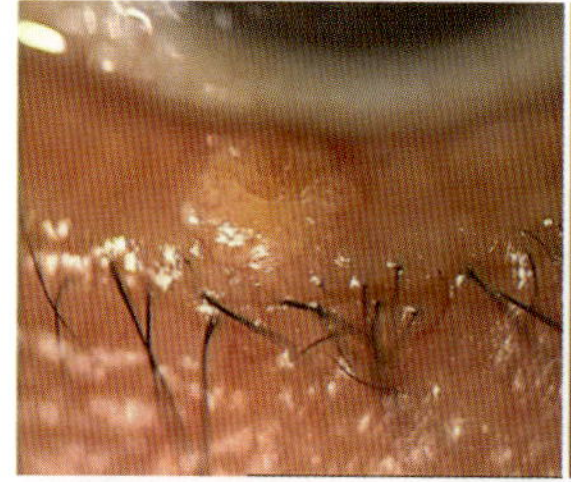
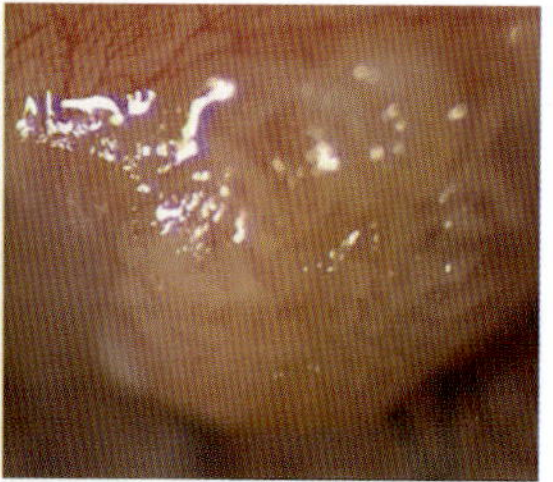

図12　脂腺腫から脂腺癌に悪性化した例
色は黄色に近い。腫瘍への血管増性がある。

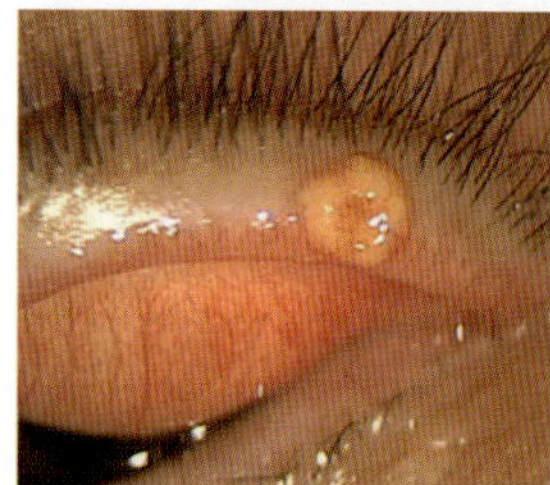
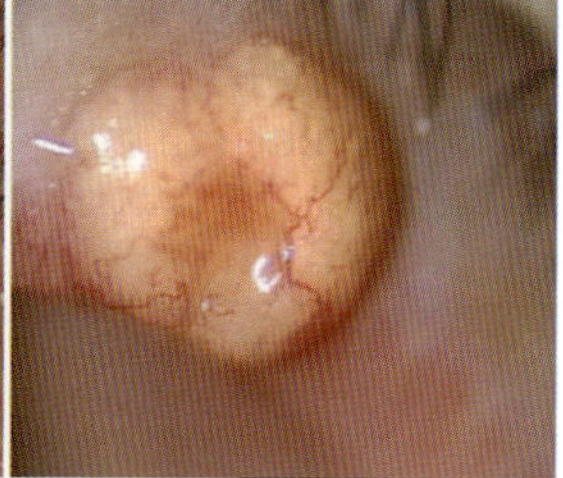

図13　堤防状を呈するBCC
堤防状隆起と色素沈着がみられる。

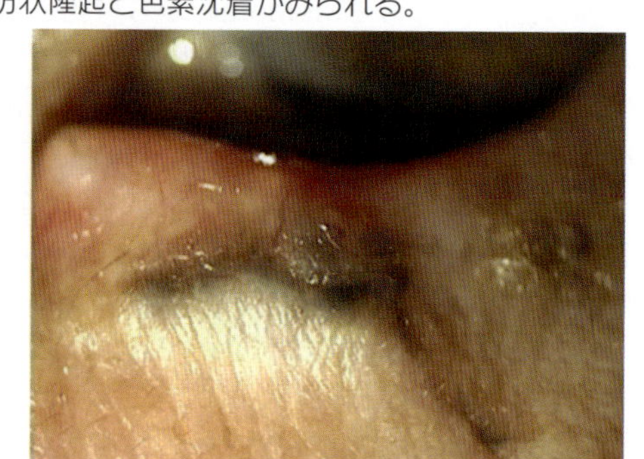

図14　BCCの典型例とされる蚕食性潰瘍
母斑型が潰れ，進行するとこのようになると類推される。

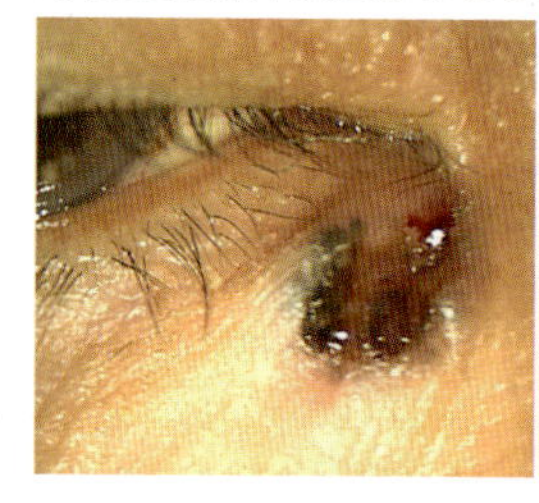
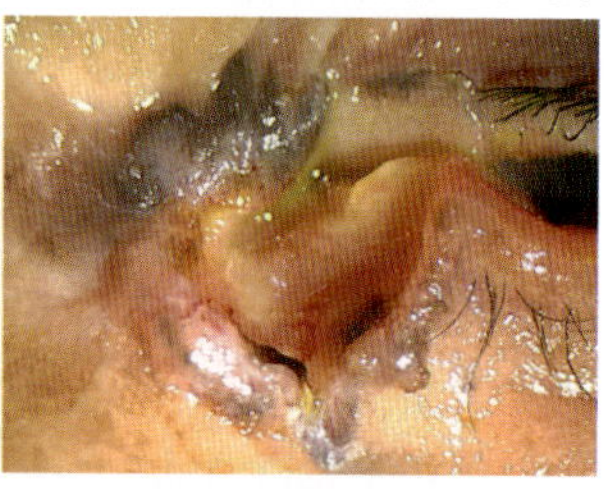

図15　母斑様BCC
腫瘍の辺縁にはあっても腫瘍部には捷毛はない。

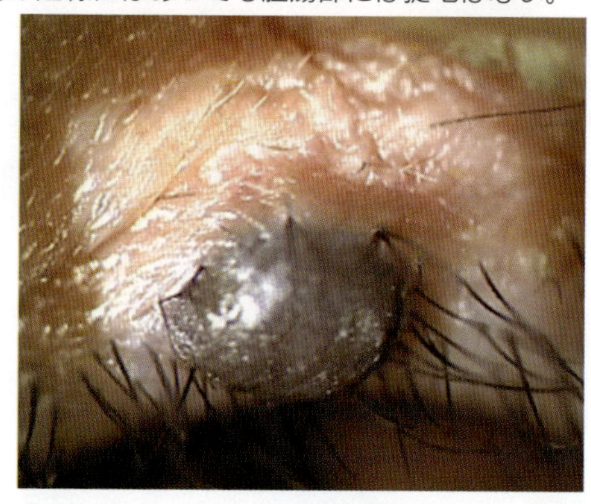

図16　モルフェアタイプのBCC
不正な腫瘍は下眼瞼全体のみならず，周囲の皮下にも根を張るように浸潤がみられている。

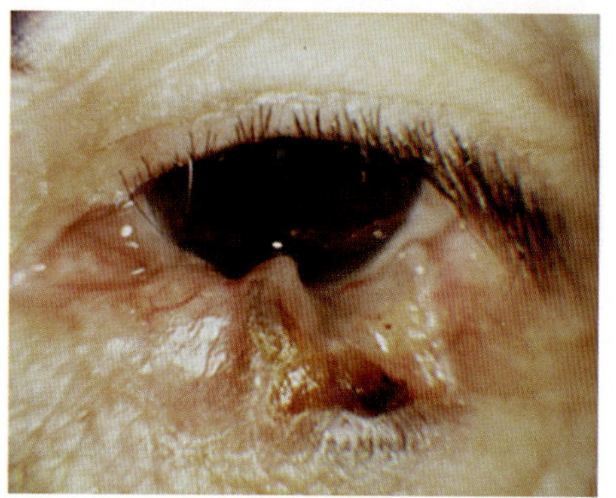

母斑との鑑別

- BCCでは，色素ムラによる斑（まだら）模様を呈したり（図17），周囲皮膚への染み出し，一部に腫瘍自壊を生じたり（図18），また色は茶色ではなく少々青みがかった黒真珠に似た色となること（図19）などが鑑別となる。

扁平上皮癌（squamous cell carcinoma；SCC）

- 眼瞼の場合には，瞼結膜に生じるもの（図20）と，結膜皮膚移行部に生じるもの（図21）と，皮膚に生じるもの（図22）とがある。乳頭様構造を呈して血管に富み，また白板を形成する例が結膜主体の場合には多い。
- SCCの手前の上皮内癌（carcinoma *in situ*）もあるが，両者の鑑別は進行例以外では困難であり，切除して病理にて基底膜を超えた浸潤の有無で鑑別する。

図17　内眼角下方のBCC
BCCは色素ムラによって斑（まだら）模様を呈することがあるが，母斑では通常はならない。

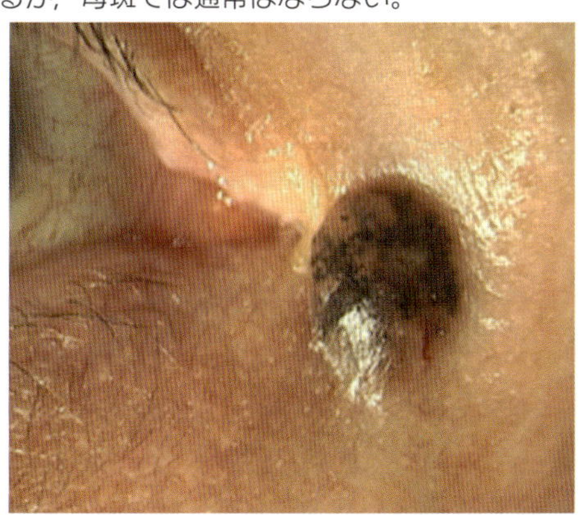

図18　BCC　母斑タイプ
母斑に似るが，黒真珠様のやや青みがかった黒色を呈する。辺縁不整で瞼縁方向は自壊し始めている。捷毛脱落がみられている。

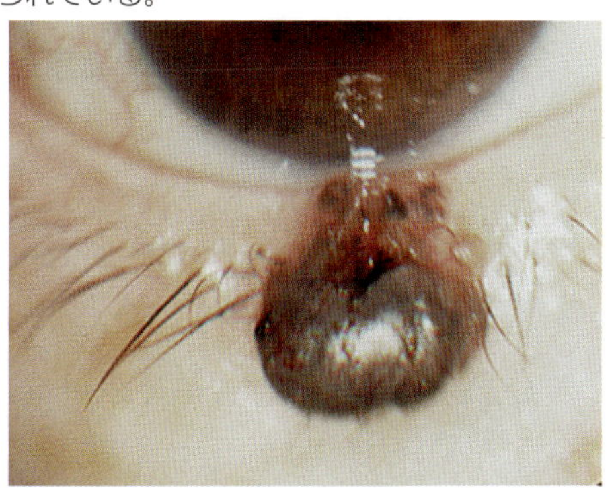

図19　BCCと母斑との比較
▶はBCCで，茶色というよりも青みがかった黒真珠様の色調を呈する。一部に染み出しもみられる。→は母斑で，茶色でなだらかな隆起を呈する。

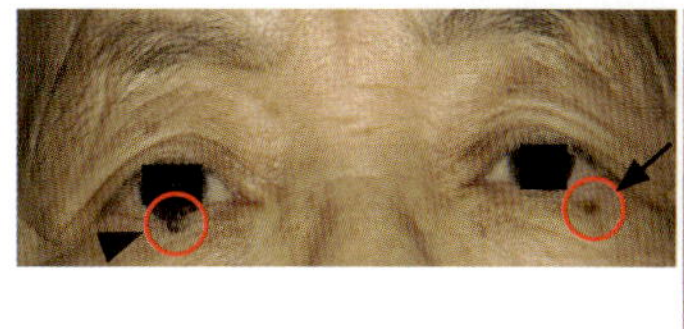

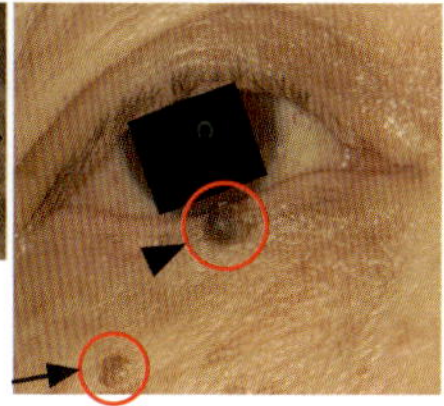

図20　瞼結膜に生じたSCC
上眼瞼結膜全体が腫瘍化している。

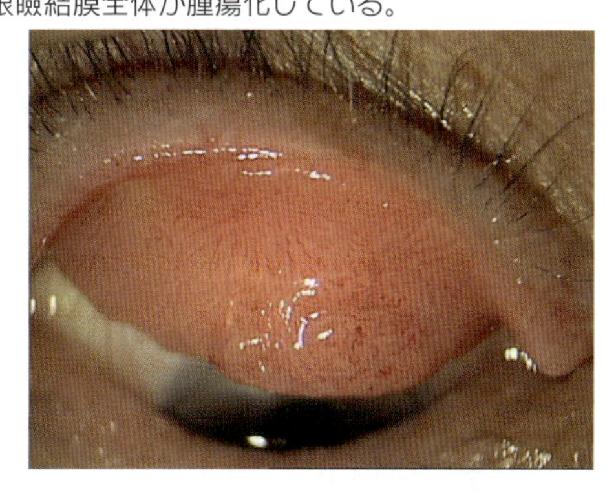

図21　結膜皮膚移行部に生じたSCC

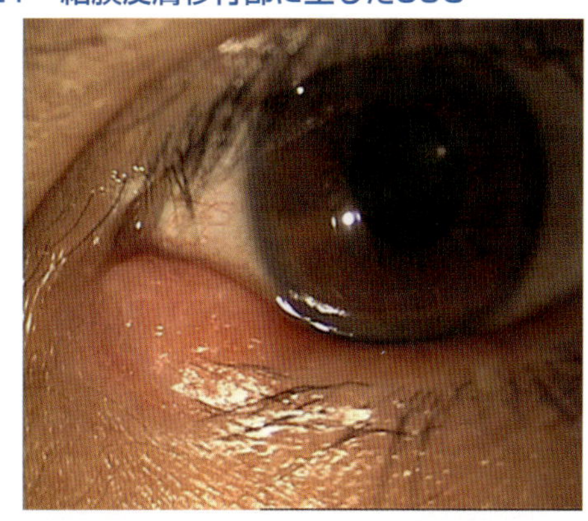

図22　眼瞼皮膚のSCC

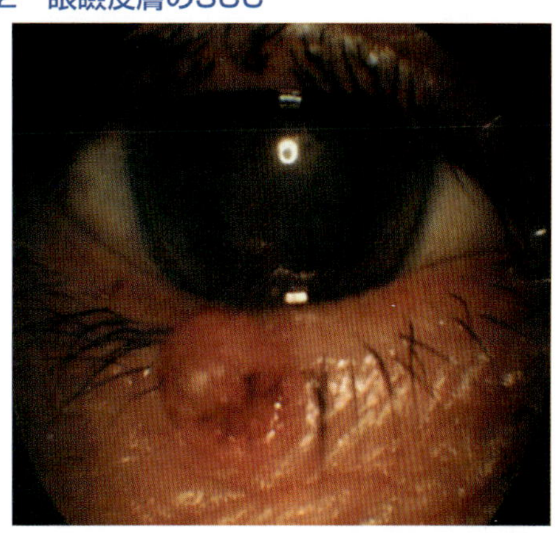

- また同一腫瘍内に部分的にSCCと脂腺癌の部分が混在し，鑑別が病理にて難しい例もみられる。図23に全体に赤みを呈するが，一部に黄色い所見がある例を示す。本例は脂腺癌であった。

その他の悪性腫瘍

悪性黒色腫(malignant melanoma)

- 図24に下眼瞼結膜と皮膚，および上円蓋部から突出した悪性黒色腫の症例を呈示する。
- 図25のように無色素性の悪性黒色腫も存在する。悪性黒色腫とは考えられなくとも，不整形，睫毛脱落などの悪性腫瘍の特徴を呈している点に留意したい。

悪性リンパ腫(malignant limphoma)

- 腫瘍の外見は赤色を呈する。眼付属器全体(結膜，眼瞼，眼窩)のなかで最も頻度の高い悪性腫瘍である。
- extranodal marginal zone lymphoma of mucosa-associated lymphoid tissue type（粘膜関連リンパ組織型節外性濾胞辺縁帯リンパ腫）すなわちMALTリンパ腫が最も多いが，眼瞼には比較的多種のリンパ腫が生じる。
- 図26にびまん性大細胞型B細胞性リンパ腫(diffuse large B-cell lymphoma；DLBCL)の症例を，図27に濾胞性リンパ腫の症例を，図28にT細胞リンパ腫の症例をそれぞれ呈示する。

図23　赤くて黄色い腫瘍
72歳，女性。病理は脂腺癌であり，黄色い所見は脂腺癌をまずは疑う。

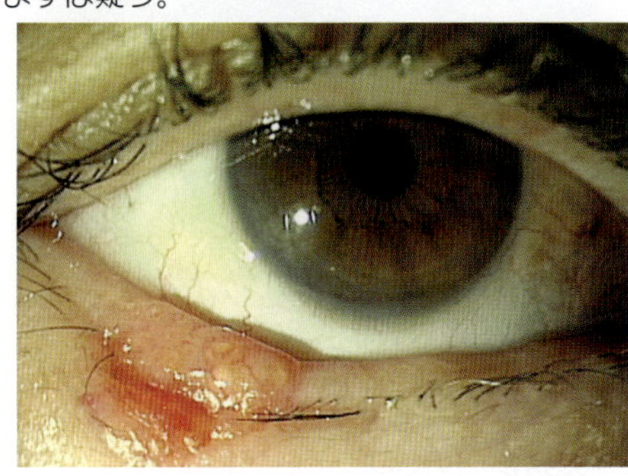

図24　下眼瞼結膜と皮膚，および上円蓋部から突出した悪性黒色腫

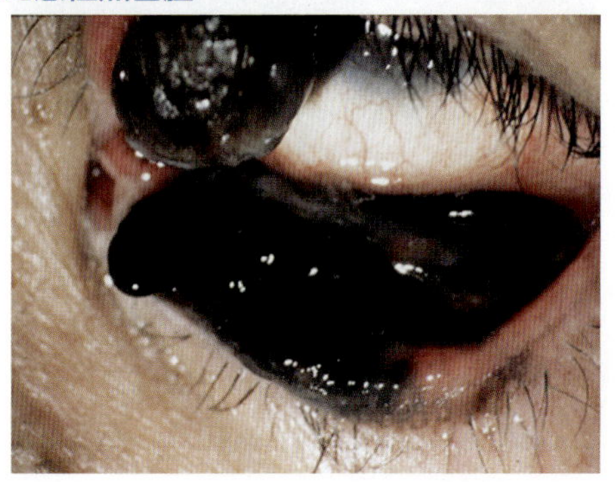

図25　無色素性悪性黒色腫

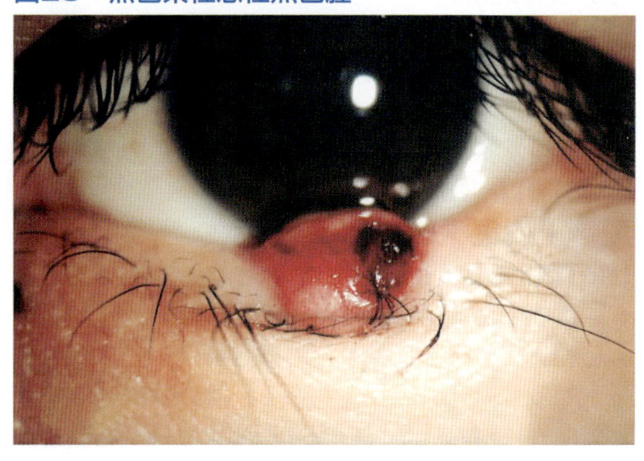

図26　悪性リンパ腫(DLBCL)

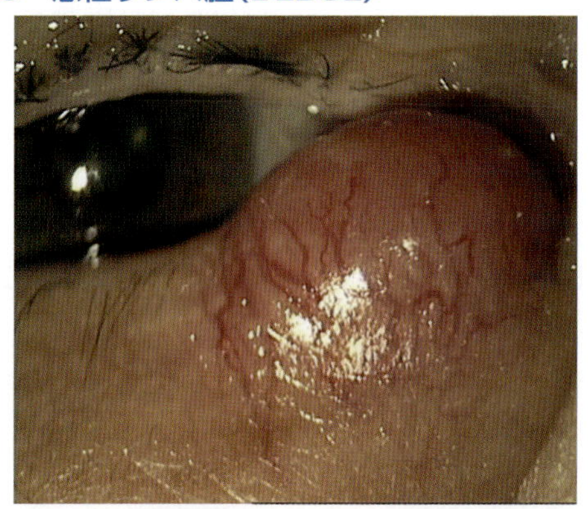

図27　眼瞼に生じた濾胞性リンパ腫
pigment lesionがある。

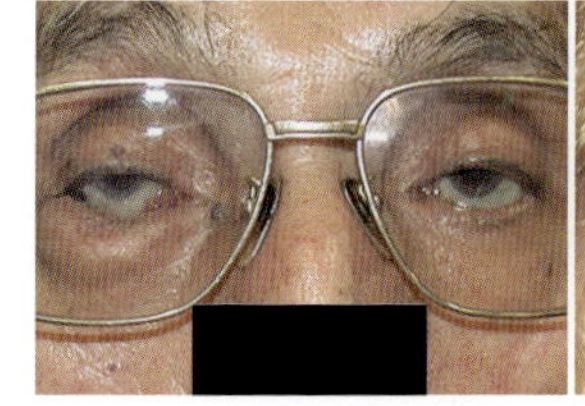

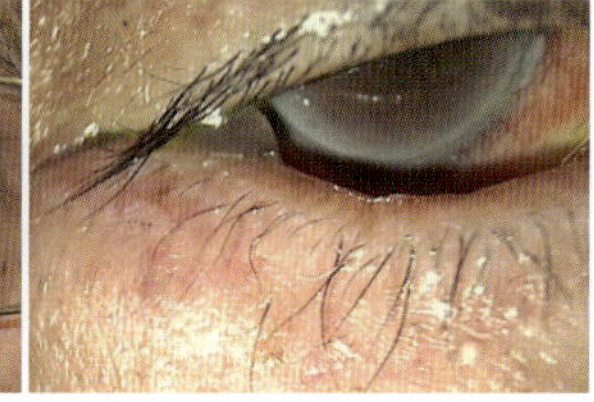

図28　T細胞リンパ腫
27歳，男性。左の下眼瞼の皮膚に発赤と潰瘍がみられる。

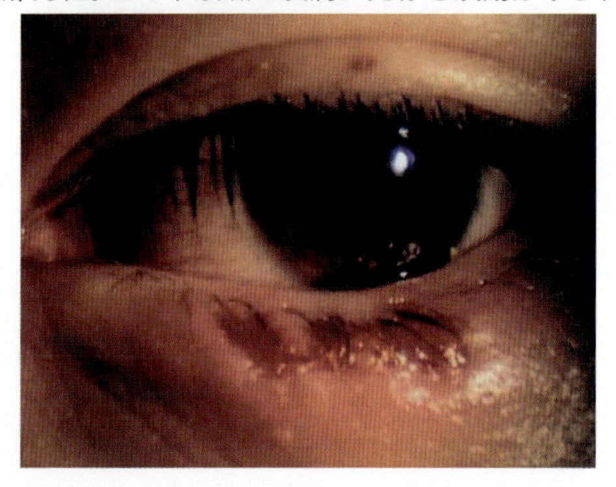

眼瞼腫瘍の治療

- 腫瘍の治療は手術である。悪性の場合にはセーフティーマージンを数ミリ確保し，術中に断端マイナスを確認後に，形成手術を施行（図29）する。
- 手術拒否例には放射線治療を，悪性リンパ腫では抗腫瘍薬（図30）を，また上皮内癌の場合にはマイトマイシンC（MMC）点眼などの化学療法を用いることが可能である。

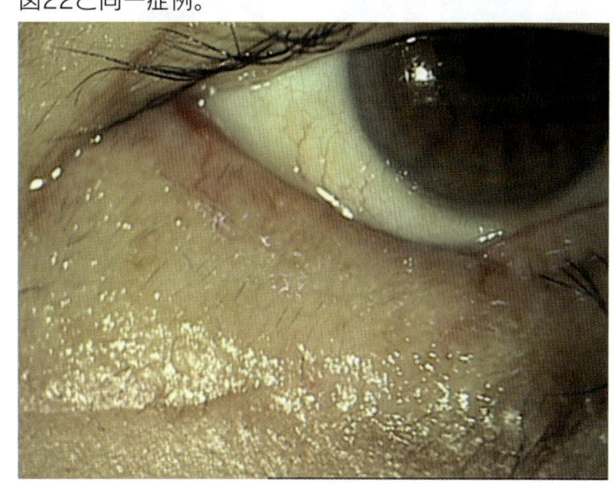

図29　腫瘍切除後，V-Yフラップにて再建
図22と同一症例。

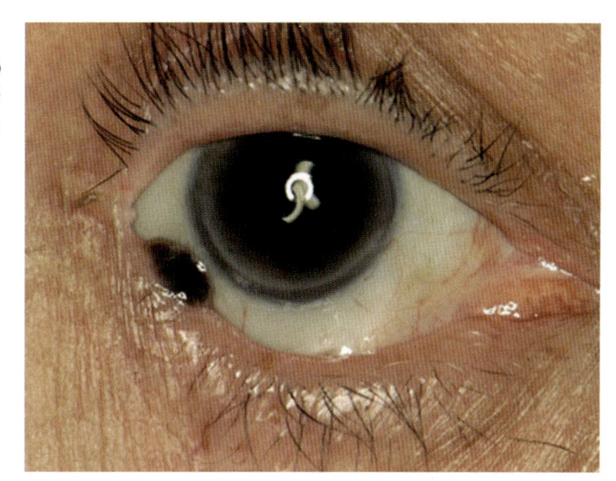

図30　濾胞性リンパ腫に対する抗腫瘍薬投与
図27の濾胞性リンパ腫に対してゼヴァリン®（ibritumomab tiuxetan）投与後。ゼヴァリン®はRI標識抗体療法で，CD20抗原に対する抗体にベータ線を放出するイットリウム（^{90}Y）を標識したものである。色素部分はもともとあった母斑。

Q 眼瞼腫瘍で病理に出すべきなのは，どのような症例でしょうか？

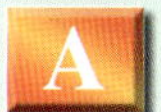

A 大きく2つの場合があります。1つは切除後にまた出てくる場合，すなわち再発や再々発のとき，もう1つは霰粒腫と思って切ったが，中から霰粒腫に特徴的な脂肪肉芽の柔らかい組織（図31）が出てこない場合です。

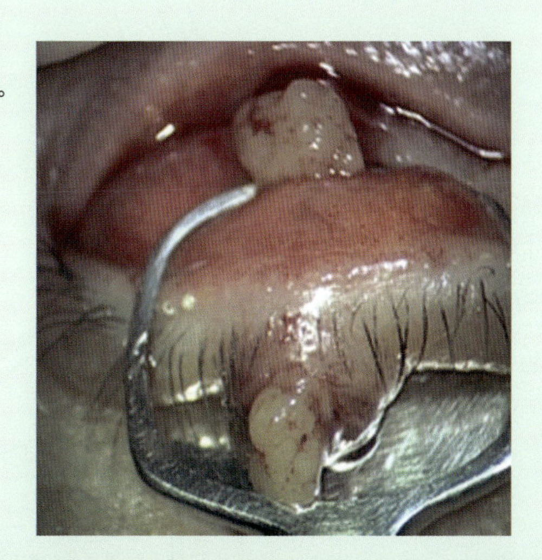

図31　霰粒腫
挟瞼器の圧力で出てきた脂肪肉芽。

眼瞼内反・外反

内反症

疾患の概要

- 内反症とは，眼瞼自体もしくは睫毛の内反によって，眼表面に眼瞼皮膚や睫毛が接触した状態である。
- 眼瞼の前葉(皮膚，眼輪筋）と後葉[瞼板，瞼結膜，上眼瞼では眼瞼挙筋・Müller筋，下眼瞼ではlower eyelid retractors（LER)］の相対的なバランスが内反症の病態には重要である。
- 病態に沿った手術治療をするためには，眼瞼の解剖(図1，2)に熟知しておく必要がある。

内反症の分類

- 内反症は，正確には狭義の眼瞼内反症(図3）と，睫毛内反症(図4)に分類される。
- 眼瞼内反症(entropion）は，瞼板が眼表面側へ回旋し眼瞼が内反し，眼瞼縁が眼表面側に向かって内旋している状態(図5）で，加齢や瘢痕などが原因で起こり，加齢に伴う眼瞼内反症のほとんどが下眼瞼である。
- 睫毛内反症(epiblepharon）は，瞼板の回旋はなく眼瞼縁の位置は正常であるが，眼瞼の皮膚に押された睫毛が眼表面へ向いている状態(図6）で，小児に多い。睫毛内反症も下眼瞼に多いが，上眼瞼でも重瞼のない場合にはしばしばみられる。

図1　上眼瞼の解剖

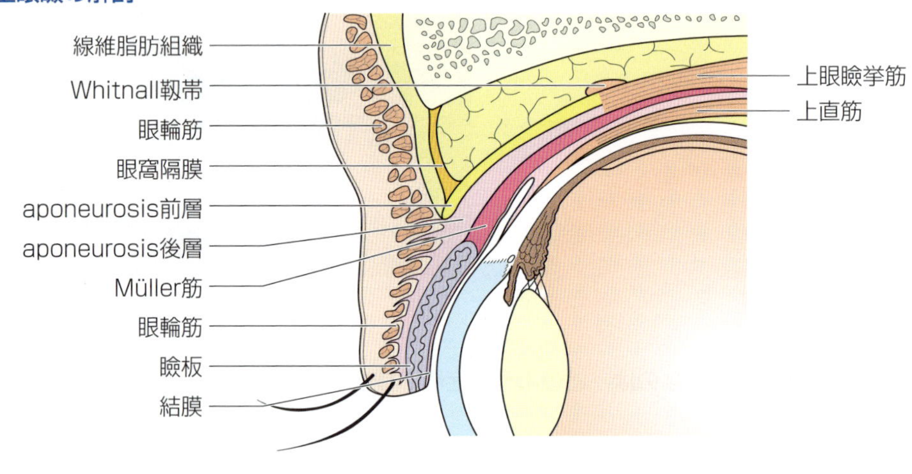

図2　下眼瞼の解剖

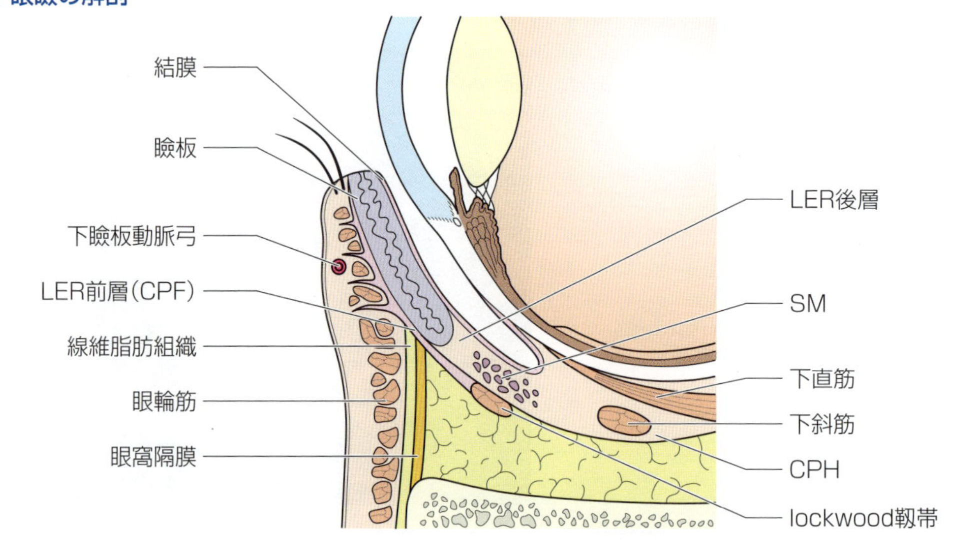

図3　眼瞼内反症

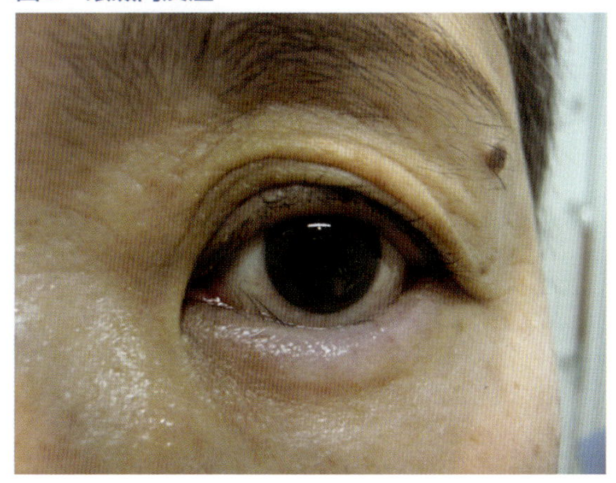

図4　睫毛内反症

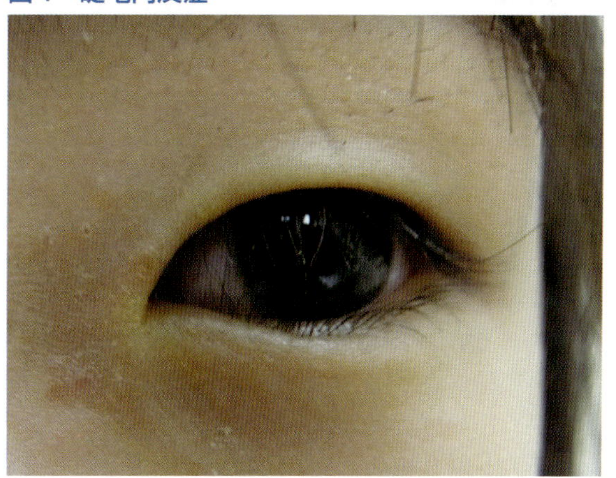

図5　眼瞼内反症の主な病態

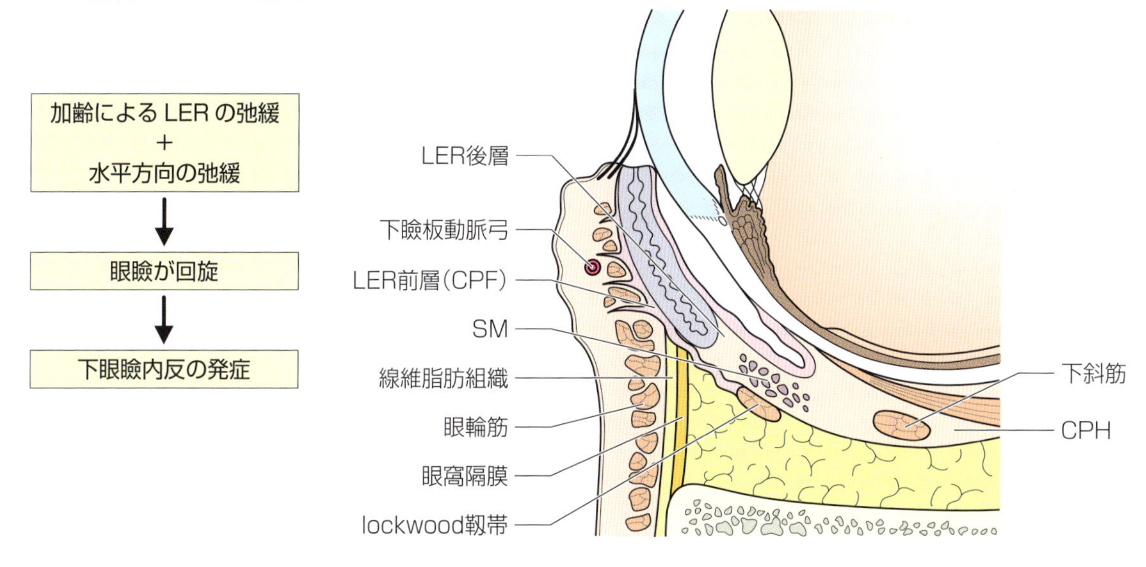

図6　睫毛内反症の主な病態

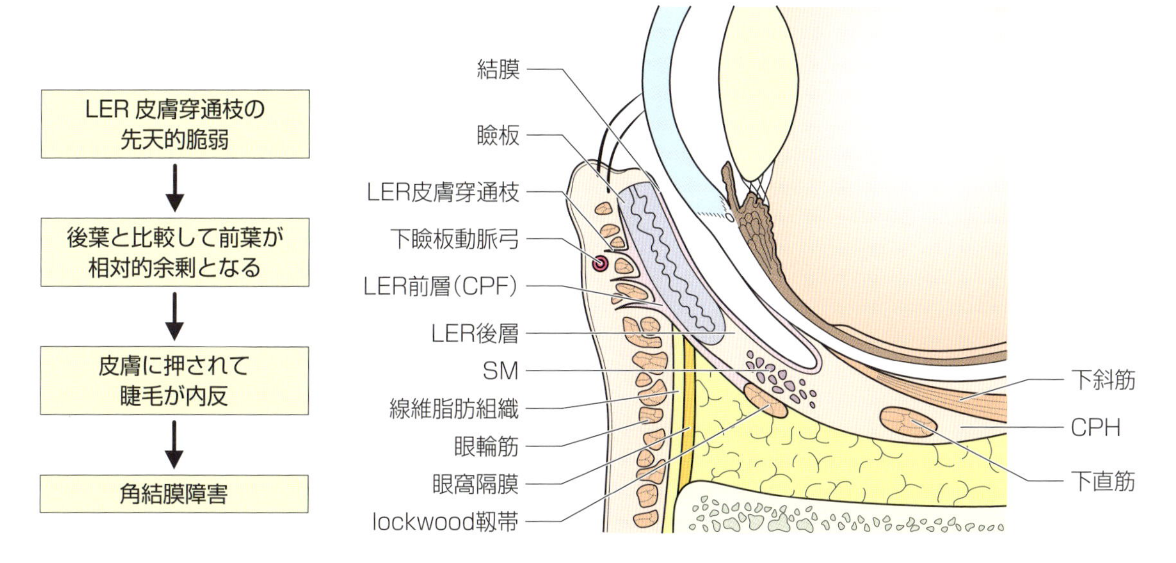

退行性眼瞼内反症

- 加齢に伴う眼瞼内反症を退行性眼瞼内反症（involutional entropion）とよび，LERが加齢に伴い弛緩することが主な病態である。
- LERは下眼瞼を下方へ引き，下方視時に視野を確保する役割をもつcapsulopalpebral fascia (CPF) および平滑筋を含む組織の総称である。LERの弛緩にさらに水平方向の弛緩も加わることで眼瞼内反症が発症する。
- 退行性眼瞼内反症では眼瞼自体が眼球側へ回旋し，眼瞼皮膚や睫毛が眼表面に接触することで角膜びらんや角結膜上皮障害を引き起こす。
- 症状として，痛みや流涙などの角膜刺激症状，羞明，充血，眼脂などがある。
- 診断のポイントとしては，下眼瞼を下方へ引くと一時的に内反は改善するが，瞬目ですぐに再発するのが退行性眼瞼内反症の特徴である（図7）。
- 退行性眼瞼内反症には自然軽快はないため，症状があり患者にそれを改善する希望があればすべて手術適応である。

眼瞼内反症の手術

- 退行性眼瞼内反症に対する手術には数多くの術式が考案されているが，弛緩したLERを剥離，前転して弛緩を是正し，眼瞼内反を矯正するJones変法（Kakizaki法）が最も再発の少ない術式である。
- Jones変法は，LERを瞼板下縁から結膜側，眼窩隔膜側の両面で剥離し，弛緩のなくなるように軽く引き，瞼板下縁に固定する。外反や瞼縁の不整があれば適宜前転量を変更する（図8）。
- 下眼瞼内反症に対するJones変法（Kakizaki法：LERの短縮）は，上眼瞼の挙筋短縮術（aponeurosisとMüller筋の短縮）と手術の原理は同じである。

図7　眼瞼内反症
①左下眼瞼内反症
②下眼瞼を引くと一時的に内反は改善するが，瞬目で再発する

①
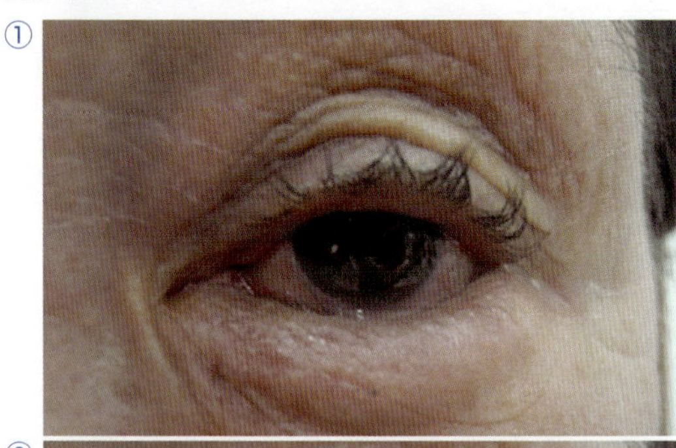

②
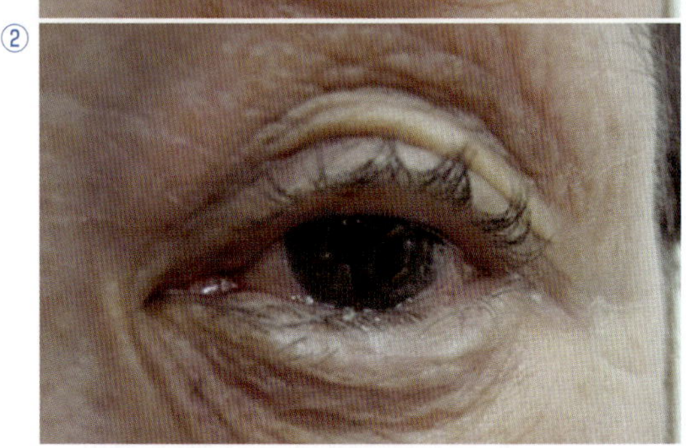

図8　左下眼瞼内反症術前後

①術前
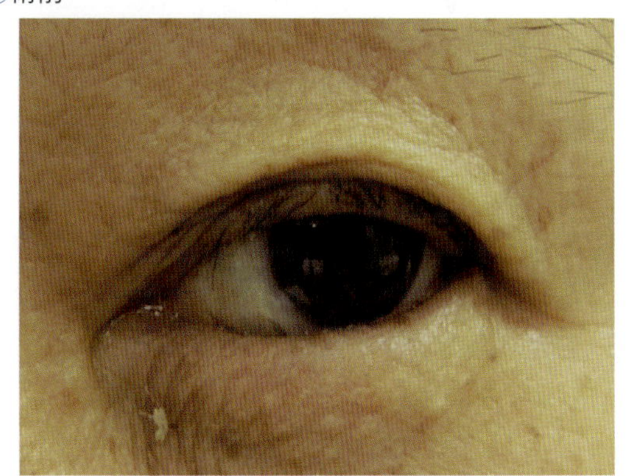

②術後
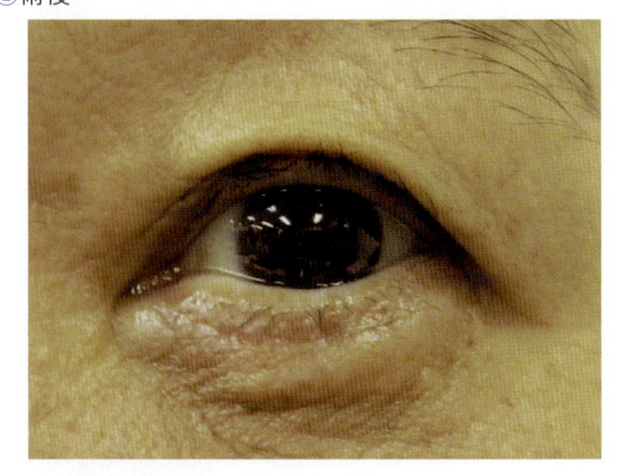

眼瞼内反症に対するその他の手術

- Jones法：LERを前面のみ露出して2～3mm瞼板へtuckingする術式であり，Jones変法のオリジナル術式。
- 通糸法：抗凝固薬を休薬できない症例や短時間で手術を終わらせる必要があるような症例に適しているが，再発がやや多い。通糸する方法や糸の種類なども数多く存在する術式。
- Quickert法：下眼瞼の水平方向の弛緩を全層切除で，縦方向の弛緩をLERの瞼板への固定で是正する術式。
- Wheeler法：下眼瞼睫毛下の眼輪筋を横方向にtuckingすることで眼輪筋の弛緩を是正する術式。
- 水平方向の弛緩が強い場合には，外反症に主に用いられるlateral tarsal strip（LTS）をJones変法と併用することで再発を低くすることができる。

瘢痕性眼瞼内反症

- 外傷や炎症，手術などによって眼瞼後葉が瘢痕拘縮を起こすことによって瘢痕性眼瞼内反症が起こる。眼表面の化学外傷やStevens-Johnson症候群などの炎症性疾患では後葉が拘縮し小さくなることがあり，相対的に前葉が余剰となって生じる。
- 瘢痕性内反症の治療は，軽度から中等度のものにはHotz変法やlid splittingなどで睫毛の傾きを変えるが，重症の場合は拘縮した後葉を組織移植で補う。硬口蓋粘膜や耳介軟骨，鼻中隔軟骨に口唇粘膜といった生体材料を用いることが多い。

外反症

外反症の原因

- 外反症の原因として加齢（図9），顔面神経麻痺（図10），瘢痕，炎症などがある。
- 眼瞼の前葉と後葉に分けてその病態に応じた治療を行う必要があり，顔面神経麻痺のように前葉が弛緩していることが原因なのか，結膜の炎症性肥厚のように後葉が過剰であることが原因なのかを診断して治療を行う。

外反症に対する手術治療

- 単純に眼瞼全層を部分的に切除縫縮するKuhnt-Szymanowski変法や，下眼瞼を外側へ引き上げ弛緩した分を全層切除するLTSなど，眼瞼を水平方向へ短縮する手術が行われることが多いが，重症例には耳介軟骨移植が有用である。

図9　加齢性外反症

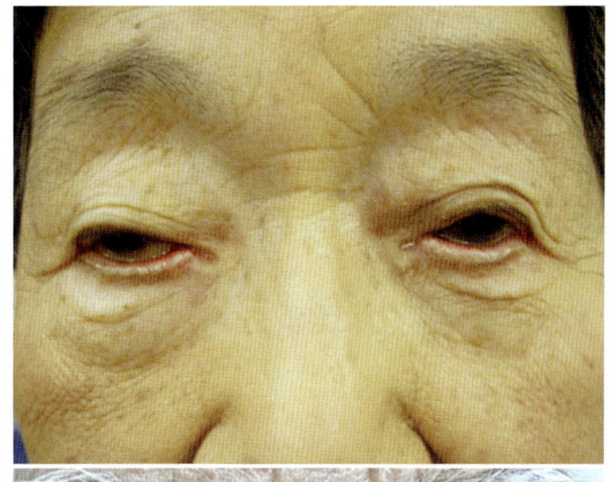

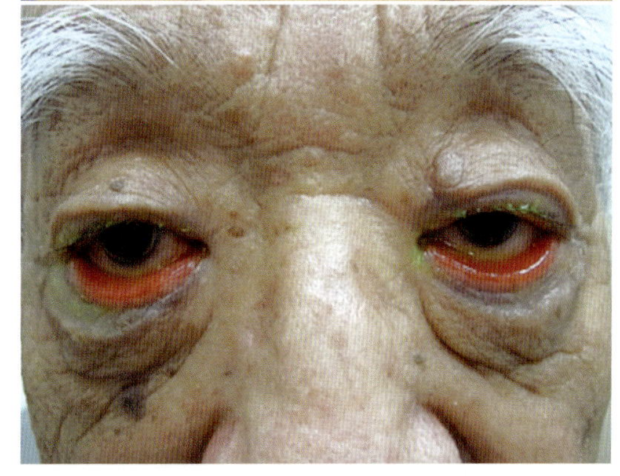

図10　顔面神経麻痺による外反症

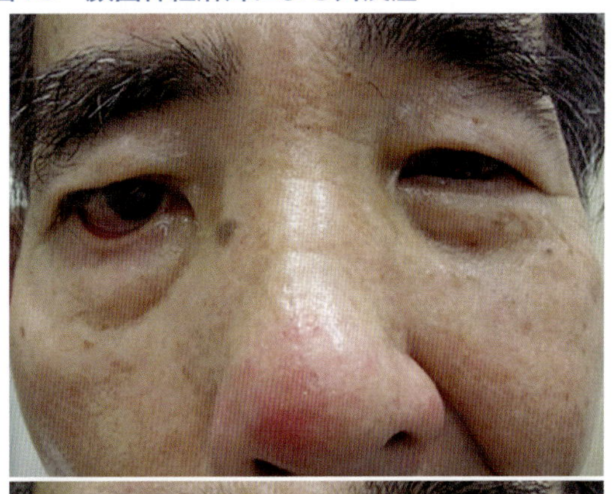

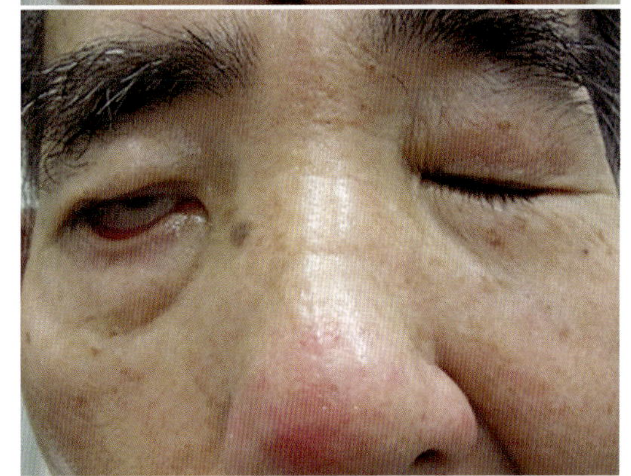

Lateral tarsal strip（LTS）

- 下眼瞼外反症に最もよく用いられる術式である。下眼瞼の瞼板外側を眼窩部骨膜に固定し，下眼瞼を引き締める術式である。
- 術前に下眼瞼を外側に引き，骨膜に固定してみることで，外反症が改善するかどうかをシミュレーションできる（図11）。

図11　加齢性外反症に対するLTS

①術前

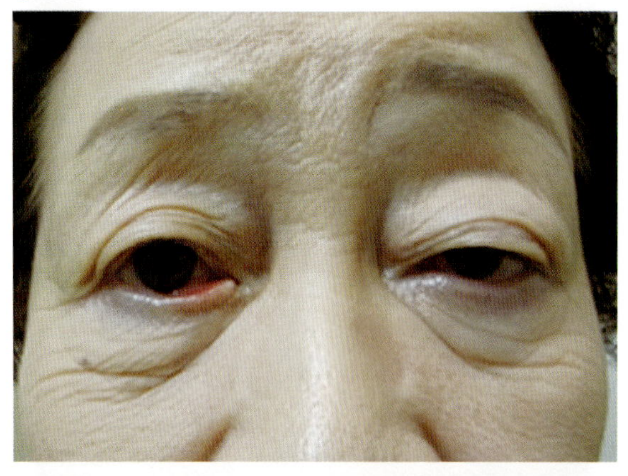

②LTSのシミュレーション

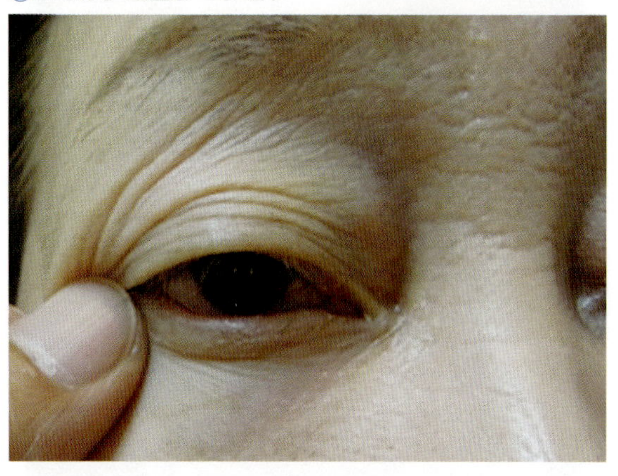

③LTS後

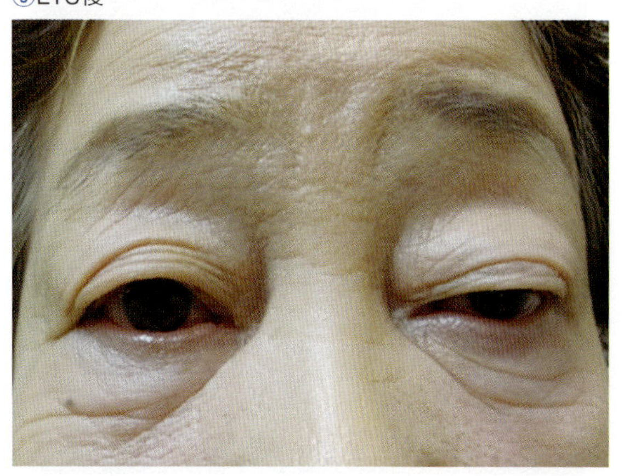

外反症手術による症状の改善

- 外反症によって流涙，角結膜上皮障害，角膜びらんが引き起こされる。特に顔面神経麻痺では眼輪筋麻痺をきたしているため，導涙機能不全と閉瞼不全（兎眼）によって流涙はあるものの角膜混濁を

図12　顔面神経麻痺による外反，角膜混濁

①角膜混濁

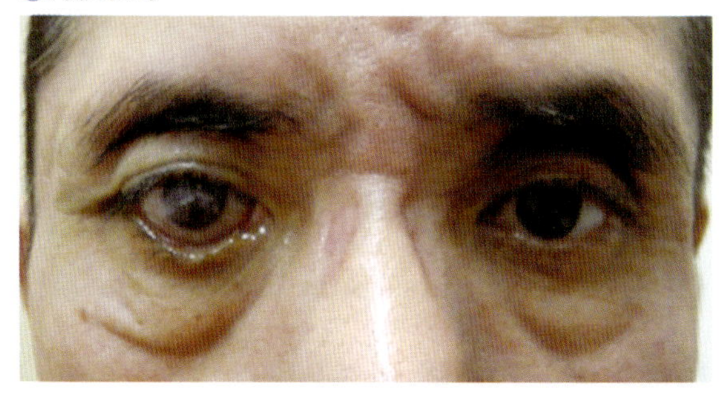

②重度の兎眼

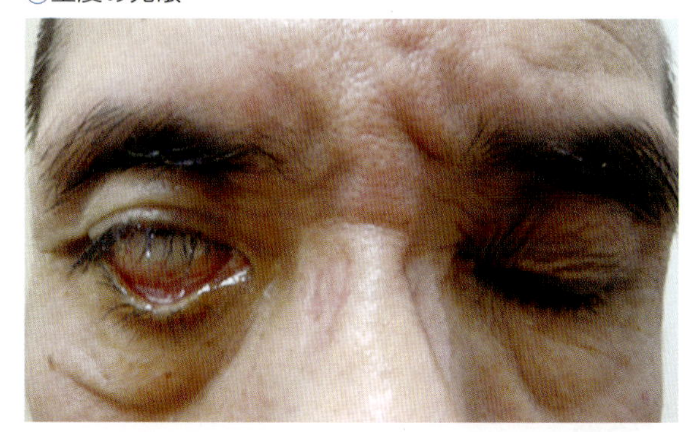

③LTS施行後

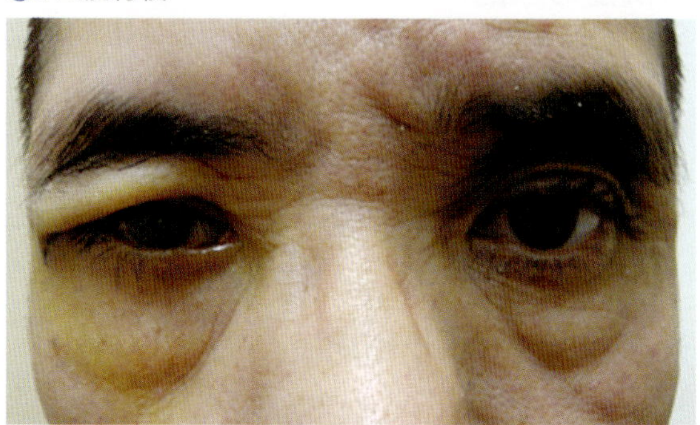

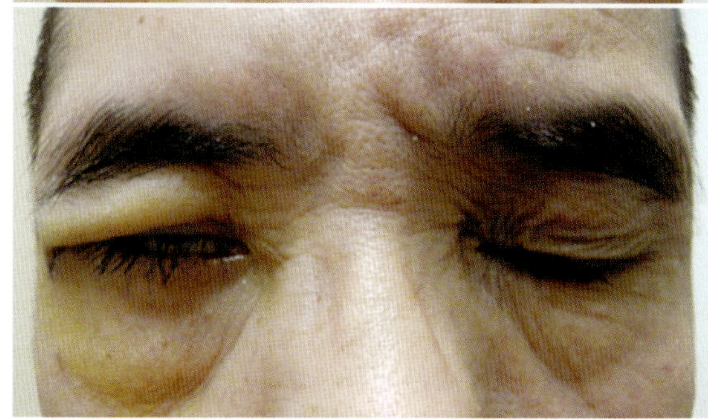

きたしている症例も珍しくない。LTS施行により外反と兎眼を改善できる(図12)。

- 顔面神経麻痺による流涙は，LTS施行によって改善が得られる。涙液メニスカス曲率半径(R) が著明に減少する(図13)。

図13 外反症矯正(LTS)による流涙症の改善

①術前
R＝1.06（mm）

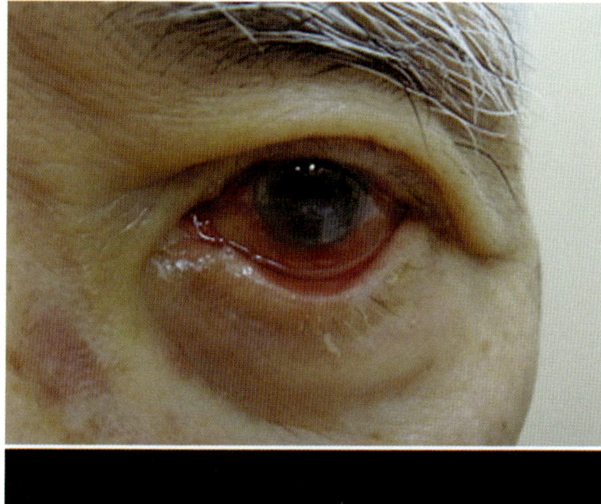

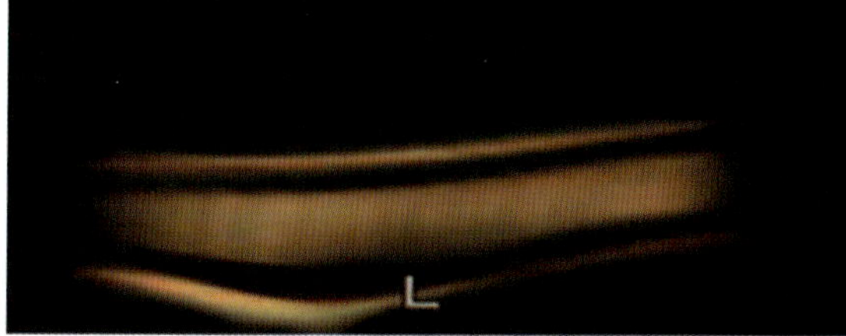

②術後1.5カ月
R＝0.37（mm）

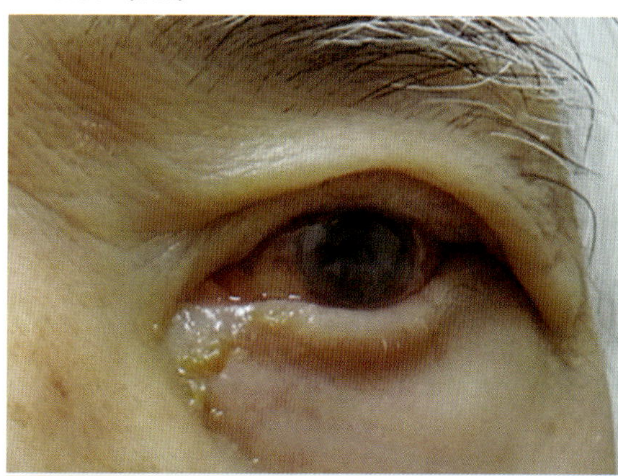

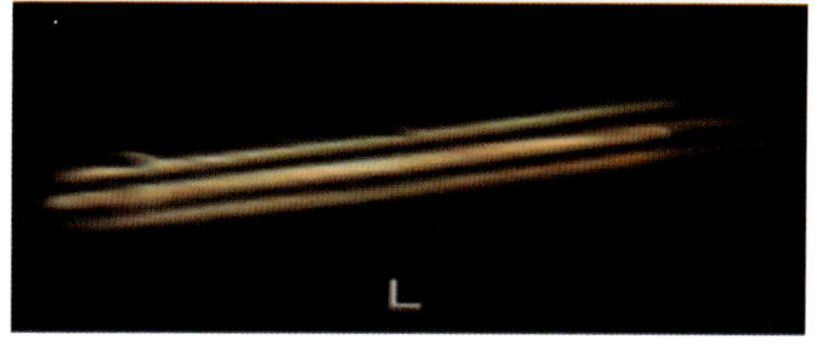

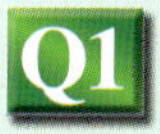

眼瞼内反症に対する Jones 変法施行後に再発した場合，どのような術式を選択するべきでしょうか？

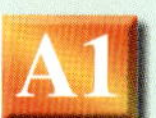

Jones変法後の再発は，LERの短縮量が足りないか，水平方向の弛緩が強い場合に起こりやすくなります。再手術では，もう一度LERを露出して短縮を追加して，さらにLTSを併用することで水平方向の弛緩も是正すると再々発のリスクは非常に少なくなります。

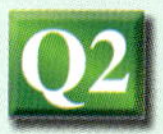

外反症によって瞼結膜が炎症性に膨隆し，LTS の術前シミュレーションでも瞼縁が眼表面に接触しないような場合，どのような術式を選択するのがよいでしょうか？

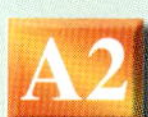

外反症が長期に及んだ場合，乾燥した瞼結膜側が炎症性に肥厚することはよく見受けられます。瞼結膜と瞼板を紡錘形に切除して縫合するといった手段で，後葉のボリュームを減らす手術を外反症手術と併用する必要があります。瞼結膜の肥厚が軽度の場合には，外反症手術のみでも術後徐々に瞼結膜の炎症が改善されます。

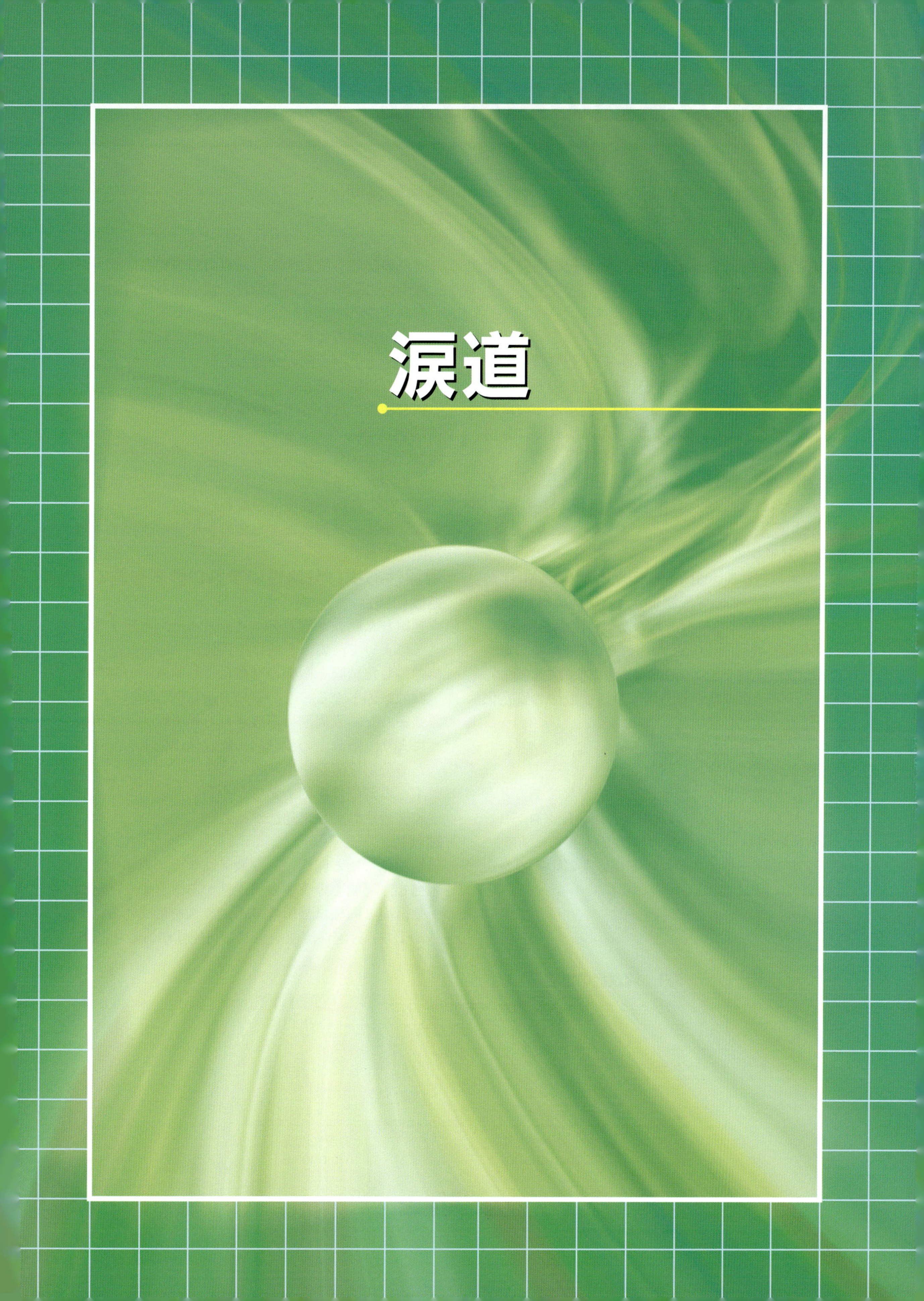

涙道

流涙症の原因の鑑別方法

流涙症の定義案

●現在のところ確立された定義はないが，日本涙道・涙液学会は「さまざまな要因による涙液量の増加を伴う慢性疾患であり，眼不快感や視機能異常を伴う」を定義として採択している[1,2]。

●図1に流涙症の定義案を示す。

流涙症の原因疾患と検査

●流涙は流涙発生のメカニズムから「分泌性流涙」と「導涙性流涙」に分けられる。それぞれの原因疾患は眼瞼，眼表面，涙道および副鼻腔など多岐にわたっている。また，眼瞼，眼表面の疾患では分泌性流涙，導涙性流涙が混在する(図1)

●原因となる疾患は多くが加齢性変化であり，高齢者においては複数の原因疾患を有している場合も多い。

分泌性流涙

ドライアイ

●涙液メニスカス(tear meniscus height；TMH)が低いにもかかわらず流涙を訴える症例に対しては，ドライアイによる反射分泌のための流涙を疑う。

●涙液層破壊時間(break up time；BUT)の測定やSchirmer試験などの一般的なドライアイ検査を行う。

●ドライアイ点眼薬の処方により，涙液層の安定化を図る。

アレルギー性結膜炎

●結膜の炎症に対する反射分泌。

●症状，結膜所見から診断は比較的容易であると考えられるが，迷うときは汎用検査用免疫グロブリンEキット(アレルウォッチ®涙液IgE)を参考にする。

●抗アレルギー薬，ステロイド点眼薬により消炎を図る。

導涙性流涙

涙道閉塞

●細隙灯顕微鏡にてTMHを測定する。

●涙点の状態も確認する。涙点周囲の発赤や涙点が火山状に隆起している場合，涙小管炎の可能性も考慮する。

●涙管通水検査を行い，通水の有無を確認する。その際，上下涙点間の交通も把握し，ある程度閉塞部位を想定しておく。

●精密検査には涙道内視鏡検査を行う。

機能性流涙

●涙管通水検査で通水が認められ，眼瞼，眼表面にも原因となる疾患がない場合，涙道ポンプ機能の低下による機能性流涙が疑われる。

●涙管チューブ挿入によって導涙機能が改善する可能性がある。

導涙性および分泌性いずれの要素も含む

結膜弛緩症

●弛緩した結膜が涙液メニスカス占拠，遮断することによって，導涙を妨げる(図2)。

●弛緩した結膜と眼瞼の摩擦による刺激が分泌性流涙の原因となる。

●弛緩した結膜周囲に形成される異所性メニスカスにより，角膜上の涙液層の安定性が低下し，そのため分泌性流涙を生じる。

●主たる治療は手術であるが余剰結膜の切除法，強膜縫着法および焼却法がある。

翼状片

●結膜弛緩症と同様に，涙液メニスカスの領域を占拠し，導涙を障害する可能性がある。また，結膜弛緩症と同様に異所性メニスカスを形成することにより，分泌性流涙を生じる可能性がある(図3)。

図1　流涙症の定義

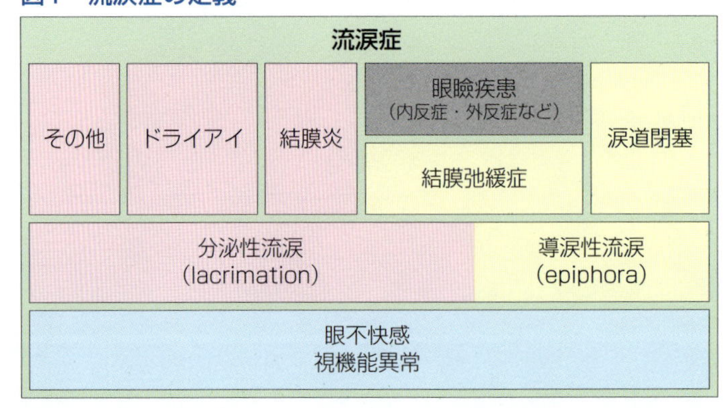

図2　結膜弛緩症による導涙機能障害

①弛緩した結膜により涙点への流路がブロックされている。

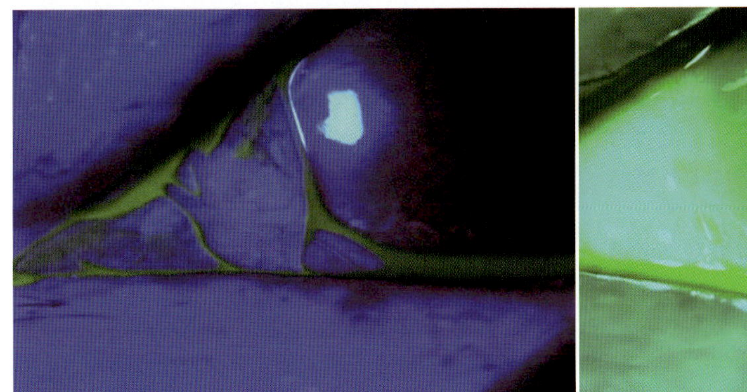

②手術後は均一な涙液メニスカスとなっている。

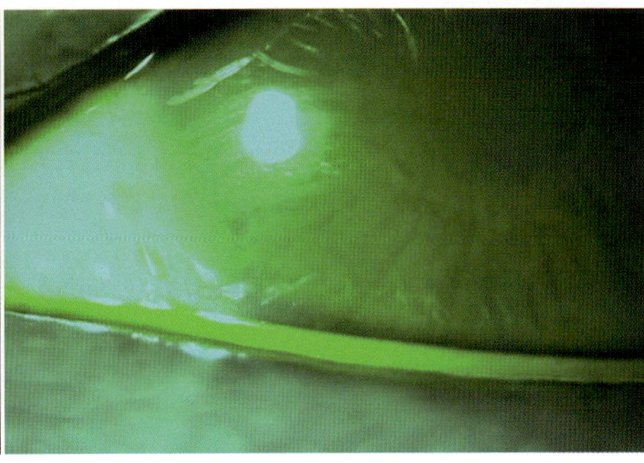

図3　翼状片による導涙機能障害

①翼状片によって涙液メニスカスが遮断された状態。

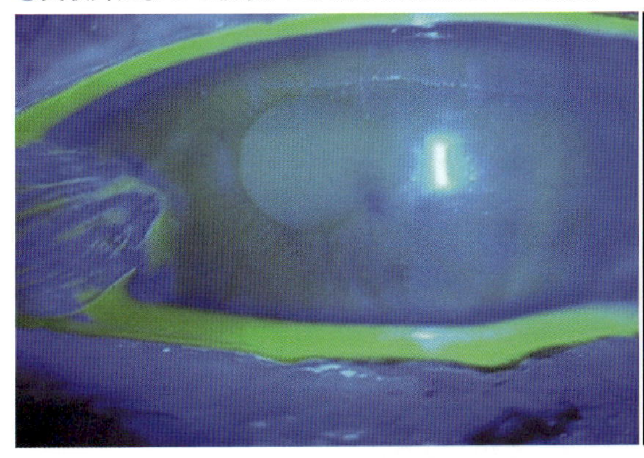

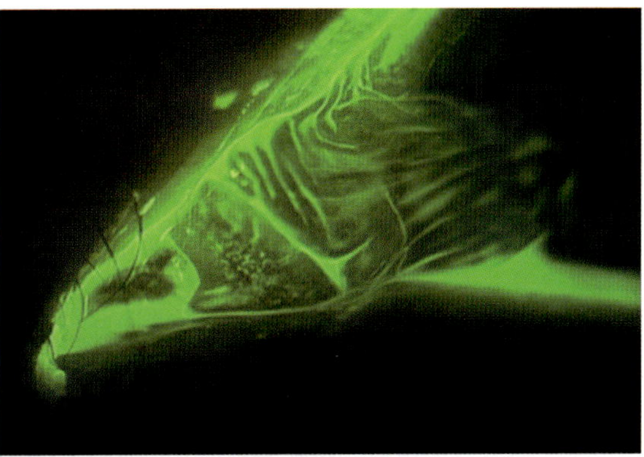

②翼状片手術後，涙液メニスカスは均一になり，正常化している。

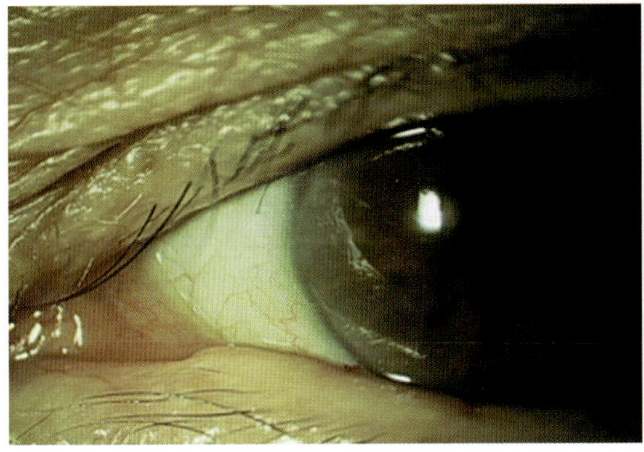

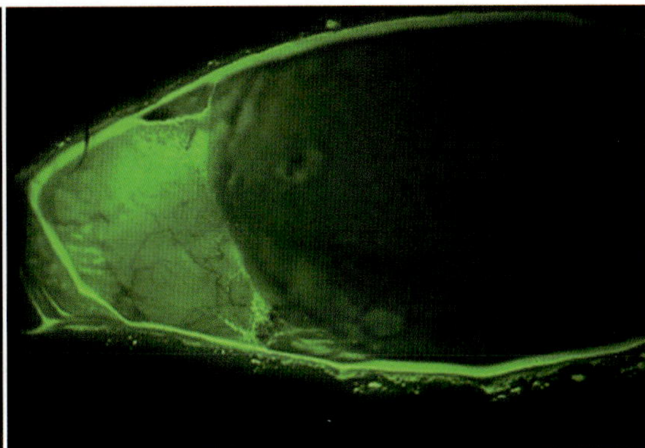

（白石　敦：翼状片と流涙症の関係について教えてください．あたらしい眼科 2013年臨時増刊号「流涙症Q&A」，p59より引用）

眼瞼疾患

- 睫毛内反や眼瞼内反は眼表面を刺激するので分泌性流涙の原因となる。
- 診断は比較的容易であるが，高齢者では瞬目試験を行い，強瞬目後の下眼瞼内反の有無を診ておく必要がある。
- 顔面神経麻痺や加齢による眼瞼弛緩では，瞬目時の眼輪筋およびHorner筋の機能不全により導涙機能が障害される。
- 眼瞼の緊張度を確認するためにpinch testやsnap back testを行う。
- lateral tarsal strip法など病態に即した術式が適応される。
- 上眼瞼下垂に伴う流涙症には眼瞼挙筋短縮術が効果的との報告もある。

流涙症の画像診断

- 流涙の評価は自覚によるところが大きく，定量的評価は必ずしも容易ではなかった。
- 近年の画像診断の進歩により，以下に示すような新しい流涙の定量的評価方法が報告されてきている。これら用いることで，より正確な診断が行われることが期待されている。

光干渉断層計(optical coherence tomography ; OCT)による涙液検査

- フォトスリットでは，観察光のまぶしさが反射分泌の原因となり，涙液メニスカスの正確な計測は困難であった。
- OCTは光源が赤外光であり，低侵襲下での測定が可能であることから，涙液メニスカスの測定などへの応用が始まっている。
- 前眼部OCTだけでなく後眼部OCTでも前眼部アダプターを装着することにより涙液メニスカスの撮影は可能であり，得られた画像からTMH, tear meniscus depth (TMD), tear meniscus area (TMA) など貯留涙液量を表す指標を測定することができる。
- 瞬目による変化，結膜弛緩症のような占拠病変の処理など解決すべき問題も多いが，今後有望な画像診断であるといえる。

涙液クリアランス測定

- 5 μLの生理食塩水の点眼後における涙液メニスカスの経時的変化を前眼部OCT SS-1000 CASIA (TOMEY) により撮影し，測定したTMHおよびTMAの減少率から涙液クリアランスを評価するという試みも報告されている[3]。
- 反射分泌に対する予備的な導涙機能を評価することができ，何よりも簡便であることから，今後，流涙の評価方法として普及する可能性がある。
- OCTにより懸濁性点眼液の粒子を撮影することが可能であり，懸濁粒子の平均反射輝度(mean gray value) から懸濁粒子濃度を算出し，濃度変化から懸濁粒子のクリアランスを求めることができる。懸濁粒子の動態が涙液の動態と一致すれば懸濁粒子クリアランスは涙液クリアランスと一致すると考えられる。
- レバミピド懸濁点眼液(ムコスタ®点眼液UD2%，大塚製薬，以下レバミピド) は他の懸濁点眼液と比べて粒子径が2 μmと最小で粘度も低く，その動態が涙液の動態と近いことが予測されること，懸濁粒子濃度が最も高く長時間の測定が可能なことから，レバミピドをトレーサーとして用いた涙液クリアランス測定についての報告もある[4]。

波面収差計による眼高次収差測定

- 波面収差計の眼科領域への導入により，眼高次収差の定量的かつ時間軸に沿った測定が可能となった。
- 眼高次収差の測定は短焦点高密度波面収差計(トプコン) を用いて10秒間の開瞼の間，連続的に行うことができる。
- 瞳孔径4mmにおける全高次収差の経時的変化は「安定型」，「動揺型」，「のこぎり型」，「逆のこぎり型」に分類される(図4)。正常例では安定型ないしは動揺型を示すことが多く，のこぎり型はBUT短縮型ドライアイに，逆のこぎり型は流涙症に認められることが多いと考えられている[5]。また，Fluctuation Index (総高次収差のばらつき)，Stability Index (総高次収差の傾き) から治療効果を検討することが可能である[6]。

図4　眼高次収差連続測定の代表的パターン

①安定型

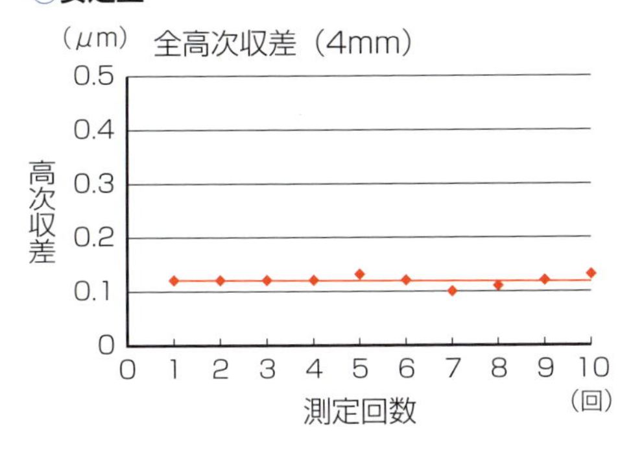

②動揺型

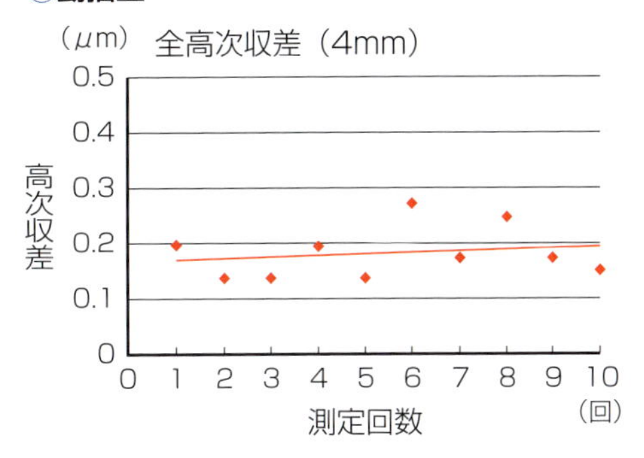

③のこぎり型

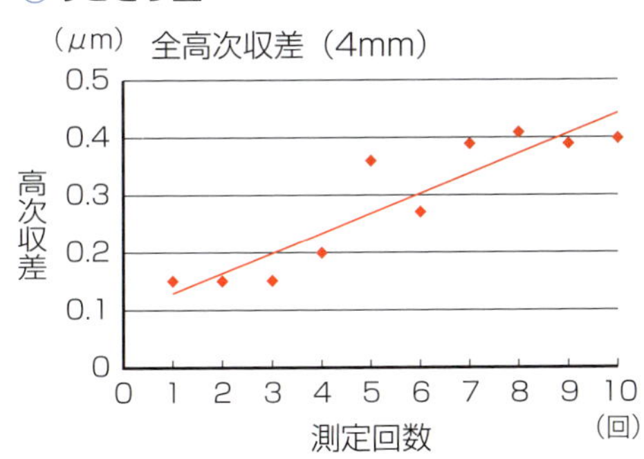

④逆のこぎり型

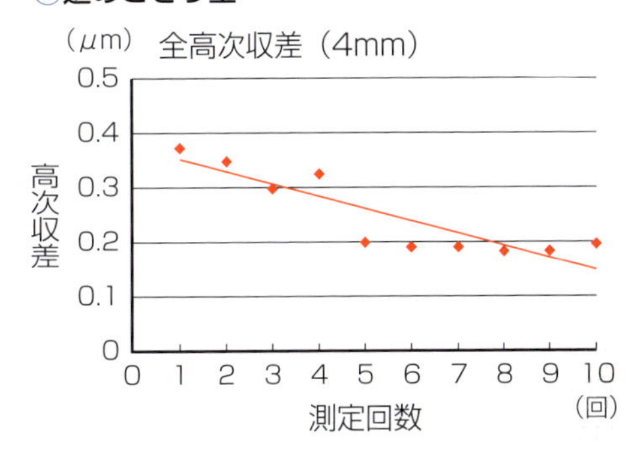

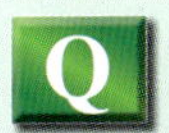

流涙の原因と考えられる疾患が複数存在する場合にはどのような治療計画を立てればよいでしょうか？

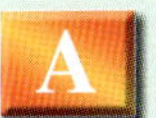

流涙の主たる原因疾患が特定できれば，その疾患から治療を始めるのが基本になると考えます。流涙の訴えがあり，TMHが高く，涙道閉塞があれば，まず涙道閉塞に対する治療を行います。改善が十分に得られなければ，次の疾患に対する治療を行うことになります。例えば，結膜弛緩症に対する手術などがこれに当たります。もしも複数存在する疾患に治療の優先順位をつけることが困難な場合，例えばこれらの疾患がいずれも軽度であり判断に迷うような症例では，薬物療法で対処可能な疾患，例えばドライアイによる反射分泌やアレルギー性結膜炎などの治療を優先させ，結果を診てから観血的治療に移るのがよいと考えます。

●文献

1) 横井則彦：巻頭言－流涙症の定義に想う－．眼科手術 2009, 22(2): 1-2.
2) 鈴木　亨：流涙症の原因と包括的アプローチ．眼科手術 2009, 22(2): 143-147.
3) Zheng X, et al: New method for evaluation of early-phase tear clearance by anterior segment optical coherence tomography. Acta Ophthalmol 2014, 92(2): e105-e111.
4) 井上　康，ほか：レバミピド懸濁点眼液をトレーサーとして用いた光干渉断層計涙液クリアランステスト．あたらしい眼科 2014, 31(4): 615-619.
5) 高　静花：涙液と高次収差．あたらしい眼科 2007, 24(11): 1461-1466.
6) 井上　康，ほか：涙道閉塞に対する涙管チューブ挿入術による高次収差の変化．あたらしい眼科 2010, 27(12): 1709-1713.

涙小管炎

診断

- 古典的な診断方法は①から⑤で行っていた。

①抗菌薬に反応しないしつこい眼脂(放線菌感染のことが多いため)。フルオレセイン染色で涙点から伸びる糸状の眼脂(図1)。
②涙点の膨隆・発赤，涙点に菌石を確認(図2)。
③涙小管圧迫による涙点からの砂状・石状の菌石の排出(図2)。
そして
④涙洗針や涙嚢ブジーで涙小管の拡張を感じる(涙小管拡張，涙小管内憩室のため)。
⑤内総涙点閉塞や鼻涙管閉塞などの涙道閉塞を合併しなければ色素残留試験は陰性，通水はpassする(図3)。
⑥涙道内視鏡の出現以降，涙道内に白色〜褐色の菌石を確認する(図4)。
⑦涙点拡張の際，必要以上に出血することがある(これは炎症のためによると考える)。

図1　左下涙小管炎
涙点から連なる糸状の眼脂

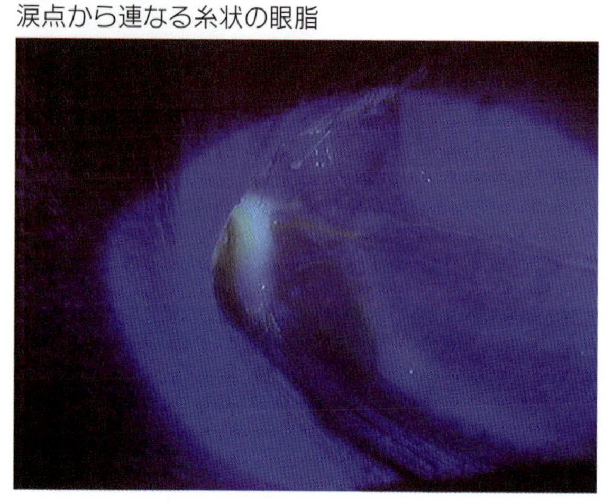

図2　左下の涙小管炎
涙点の膨隆，涙点周囲の発赤(①)，涙点内に菌石(②)を認める。健側である上涙点と比べるとよくわかる。

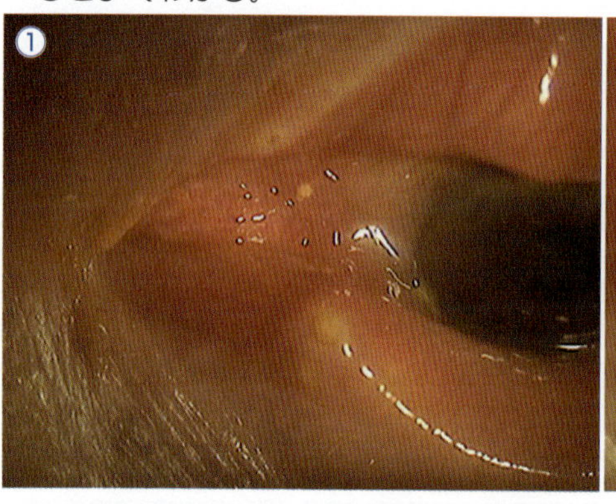

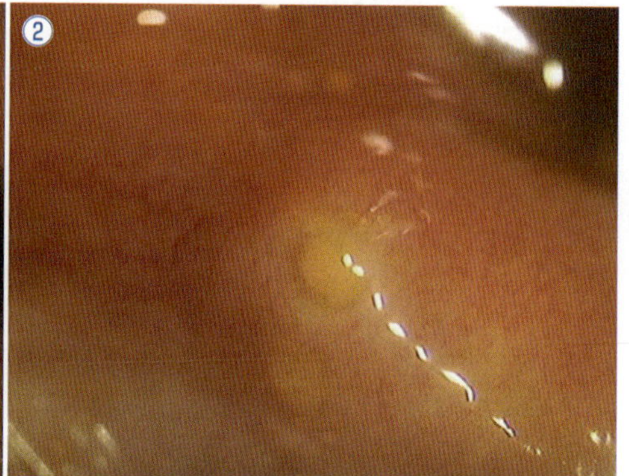

③菌石の塗抹標本。糸状の放線菌を認める。

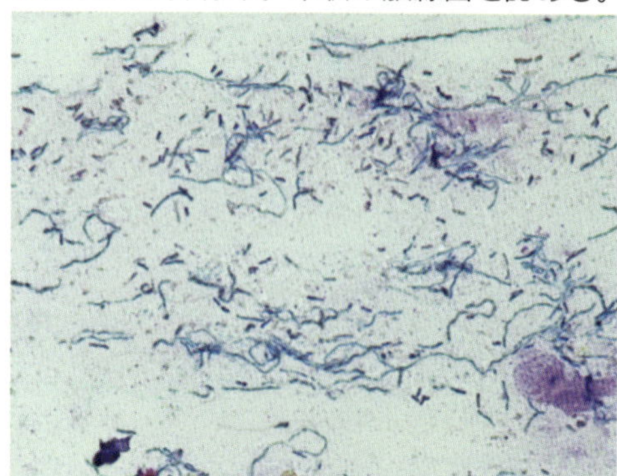

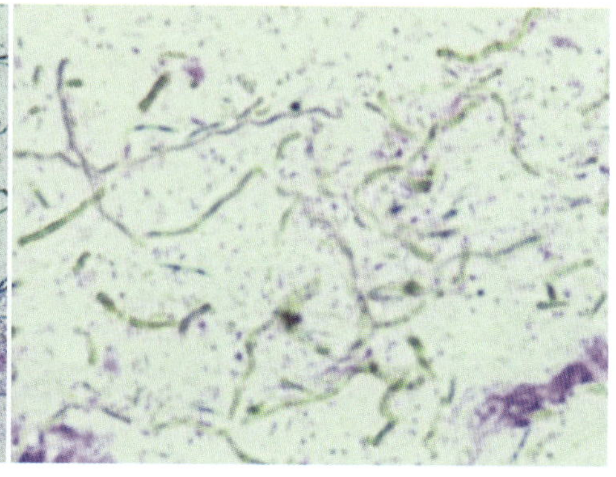

図3　色素残留試験
①左下涙小管炎
色素残留試験は陰性，症状は眼脂のみで流涙は認めない。
②右上涙小管炎＋涙小管閉塞
涙道閉塞のため色素残留試験は陽性になる。

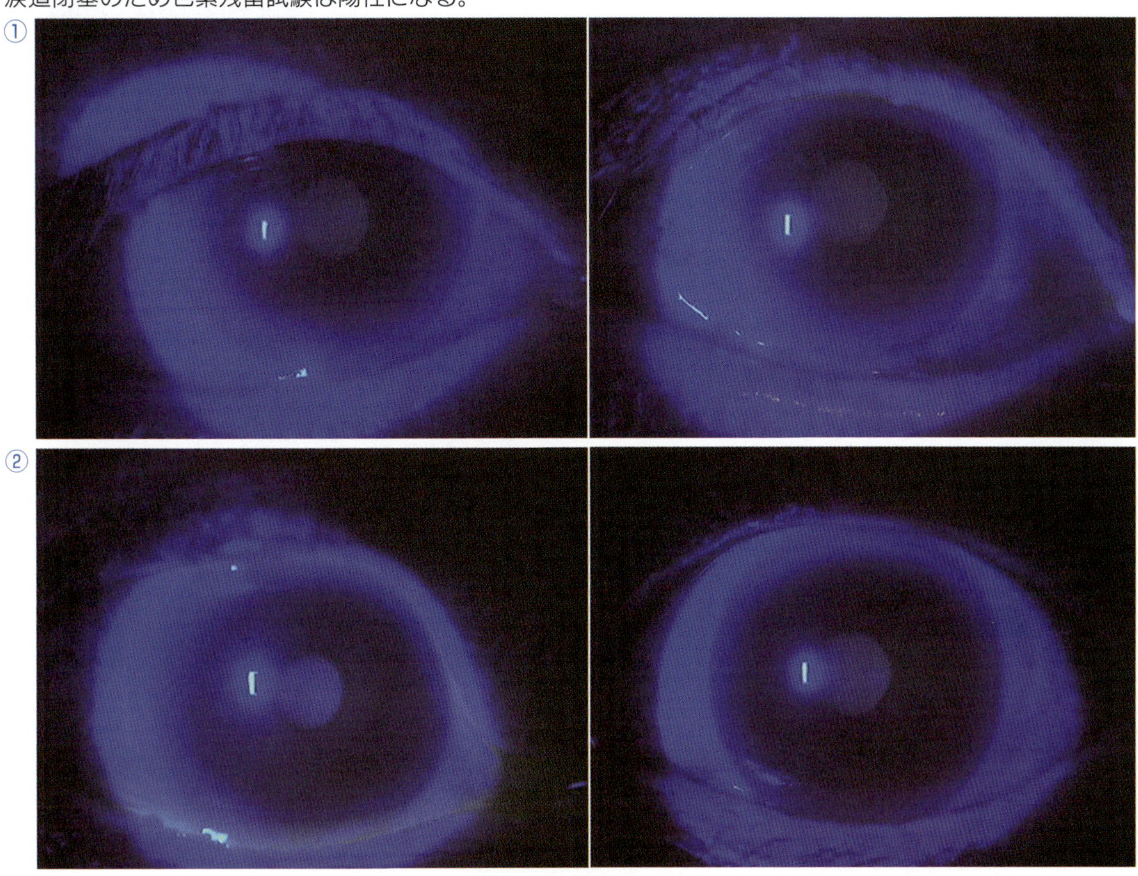

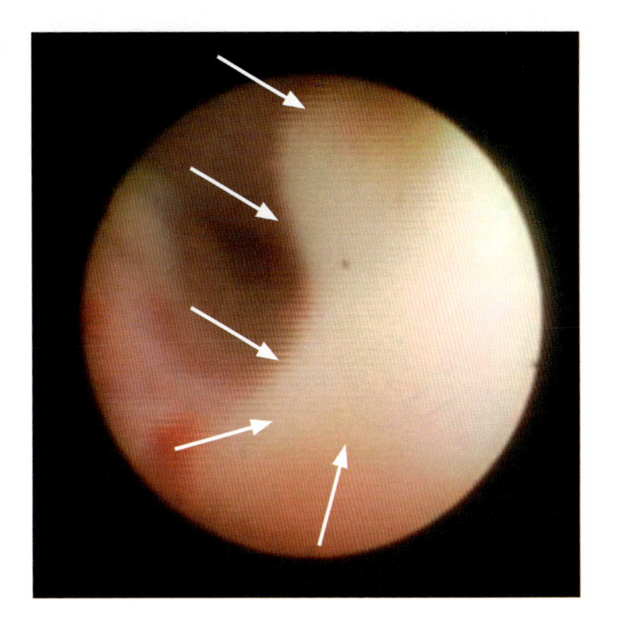

図4　涙道内視鏡で認める涙小管内の白色の菌石

鑑別診断

眼脂を呈する疾患

- 結膜炎，角膜炎，全眼球炎など前眼部に及ぶ炎症性疾患など
- 涙嚢炎
- 涙小管炎
- 涙道涙石症
- 涙嚢鼻腔吻合や涙道内視鏡使用時に涙嚢・鼻涙管内に涙石（lacrilith）を認めることがある。涙石が涙道内に嵌頓すると涙道は閉塞状態になり流涙を呈し，通水不通となる。
- また涙石が細菌の足場となり感染・炎症を起こし眼脂の発生の原因と考えられる。

通水時に出血を起こす疾患

- 涙点拡張時や通水針の先で涙道粘膜を傷つけた
- 抗凝固薬や抗血小板薬の使用患者
- 涙嚢腫瘍
- 涙小管炎

特殊な症例と疾患に対する考え方

[症例1]左下涙小管炎

- 陳旧性涙小管断裂で眼瞼縫合だけされていた涙小管に起きた感染（図5）。
- 症状が眼脂だけなら涙小管掻把だけ，症状が眼脂に加え流涙もあるなら，涙小管掻把だけでは患者の主訴を完全に除去することはできないため，経皮的涙小管形成術も必要と考える。
- ただし眼脂の改善だけでも患者満足度は上がることがあり，涙小管掻把を行う価値はある。

[症例2]右上涙小管炎

- 右上眼瞼内眼角部に腫瘤を認める。涙小管遠位端閉塞に合併した涙小管炎で炎症の結果，涙点閉鎖も起きたため，嫌気性菌が密閉空間で増殖し腫瘤を形成している（図6）。
- 流涙症状がなければ涙点開放し，涙小管掻把し菌石を除去する。流涙症状もあれば本症例のように涙道再疎通を図り涙管チューブ挿入をする。

図5　左下涙小管炎（症例1）
幼少時に涙小管断裂に対し，涙小管再建が図られず涙小管断裂が継続。それに起きた涙小管炎。
①左内眼角に眼脂を認める。また眼瞼裂傷の古い傷跡を認める。
②翻転すると内眼角やや外方に眼脂の塊と，涙点に眼脂を認める。
③涙小管断裂，縫合不全による再建されなかった涙小管，そこに涙小管炎

①
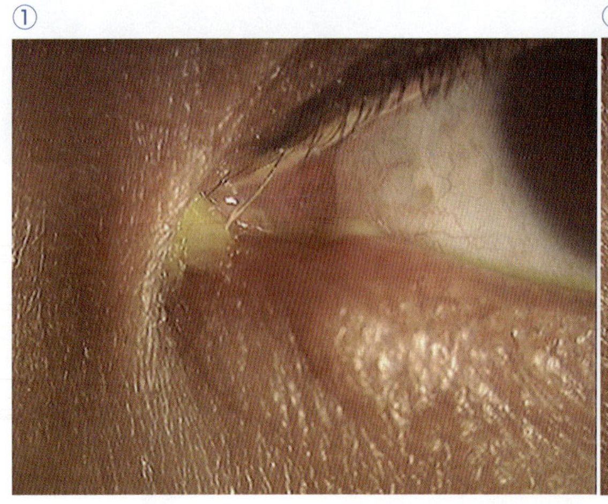
②
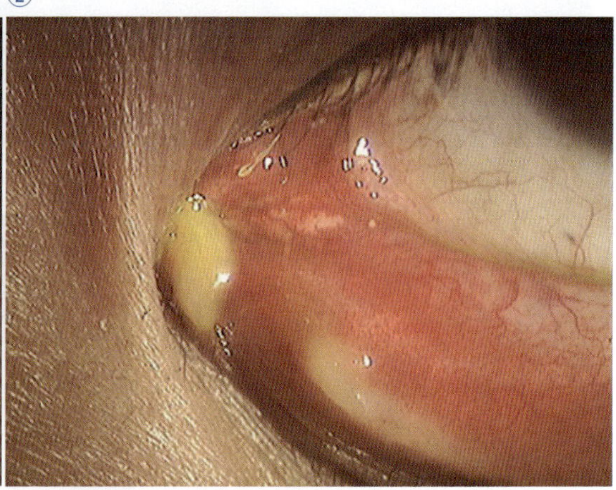
③
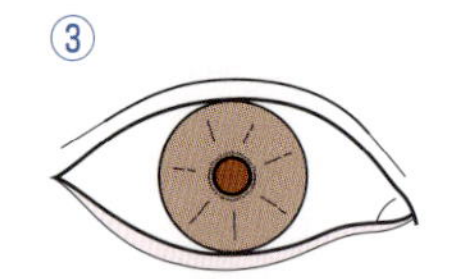
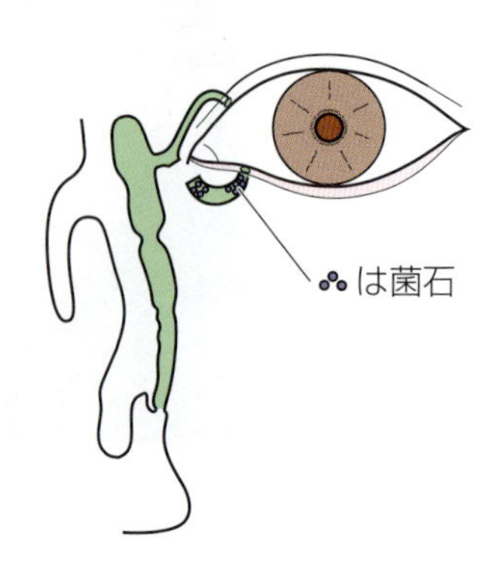

図6　右上涙小管炎（症例2）
①右涙小管閉塞に起きた涙小管炎で，その後右上涙点閉鎖も続発したため眼瞼膿瘍のようにみえる。
②涙点拡張＋菌石掻把＋涙管チューブ後に内眼角部の腫瘤の消失を認める。
③涙小管遠位端の閉塞に涙小管炎を起こし，その後涙点閉鎖を起こした。

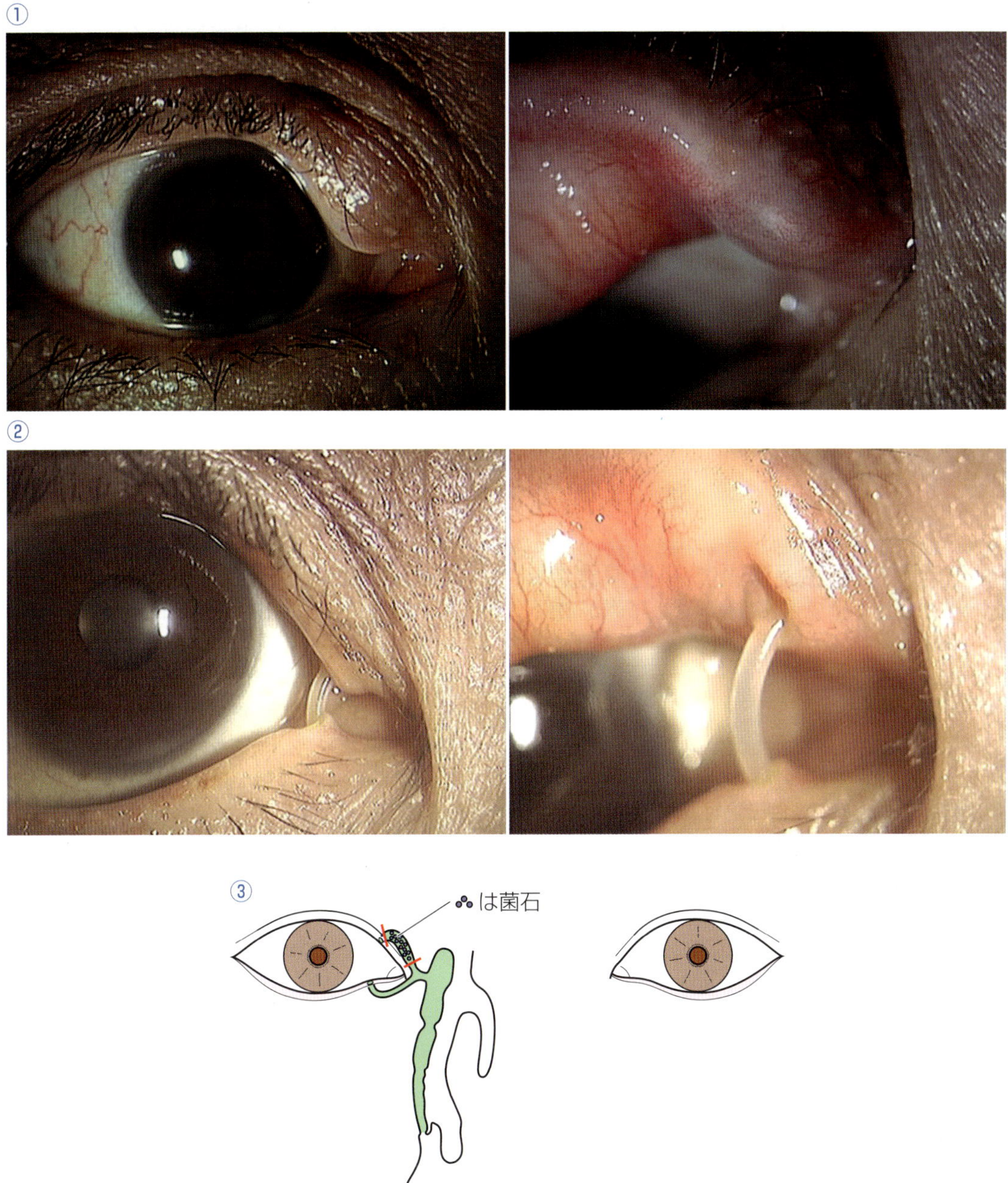

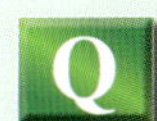
抗菌薬点眼で改善しない眼脂の患者は涙小管炎でしょうか？

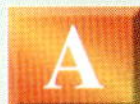
患者の症状だけをみて断片的に，断定的に診断することは危険です。前眼部疾患の有無，感染の有無をしっかり観察し，涙道疾患なのかどうかもう一度考えましょう。また通水試験はどうでしょうか？涙道疾患でも通水不通な慢性涙嚢炎のほうが高頻度に遭遇します。

涙嚢炎

疾患の概要

- 涙嚢炎とは涙嚢以下の鼻涙管が狭窄または閉塞することで，閉塞部の上部の鼻涙管・涙嚢に涙液や涙道内分泌物が貯留し，そこに細菌感染を生じて発症する疾患である。
- 鼻涙管閉塞の原因は先天性・後天性に，病態は原因にかかわらず急性涙嚢炎と慢性涙嚢炎に分けられる。
- 慢性涙嚢炎の経過中に炎症が増悪し，涙嚢周囲の蜂窩織に炎症が波及すると急性涙嚢炎とよばれる。
- 正常な涙嚢や鼻涙管粘膜上皮は結膜と同様に杯細胞が存在し，ムチンを分泌している。しかし慢性涙嚢炎では杯細胞の消失と涙嚢上皮の扁平上皮化成がみられ，細菌の吸着に関与して抗菌作用をもつムチンが減少するために細菌感染を生じやすいと考えられている。

先天鼻涙管閉塞(新生児涙嚢炎・小児涙嚢炎)

- 顔面の発生に伴い形成される鼻涙管の尾側が出生後も下鼻道に開口されていない状態。新生児の6～20%にみられる。
- 診断
  - ①生後1カ月以内に始まった流涙・眼脂。
  - ②涙嚢部圧迫による膿や粘液の逆流。
  - ③色素残留試験で色素の残留があれば先天鼻涙管閉塞と診断される。
  - ④生後12カ月までに約9割は自然開口し，12カ月以降でも自然開口例はみられる。
  - ⑤先天鼻涙管閉塞は鼻涙管下部開口部の閉塞であるため，涙嚢部が発赤を伴い大きく腫れる急性涙嚢炎は生じにくい。
  - ⑥主な起炎菌として肺炎球菌，インフルエンザ菌，表皮ブドウ球菌(海外では黄色ブドウ球菌が多い）が検出されており，小児結膜炎起炎菌の動向に類似している。
- 急性涙嚢炎を繰り返す症例は骨性の鼻涙管閉塞や鼻涙管の欠損を疑いCT・MRIの画像診断が必要である。
- また急性涙嚢炎を発症した小児の多くに全身疾患を認める症例があるため，小児科との連携が必要である。
- また生後1日目から涙嚢部(内眼部）が大きく隆起している所見があれば「涙嚢ヘルニア」を強く疑う。
- 治療も含め，詳しくはp.58，「先天鼻涙管閉塞」の項を参照いただきたい。

後天鼻涙管閉塞

- 原因は不明。感染・炎症のほか，外傷(吹き抜け骨折，顔面骨折）・腫瘍・医原性(プロービング，放射線療法)・副鼻腔疾患やその手術，アレルギー疾患など原因が特定できる症例もある。
- 単に涙道疾患だけではない場合も想定し，既往歴についての問診は重要である。
- 診断
  - ①発症時期・耳鼻科疾患の既往歴・外傷歴を含む問診。
  - ②一般に高齢者に多く女性に多い。
  - ③涙嚢周囲の腫脹，涙嚢部圧迫による涙点からの涙嚢内分泌物の逆流。
  - ④急性涙嚢炎では内眼角下方の涙嚢部の発赤を伴う腫脹・熱感・圧痛。
  - ⑤通水検査では通過せず，膿を伴う涙嚢内分泌物の逆流を認める。

図1　急性涙嚢炎(症例1)

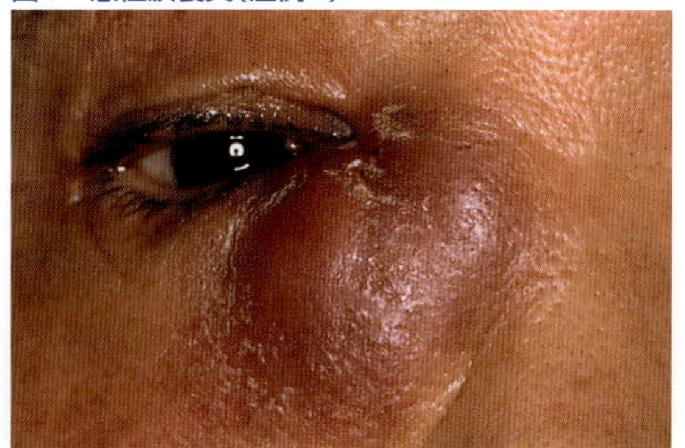

図2　急性涙嚢炎(症例2)

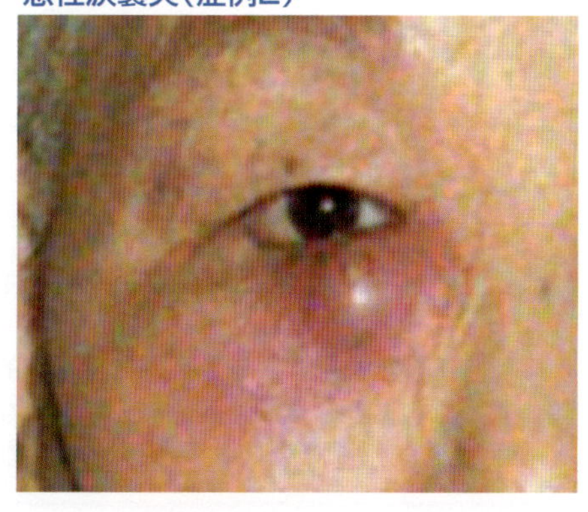

急性涙嚢炎

臨床症状

- 急速に進行する内眼角靱帯より下方に疼痛を伴う発赤，腫張，硬結を触れる(図1，2)。
- また結膜充血や球結膜浮腫，眼瞼腫脹が強ければ開瞼困難となる(図3)。
- 拍動性の疼痛は滑車下神経の刺激によるもので前額部や頬部に放散し，発熱を伴う症例もある。
- 進行すると涙嚢部は徐々に膿で緊満し，穿刺・排膿しなくても自然に自壊する。涙嚢皮膚側に自壊することで瘻孔を形成，排膿することで炎症は終息に向かう。
- 蜂巣炎は涙嚢壁が皮下で穿孔し，涙嚢内細菌が周辺組織に漏出することで炎症が涙嚢周辺へ波及が生じた状態。急性涙嚢炎に伴う涙嚢周囲の蜂巣炎は眼窩隔膜の前方に限局する。眼窩内に波及することはまれ。眼窩内に炎症が波及した場合は視力低下や眼球突出を認める。
- 通常は涙嚢部を圧迫しても膿の逆流を認めない。
- 起炎菌：ブドウ球菌，緑膿菌，プロウイルス，インフルエンザ菌(同じグラム陰性桿菌でも海外では緑膿菌が多い)などの単一病原菌が多い。急性・慢性とも最多分離菌はStaphylococcus属であるが，前者はより病原性のある黄色ブドウ球菌，後者は弱毒の表皮ブドウ球菌が多い。

診断と検査

- 臨床症状から急性涙嚢炎の診断は比較的容易である。
- 画像診断：涙嚢周辺組織への炎症波及の範囲，副鼻腔・歯科病変の有無を検索。
- 通水所見：One-Way-Valve所見を示すものも少なくない。すなわち涙嚢の腫大により涙小管〜涙嚢移行部が屈曲し閉塞する(図4)。交通は遮断されるため涙嚢を圧迫しても涙点からの排膿は認められない。生理食塩水の注入によりさらに涙嚢内圧を高めるため通水検査は「禁忌」である。
- 消炎後，涙嚢腫脹の軽快とともに閉塞の多くは再開通するが，炎症を繰り返す場合は完全閉塞となる。

治療

- 急性涙嚢炎では炎症を早期に抑え，周辺組織への炎症の波及を阻止することが目的となるため抗菌薬の投与を直ちに開始する。薬物療法は根治療法ではないため，あくまで手術治療までの消炎と考える。薬剤耐性菌の発現回避のため，多様・長期投与を避ける。
- 通常1 〜 2週間程度で消炎するためその後，手術療法を計画する。
- 抗菌薬投与前に採血し白血球・CRP・肝機能・腎機能のチェック，眼脂や涙嚢内分泌物の培養もしておく。
- 起因菌がはっきりするまでは広域スペクトルの抗菌薬の全身投与を開始する(可能ならば朝・夕2回の点滴が効果的)。炎症の勢いが落ち着いてくれば内服に変更する。
- 同時に局所投与も併用，キノロン系・セフェム系・アミノグリコシド系の点眼を開始。点眼・眼軟膏の組織移行性は低く，全身投与なくそれらのみでの消炎は困難であるため全身＋局所投与で消炎をはかる。
- 涙嚢部の腫脹が著しく，疼痛を強く訴える場合は疼痛緩和と滅菌目的で涙嚢部の穿刺・排膿を施行してもよいが絶対ではない。涙嚢皮膚切開は瘢痕の原因になるので施行しない。
- 炎症が進行すると涙嚢皮膚側に自然に自壊排膿する。
- いずれの場合も排膿は涙嚢腫脹の減圧となり疼痛は緩和される。
- 急性期の涙管洗浄やプロービングは蜂巣炎を引き起こし，炎症を増悪させるため禁忌(前述)。

図3　急性涙嚢炎(症例3)

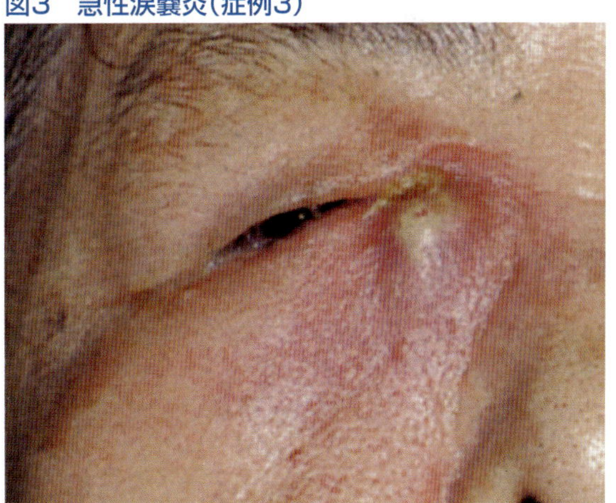

図4　One-Way-Valveのシェーマ

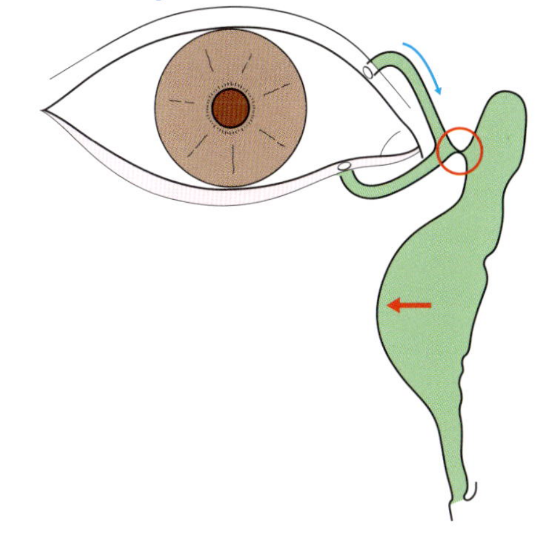

慢性涙嚢炎

臨床症状

- 涙嚢内の比較的弱い炎症。
- 慢性涙嚢炎では発赤・腫脹・疼痛はなく，涙嚢部の圧迫により膿の逆流が認められ，難治性の結膜炎を伴っていることが多い(図5)。また難治性の角膜潰瘍の原因としてみつかる場合も少なくない。

診断と検査

- 慢性涙嚢炎は他覚的所見より診断は容易であるが，通水検査を行っても通過せず膿の逆流を認めることで診断が確定する。
- 起因菌：ブドウ球菌，肺炎球菌，レンサ球菌が多い。またその他の菌との「混合感染」が多い。また起因菌の動向は白内障術後眼内炎の起因菌に似ている。
- 涙嚢内の結石を伴う症例も少なくない。その結石は剥離した涙嚢上皮が結合し，その上皮が産生した蛋白や細胞残渣物が円柱状に蓄積・石灰化したものと考えられている。しかし必ずしもカルシウムが検出するわけではない。結石を除去しなければ眼脂は継続する。
- 導涙がOne-Way-Valve (p.55，「急性涙嚢炎の診断と検査」を参照)になっているため，涙嚢内貯留物が緊満になり涙嚢部が膨隆している症例は多いが，涙嚢部腫瘍だった場合は悪性である確率が高いため注意が必要ある。所見によっては画像診断を要する。
- 後述の涙嚢鼻腔吻合術(dacryocystorhinostomy；DCR)を治療選択する場合，術前検査として直接鼻鏡や鼻内視鏡で鼻腔を確認することは当然だが，CTも必須と考える。
- 副鼻腔炎や鼻中隔湾曲症，鼻茸，ポリープなどの耳鼻科疾患を認める症例も多く，場合によっては耳鼻科手術を優先しなければならない症例を認める。
- また術前に撮った画像を毎回毎回必ず，読み込むことで「いつもと違う」，「何かがおかしい」と印象を感じることから始まり，悪性腫瘍の発見につながる。著者は何度も術前CTに救われている。

治療

- 抗菌薬の点眼や内服を継続しても，眼脂や流涙の一時的な改善がみられるのみで根治は期待できない。
- 同様に抗菌薬や生理食塩水での涙道洗浄も無菌にならない。
- また抗菌薬の長期投与は薬剤耐性菌の出現と菌交代現象が起こることも考慮すべきである。
- **内視鏡下涙管チューブ挿入術**
  - 内視鏡下に閉塞した鼻涙管を開放し，涙管チューブをステントとして留置することで鼻涙管再建を目的としている。
  - 従来の盲目的プロービングより低侵襲で，安全性も高く，術後成績もそれに比べ格段に良いことより広く普及されてきている。
  - 罹患期間が短ければ涙管チューブ挿入術で治癒する確率は高くなる。特に小児や若年者では治療成績は良好である。
- **涙嚢鼻腔吻合術(DCR)**
  - 涙嚢と鼻腔の間に骨窓を開けて吻合孔を作成。涙嚢と鼻腔を交通させることで，鼻涙管を経由しない新たな涙の排出路(バイパス)を作成する術式。
  - 顔面に皮膚切開を加え，経皮的(直視下)に吻合孔を作成する「鼻外法」と，皮膚切開を伴わず鼻腔経由に行う「鼻内法」がある。
  - 従来の鼻外法に比べ，鼻内法は鼻腔からアプローチするため手術時間が短く，切開・縫合・抜糸の必要がないため入院期間も短い。また術後の涙嚢部は皮膚切開しないために発赤・腫脹はほとんど認めず，外観に変化を認めない。鼻外法に比べ手術成績で劣るといわれていた時代もあったが，現在は同等である。しかし鼻内法は直視下手術ではないため，大きな出血を生じた場合の皮膚側からの圧迫止血は無効であり，特殊な止血技術を要する。眼科手術ではあるが当然，圧倒的な耳鼻科知識を必要とするため，眼科医が手術習得するプロセスにはいくつかの高いハードルを認める。

涙嚢摘出

- 涙嚢摘出の適応は涙嚢腫瘍に限られる。涙嚢炎を繰り返す症例に対し安易に涙嚢摘出を選択すべきではない。「高齢」は選択理由にならない。涙道の構造や機能は複雑で，摘出後の流涙に対する涙道再建は非常に困難であることより適応は厳格に守られなければならない。
- 可能なかぎりDCRで涙道を再建する方針で，手術後にドライアイなどの症状が残存するのであればそれに応じて次の治療方針を提示する。
- Sjögren症候群や移植片対宿主病などの高度なドライアイをもつ涙嚢炎に対して筆者は，全例DCRを施行し術後経過をみながら，必要があれば涙点閉鎖や人工的涙小管切断などを追加している。

図5　慢性涙嚢炎

①術前のOne-Way-Valve

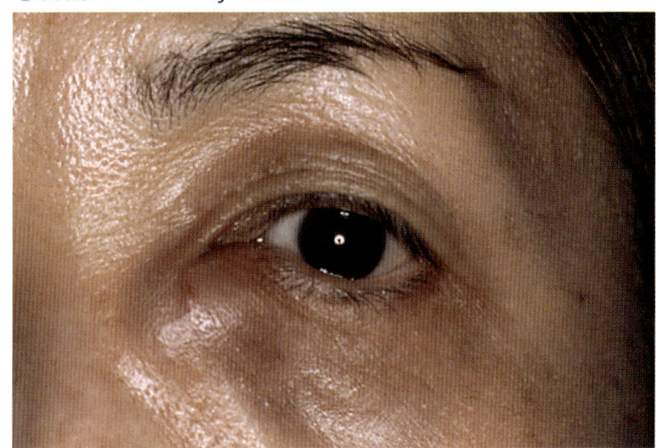

②術後3日

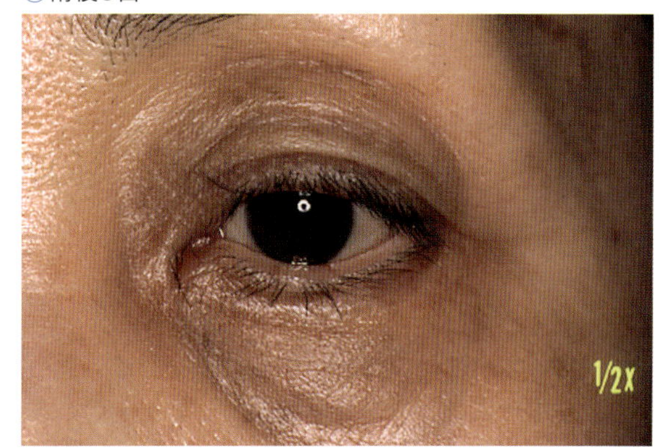

Q 涙嚢炎と涙小管炎の判別法は何ですか？

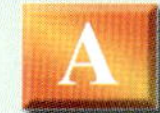

A 炎症の急性期は消炎に努め，通水は禁忌となります。炎症が落ち着いてきたら通水します。涙嚢炎は通水(−)排膿(＋)に対し涙小管炎は通水(＋)排膿というより白色菌塊が患側から排出されます。また涙小管炎は特徴的な涙点周囲の所見を呈します。

先天鼻涙管閉塞

疾患の概要

- 鼻涙管下部が鼻腔に開口するのは胎生8カ月ごろである。開口しないで生まれてくることがあり，これが先天鼻涙管閉塞である。
- 出生時には70％の新生児に鼻涙管閉塞があるといわれるが，涙腺の涙分泌が始まる前に閉塞が自然治癒するため，症状があるのは6～20％である。
- 生後3カ月までに約70％が，生後6カ月までに約80％が，生後12カ月までに80～100％が自然治癒すると報告されている。
- 生後12カ月以降でも自然治癒例がある。

涙道の解剖

- 涙嚢と膜性鼻涙管の発生原基は同じで両者の間に境界はない。
- 膜性鼻涙管下部は下鼻道外側壁を走っており，その下端の開口部は下鼻道外側壁に存在する。
- 小児の場合には，鼻涙管は必ずしもまっすぐではなく，背側に走行し，鼻涙管下部開口部では鼻側にカーブしている場合がある。

診断

- 問診，一般眼科検査，涙嚢圧迫による涙液逆流，蛍光色素消失試験および涙管通水試験で診断を確定させる。
- 鑑別診断として先天緑内障や眼瞼睫毛内反，先天涙嚢皮膚瘻および涙嚢ヘルニアなどの類縁疾患にも留意する。
- 先天緑内障の発症率は出生10,000に対し約1例である。症状は流涙，羞明，角膜径拡大であり，治療は手術を要するため，鑑別診断には注意が必要である。

治療

- 眼瞼炎や急性涙嚢炎併発を除き，抗菌薬長期投与を避けた経過観察する。
- 患児の固定が安全にできる場合は局所麻酔でする。
- 固定の不可能な場合には，全身麻酔で施行する。
- 涙嚢マッサージは内眼角部を指2本で挟み込むようにつまみ，涙嚢に圧力をかける。小児の場合は鼻根部が平らでつまみにくいので，無理はしない。
- プロービングの初回治療での治癒率は約80％である。確実であれば，1回の手技で治癒する。しかし，プロービングは盲目的な手技である以上，危険な手技であるということを肝に銘じる。
- 治療に関してプロービングをすると90％治るとされている一方で，1歳になれば，何もしなくても90％治る。
- 盲目的なプロービングでは，腹側・耳側に仮道を作りやすい。
- 盲目的なプロービングをして抵抗のある場合には，涙道内視鏡を使用し，可視下の治療をする。
- 閉塞部位の解除ができない場合，CTなど画像診断，涙道内視鏡で精査する。
- 盲目的な操作で抵抗のあるときには涙道内視鏡を使用しプロービングする。
- プロービングは，場合によっては医原性涙道閉塞や狭窄を生じる可能性があり，自然治癒を妨げることにもなる。

外科的治療─先天鼻涙管閉塞開放術(プロービング)

- 初回治療での治癒率は約90％で，治療時期による成績の差はないとされている。
- 1回目失敗例のなかで，医原性涙小管閉塞の形成は44％である。
- 2回目以降のプロービングの治癒率は低い。
- プローブは先端鈍なものが望ましい。自分の使い慣れたものを使用する。
- Bangerterブジー型涙管洗浄針(23G，針の長さ60mm)（図1）はシリンジをつけ，開放に引き続き通水ができるので便利である。
- シリンジは2.5mL程度の大きさが握りやすく，ロック付きにすると涙洗針の固定が良い。

図1　プローブ(Bangerter針)

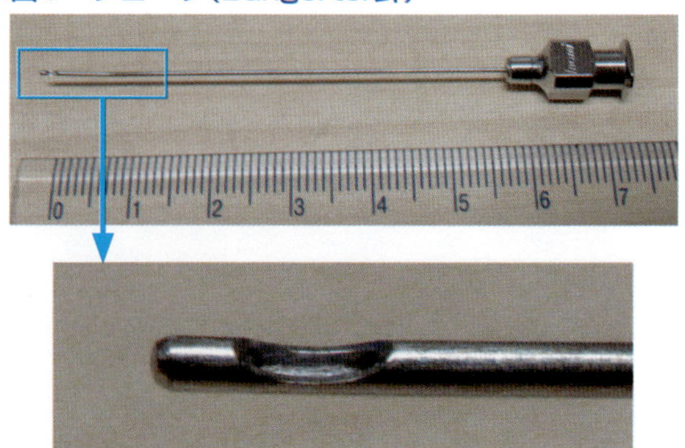

プロービングの方法

- 頭が動かないように，後頭部が半分程度入りこむ小さな円座や柔らかめのタオルなどを枕にする。
- 大きめで硬めの敷布や毛布で，体幹，四肢をしっかりとくるみ固定する(図2)。
- 患児の顎と側頭部を両手で押さえる。顎をしっかりと押さえる(図2)。
- 点眼麻酔薬(ベノキシール®，キシロカイン®）を点眼する。
- 必要に応じて，涙点を拡張した後，涙点からプローブを挿入する。上下涙点は問わない。
- 涙小管，総涙小管部を損傷しないように慎重に挿入する。抵抗があれば，無理に挿入しないことが重要である。
- 眼瞼を外側に牽引すると挿入しやすくなる。
- 骨に当たっている感触(ステント付きのプローブで机などをトントンと叩いた感触）により，涙嚢内腔鼻側壁に先端が当たったことを確認する。
- 涙嚢内まで挿入されていないと，膜1枚被っている感触がある。この場合はそれ以上プローブブジーを進めると涙小管を損傷する危険性があるため，無理に下方へ向けて回転させてはならない。
- 涙点から涙嚢鼻側壁までの距離は乳幼児の場合，10mm前後である(成人平均14mm)。
- 涙嚢内腔鼻側壁にプローブ先端が当たったままの状態で，プローブを水平に回転させ，プローブ先端を鼻涙管下部方向に向けたら，ゆっくりと下方へプローブを挿入していく。涙嚢・鼻涙管に閉塞がなければ，挿入に際して，ほとんど"力"を必要としない。
- プロービングの方向は涙洗針のシャフトが眉毛に当たるまで寝かせて鼻翼に向かって進める(図3)。
- 鼻涙管閉塞部位に到達すると，少し力を加えて開放する。固い抵抗があるときには，無理してプローブを挿入しない。

術後処置，合併症

- プロービング後の眼脂，血性の流涙，鼻出血，吐物への血液，色素混入，睡眠の乱れなどがある。
- 鼻涙管閉塞には涙嚢炎が併発し洗浄しても鼻涙管下部にある膿を完全に排出することは不可能であるため，開放術は汚染手術であると考える。
- 術後に起こる合併症(敗血症，心内膜炎，化膿性関節炎，髄膜炎）への十分な説明の後に施行することが大切である。
- 医原性の涙道閉塞，涙小管閉塞を起こすと，患児の流涙症状は消えない。

図2　患児の固定方法

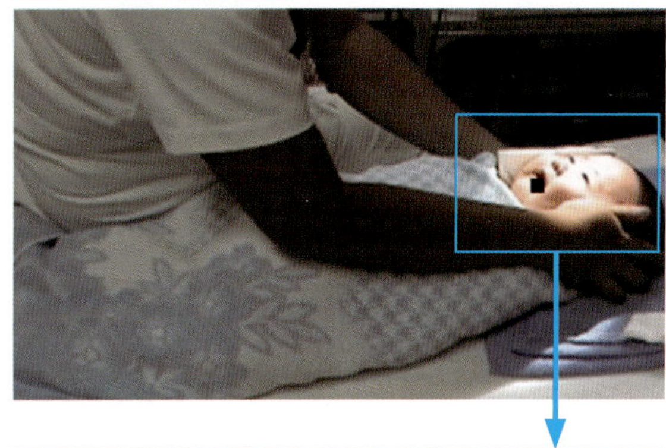

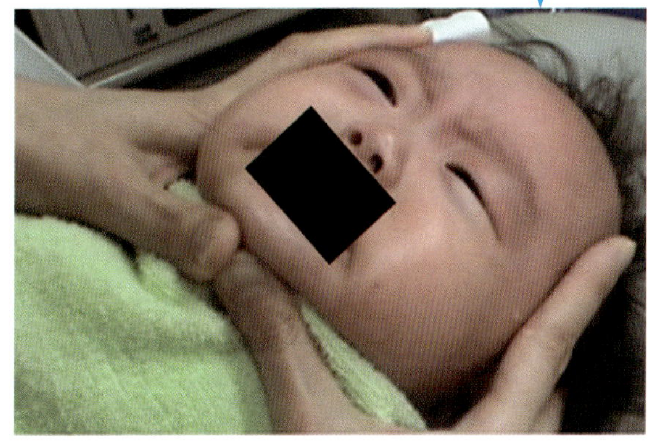

図3　先天鼻涙管閉塞に対するプロービング
涙洗針のシャフトが眉毛に当たるまで寝かせて鼻翼に向かって進める。

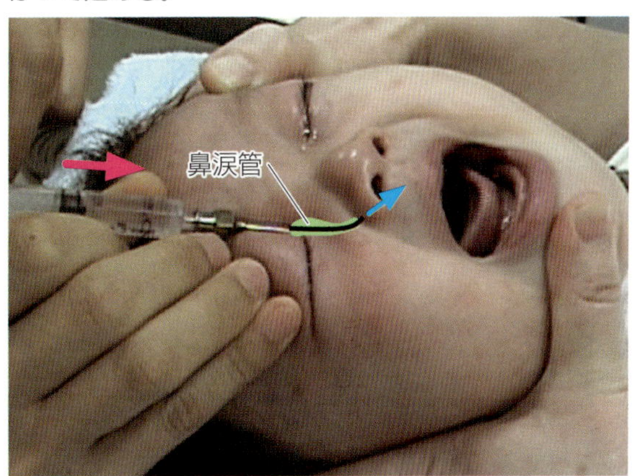

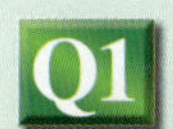

色素消失試験（fluorescein dye disappearance test）（図4）は，どのような検査でしょうか？

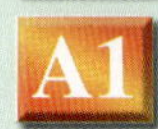

フルオレセイン試験紙を結膜囊に接触し，5分後，涙三角の色素残留状態を観察します。導涙障害の検出に関しては，敏感度90%，特異度100%といわれています。

図4　色素消失試験
右眼は先天鼻涙管閉塞，5分後の涙液貯留状態。左眼は正常。

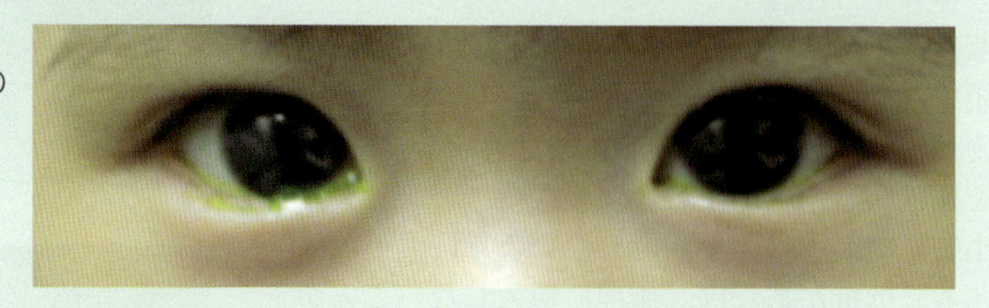

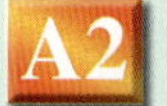

いつプロービングをしたらいいのでしょうか？

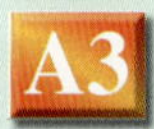

単一の答えはありません。
疾患に関する事実を淡々と説明し，家族の希望に添って治療方針を決めることが大切です。
眼瞼炎，涙囊炎がなければ，1歳過ぎまで自然治癒を待つのが望ましいと考えられますが，困ったときには涙道専門医に相談，紹介しましょう。

Q3
プロービングをしたときの治癒機転はどのようなものなのでしょうか？（図5）

A3
涙道内視鏡で観察すると，涙道内からの観察で，鼻涙管下部閉塞部にslit signを認めます。単なる膜の閉鎖であればslit signの存在は考え難いため，開口部の膜の癒着である可能性があります。プロービングにおいて閉塞部の膜を破ったときに，同時に本来の開口部にあたる部位の癒着がはずれていくことが，開放術の治癒機転の1つではないかと考えられます。

図5　涙道内視鏡で観察した鼻涙管閉塞部位の開放の過程

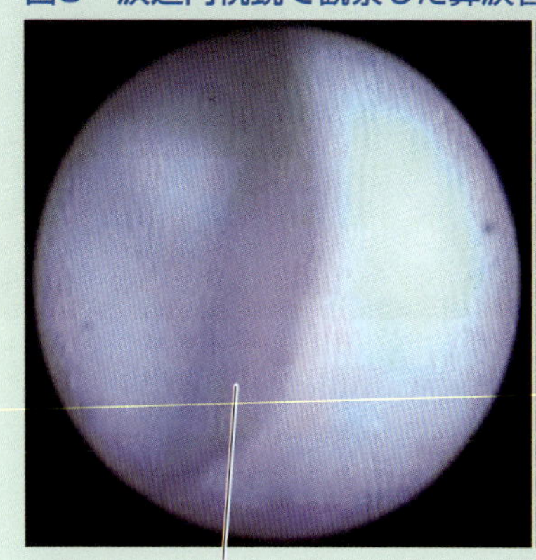

閉塞部位はスリット状である

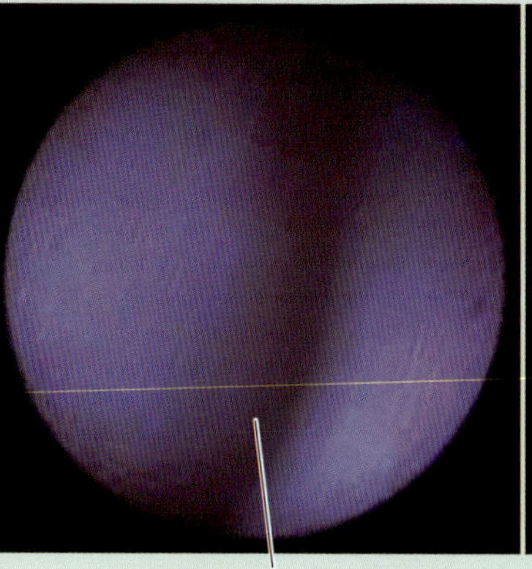

涙道内視鏡の先端が閉塞部位に接触した直後

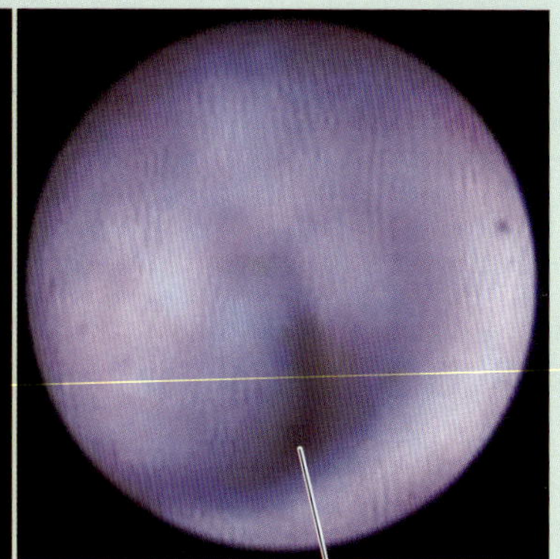

閉塞部位が鼻腔へ開放

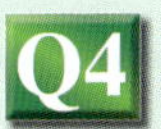

先天涙嚢ヘルニアはどんな病気ですか？（図６）

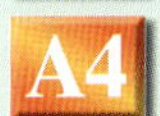

鼻涙管下部開口と内総涙点（涙小管と涙嚢の接合部）が同時に閉鎖し，羊水や涙の流入・分泌物が貯留などで涙嚢が拡張して眼窩内に嚢胞を形成したものです。内眼角の上方偏位を伴う暗青色・桃灰色の内眼角下方の腫瘤が特徴的です。合併症としては鼻腔内嚢胞が11～24％にみられ，大きなものや両側性の場合には呼吸障害の原因となります。また20～74％では涙嚢炎の合併を認め，うち40％は蜂窩織炎も併発します。治療としてはマッサージ等の保存的治療が20～80％に有効とされますが，無効な場合や涙嚢炎・鼻腔嚢胞合併例，呼吸障害が発症した場合には緊急対応が必要です。涙道プロービング，涙道内視鏡観察しながらの閉塞部位の解除で開放できる場合もありますが，鼻腔から嚢胞壁の切除が必要な場合もあります。

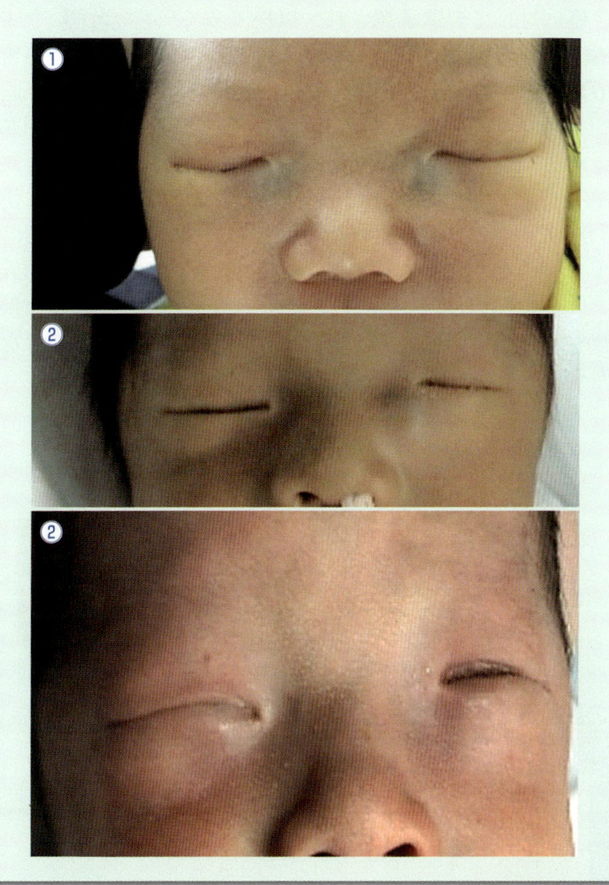

図6　先天涙嚢ヘルニア
①両側の涙嚢ヘルニア。
②左涙嚢ヘルニア。
③左涙嚢ヘルニアの治療後。

抗がん薬内服後の涙道狭窄

TS-1®とは

- 5-フルオロウラシル：5-FUの血中濃度を高める目的で開発され，主成分はテガフール(tegafur；5-FUのプロドラッグ)，ギメラシル(gimeracil；5-FUの分解阻害薬)，オテラシルカリウム(oteracil potassium；リン酸化阻害薬)の3種類である。
- 1993年1月から臨床第Ｉ相試験が始まり，1999年1月に胃癌に対して製造承認され，以後，多くのがん治療に適応が承認されている。

涙道障害の頻度

- 2005年にはEsmaeliらによって涙道障害が報告され，またわが国では2006年に伊藤らが角膜障害や涙道障害を詳細に報告した。
- Tabuseらが約25％に流涙を認めたと報告し，決して少ないというわけではない。

発症時期

- 内服開始から3～4カ月に多いとされるが，内服1カ月以内や，内服終了後に発症することもある。

特徴

- 涙点や涙小管の障害が多く(表1)，しかも短期間(1～2週間)で不可逆的に高度障害に進行する。

診断

- 必ず上下，両方の涙点から涙道通水検査を行う。
- 通水検査には直一段の洗浄針が有益で，涙小管狭窄程度を感じ取ることができる(図1)。

治療

- 角膜障害による流涙では防腐剤非添加人工涙液の頻回点眼を行う。
- 涙道閉塞確定のみならず涙道狭窄を疑うだけの場合でも涙道内視鏡検査および涙道チューブ留置を早めに決断する。患者の全身状態によっては，いわゆる時間稼ぎのために涙点穿破・拡大＋涙点プラグ挿入を考える。
- 高度な涙小管閉塞は内視鏡のみならずブジーも挿入できない。結膜涙嚢鼻腔吻合術を選択する。

Q1 涙道チューブの抜去時期はいつですか？

A1 基本的に内服終了後です。定期的にチューブを入れ替える考え方もありますが，がん治療中の患者には非現実的です。チューブ留置継続により細菌性角膜炎などを引き起こすことがあり，その場合は即刻，抜去します。

表1　障害の部位とその頻度

部位	観察数(側)	障害数(側)	障害率(%)
上涙点	188	110	58.5
下涙点	190	110	57.9
上涙小管	162	97	59.9
下涙小管	166	103	62.0
総涙小管	142	36	25.4
涙嚢	134	10	7.5
鼻涙管	134	26	19.4
鼻腔開口部	131	14	10.7

Q2 推奨される予防法はありますか？

A2 確実な方法はありません。角膜障害出現は眼表面上皮に対する副作用出現と考え，防腐剤非添加人工涙液の頻回点眼を行います。緑内障など既存眼疾患がある場合も非防腐剤添加のものに切り替えます。定期的に観察できれば涙点の狭小化や通水検査時の針の入り方の違和感を感じることができ，早期にチューブ留置を行います。

図1　中村式涙管洗浄用一段針　直(イナミ)

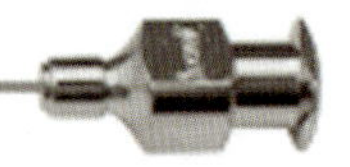

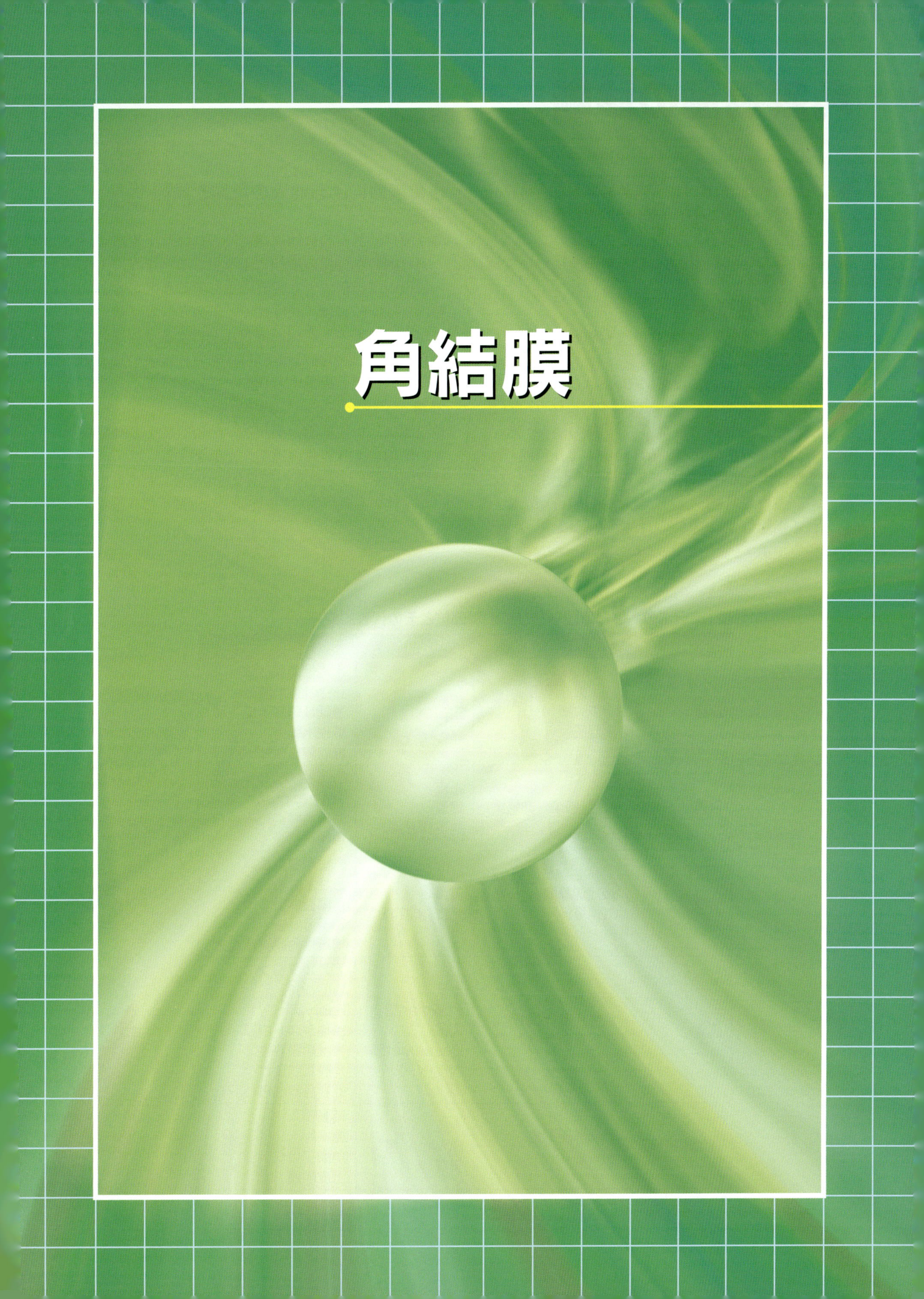

角結膜

角膜混濁の診断

- 視力障害の原因の1つに角膜混濁がある。角膜混濁の病態とその原因を迅速かつ的確に診断しなければ治療法を明確にすることができない。
- 角膜混濁の分類と原因およびその診断について概説する。

角膜混濁の種類(表1)

- 角膜混濁を分類するうえで，その病態と混濁が存在する部位に分けて考える。
- 病態としては，浮腫，浸潤，瘢痕および沈着が主たる原因である。さらに，輪部機能不全に伴う結膜上皮侵入や上皮内癌など異常(上皮)組織の侵入がある。
- 一方，病変の存在する部位は治療により角膜の透明性が回復する可能性を考えるうえで重要になる。
- まず，各種病態を解説した後に，角膜各層で観察される細隙灯顕微鏡による特徴的所見とその原因について示す。

各種病態による混濁の種類と原因

浮腫

- 浮腫は，基本的に内皮機能障害に伴う上皮および実質内の水分量の増加により生じる。また，上皮欠損の遷延化により実質に生じることもある。
- 内皮機能障害は，炎症性サイトカインなどによる可逆的なものと機械的障害などによる不可逆的なもの(細胞数の絶対的不足)があり，前者では炎症の消退に伴い改善する(図1，2)。

浸潤

- 浸潤は，炎症細胞の病巣部への侵入であり細胞数の増加により角膜の透明性が低下する。
- 原因は主として細菌や真菌などの感染に伴う好中球が主体のものが多く，急性期では浮腫も伴う(図3)。

表1　混濁の病態と原因ならびに混濁部位とその代表的疾患

病態	原因	部位	疾患
浮腫	内皮機能障害 上皮欠損 高眼圧	上皮 実質	水疱性角膜症 (感染性)角膜炎 遷延性角膜上皮欠損 急性水腫 緑内障(高眼圧症)
浸潤	炎症(感染，非感染)	上皮 実質 内皮(KP)	EKC後の上皮下浸潤 Thygeson角膜炎 各種角膜炎 角膜実質炎
瘢痕	炎症沈静期 外傷後	実質 内皮(まれ)	各種角膜炎後 急性水腫後 角膜裂傷後 鉗子分娩後 梅毒性角膜実質炎後
沈着	ジストロフィ 全身疾患(代謝異常) 炎症後血管侵入 変性	上皮 Bowman層 実質 Descemet膜 内皮(KP)	アミオダロン Wilson病 Fabry病 各種ジストロフィ 帯状角膜変性 角膜脂肪変性 虹彩色素沈着(KP)
異常組織侵入	輪部機能不全 新生物	上皮 Bowman層 実質(まれ)	結膜侵入 翼状片 角膜フリクテン 上皮内癌

KP：角膜後面沈着物(keratic precipitates)
EKC：流行性角結膜炎(epidemic keratoconjunctivitis)

図1　不可逆性浮腫
鉗子分娩の既往がある眼に発症した水疱性角膜症。

①前眼部写真

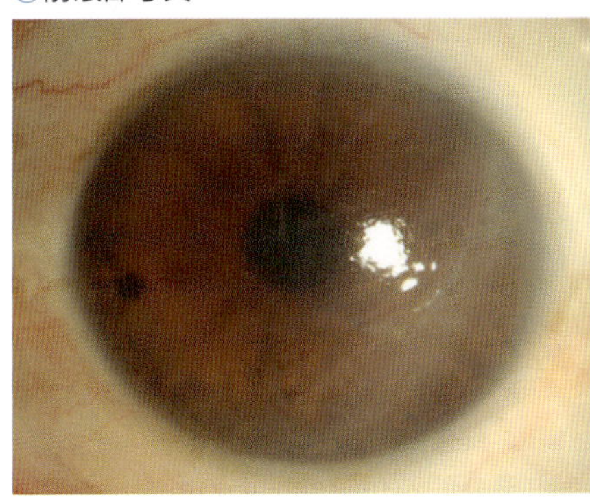

②フルオレセイン染色

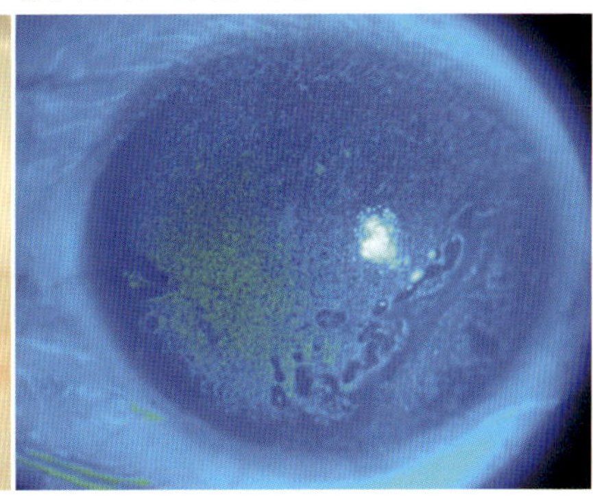

図2　可逆性浮腫
ソフトコンタクトレンズ装用眼にみられた角膜浮腫。上皮欠損はなく，ステロイド点眼で約1週後に透明治癒した。

①初診時。視力は20cm 指数弁(n.c.)。

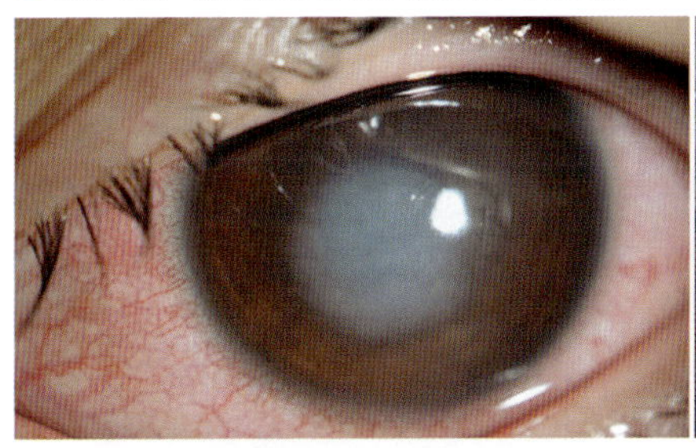

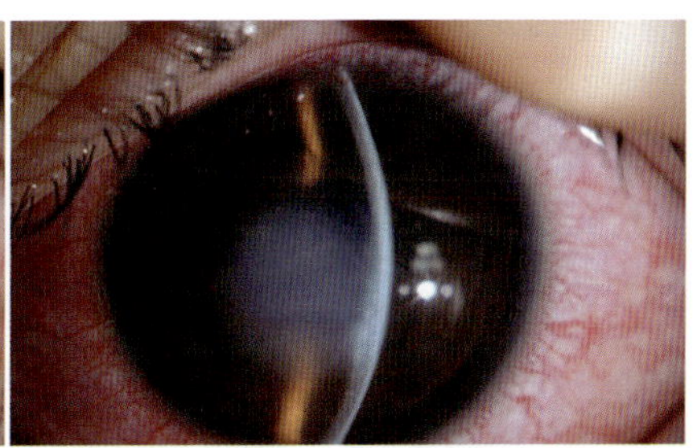

②8日後。視力は0.4（1.2)。

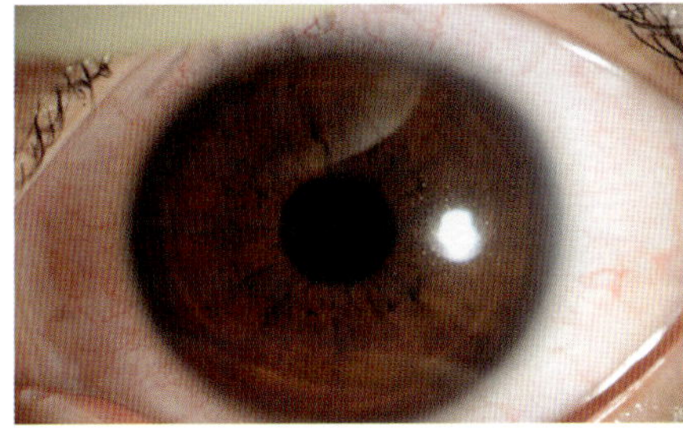

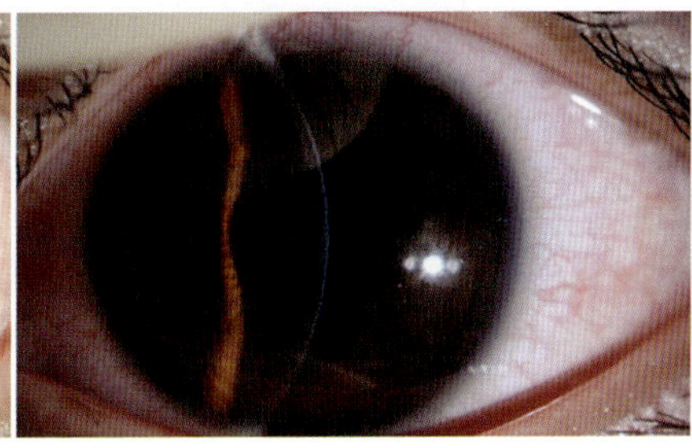

図3　浸潤：感染性角膜炎
浮腫を伴った膿瘍(好中球主体の強い浸潤）がみられる。強い結膜充血，前房蓄膿，病巣に一致する上皮欠損がみられる。

①前眼部写真

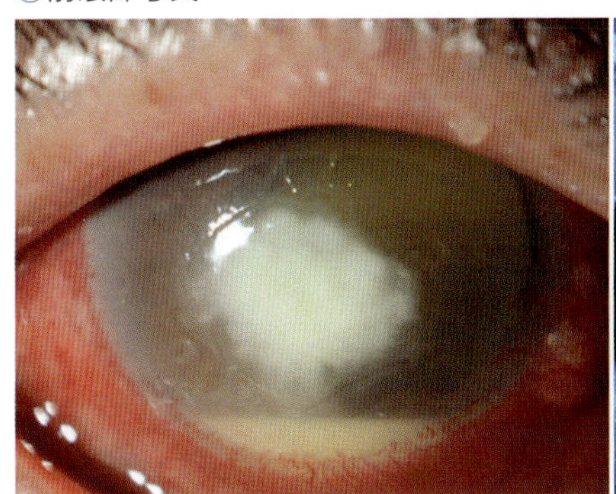

②フルオレセイン染色

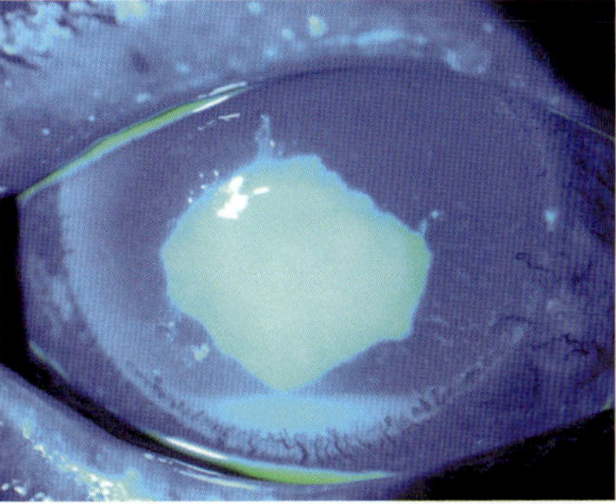

- また，非感染性の炎症においても樹状細胞やリンパ球などの浸潤により混濁が生じるが，著明な浮腫を伴うことは少ない（図4）。

瘢痕

- 瘢痕は，炎症が急性期から慢性期へ移行し終息した後や外傷後にみられる。
- 上皮下から実質全層に及び，まれに内皮面（穿孔性外傷や前房内の強い炎症後）の線維化である（図5）。したがって，線維化に伴う混濁のみならず線維性収縮による角膜形状変化を伴うこともあり，混濁部位によっては視力矯正が困難なこともある。

沈着

- 沈着は，透明性の低い物質が角膜内に留まっている状態を示している。
- 上皮内では細胞内に薬剤や代謝産物などによるものがある（図6）。
- また，上皮下から実質内には，ジストロフィに伴うアミロイドなどの異常蛋白や変性疾患に伴うカルシウムや脂肪などの貯留によるものがある（図7）。
- 炎症を伴うことがないので浮腫や浸潤がなく，病変部と正常部位の境界が明瞭である。
- また，沈着物の形態により原因が推定されることも多い。

異常（上皮）組織の侵入

- 異常（上皮）組織の侵入は，炎症所見はなく輪部を超えて境界明瞭で透明性の低い組織が角膜上にみられる（図8）。
- 部分的な角膜輪部のバリアー機能の破綻に伴って結膜上皮の侵入をみることもある。
- 非常にまれではあるが，上皮内癌から実質内へ浸潤すると扁平上皮癌とみなされる。

図4　浸潤：ソフトコンタクトレンズ装用者にみられた周辺部角膜浸潤

ブドウ球菌の菌体毒素に対するIII型アレルギーとされる。眼瞼縁に一致した部分に浸潤病巣は好発する。

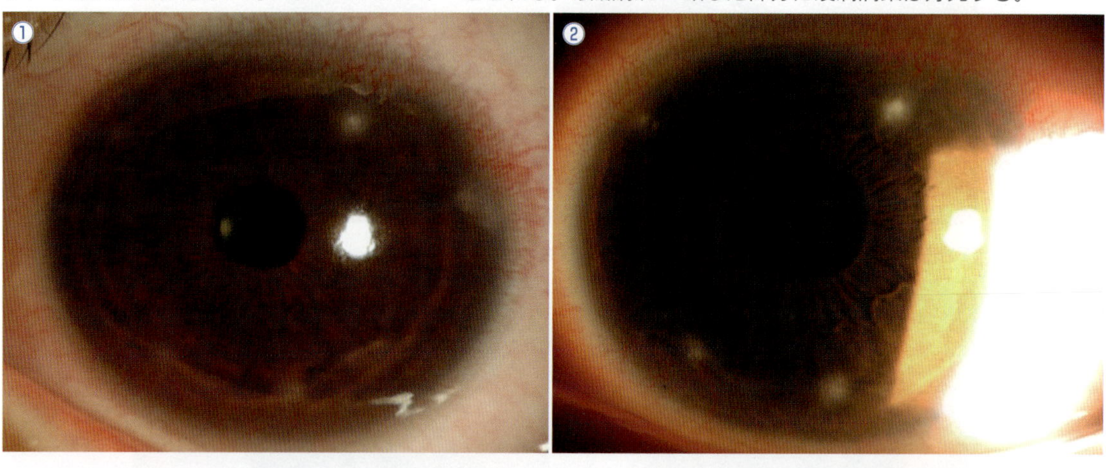

図5　瘢痕

緑膿菌による感染性角膜炎治癒後で，角膜中央に輪状の実質の線維化による混濁を呈している。結膜充血や実質内浮腫，浸潤はみられない。

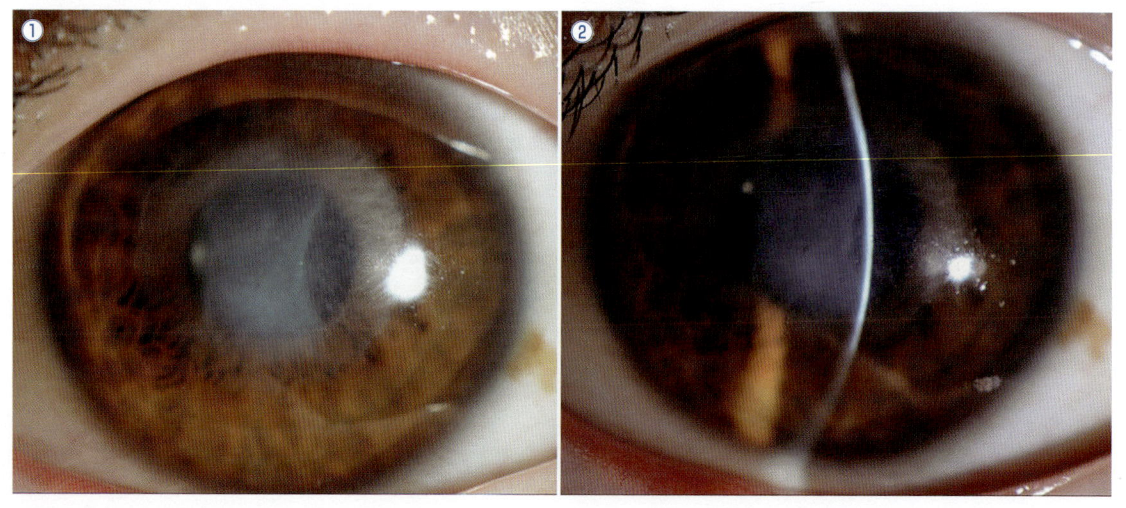

図6　上皮内沈着

アミオダロン内服症例にみられた角膜上皮混濁。

①細隙灯顕微鏡。角膜下方に渦巻き状の白色混濁がみられる。

②生体共焦点顕微鏡。上皮基底細胞内に異常物質が沈着しているのが観察される。

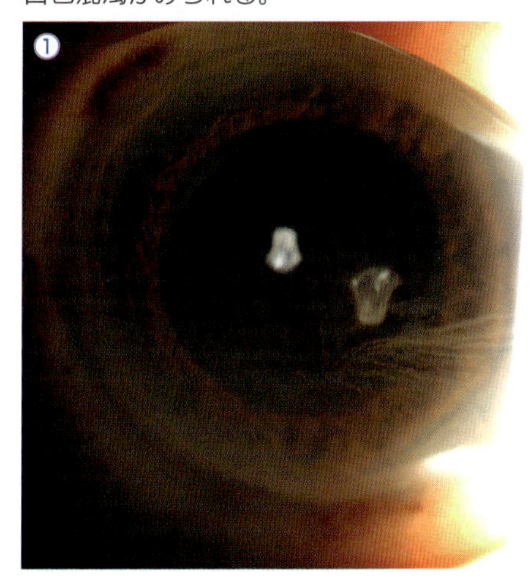

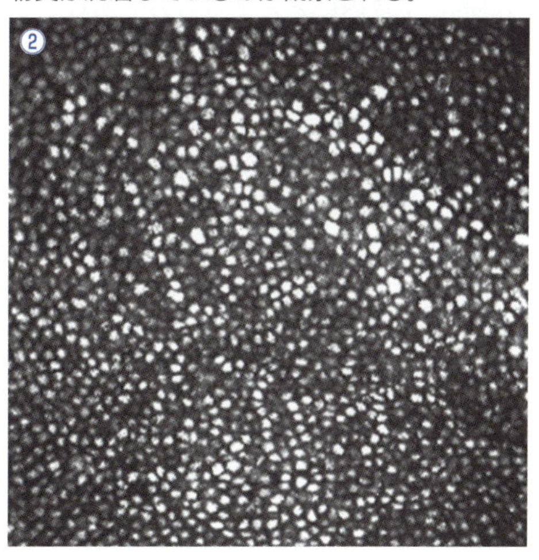

図7　実質内沈着

顆粒状角膜ジストロフィII型(Avellino角膜ジストロフィ)。角膜上皮下から実質浅層にかけてアミロイドならびにヒアリン様物質の沈着がみられる。充血，浸潤などの炎症所見はない。

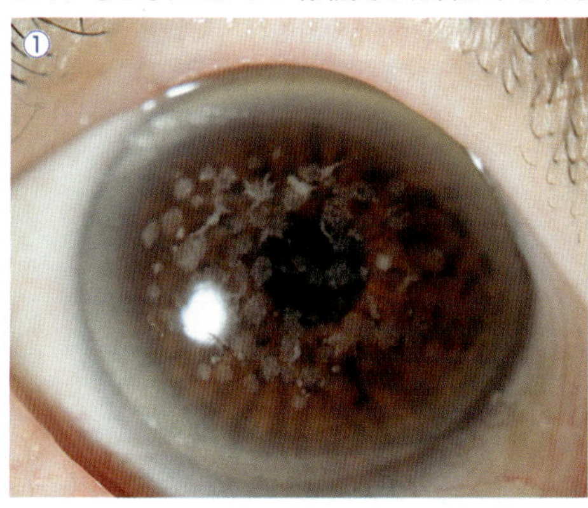

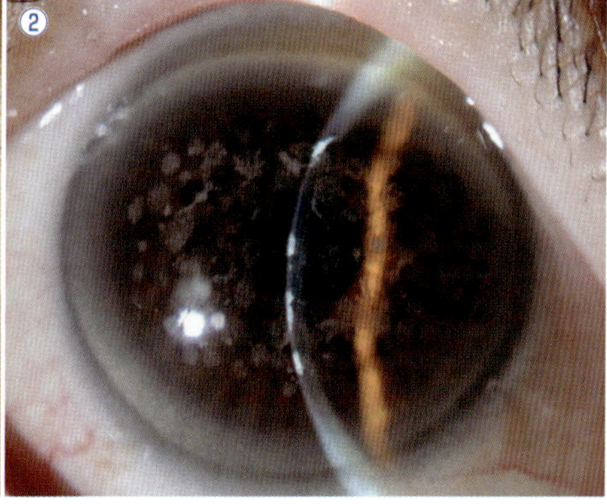

図8　異常組織侵入

上皮内癌の症例。

①強膜散乱法を用いた前眼部観察では輝度の高い異常組織が輪部から角膜中央に向かって侵入している。

②フルオレセイン染色。角膜下方からフルオレセインの透過性の高い白色の異常組織が角膜上へ侵入している。

③生体共焦点顕微鏡。境界部(丸印)を観察すると，輝度の高い核の大小を伴う上皮性細胞が観察され，部分的に癌真珠を思わせる所見(→)がみられる。

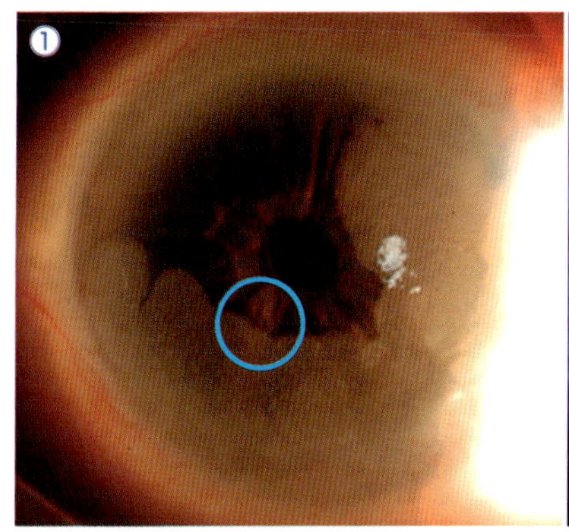

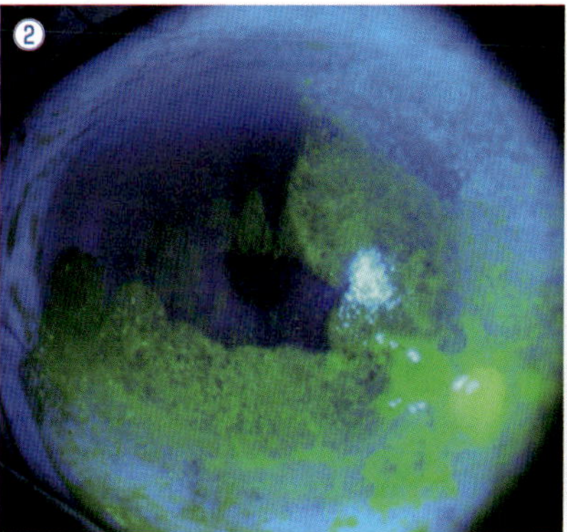

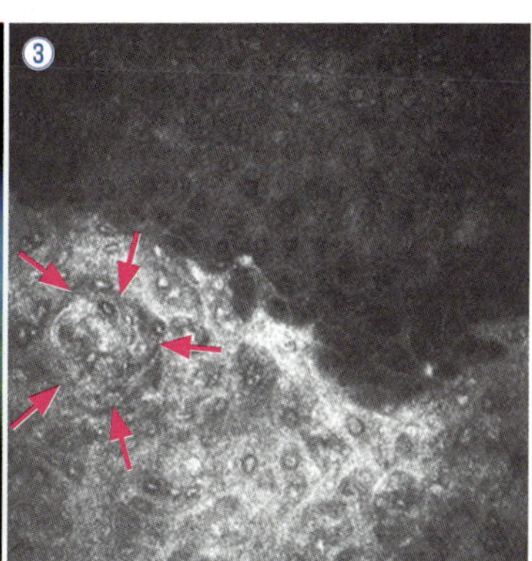

混濁部位による混濁の種類と原因

上皮混濁

- 上皮混濁は，種々の炎症性疾患に伴う浸潤が主たるものは，最終的に上皮内にとどまるものであれば基本的に透明治癒する。
- 浮腫性混濁は，内皮機能の改善により消失する。
- 輪部機能不全などに伴う異常上皮の侵入によるものでは，瘢痕性変化を生じることもある。
- 薬剤や代謝産物などの基底細胞への沈着（図7）や帯状角膜変性にみられるBowman層へのカルシウム沈着は薬剤の変更や中止あるいは手術による除去が必要となる。

実質混濁

- 実質混濁は，角膜のレンズ機能を考えるうえで最も重要である。特に活動期の炎症性変化に伴う浸潤による混濁を鑑別することは，迅速な治療開始により角膜組織の障害を最小限にとどめるために必要不可欠である。
- 感染に伴う混濁の場合には，浸潤や浮腫が強く，混濁が連続している（図3）。感染症の場合には起炎菌の種類により浸潤の強さや形態が異なる。また，フルオレセイン染色で上皮欠損があることがほとんどである。
- 角膜中央部の病変がある場合は感染性の場合が多く，周辺部に多発性にある場合には非感染性の免疫反応による場合が多い（図4）。

内皮混濁

- 内皮混濁はまれである。
- 鉗子分娩や外傷性の角膜穿孔などの瘢痕あるいはDescemet膜の肥厚変性を伴ったFuchs角膜内皮ジストロフィにみられる。
- また，梅毒性角膜実質炎などの炎症後にみられるretrocorneal membrane （図9）も挙げられる。

角膜混濁の鑑別に有用な検査法

細隙灯顕微鏡

- 細隙灯顕微鏡では，強膜散乱法や間接照明法も駆使して混濁の性状や範囲を観察する。
- 瘢痕はすでに炎症はなく充血，浮腫あるいは浸潤もみられず実質内に線状あるいは面状の混濁として観察される。
- ジストロフィなどの実質内沈着では，病変間に正常な透明帯が存在する。
- また，浮腫や浸潤もみられない。

図9　内皮面の瘢痕

角膜ヘルペスの治癒後に実質の瘢痕性変化とともにみられたretrocorneal membrane。

①前眼部OCT。実質の輝度上昇と肥厚ならびに内皮面の隆起が観察される。

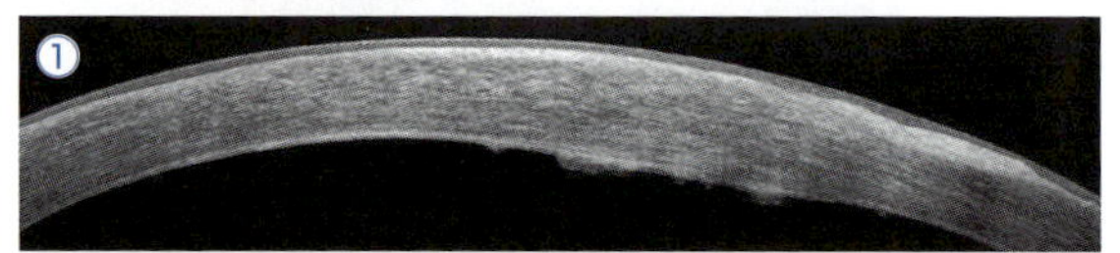

②強膜散乱法で観察するとクモの巣状に広がるretrocorneal membraneがみられる。

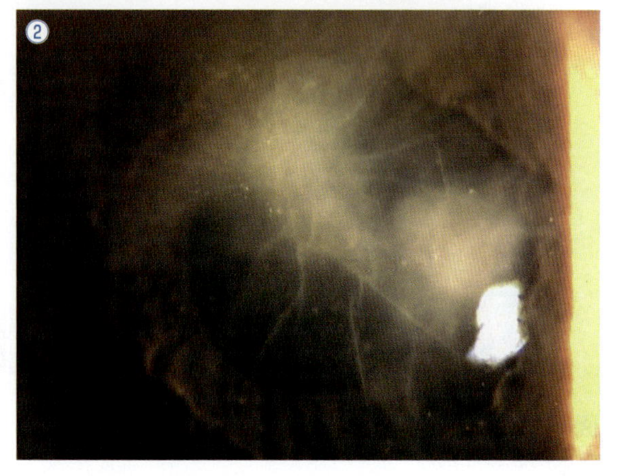

図10　塗抹検鏡による病原体の検出

図4と同一症例。初診時には，多量の眼脂と輪状膿瘍がみられた。

①前眼部写真。

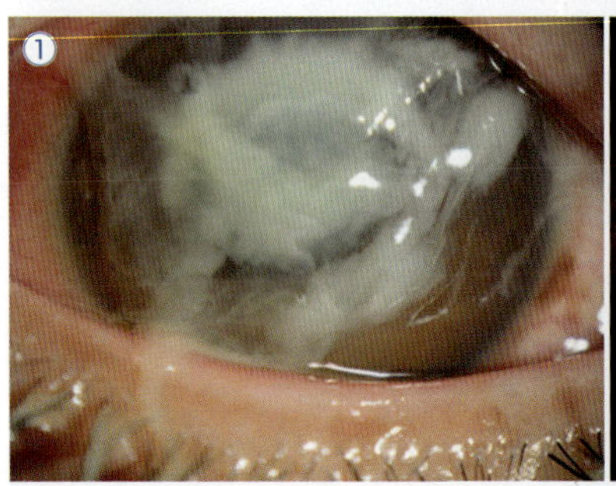

②強膜散乱法。

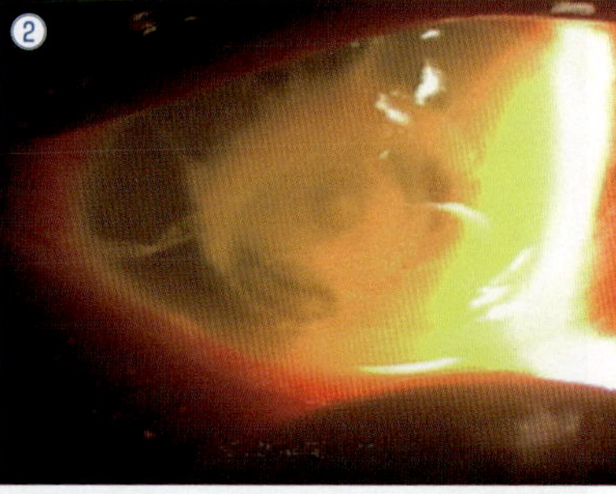

③病巣部の擦過物のグラム染色。グラム陰性双桿菌である緑膿菌が検出された。中央部は多核白血球。

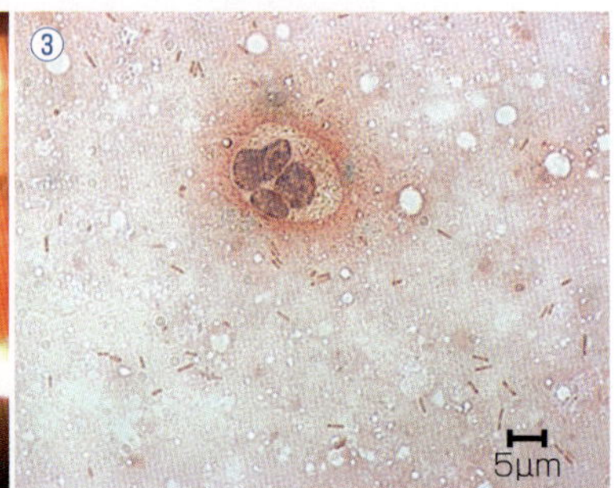

塗抹検鏡検査(図10)

- 浸潤を伴う炎症性病巣で上皮欠損を伴うような場合には，病巣擦過し塗抹検鏡を試みる。
- 病原体の検出率は高くはないが，陽性結果が得られた場合には確定診断として迅速に治療を開始できる。
- また，同時に培養検査を行い薬剤感受性を確認する。
- たとえ病原体が確認できなくとも炎症細胞の種類（好中球，リンパ球，好酸球など）を知ることは，病巣部で起こっている生体反応と疾患のスペクトルを認識するうえで有用である。

生体共焦点顕微鏡(図6，11，12)

- 角膜内に浸潤している炎症細胞や沈着物質あるいは瘢痕組織の形状や深さを細胞レベル観察することが可能である。
- また，真菌の菌糸や放線菌あるいはアカントアメーバのシストなどの起炎病原体をみることもある。
- また，角膜内皮の観察では，スペキュラマイクロスコープでは困難な症例でも可能な場合がある。

図11　生体共焦点顕微鏡による浸潤細胞の観察と病原微生物の検出

①感染性角膜炎。病巣周囲(→)を観察すると分葉核を有する多核白血球が多数みられた。

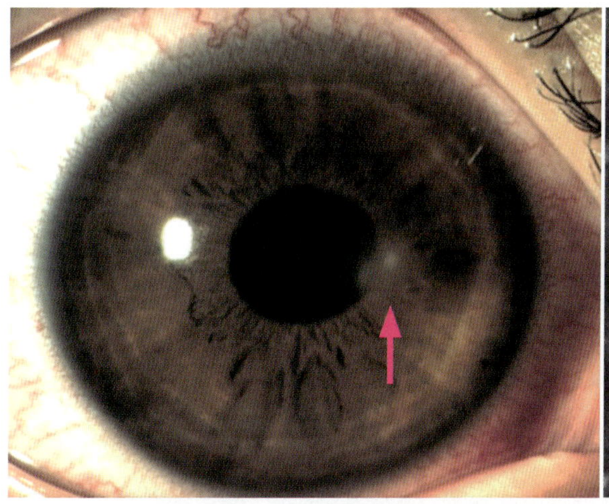

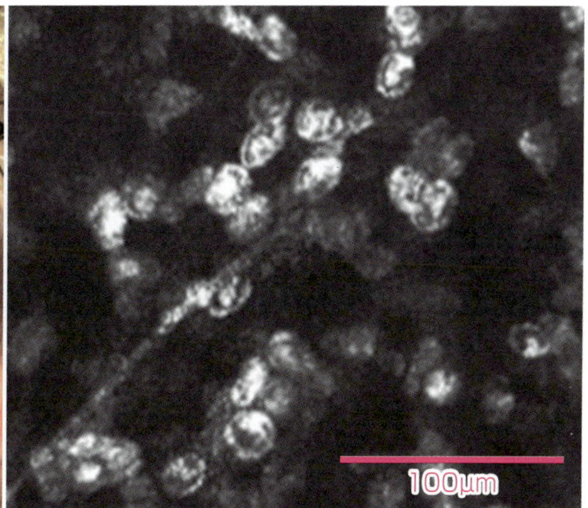

②真菌性角膜炎。実質内(→)を観察すると糸状菌と思われる多数観察された。

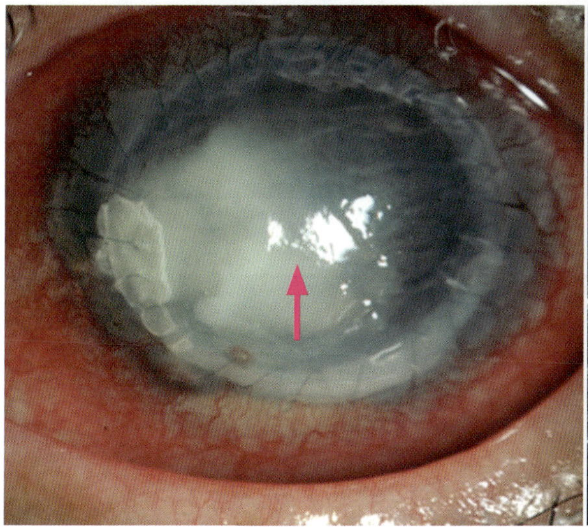

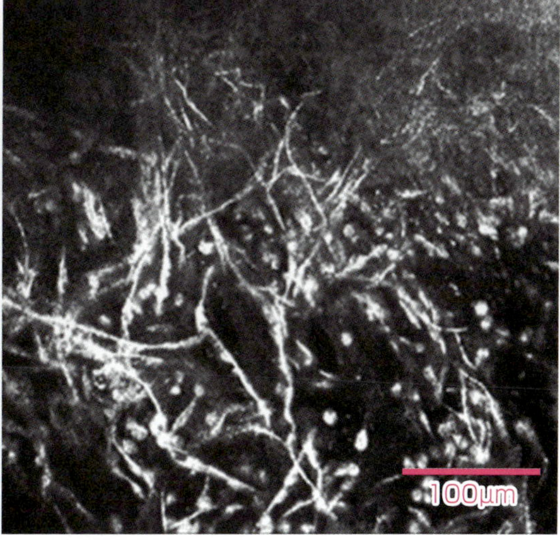

前眼部光干渉断層計（optical coherence tomography；OCT）（図9，12）

- 病変の深さや広がり，角膜の厚みの変化を知ることができる。具体的には浮腫の程度や範囲が定量化できる。
- 混濁部は輝度の上昇がみられる。また，細隙灯顕微鏡では判別が難しいendothelial plaqueなども観察される。
- 瘢痕性変化に対しては角膜トポグラファー機能を有する機種では角膜形状解析（前面，後面）が可能である。

real-time PCR

- ウイルス感染を強く疑う場合には，特にヘルペスウイルス科をターゲットにした涙液や病巣擦過物をサンプルとしたreal-time PCRが有用である場合がある。

必要な検査を的確に組み合わせる

- これらの検査を必要に応じて組み合わせることで，的確で迅速な病態把握につながる。また，治療効果の定性的・定量的評価にも有用である。

図12　前眼部OCTによる病変の把握
endothelial plaqueを伴った角膜真菌症の症例。
①細隙灯顕微鏡。上皮欠損を伴った円形の病変が観察される。
②フルオレセイン染色。

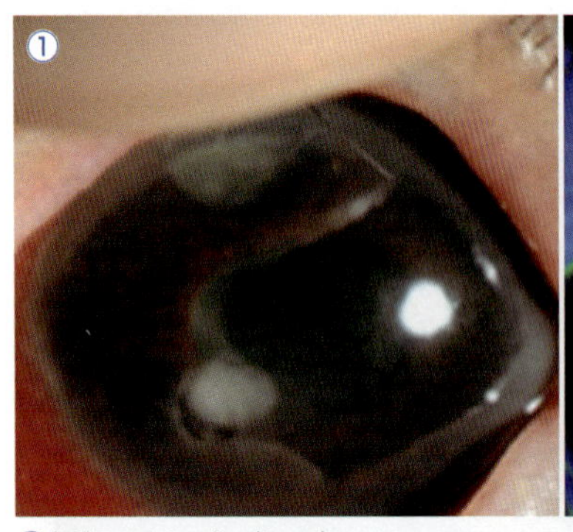

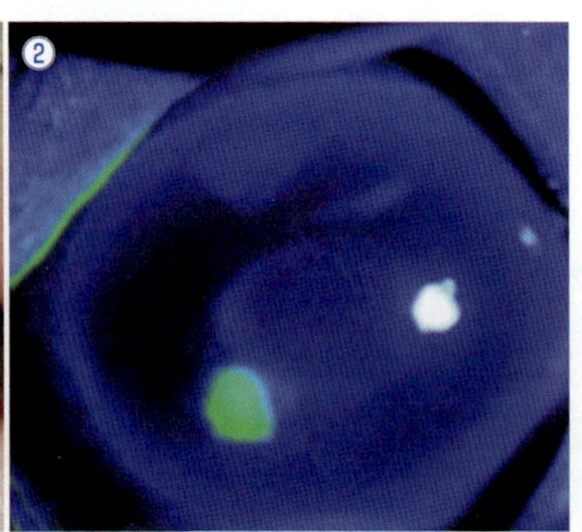

③極細スリット光。実質深層に膿瘍があるようにみえる。
④前眼部OCT。Descemet膜は保たれており，内皮面に盛り上がるendothelial plaqueであることが判明した。

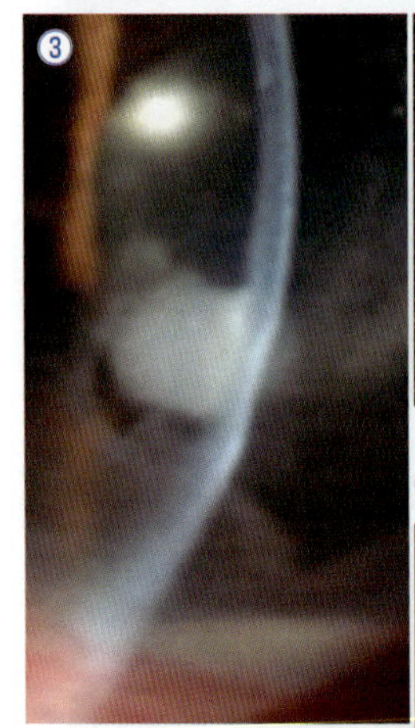

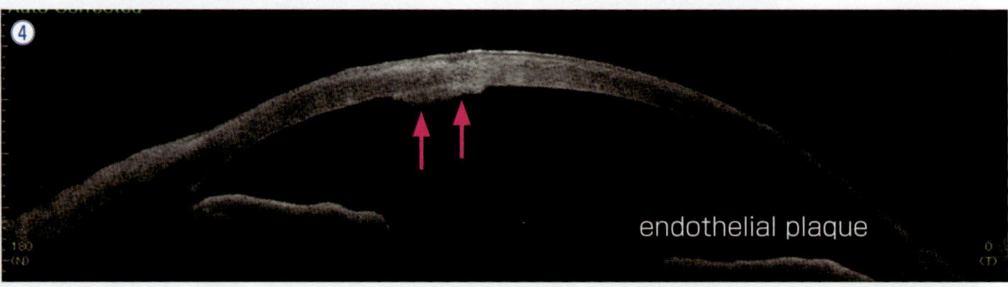

⑤形状解析。内皮面の局所的な隆起がわかる。
⑥生体共焦点顕微鏡。実質深層に菌糸が観察された。

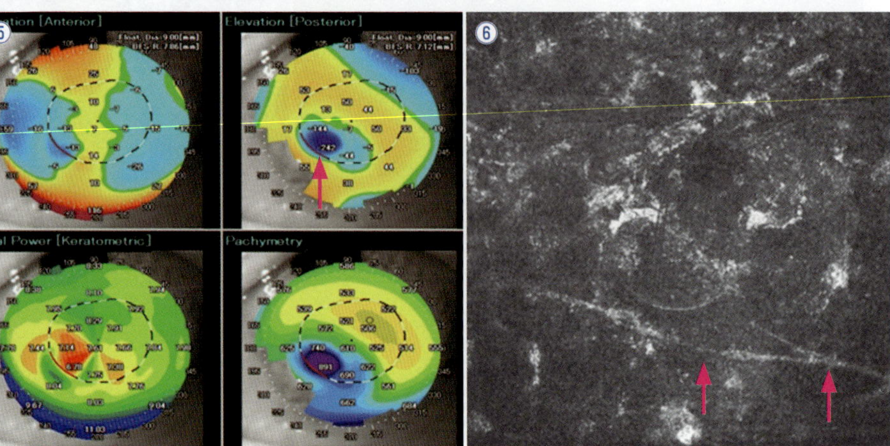

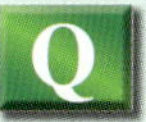
細隙灯顕微鏡を用いて混濁病変の範囲や程度を上手に把握する方法はありますか？

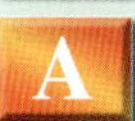
強膜散乱法や徹照法あるいは間接照明法を用いて病変部位の範囲や深さを確認することができます（図13，14）。

図13　角膜ジストロフィの症例

①強膜散乱法。

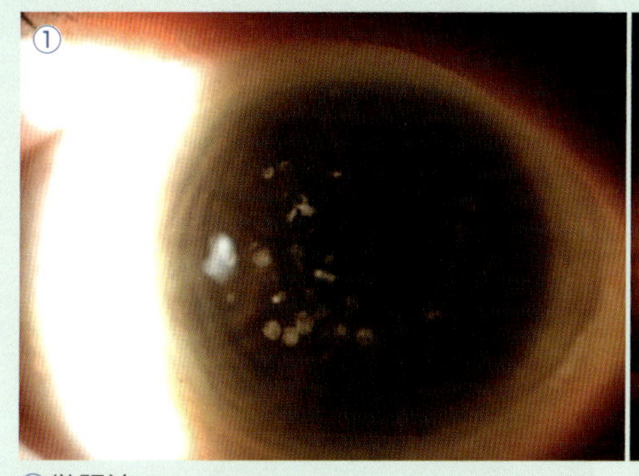
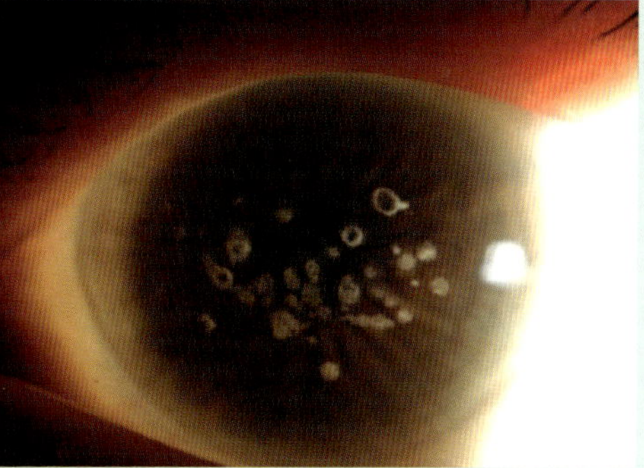

②徹照法。
混濁の範囲や大きさがわかりやすい。

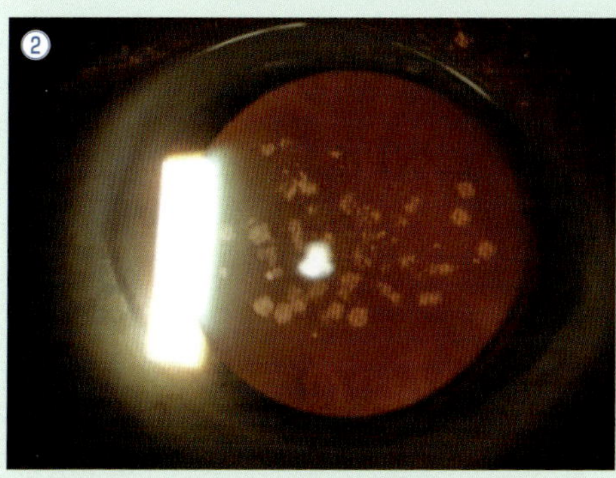
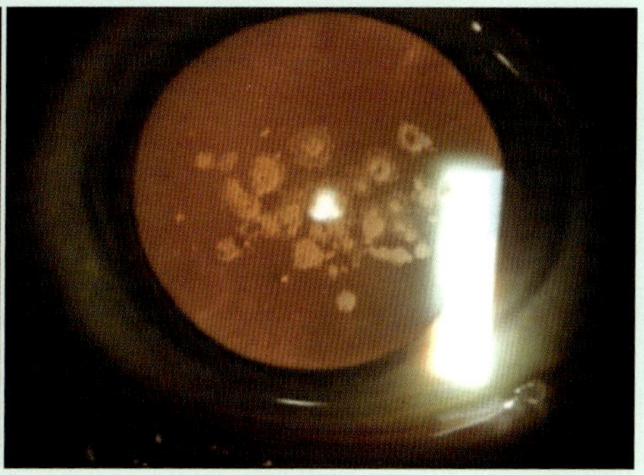

図14　前部ぶどう膜炎の症例

①強膜散乱法。

②間接照明法。
角膜混濁は，角膜後面沈着物によるものであり，実質浮腫や浸潤はみられないことがわかりやすい。

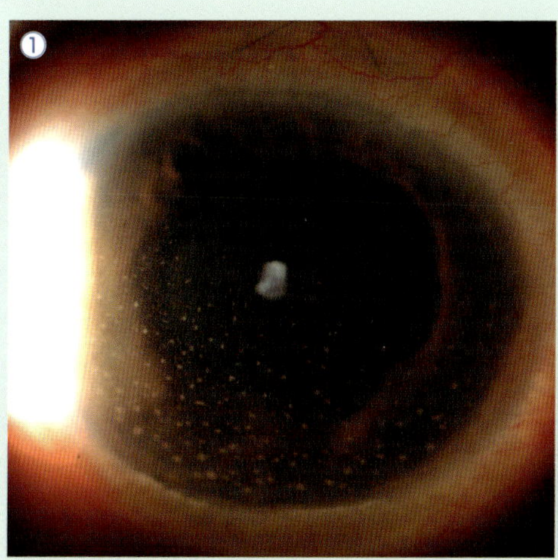
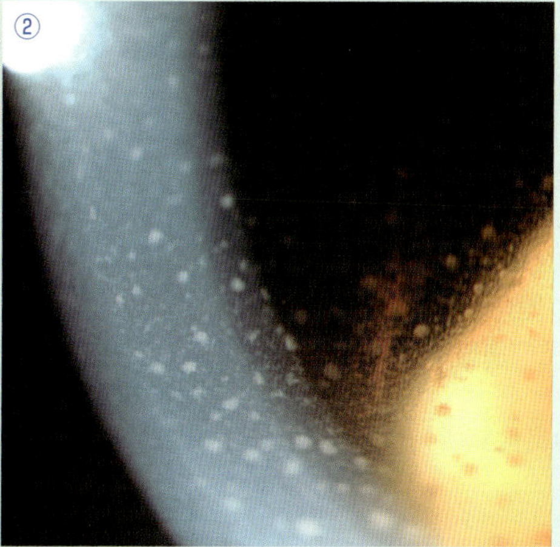

アレルギー性結膜疾患

定義

- アレルギー性結膜疾患(allergic conjunctival disease；ACD)は「I型アレルギーが関与する結膜の炎症性疾患で，何らかの自他覚症状を伴うもの」と定義される。
- I型アレルギー反応が関与している結膜の炎症反応が存在すれば，他の様式の結膜の炎症反応が混在していてもアレルギー性結膜疾患と診断される。

病型

- アレルギー性結膜疾患は，結膜の増殖性変化，顔面，特に眼周囲のアトピー性皮膚炎の合併，コンタクトレンズ(CL)などの異物での機械的刺激の有無により，アレルギー性結膜炎，春季カタル，アトピー性角結膜炎，巨大乳頭結膜炎の4病型に分類される。
- アレルギー性結膜炎は眼アレルギー疾患の総称としてよばれることが多いが，アレルギー性結膜疾患の一病型である。

診断

- アレルギー性結膜疾患を診断する場合には，その定義が示しているようにI型アレルギー素因を呈していて，アレルギー炎症に伴う自他覚症状と眼局所(結膜)でのI型アレルギー反応の存在を確認することが必要となる。
- 診断の根拠として，以下に示すように臨床診断はAのみ，準確定診断はA＋B，確定診断はA＋B＋CまたはA＋Cとなる。

臨床症状(A)

- 自覚症状には眼瘙痒感，眼脂，流涙，異物感，眼痛，羞明などがある。
- 特に眼瘙痒感は最も高率にみられる自覚症状で，診断根拠として重要である。
- 異物感，眼痛，羞明は角膜病変に随伴した症状で，診断的意義よりも重症度に関連して炎症の強さを表すものである。
- 他覚所見では瞼結膜の石垣状乳頭増殖(図1)，輪部増殖の堤防状隆起(図2)，Trantas斑，シールド潰瘍(楯型潰瘍，図3)は診断根拠としては重要となる。
- その他の自他覚所見は診断根拠としての特異性は低い。

図1　春季カタル(眼瞼型)
瞼結膜の石垣状乳頭増殖

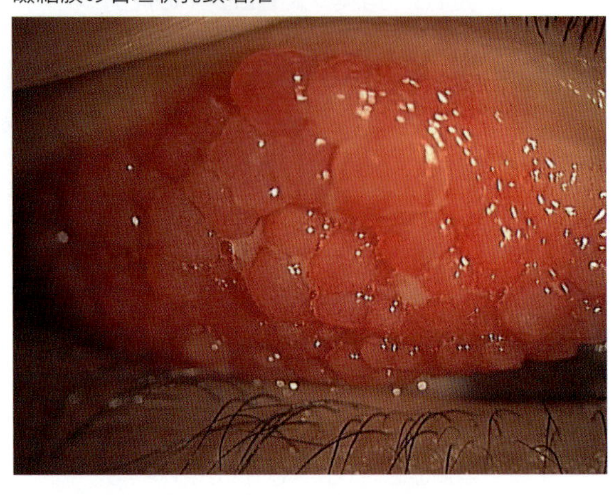

図2　春季カタル(輪部型)
輪部の堤防状隆起

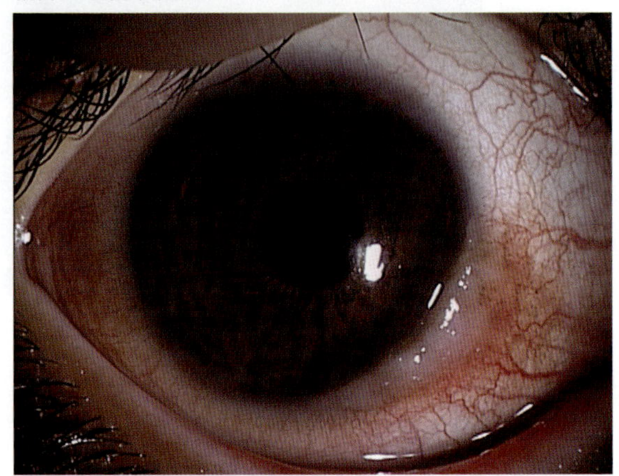

図3　春季カタル
シールド潰瘍

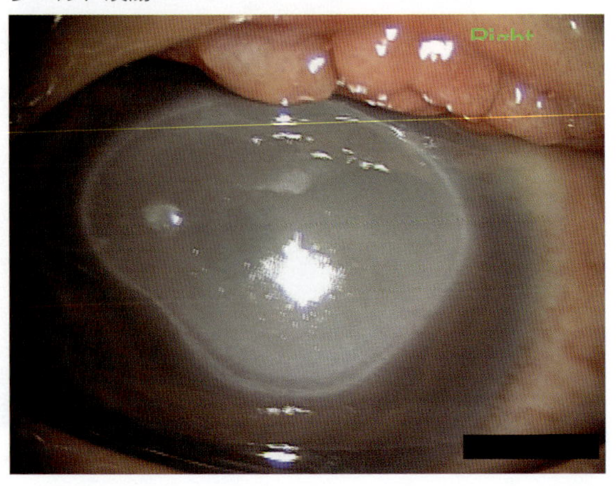

I型アレルギー素因の有無の証明（B）

- 全身的素因として血清学的抗原特異的IgE抗体陽性，また推定される抗原と一致する皮膚反応陽性で確認する。
- その他のアレルギー性疾患の合併の有無も参考になる。
- 局所的素因としてイムノクロマト法での涙液総IgE抗体測定は簡便な検査である。季節性アレルギー性結膜炎，アトピー性角結膜炎，春季カタルでの陽性率は高いが，通年性アレルギー性結膜炎や巨大乳頭結膜炎での陽性率は低い。

眼局所（結膜）でのI型アレルギー反応の証明（C）

- 結膜擦過物のスメアやブラッシュサイトロジーなどの結膜細胞診で1個でも好酸球を確認できればよい。
- アトピー性角結膜炎や春季カタルでの陽性率は高いが，その他のアレルギー性結膜疾患での陽性率は高くない。

アレルギー性結膜炎

- アレルギー性結膜炎（allergic conjunctivitis；AC）は結膜に増殖性変化を伴わないアレルギー性結膜疾患で，季節性に症状が発現する季節性アレルギー性結膜炎（seasonal allergic conjunctivitis；SAC）と季節あるいは気候の変化により増悪・寛解があるものの一年を通して症状が発現する通年性アレルギー性結膜炎（perennial allergic conjunctivitis；PAC）とに分けられる。

季節性アレルギー性結膜炎

- 季節性アレルギー性結膜炎では，毎年決まった季節に眼瘙痒感，流涙，異物感などの自覚症状があり，結膜の充血，浮腫，濾胞を認めることで臨床診断は容易である（図4）。
- 季節性アレルギー性結膜炎の大部分は花粉抗原による花粉性結膜炎で，抗原となる主な花粉はスギ科のスギやヒノキ，キク科のブタクサやヨモギ，イネ科のカモガヤなどである。
- アレルギー性鼻炎症状の合併も65～70％と高率である。

治療

- 点眼薬でのメディカルケアだけでなく初期療法，抗原回避のセルフケアなど総合的に行う。
- 初期療法：無症状の時期からからすでに結膜ではアレルギー炎症が起きているといわれている。その病態はヒスタミンではなく結膜への炎症細胞浸潤であるため，メディエーター遊離抑制作用のある点眼薬を花粉飛散開始の1～2週間前から点眼し，花粉飛散ピーク時の症状軽減を図る。
- メディカルケア：花粉飛散時期は眼瘙痒感に対して即効性に優れるヒスタミンH1受容体拮抗点眼薬を選択する。眼症状が強い時期にはステロイド点眼薬を，鼻炎症状が強い場合には抗アレルギー内服薬を併用する。
- セルフケア：原因抗原との接触を回避することはアレルギー疾患の発症予防や症状緩和が期待されるため，花粉飛散時期を中心に外出時の花粉防止眼鏡やマスクの装用で花粉との接触を極力減らす。

通年性アレルギー性結膜炎

- 通年性アレルギー性結膜炎は季節性アレルギー性結膜炎と同様の臨床症状を呈するが，その程度は軽症で特徴的な他覚的所見も乏しく，臨床診断が困難な場合が多い。

治療

- 抗アレルギー点眼薬が第一選択となる。
- 症状が改善しない場合は，抗アレルギー点眼薬の種類を変更するかステロイド点眼薬を併用する。

図4　季節性アレルギー性結膜炎
著明な結膜充血と浮腫

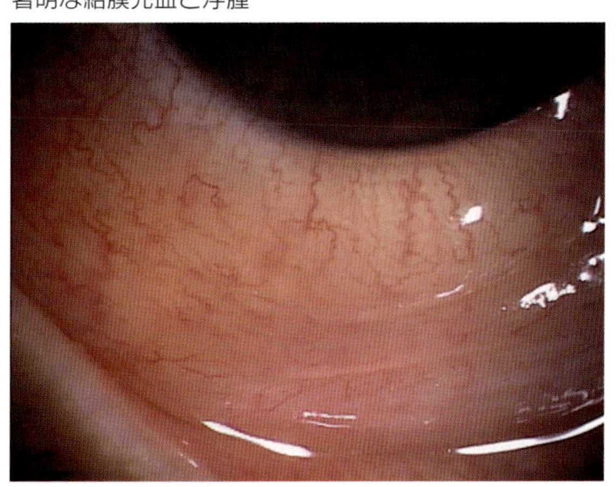

アトピー性角結膜炎

- アトピー性角結膜炎(atopic keratoconjunctivitis；AKC)は顔面のアトピー性皮膚炎を伴う患者に起こる慢性のアレルギー性結膜疾患で，結膜に増殖性変化を伴わない場合と巨大乳頭などの増殖性変化を伴う場合がある。
- 軽症例では通年性アレルギー性結膜炎に類似した所見を示す場合もあるが，重症例では慢性炎症による結膜の瘢痕化と結膜嚢短縮，角膜混濁，角膜上への結膜侵入などを伴う(図5)。
- 瘙痒感のためによく眼を擦ることで白内障や網膜剥離，円錐角膜などのリスクが高まる。

治療

- 治療戦略として，病態の首座である結膜への炎症細胞の浸潤とその活性化を標的とした治療を行う。
- 結膜の増殖性変化もなく臨床症状が軽い場合にはメディエーター遊離抑制薬を選択する。
- 瞼結膜の炎症が強く増殖性変化を伴う場合には免疫抑制点眼薬を積極的に追加する。免疫抑制薬はアトピー素因を改善したのではなく，アレルギー炎症を抑制したにすぎず，点眼薬を中止すると再発も非常に多いのが特徴である。
- 原因抗原として多いダニ，ハウスダストは高温・多湿の時期，つまり梅雨から夏の終わりまで抗原量が増加するハイシーズンでもあるため，その期間は症状が改善しても免疫抑制点眼薬は中止せずに涼しくなるまで継続したほうがよい。
- 落屑様角膜上皮障害(図6)や角膜びらんなど角膜上皮障害を伴う場合は，瞼結膜の炎症が強いことを意味するため，ステロイドの点眼や内服を追加して速やかな消炎を図る。

春季カタル

- 春季カタル(vernal keratoconjunctivitis；VKC)は結膜に増殖性病変を伴う重症アレルギー性結膜疾患で，瞼結膜に石垣状乳頭増殖(図1)を呈する眼瞼型，輪部結膜の腫脹，堤防状隆起(図2)やTrantas斑などを呈する輪部型，またこれらの混合型がある。アトピー性皮膚炎を伴う症例も多い。
- 重症例では落屑様角膜上皮障害(図6)，シールド潰瘍(楯型潰瘍，図3)，角膜プラーク(図7)など特異的な角膜病変を併発することがある。
- 原因抗原はハウスダスト，ダニが多いが，花粉や動物の皮屑など多種類の抗原に反応することも少なくない。

治療

- 春季カタルでの結膜の増殖性変化は慢性的な炎症細胞の活性化を示唆することから免疫抑制点眼薬を第一選択とする。
- 落屑様角膜上皮症や角膜びらんを伴う場合は瞼結膜の炎症が強いことを意味するため，ステロイドの点眼や内服を追加して速やかな消炎を図る。
- シールド潰瘍や角膜プラークを伴う症例では，潰瘍底の白濁した沈着物が角膜上皮の修復の妨げとなるため，顕微鏡下でゴルフ刀などでの潰瘍底掻爬を行う。
- 乳頭切除は免疫抑制点眼薬の登場により施行する機会は減少したが，速やかな上皮の改善には依然として有効な術式である。

図5　アトピー性角結膜炎
角膜混濁

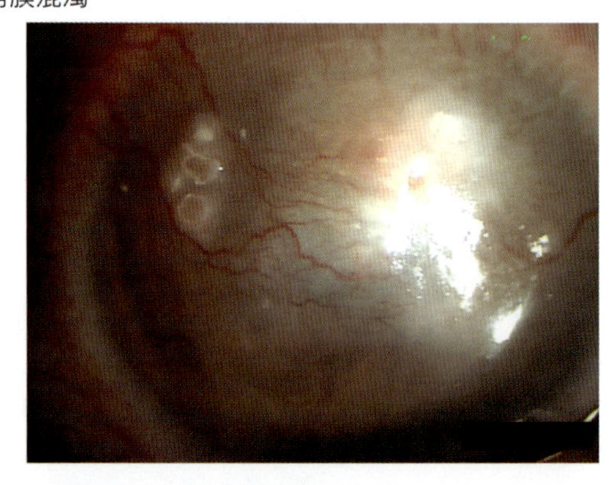

図6　アトピー性角結膜炎
落屑様角膜上皮障害

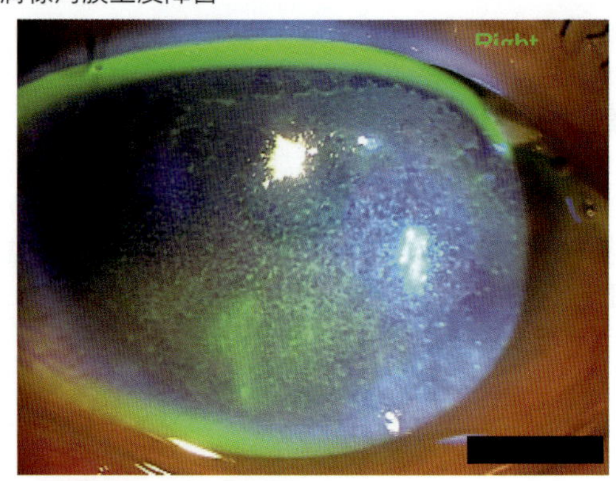

図7　春季カタル
角膜プラーク

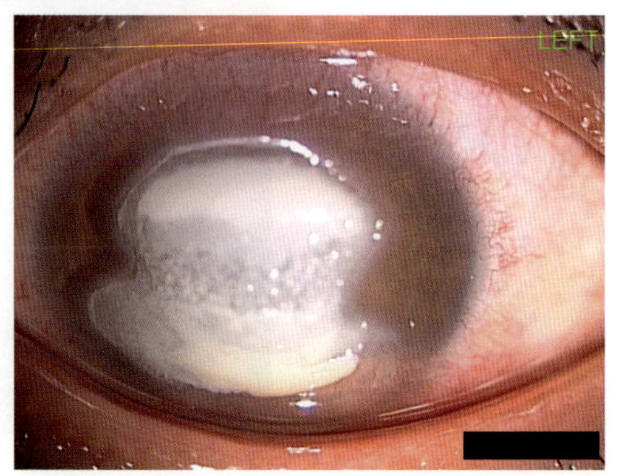

巨大乳頭結膜炎

- 巨大乳頭結膜炎(giant papillary conjunctivitis；GPC)はCL，義眼，手術用縫合糸(図8)などの機械的刺激によって上眼瞼結膜に乳頭増殖が特徴である。
- CL装用，義眼装用，縫合糸がみられる症例で眼瘙痒感，異物感，眼脂，結膜充血，乳頭増殖を認めることで臨床診断は容易である。
- CLによるものがcontact lens related papillary conjunctivitis（CLPC）で，最も重症なものが巨大乳頭結膜炎である(図9)。
- 発症機序にはいまだ不明な点が多く，CLなど異物と瞼結膜との接触による機械的刺激説と異物に吸着した蛋白などによるアレルギー説とがある。
- 巨大乳頭は春季カタルと類似するが，乳頭の形状が異なることや角膜上皮障害をほとんど伴わない点で鑑別となる。

治療

- CLが原因の場合，CLPCの誘因となる汚れの付着を最小限にするためこすり洗いなどのレンズケアの徹底から開始し，抗アレルギー点眼薬の処方，1日交換型CLへの種類の変更などで対応し，乳頭径が拡大しCLの曇りや上方へ引き上げられる場合は，CL装用を中止としステロイド点眼薬を追加する。
- CL以外の異物が原因の場合には，薬物療法ではなく，基本的には原因となる異物の除去となる。
- 縫合糸が原因の場合には，可能なら糸の先端が結膜組織での被覆されるのを待つ。
- 義眼が原因の場合には，義眼の新調や種類の変更を検討する。

図8　眼内レンズ縫合糸の露出

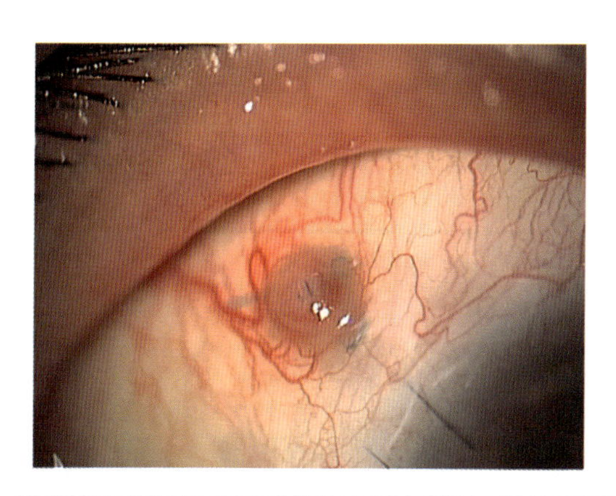

図9　巨大乳頭結膜炎
CLによる巨大乳頭増殖

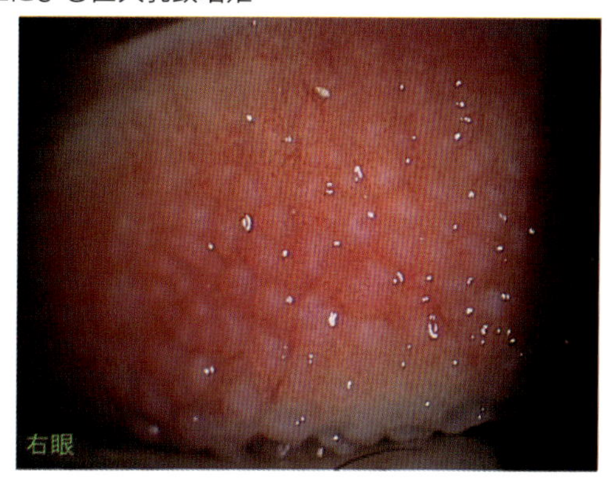

Q1 抗アレルギー点眼薬のヒスタミンH1受容体拮抗薬とメディエーター遊離抑制薬はどのように使い分けますか？

A1 ヒスタミンH1受容体拮抗薬は，マスト細胞から脱顆粒で放出されたヒスタミンがその受容体と結合するのを阻害します。効果の発現は即効性であり，ヒスタミンにより引き起こされる眼瘙痒感，結膜充血，結膜浮腫を主症状とする季節性アレルギー性結膜炎で第一選択薬となります。一方，メディエーター遊離抑制薬は，マスト細胞の膜安定化作用だけでなく，種々の炎症細胞の結膜への集積や活性化も抑制します。そのため，炎症細胞がより病態に関与する慢性の結膜炎症である通年性アレルギー性結膜炎，春季カタル，アトピー性角結膜炎や季節性アレルギー性結膜炎での初期療法に用いられます。

Q2 春季カタルやアトピー性角結膜炎で上皮障害を併発しているとき，抗菌点眼薬やヒアルロン酸製剤の使い方を教えてください。

A2 上皮障害を認めた場合，その原因によって対応も変わってきます。春季カタルやアトピー性角結膜炎など重症アレルギー性結膜疾患では，瞼結膜に浸潤した炎症細胞，特に好酸球由来の組織傷害性蛋白により上皮障害が引き起こされます。このとき，抗菌薬やヒアルロン酸製剤を追加しても，原因となる瞼結膜の炎症を抑えることはできず，逆に点眼アドヒアランスの低下による症状の増悪も懸念されます。そのため，瞼結膜の炎症をコントロールするアレルギーの治療を最優先とします。ただし，角膜内に感染を疑う浸潤巣を認める場合やアトピー性皮膚炎を合併者でMRSAが疑われる場合には，積極的に培養検査や塗抹鏡検を実施するとよいでしょう。

ドライアイ

疾患の概念

- ドライアイとは，「様々な要因による涙液および角結膜上皮の慢性疾患であり，眼不快感や視機能異常を伴う」（2006年）と定義されている。世界の基準であるDEWS report（2007）との整合性が図られている。

ドライアイのコア・メカニズム

- 「涙液の安定性低下」と「瞬目時の摩擦亢進」がコア・メカニズムとして挙げられる（図1）。
- さまざまな自覚症状もこれらに関連づけて考えると理解しやすい。

診断基準

- 図2が2006年のドライアイ診断基準である。つまり，
  - ・問診して
  - ・フルオレセインで染めて（BUT，上皮障害）
  - ・Schirmer試験で測れば

  ドライアイ診断基準に基づいた診断ができる！
- 特殊な検査装置を必要とせず，細隙灯顕微鏡，フルオレセイン染色，Schirmer試験と，どこのクリニックでも行うことのできる検査ばかりである。

診断と検査

- 上記，診断基準に基づいた診断，検査についてのみ述べる。その他の特殊装置を用いる検査については他を参考にされたい。

自覚症状

- ポイントは以下の2つ
  - ・前眼部に関する不定愁訴　⇒ ドライアイも鑑別に
  - ・「一番困っている症状は何ですか？」
- ドライアイの自覚症状は，「目が乾く」，「目が疲れる」，「目がかすむ」，「目がごろごろする」，「目が痛い」，「目が赤い」，「目が開けづらい」など多岐にわたる。それゆえ，不定愁訴を訴える場合には，必ずドライアイを疑っておくという姿勢が大事である。そして一番困っている症状を聞き出すことが問診におけるポイントであり，治療開始後の効果判定に役立つ。
- なお，ドライアイのリスクファクターのチェックも必要である。眼科手術の既往，コンタクトレンズ装用，VDT作業の有無および作業時間，全身疾患（Sjögren症候群，膠原病，骨髄移植治療の有無，糖尿病など），眼科手術の既往，抗コリン作用薬（向精神薬など）などが挙げられる。
- また，現在用いている点眼の種類と点眼回数のチェックも必ず行う。

図1　ドライアイのコア・メカニズム

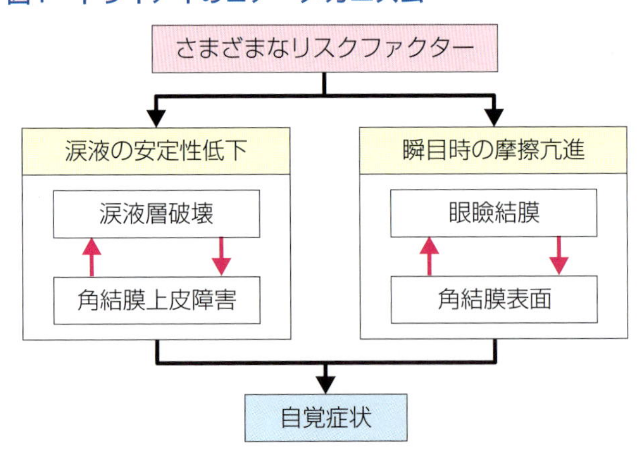

（横井則彦: ドライアイの治療方針: TFOT. あたらしい眼科 32(1): 9-16, 2015. から引用改変）

図2　ドライアイ診断基準

日本のドライアイ研究会が2006年にドライアイの新しい定義および診断基準を定めてから10年が経過した。そして，新薬の登場により眼表面の異常を層別に診断して層別に治療するという新しいドライアイ診療時代を迎えている。
現在の診断基準において，自覚症状，涙液の量的・質的低下，角膜上皮障害のすべてを満たしたものをドライアイとしており，その診断は特殊な装置は要さずにどこででも誰でも細隙灯顕微鏡とフルオレセインがあればできる基本検査から成り立つ。

1　眼不快感や視機能異常などの自覚症状がある

2　涙液（層）の質的あるいは量的異常
　①Schirmer試験Ⅰ法にて5mm以下
　②涙液層破壊時間（BUT）5秒以下
　　①か②を満たすものを陽性とする。

耳側結膜　角膜　鼻側結膜
0～3点　0～3点　0～3点

3　角結膜上皮障害
　①フルオレセイン染色スコア3点以上（9点満点）
　②ローズベンガル染色スコア3点以上（9点満点）
　③リサミングリーン染色スコア3点以上（9点満点）

1～3のすべてを満たすものを，ドライアイ 1～3のうち，2つを満たすものを，ドライアイ疑い

（島﨑　潤: 2006年ドライアイ診断基準. あたらしい眼科 4(2): 181-184, 2007. から引用改変）

細隙灯顕微鏡検査

- フルオレセイン染色の前に，外眼部，瞬目の状態，涙液の性状などをチェックする。
- フルオレセイン溶液は最低限の量で使用すること。使用するフルオレセイン量が多すぎると涙液層破壊時間(break up time；BUT) が正しく測定できない。著者は，フルオレセインペーパーを使用しているが，点眼を2滴垂らした後に思い切り振って使っている。
- BUTの測定：角膜全体を観察する。メトロノームなどを用いて3回測定し平均をとる。
- 涙液のbreak upパターン：BUTとともにぜひ観察されたい。治療のうえで重要である(図3)。
- 角結膜上皮障害の評価：ブルーフリーフィルターの使用によりフルオレセインのみで角膜も結膜も上皮障害の観察ができ，スコアリングに有用である。スコアリングは，ドライアイ診断基準に基づき，角結膜の合計(9点満点) で行う。ドライアイでは一般に結膜上皮障害のほうが角膜上皮障害よりも強く，これは薬剤毒性との鑑別で重要なポイントであり，治療方針にも影響を与える。

Schirmer試験

- 点眼麻酔をせずに自然瞬目下で5分後の値を評価する(Ⅰ法)。
- 再現性，信頼性などの問題があるものの，涙液減少を評価する検査として簡便に行えるという意味で100年以上行われている検査である。

その他

- ドライアイに関連するリスクファクターである，Meibom腺機能不全，結膜弛緩症，上輪部角結膜炎，糸状角膜炎，lid wiper epitheliopathyなどをスリットでチェックする。
- 視機能検査も含めて必要に応じて追加の検査を行う。

図3　フルオレセイン染色のbreak upパターン

①area break（涙液減少型）
②spot break（水濡れ性低下型）
③line break（涙液減少型）
④dimple break（水濡れ性低下型）
⑤random break（蒸発亢進型）

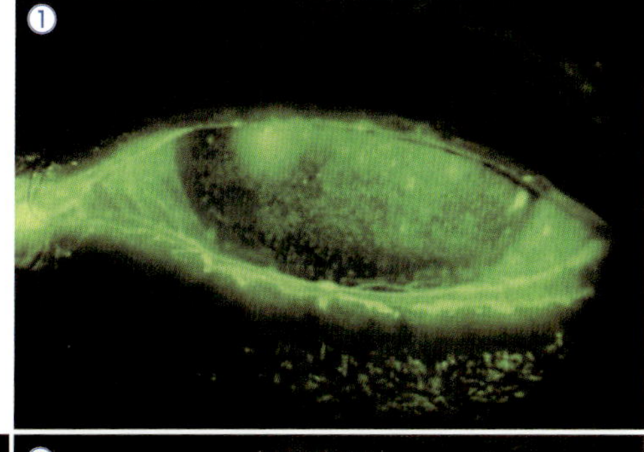

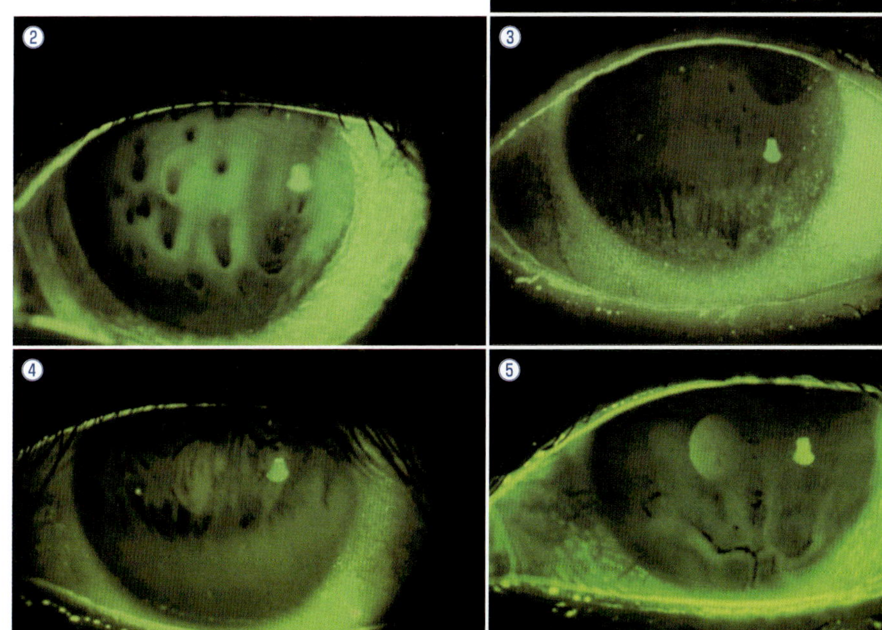

（横井則彦：ドライアイの治療方針：TFOT. あたらしい眼科 32(1)：9-16, 2015. 図6から引用）

治療方針

- 「涙液層の安定性の低下」，「瞬目時の摩擦亢進」というドライアイのコア・メカニズムが病態にどのように関与しているか見極める。
- 治療は眼表面の層別治療(tear film oriented therapy；TFOT）を基本とする。TFOTとは，眼表面を層別に診断して，層別の成分を補うことにより涙液層の安定性を高めて効果的にドライアイを治療するという概念である(図4)。
- ドライアイにおいて，良好な視機能を保つために涙液安定性を高めるということは治療において重要なポイントである。
- 患者の自覚症状は，治療効果判定，治療を継続するかどうかの方針決定にも役立つ。

涙液減少型ドライアイ

軽度～中等度

- 水分減少が病態の中心であり，水分補充が治療。
- 処方例
  - ・防腐剤フリー人工涙液点眼　7回/日(10回を超えないように)
  - ・ジクアホソルナトリウム点眼　6回/日
  - 症状悪化時に，0.1%フルオロメトロン　2回/日

重症例

- 高度な水分減少が病態の中心であり，水分確保が治療に必須。
- 処方例
  - ・防腐剤フリー人工涙液点眼　7回/日(10回を超えないように)
  - ・ジクアホソルナトリウム点眼　6回/日
  - 症状悪化時に，0.1%フルオロメトロン　2回/日
- 涙点閉鎖の場合は，上下涙点への涙点プラグ挿入，プラグ挿入が困難な場合には外科的涙点閉鎖術を行う。

BUT短縮型ドライアイ

- 角膜上皮の水濡れ性の低下が病態の中心と考えられている。
- BUTが極端に低下し，自覚症状が強いが，眼表面の上皮障害が無～軽度であるのが特徴である。
- 処方例
  - ・ジクアホソルナトリウム点眼　6回/日
  - ・レバミピド点眼　4回/日
- ポイント：眼表面の膜型ムチンの発現低下が病態として考えられているので，ムチン発現促進薬剤が有効である。

図4　TFOT（眼表面の層別治療）

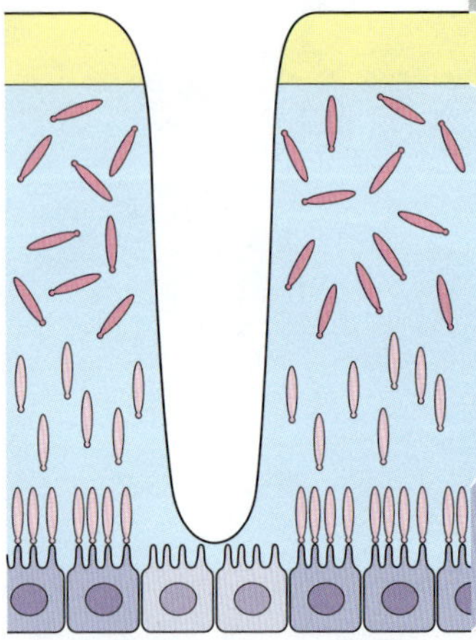

治療対象		眼局所治療
油層		温罨法，眼瞼清拭 少量眼軟膏，ある種のOTC ジクアホソルナトリウム*
液層	水分	人口涙液，涙点プラグ ヒアルロン酸ナトリウム ジクアホソルナトリウム
	分泌型ムチン	ジクアホソルナトリウム レバミピド
上皮	膜型ムチン	ジクアホソルナトリウム レバミピド
	上皮（杯細胞）	自己血清 （レバミピド）
眼表面炎症		ステロイド レバミピド**

*：ジクアホソルナトリウムは，脂質分泌や水分分泌を介した油層伸展促進により涙液油層機能を高める可能性がある。
**：レバミピドは抗炎症作用によりドライアイの眼表面炎症を抑える可能性がある。
（ドライアイ研究会から引用改変）

Q1 どうして，ドライアイでは自覚症状が大事なのですか？

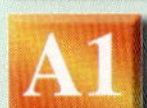

1995年のドライアイ診断基準には，自覚症状に関しては含まれていませんでした。しかし，ドライアイ治療の主な目的が患者の自覚症状の軽減にあることを考えれば，自覚症状を有することが定義に含まれたのは自然なことです。

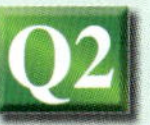

Q2 ドライアイ患者は矯正視力も良好なのに，視機能はどう悪いのですか？

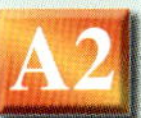

A2 従来，ドライアイは重症でないかぎり，視力低下を生じない疾患と考えられてきました。しかし，眼表面上の不安定な涙液層や角膜上皮障害は，不整な光学面を形成するため，眼球の光学的特性は低下します。通常の視力検査ではこれらを検出することはできませんが，以下が知られています。

・角膜形状装置で不正乱視の増加
・波面センサーで高次収差の増加
・実用視力の低下
・前方散乱の増加

Q3 忙しい外来で，BUTを3回，毎回測定するのは難しいのですが…測定したほうがいいのでしょうか？

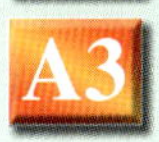

A3 理想的にはメトロノームを用いて3回測定するのが望ましいです。ただし，測定しないよりも，1回でもいいから測定するほうがもちろんgood！

Q4 結膜上皮障害はどういったことに注意してみるのがポイントでしょうか？

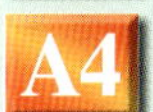

A4 見逃されやすい結膜上皮障害を示します。

・軽度ドライアイ：両側結膜
・上輪部角結膜炎：上輪部結膜
・結膜弛緩症に伴う上皮障害：弛緩部
・異物：眼瞼結膜
・眼瞼手術後：手術歴として重瞼手術を言わないこともあるので注意

Q5 ドライアイの診断の際，検査の順序はどうすればいいのでしょうか？

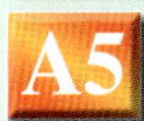

A5 涙液の評価が治療においてもカギを握ることから，涙液の正確な評価を行うことが重要です。そのためには，侵襲が少ない検査から行い，侵襲が最も大きいと思われるSchirmer試験を最後にするのがポイントです（表1）。

表1　ドライアイ検査の順序

①問診　症状，リスクファクター（病歴）
②外眼部の観察（目視）
③涙液の観察（メニスカス高，汚れなど）
④フルオレセイン染色
⑤BUT測定（メトロノーム使用推奨）
⑥上皮障害チェック（ブリーフリーフィルター使用推奨）
⑦周辺のリスクファクターのチェック（眼瞼，眼瞼縁，Meibom腺）
⑧Schirmer試験

●文献

1) 島﨑　潤：2006年ドライアイ診断基準．あたらしい眼科 2007, 24(2): 181-184.
2) 横井則彦：ドライアイの治療方針：TFOT. あたらしい眼科 2015, 32(1): 9-16.
3) 高　静花：ドライアイ．診療ガイドライン UP-TO-DATE 2016-2017, メディカルレビュー社，東京，p710-713, 2016.

円錐角膜

疾患の概要

●円錐角膜は，先天性進行性の疾患で，角膜中心部から傍中心部の脆弱化，菲薄化による前方突出を特徴とする(図1)。

●思春期から青年期にかけて発症することが多く，加齢に伴い進行する。30～40歳になると進行は停止すると考えられていたが，近年の診断機器の進歩により，40歳代以上になっても進行する症例がいることがわかってきている。

●特に下方突出を特徴とするペルーシド角膜変性では，発症年齢，進行する年齢が遅く，中年以降でも進行する。

●円錐角膜が重症になると，急性水腫を合併することがある。Descemet膜が破裂することにより，一時的に角膜実質に前房水が急激に流入し，実質の浮腫を起こす(図2)。

診断

●思春期から青年期にかけて急激に進行する近視性乱視があり，特に，角膜屈折力が48ジオプトリー (D)を超えて進行する場合，乱視が強くなり矯正視力が徐々に低下する場合には，一度は円錐角膜を疑って角膜形状解析検査をしたほうがよい。細隙灯顕微鏡で角膜中央部の菲薄化，前方突出や，Vogt's striae, Fleischer's ringなどの特徴的な所見がみられる症例は，すでに重度になってしまっていることが多い。

図1　円錐角膜の細隙灯顕微鏡写真(①)と角膜形状解析検査(②)
角膜中心部から傍中心部にかけての角膜の前方突出と菲薄化がみられる。

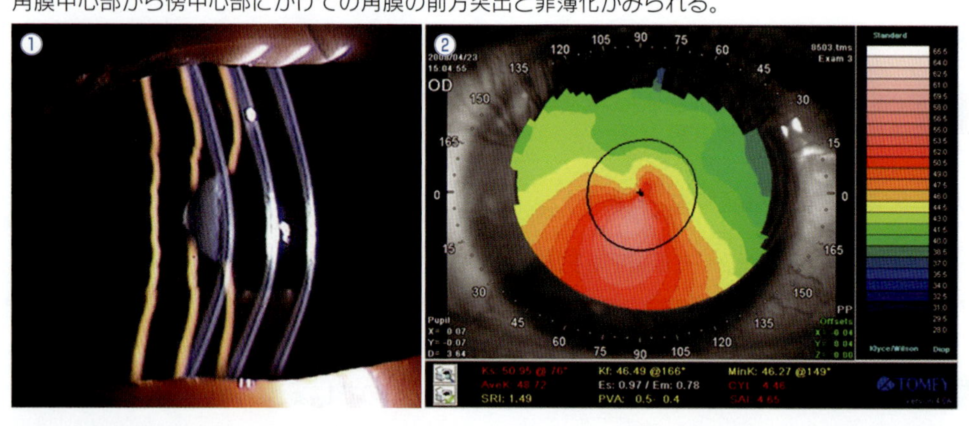

図2　急性水腫
Descemet膜が破裂することで，角膜中心部から傍中心部にかけての限局性の浮腫がみられる。

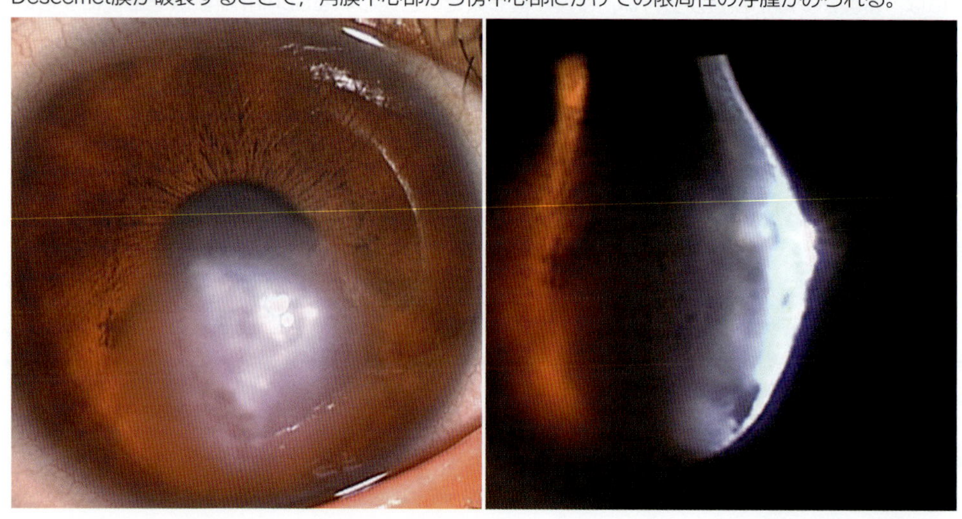

●角膜形状解析検査では，可能であれば角膜前面のみならず後面も測定できるPentacam®(Oculus)，CASIA（トーメー），TMS-5（トーメー）などの角膜トモグラフィーを用いるほうが望ましい。円錐角膜眼では，前面のみならず後面にも顕著な前方突出と角膜厚の菲薄化がみられる(図3)。円錐角膜の自動診断プログラムが搭載されている場合にはそれを参照する。

●進行の有無を調べるには，ある程度間をあけて2回以上検査を行って測定値を比較する。検査の頻度は，年齢や進行具合をみて調節する。10歳代の症例では1～3カ月ごとに診察が必要な場合もあれば，40歳代以降であれば年1回で十分な場合もある。診察の際は，自覚視力検査，角膜形状検査を行う。自覚視力検査では，最高眼鏡矯正視力，自覚屈折度数(等価球面度数と円柱乱視度数）を参考にし，また角膜形状解析検査では，強主経線上のK値と，可能であれば角膜最薄部厚も参考にする。いずれも過去2年以内に1.0D以上の進行，または10μm程度以上の菲薄化がみられれば進行ありと判断する。

図3　円錐角膜の角膜形状解析(Pentacam®)

角膜形状解析のAxial map（Sagital map）(①）で角膜の前方突出が観察される。角膜厚のマップ(②）では中央部の著しい菲薄化がみられ，後面のエレベーションマップ(③)では後面にも前方突出があるのがわかる。円錐角膜の自動診断プログラム(④)でも陽性と診断されている。

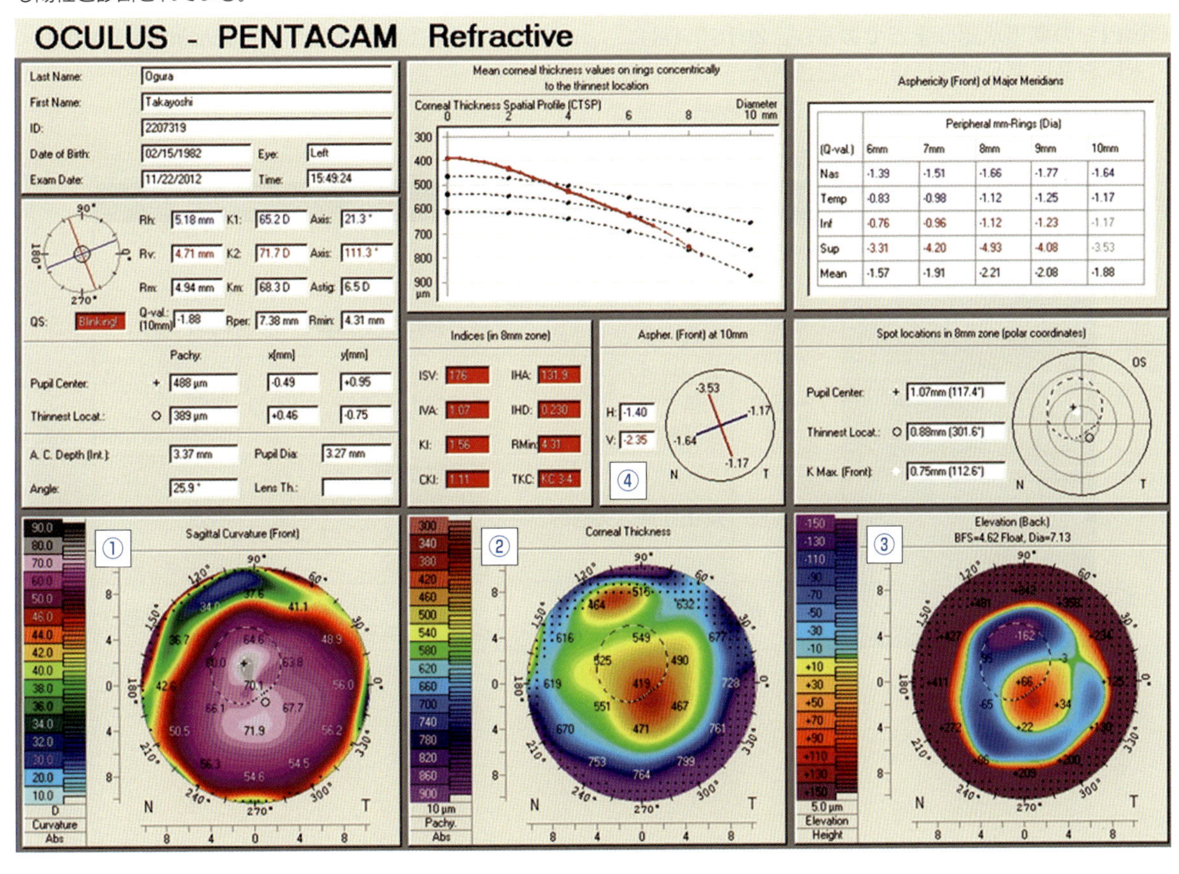

治療

- 円錐角膜治療は，①進行を停止させる治療，②屈折異常の矯正，の2つに分けて考える。
- 進行を停止させる治療として効果が立証されているのは角膜クロスリンキングのみである。
- 屈折異常の矯正法としては，コンタクトレンズ，有水晶体眼内レンズ，角膜内リング，角膜熱形成，角膜移植などがある。各々長所と短所があり，適応できる病期もそれぞれ異なる(表1)。

進行している症例への治療

角膜クロスリンキング

- 角膜クロスリンキングは，角膜実質にリボフラビンを点眼し，長波長紫外線を照射することにより，角膜実質のコラーゲン線維間の架橋結合を増加させて，角膜全体の剛性を上げ，前方突出を防ぐ治療である(図4，5)。
- 国内での薬事承認はまだであるが，2016年4月に米国食品医薬品局(FDA)で承認された。
- 角膜クロスリンキングにより90%以上の症例で円錐角膜の進行が停止する。しかし，若年者では進行停止効果が比較的弱いことが知られている。

進行していない症例への屈折矯正手術

角膜内リング

- 角膜の実質深層に半弧状のリングを1～2本移植して，角膜中心部の対称性を改善するとともに平坦化を計る治療である(図6)。
- 角膜実質の75～80%の深さの部位にフェムトセカンドレーザーでトンネルを作成し，そこにリングを挿入する。
- 利点は，視軸を触らない手術であることと可逆的な方法であることで，短所は，術後視力や屈折度数の予測性が低いことである。
- また，中等度以上の円錐角膜には屈折矯正効果は低いために，中等度以上の症例ではコンタクトレンズの装用感を改善するためなど補助的に使用される。

表1　円錐角膜の屈折矯正法とその特徴

	病期	長所	短所	価格
ハードコンタクトレンズ	すべて	不正乱視を矯正できる 可逆的	装用感が悪い	廉価
有水晶体眼内レンズ	Ⅰ～Ⅱ度	裸眼視力を術前眼鏡矯正視力まで上げる	非対称性は改善されない	高価
角膜内リング	Ⅰ～Ⅱ度	非対称性が 改善される 可逆的	術後視力の予測性が劣る	高価
角膜熱形成	Ⅲ～Ⅳ度	矯正効果は大きい	予測性が悪い 戻りが起きやすい 角膜クロスリンキングの併用が必須	高価
角膜移植	Ⅲ～Ⅳ度	根治的	乱視，拒絶反応，術後感染，創離解などのリスク	保険適用あり

病期は，Amsler-Krumeich分類の病期に基づく。

図4　角膜クロスリンキングの原理
リボフラビンに長波長紫外線を照射することで励起状態(一重項状態)に転位し，これが基底状態に遷移する際のエネルギー転換の結果生ずる一重項酸素の作用でコラーゲン分子間の架橋結合が増える。架橋結合が増える結果，組織の剛性が上がる。

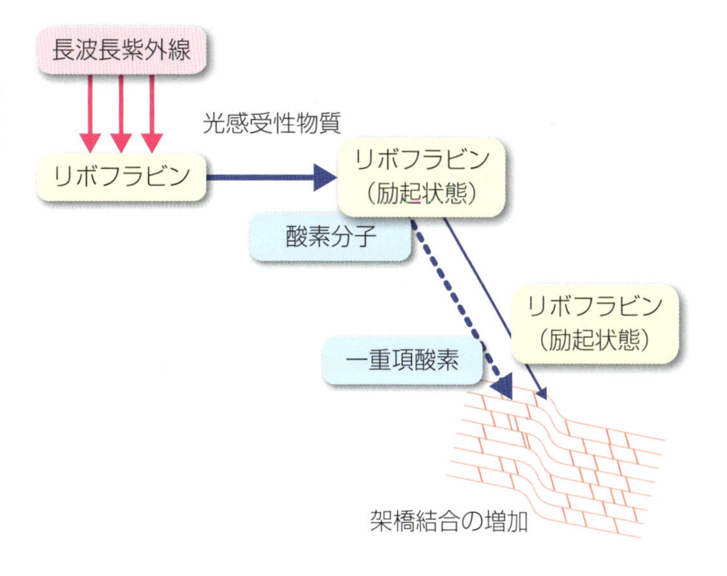

図5　角膜クロスリンキング
角膜上皮を剥離(①)した後，リボフラビンを点眼し(②)，角膜全層にリボフラビンが浸透したのを確認してから長波長紫外線を照射する(③)。

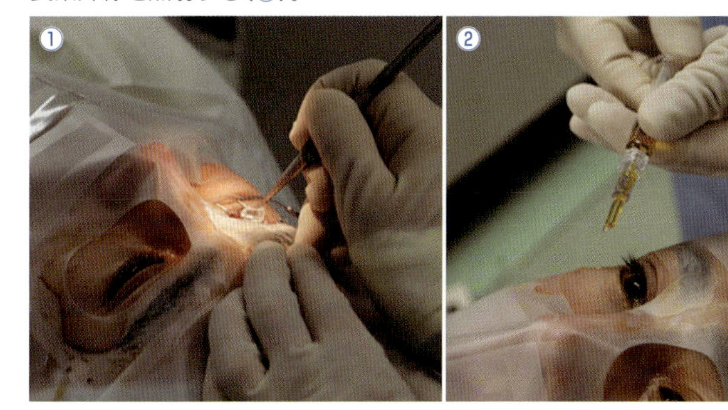

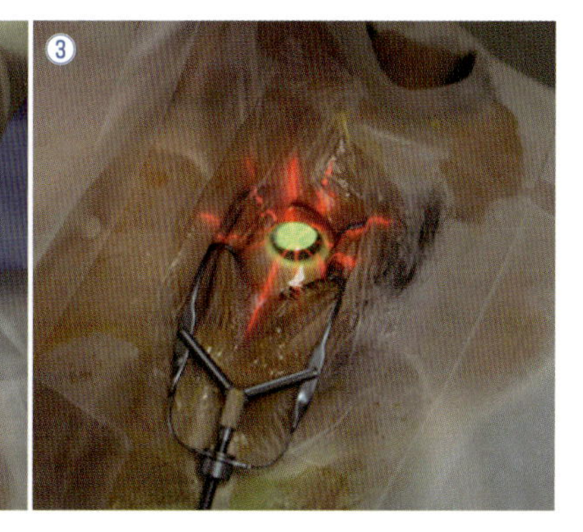

図6　角膜内リング
角膜実質深層に半弧状のリングを1 ～ 2個埋め込むことにより，角膜中央部を平坦化させる矯正法。屈折矯正効果は強くないが，対称性はいくぶん改善する。

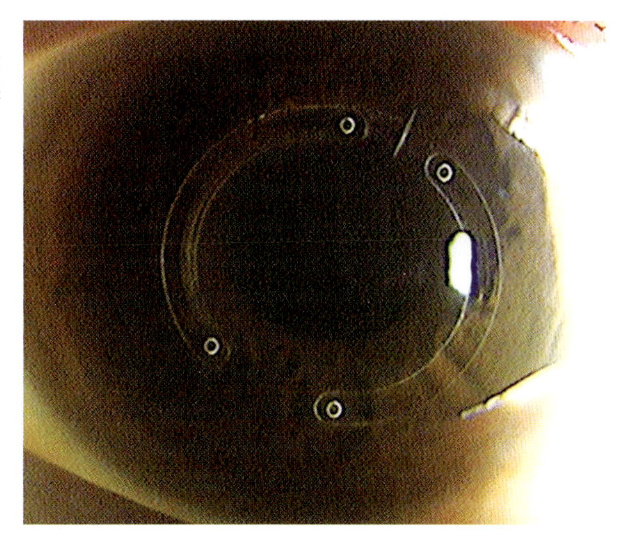

有水晶体眼内レンズ

- 患者の水晶体を温存したまま，前房あるいは後房内に眼内レンズを移植する方法である(図7)。
- 前房型レンズと後房型レンズがある。
- 角膜の不正乱視を矯正することはできないため，眼鏡矯正視力が低下している症例には矯正効果は期待できない。眼鏡矯正視力が良好な軽度の円錐角膜が良い適応である。

角膜熱形成

- コラーゲンは55～65℃に加熱すると，変性を起こさずに収縮する。この性質を利用したものが，conductive keratoplastyやKeraflexである。ラジオ波やマイクロ波を角膜実質に通電することで発生する熱を利用して角膜形状を整復する。
- topography-guided conductive keratoplasty (TGCK) は，円錐角膜の角膜形状に合わせて突出部分の近傍に集中的に収縮を起こさせることで，瞳孔領の角膜を平坦化させる(図8)。またKeraflexは中心3mm付近の円周上に熱を加えて収縮を起こさせる。
- いずれも角膜中央部が著しく平坦化し，強い屈折矯正効果が得られる。しかし，術後早期の戻りがあるため，角膜クロスリンキングとの併用により形状を固定する必要がある。

角膜移植

- 円錐角膜が進行して，上記の方法で矯正ができない症例には，角膜移植を行うしかない。

図7　有水晶体眼内レンズ(虹彩把持型)
水晶体を温存した状態で眼内に人工レンズを移植することで屈折異常を矯正する方法。写真は虹彩把持型の前房レンズ。術前眼鏡矯正視力が良好な症例では，術後に良好な裸眼視力が期待できる。

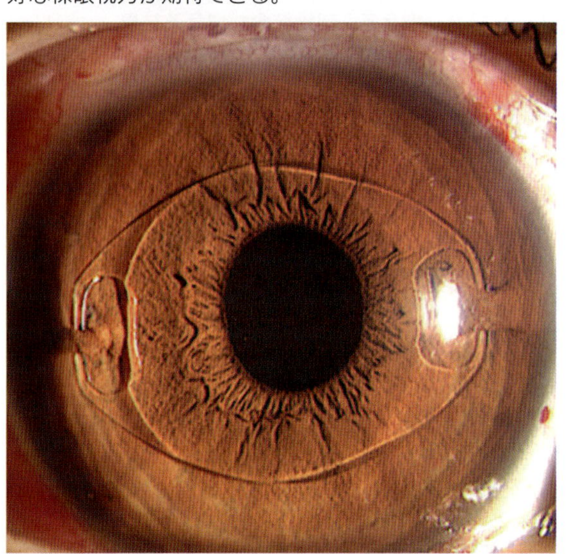

Q1　10歳代の円錐角膜症例，眼鏡矯正視力は0.6，ハードコンタクトレンズで1.5まで見えるのですが，今後どのような治療方針で経過を観察すべきですか？

A1　10歳代の症例であれば，今後，円錐角膜が進行する可能性がきわめて高いです。ハードコンタクトレンズには進行を停止させる効果は期待できません。まずは，2～3カ月ごとに定期検査を行い，進行が確認されたらなるべく早期に角膜クロスリンキングで進行を停止させてください。角膜クロスリンキングは，視力矯正のために行うのではなく，将来さらに病期が進み，視機能が悪化するのを予防するために行うものであることをしっかり説明する必要があります。

図8　topography guided conductive keratoplasty（TGCK）

①角膜実質に針を刺入し，高周波電流を流しその抵抗が熱に変換されることを利用し，実質の温度を上げてコラーゲンを収縮させて角膜形状を変化させる方法。②実際に円錐角膜に対してTGCKを行った直後の状態。術前の円錐角膜に典型的な角膜形状（③）が，術直後には著しく平坦化し（④），視機能も改善する。

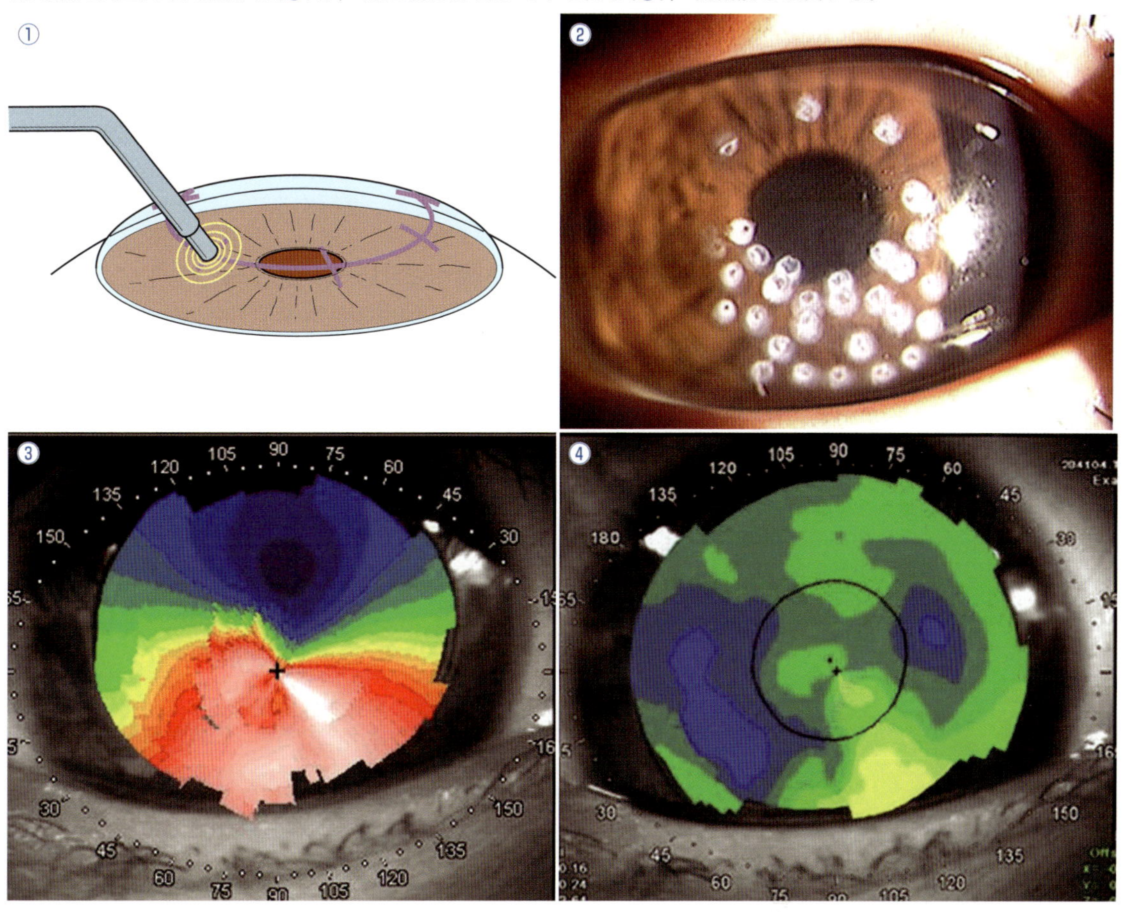

Q2 **20歳代の円錐角膜症例ですが，眼鏡矯正視力は0.4，ハードコンタクトレンズでは1.0です。しかし，ハードコンタクトレンズは装用感が悪く長時間できないので他の方法はないか，と聞かれました。どのような方法があるでしょうか？**

A2 まずは，進行がないかどうかを確認し，進行しているようなら角膜クロスリンキングを行い，その後，屈折矯正法を選択します。眼鏡矯正視力が低下しているので，有水晶体眼内レンズはすでに適応時期を過ぎています。屈折矯正手術をするとしたら角膜内リングになるでしょう。多少対称性が改善されて眼鏡矯正視力が向上したり，眼鏡やソフトコンタクトレンズでの生活ができるようになったりするかもしれません。しかし，角膜内リングは予測性があまり高くなく，良好な視力を得るというより，対称性を改善してコンタクトレンズの装用感を改善したり，眼鏡矯正視力を上げたりするために行うということを説明しておく必要があります。

円錐角膜に対するコンタクトレンズ処方のコツ

円錐角膜の概要

- 円錐角膜は思春期ころに発症し，角膜が菲薄化して前方へ突出する非炎症性，進行性の疾患である。特に10歳代では進行しやすく，重症例ではDescemet膜が破裂して急性水腫を生じることがある。一般に30歳を過ぎると進行は落ち着くことが多い。
- 円錐角膜では，角膜中央部は突出して角膜曲率半径は小さいが，角膜周辺，特に上方の角膜曲率半径は健常眼と同じか，それ以上に扁平化して大きいのが特徴である（図1）。

図1　角膜中央部と周辺部の形状の違い
右眼（①）は軽度円錐角膜で，左眼（②）は中央部が突出したニップル形状の進行した円錐角膜。プラチドリングは，左眼の中央部で小さく歪みが強いが，周辺部においてはプラチドリングの間隔が右眼よりむしろ広い。進行した円錐角膜ほど周辺角膜形状が扁平化していることを意味する。

①

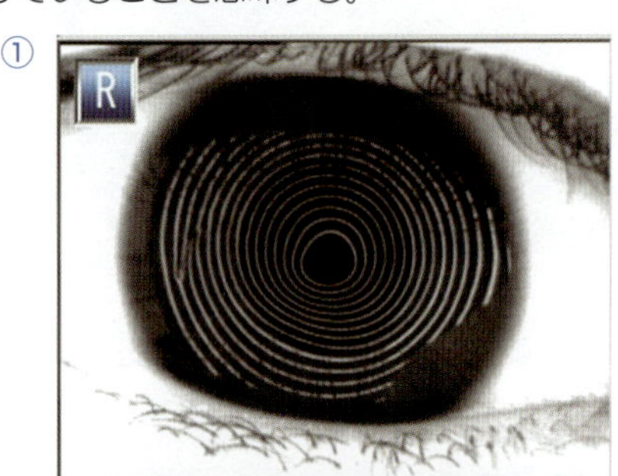

R1　7.66mm (44.00D)
R2　7.13mm (47.25D)
AVE 7.40mm (45.62D)
CYL -3.25AX 3°　DM 12.3mm

②

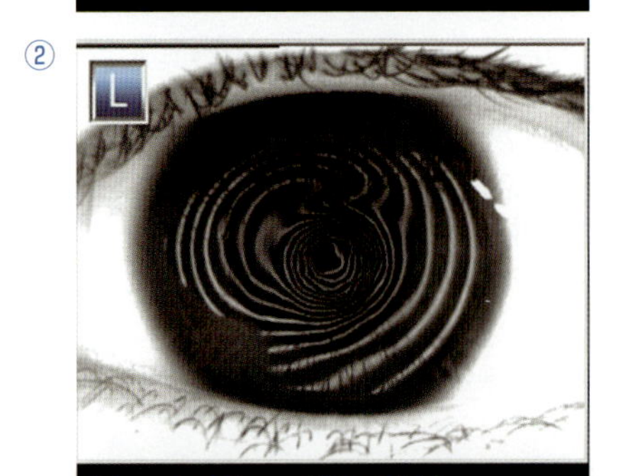

R1　4.97mm (68.00D)
R2　4.32mm (78.25D)
AVE 4.65mm (73.12D)
CYL -10.25AX 27° DM 12.4mm

- 円錐角膜が進行して角膜の突出が強くなると，カラーマップ表示は困難になる（図2）。重症度の判定にプラチドリングは有用で，軽度ならリングの外周が角膜と同サイズ，中等度なら角膜直径の2/3程度，重度なら1/2程度と，進行するにつれリングは角膜中央部に収束する。

円錐角膜へのハードコンタクトレンズ選択

- 円錐角膜は眼鏡では矯正できない不正乱視が生じるため，ハードコンタクトレンズ（HCL）装用が治療の第一選択となる。HCLを装用することでレンズと角膜の間に涙液が満たされ角膜前面の不正乱視が矯正できる。
- 円錐角膜に処方するHCLの種類には，球面レンズと多段階カーブレンズがある。両者の利点と欠点を把握しながら，個々の症例に応じてうまく選択する。

図2　重症度の違いによる角膜形状解析
①軽度円錐角膜のプラチドリング，②カラーマップ。
プラチドリングの最外周は角膜周辺部に映る。カラーマップで高屈折領域が描出されるが，円錐角膜の重症度としては決して強くない。
③中等度円錐角膜のプラチドリング，④カラーマップ。
プラチドリングの最外周は角膜中央部へ集まり，カラーマップ表示が困難になる。

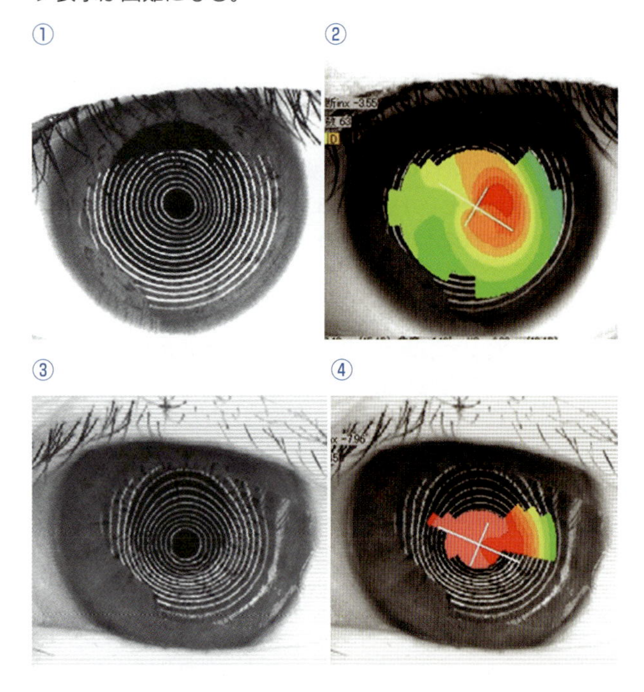

球面ハードコンタクトレンズの特徴

- 球面レンズは，オプチカルゾーンが広く良好な矯正視力が期待でき，軽症から比較的重症の円錐角膜に対応できる。レンズの内面汚れで角膜頂点の上皮障害を生じやすい，瞬目で動きがあるため慣れるのに時間がかかるのが欠点である。
- 球面レンズ処方のコツは，ケラト値を参考にしない，レンズ下方の浮を気にしないことである。角膜上方の曲率半径に合わせてベースカーブ(BC)を選択して2点接触で合わせる(図3)。
- 一般に球面レンズのBCは0.25mmごとの設計である。円錐角膜の場合，BCを変更する場合には，2段階(0.50mm)から3段階(0.75mm)変更しないと変化を捉えにくい。また，円錐角膜では角膜周辺ほど曲率半径が大きくなるため，レンズサイズを大きく変える場合にはBCも同時に大きく変更しなければならない。

円錐角膜用多段階カーブレンズの特徴

- 円錐角膜用多段階カーブレンズは，
  BC ＜ 中間カーブ ＜ 周辺カーブ
  と，周辺ほどカーブが大きく設計される。
- 多段階カーブレンズのBCはケラト値を参考に選択することが推奨されることが多い。エッジリフトの高さは症例に応じて調整し，軽いアピカルタッチで合わせる(図4)。
- 多段階カーブレンズの利点は，ずれにくいことと角膜突出部との擦れを回避できる点である。欠点は，球面レンズに比較してオプチカルゾーンが狭いためセンタリングが悪いと視力に影響しやすい，レンズ下に薄い涙液が貯留するためコントラスト視力が球面レンズよりも劣る点である。

図3　球面レンズの構造とフィッティング

①球面レンズ(例：サンコンタクトレンズ社製のマイルドⅡ)はオプチカルゾーンが広い。

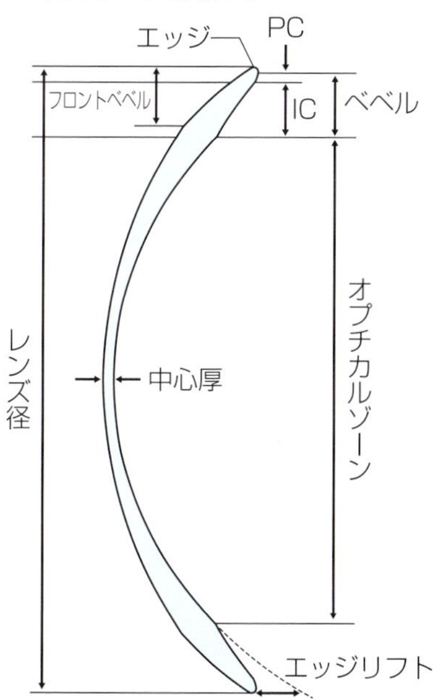

②中等度円錐角膜の球面レンズ装用時の前眼部写真(フルオレセイン染色)。角膜中央と上方の2点で接触する。レンズ下方は浮いたフィッティングとなる。

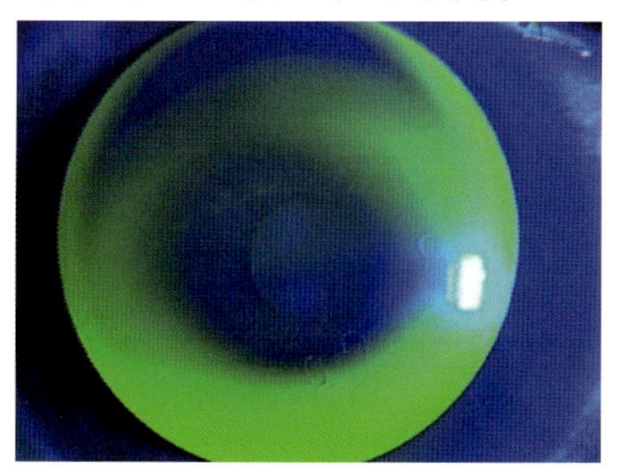

図4　代表的な多段階カーブレンズの構造とフィッティング

①多段階カーブレンズ(例：ローズK2，ニチコンHPより引用)は複数のカーブで構成され，球面レンズと比較してオプチカルゾーンは狭い。

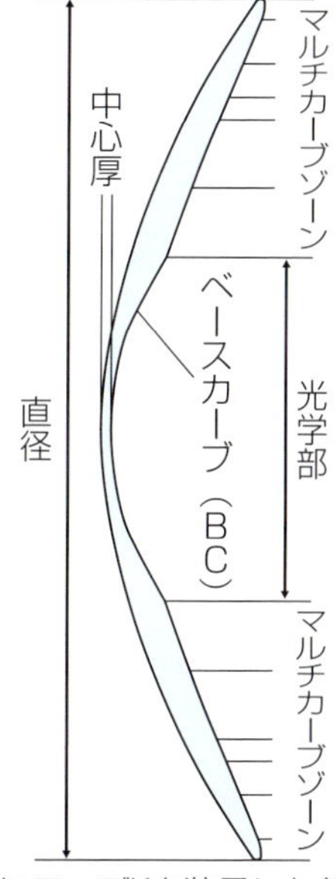

②軽度円錐角膜にローズKを装用した前眼部写真。レンズ中央部に薄い涙液が貯留する。軽いアピカルタッチのフィティング。

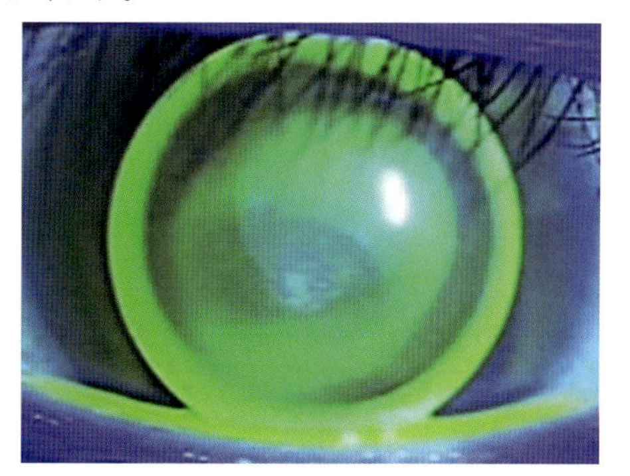

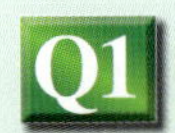

Q1 円錐角膜へのハードコンタクトレンズ処方の流れを教えてください。

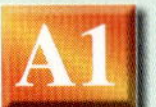

A1 重症度別の円錐角膜のトライアルレンズ選択基準をフローチャートで示します（図5）。まず，角膜形状解析をもとに重症度を分類して球面レンズのBCを選択します。レンズサイズは標準を基本にして，角膜径が大きい，瞼裂幅が広い，瞬目が浅くレンズの持ち上がりが悪い症例で9.5mmや10mmなど大きめのサイズを選びます。また，初心者，進行した円錐角膜，アトピーで上眼瞼圧が高い症例でも大き目のサイズが安定します。逆に，角膜径が小さい，瞼裂幅が狭い場合には，サイズは8.5mmなど小さくするとうまくいきます。なお，アミロイドのために痛みが出やすい症例や，球面レンズがうまくいかない症例に円錐角膜用多段階カーブレンズを試みるとよいでしょう。ファーストトライアルレンズのフィッティングから，動き，静止位置，角膜中央部でのフルオレセイン染色パターンを判定してBCやレンズサイズを変更し，トライアンドエラーを繰り返してベストなフィッティングを目指します。

図5　円錐角膜の重症度別トライアルレンズの選択基準

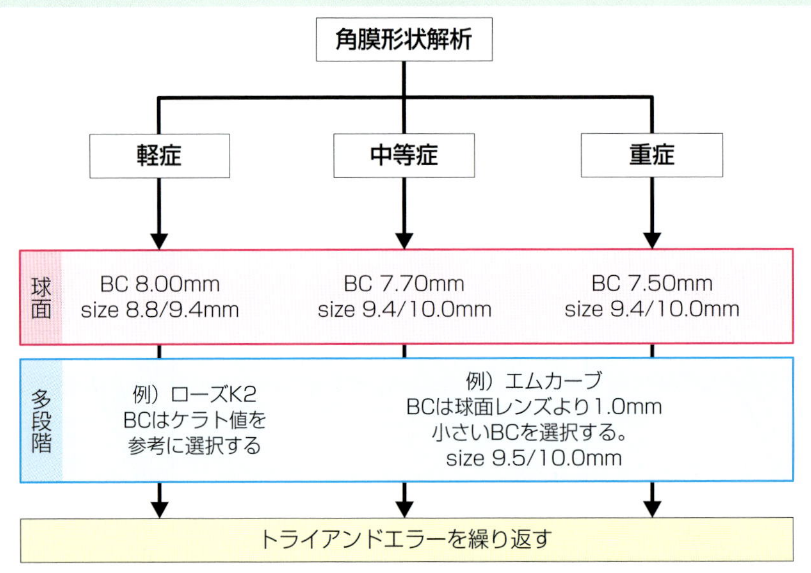

チェックポイント

見え方が悪い
- BCが小さくHCL下に涙液がたまっていないか？
- レンズのオプチカルゾーンが瞳孔をカバーしているか？
- 球面と多段階の両方を比較してみる。

ずれる，外れやすい
- BCがフラットすぎたりスティープすぎないか？
- サイズは大きくすると安定し，センタリングも改善しやすい。

痛い，異物感
- BCは小さくないか？
- 下方視させHCLエッジが上方角結膜を圧迫している場合にはBCを大きく変更する。

下方安定
- フラットではないか？
- 瞬目が浅い，眼瞼の引き上げが弱い場合はサイズを大きくする。

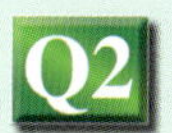

トライアンドエラーの実際を症例提示して教えてください。

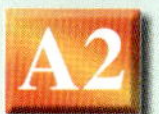

症例は27歳，男性。
右眼で程度がやや強いものの，両眼とも軽度円錐角膜でした（図6）。
過去に球面レンズ（右：7.85mm/−6.25D/8.8mm，左：7.90mm/−4.50D/8.8mm）を処方されましたが，下方安定でタイトなフィッティングであり，痛みのために長時間の装用ができなかったようです（図7）。
一般に球面レンズのBCが小さいと，レンズエッジが周辺角膜に当たりレンズが下方に落ちます。さらに，異物感が強くなるため瞬目も浅くなる結果，レンズの動きが悪くなり下方固着を生じやすいです。
本症例では，もっとBCを大きくする必要があると考え，まず右眼には8.10mm/−4.0D/8.8mmを選択したところ，レンズの静止位置が改善し（図8①），フルオレセイン染色でもレンズ下の涙液貯留は消失しました（図8②）。まだ外れそうな感覚を訴えたため，安定感の向上を目指すためにレンズサイズを9.4mmへ変更し，それに伴いBCを2段階大きく8.20mmにしました（図8③④）。球面レンズをフラットに合わせると，レンズ下方の浮きが強くなりますが，同時にサイズを大きくしたことでHCLは上眼瞼で保持でき，安定した装用が得られました。
一方，左眼には1回目のトライアルレンズとして，8.00mm/−4.0D/8.8mmを選びました。まだ下方安定であり，角膜中央部でのフィッティングは3点接触で，かつ，上方のベベル幅が狭いと判断しました（図9①②）。その後，BC 8.10mm/−4.0D/8.8mm（図9③④），BC 8.20mm/−4.0D/9.4mm（図9⑤⑥）を順に試し，センタリングの改善とともに異物感は軽減しました。
トライアルレンズが決定した後は眼鏡の追加矯正を行い，最終的に右眼は8.20mm/−5.50D/9.4mm，左眼は8.20mm/−4.50D/9.4mmを処方しました。
左右で円錐角膜の重症度が異なりますが，球面レンズでは角膜周辺部の形状に合わせてBCを選択しますので，両眼とも同じBC，レンズサイズになったことは注目すべきポイントだと思います。

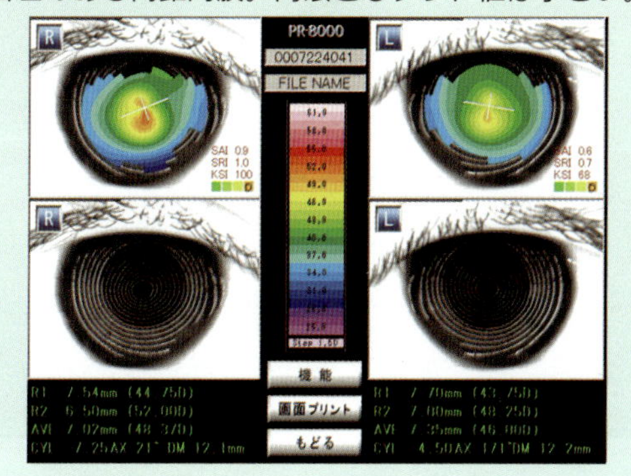

図6　角膜形状解析（PR-8000）
左右差のある円錐角膜。両眼ともケラト値は小さい。

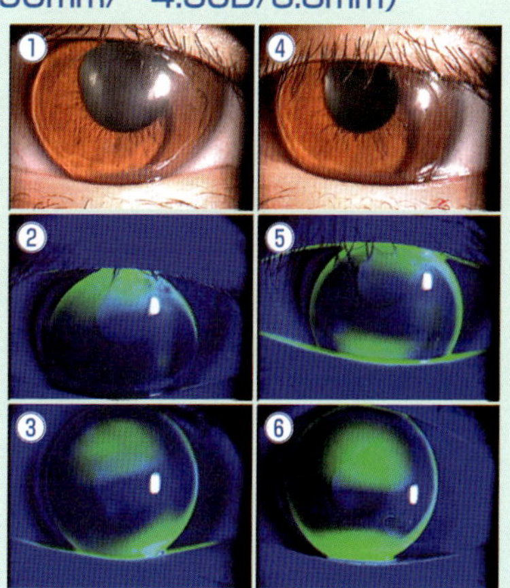

図7　HCLフィッティング（右：7.80mm/−6.25D/8.8mm，左：7.90mm/−4.50D/8.8mm）
①～③が右眼，④～⑥が左眼。瞬目をしてもレンズは両眼とも下方安定で（①，②，④，⑤），下眼瞼ごしにHCLを角膜中央部へ移動させると，角膜中央に涙液が貯留し，ベベル幅が狭く周辺角膜に対してタイトなフィッティングになっていた（③，⑥）。

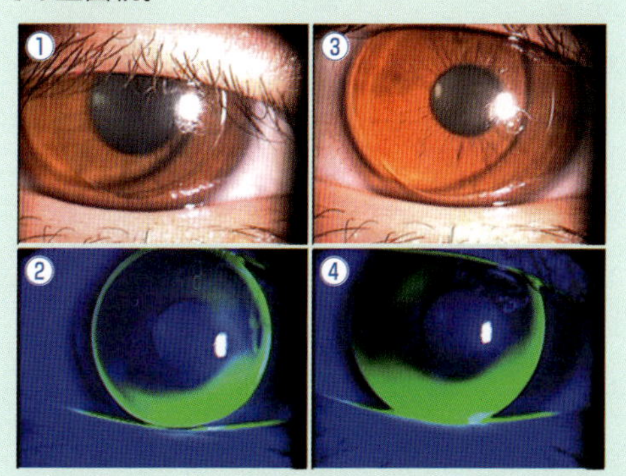

図8　右眼のトライアンドエラー（1回目，2回目）
①②が1回目（8.10mm/−4.0D/8.8mm），③④が2回目（8.20mm/−4.0D/9.4mm）のトライアルレンズ装用時の前眼部写真。①③は正面視，②④はフルオレセイン染色での正面視。

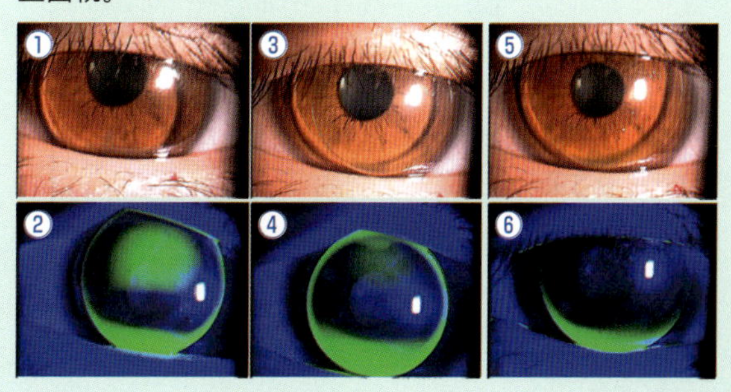

図9　左眼のトライアンドエラー（1回目，2回目，3回目）
①②が1回目（8.00mm/−4.0D/8.8mm），③④が2回目（8.10mm/−4.0D/8.8mm），⑤⑥が3回目（8.20mm/−4.0D/9.4mm）のトライアルレンズ装用時の前眼部写真。①③⑤は正面視，②④⑥はフルオレセイン染色での正面視。

Stevens-Johnson 症候群

- Stevens-Johnson症候群(Stevens-Johnson syndrome; SJS)は，突然の高熱，皮膚の小さな発疹，口内炎に続いて，全身の皮膚と粘膜に水疱とびらんを生じる急性の皮膚粘膜疾患であり，中毒性表皮壊死症(toxic epidermal necrolysis; TEN)はSJSの重症型と考えられ，日本では皮疹の面積が10％未満のものをSJS，それ以上のものをTENとよぶ[1)]。
- 1年あたり百万人に数人の発症率と大変まれな疾患であるが，小児を含めあらゆる年齢に発症する。
- 急性期に重篤な眼合併症を伴うのはSJS/TEN全体の約40％と報告されているが[2)]，その多くは慢性期に重篤な眼後遺症を生じる。
- 眼科で診療するSJSは，皮膚科で診断されるSJS/TENの一部である(図1)[3)]。眼合併症ならびに眼後遺症を生じているSJSとTENの眼所見は類似し，眼所見より両者を鑑別することは困難である。
- 眼科では，瘢痕性角結膜上皮症に至った慢性期の患者を診ることが多く，重篤な眼合併症を伴うSJSとTENを併せて広義のStevens-Johnson症候群と呼称している[4)]。
- 本項目では，重篤な眼合併症を伴うSJS/TENの急性期の眼所見，慢性期の眼後遺症，それらに対する治療，ならびにその病態について解説したい。

図1　皮膚科で診断されるStevens-Johnson 症候群/中毒性表皮融解症(SJS/TEN)における重篤な眼合併症を伴うSJS/TENの位置づけ

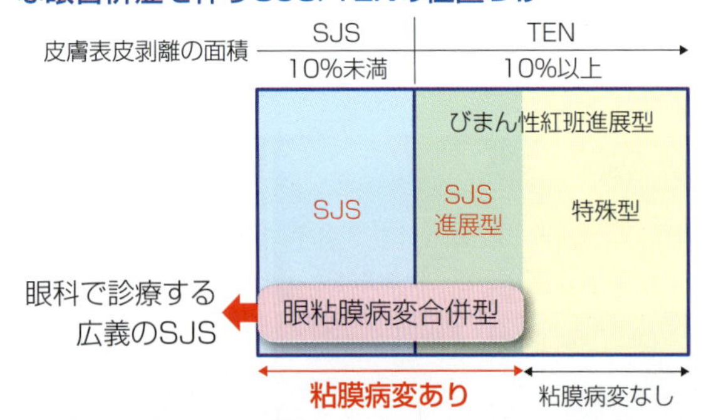

(上田真由美: 眼科におけるStevens-Johnson症候群の病型ならびに遺伝素因. あたらしい眼科 32(1): 59-67, 2015. メディカル葵出版社より許諾を得て転載)

図2　眼後遺症を残す重篤な眼合併症を伴うSJS/TEN (SJS)の急性期の眼所見

皮疹, 粘膜疹とほぼ同時に両眼性の重度の結膜充血(①), 角結膜上皮欠損(②), 偽膜形成(③)を生じる。

①

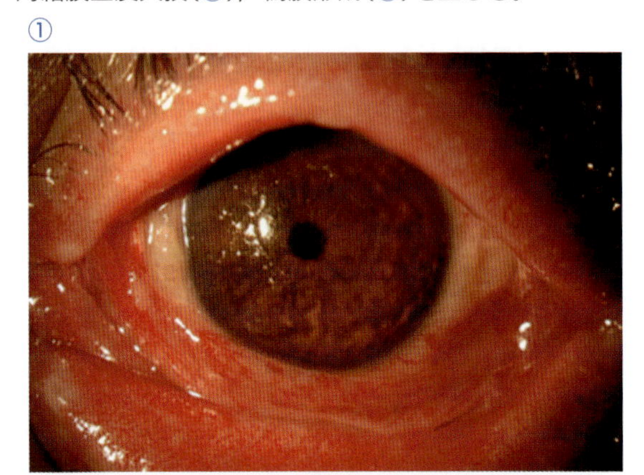

②

③

(上田真由美: 眼科におけるStevens-Johnson症候群の病型ならびに遺伝素因. あたらしい眼科 32(1): 59-67, 2015. メディカル葵出版社より許諾を得て転載)

急性期の眼所見ならびに治療

- 急性期に重篤な眼合併症を伴うSJS/TENの眼所見の特徴は，偽膜ならびに広範囲な角結膜上皮欠損の両方を伴う重篤な結膜炎(図2)を認めることである。
- 角結膜上皮欠損を生じる場合，急性期の十分な眼表面の消炎が，視力障害の防止にきわめて重要である。
- 広範な角結膜上皮欠損を生じると，角膜上皮幹細胞が消失する可能性が高くなり，角膜上皮幹細胞がすべて消失した場合，角膜上皮欠損部は角膜上皮により修復されず周囲から伸展する結膜組織で被覆され，著しい視力障害を生じる。一方，角結膜上皮欠損面積が少なく，角膜上皮幹細胞を残存させることができた場合は，角膜上皮欠損は角膜上皮により修復され角膜は透明化する(図3)[5]。
- 急性期に眼表面に著しい炎症が存在した場合，しばしば1～2日で広範囲の上皮欠損を生ずるが，全身および局所治療で十分に眼表面を消炎できれば，上皮修復に転じて角膜上皮幹細胞が残存する。
- 具体的には，ステロイドパルス療法ならびに眼局所のベタメタゾン頻回投与を行う。著者らは発症4日以内にステロイドパルスと眼局所ベタメタゾン投与を行ったSJS/TEN 5例すべてで視覚障害を後遺症としなかったことを報告している[6]。ただし，急性期のステロイド投与では感染症の発症に留意をする必要がある。

図3　急性期の角結膜上皮欠損と視力予後

①眼表面に広範囲の上皮欠損が生じ角膜上皮幹細胞が消失した場合。
十分に眼表面の消炎がされないと急性期に角膜上皮幹細胞(輪部上皮の基底部に存在)が消失し，慢性期に角膜は結膜組織で被覆され混濁する。

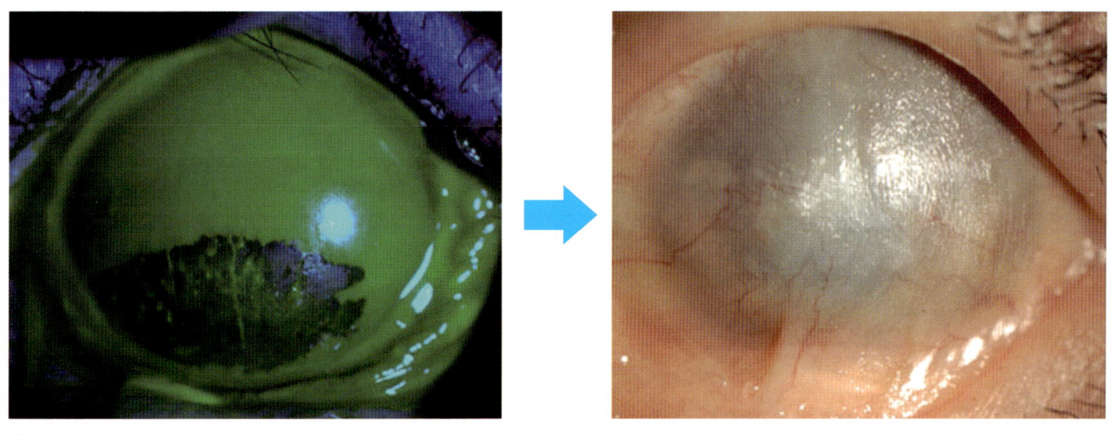

②眼表面の上皮欠損が少なく角膜上皮幹細胞が残存した場合。
十分に消炎ができて角膜上皮幹細胞が残存した場合には，角膜ほぼ透明化する。

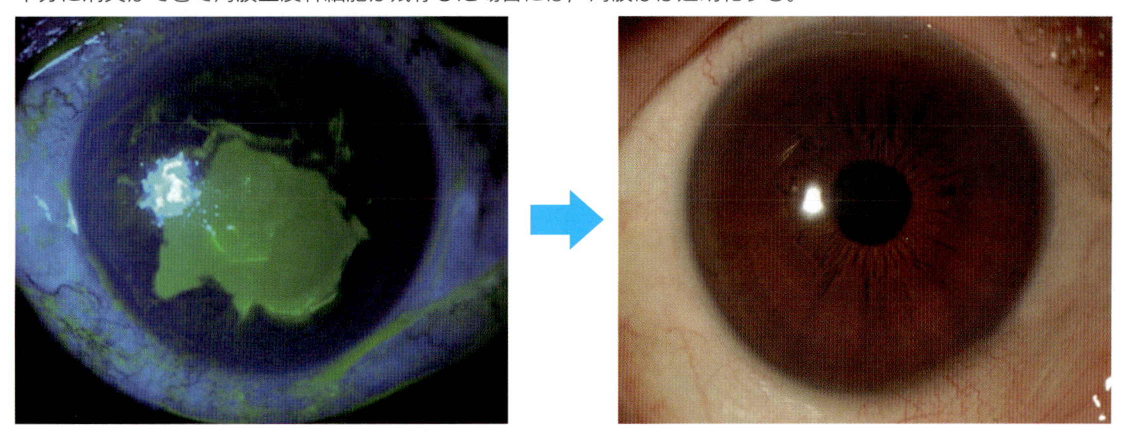

(上田真由美: 眼科におけるStevens-Johnson症候群の病型ならびに遺伝素因. あたらしい眼科 32(1): 59-67, 2015. メディカル葵出版社より許諾を得て転載)

重篤な眼合併症を伴うSJS/TENの急性期の具体的な治療

ステロイド全身投与

- 皮膚科と共診のうえ，ステロイドパルス(ソル・メドロール®1,000mg/日）を3日間点滴し，その後ステロイドの点滴を継続し，120～80mg/日から徐々に漸減し，内服に切り替える。
- 皮膚所見と眼所見は必ずしも比例せず，皮膚所見が軽症なわりに眼表面を含む粘膜病変が遷延することがあるので，皮膚所見だけではなく眼表面炎症の程度も考慮してステロイド量の漸減を行う。

ステロイド眼局所投与

- 0.1%ベタメタゾン(リンデロン®)の点眼・眼軟膏を眼表面炎症の程度により1日8～12回投与する。
- 偽膜ならびに角結膜の上皮欠損が消失したら，点眼回数を減らしていく。
- ステロイド全身投与の終了後に，眼表面が十分消炎できていれば，ベタメタゾン点眼を0.1%フルメトロン点眼に変更する。

感染予防

- 角結膜上皮欠損のために感染のリスクが高いため，初診時と治療中1週間に一度は結膜嚢の擦過培養あるいは分泌物(眼脂)の塗抹・培養検査を行い，菌を検出すれば薬剤感受性を考慮して抗菌薬を局所投与する。
- 重篤な眼合併症を伴うSJS/TENでは，メチシリン耐性黄色ブドウ球菌(MRSA)あるいはメチシリン耐性表皮ブドウ球菌(MRSE)が検出されることが多いので注意を要する。

癒着防止

- 瞼球癒着が生じることが多く放置すると器質的癒着となる。
- 瞼球癒着を予防または軽減するため，癒着が生じかけたら点眼麻酔下に硝子棒を用いて機械的に癒着を剥離する。
- 癒着が進行する場合は，消炎が不足している可能性があり，全身および局所の投薬を見直す必要がある。

その他

- 角膜上皮欠損が治らないままに遷延した場合，放置しておくと角膜穿孔を生じ失明につながる。
- 難治性の角膜上皮欠損に対しては，培養粘膜上皮移植術が有効であることが報告されている[7]。

慢性期の眼後遺症ならびに治療

- 慢性期の眼科的後遺症としては，涙液の分泌減少による重度ドライアイ，睫毛根部の変位による睫毛乱生や多重睫毛，瞼球癒着，角膜表面を結膜組織が被覆したことによる重篤な視力障害などがある。
- 慢性期の眼後遺症に対する治療は，眼表面の管理が主体となる。

眼後遺症を伴うSJS/TENの慢性期の具体的な治療

重度ドライアイの治療

- 重度ドライアイに対しては人工涙液の頻回点眼，レバミピドの点眼やヒアルロン酸の点眼，ならびに，涙点プラグによる治療を行う。
- レバミピド点眼液は，眼表面のムチンを増やす作用を有しドライアイの治療薬であるが，消炎効果もあり慢性期SJS/TENに対して効果が高い。

睫毛乱生に対する治療

- 睫毛乱生は，眼表面炎症を惹起するため，積極的に睫毛抜去を行う。
- 眼瞼内反ならびに二重睫毛を伴うなど難治な症例でも，眼瞼の手術を積極的に行うことで消炎を図れることが多い。

MRSA/MRSE保菌に対する治療

- SJS/TENでは，MRSAやMRSEを保菌することが多いため，眼脂を伴って充血を生じた場合には結膜嚢培養を行い，適切な抗菌薬点眼を処方する。

消炎治療

- 急性期・亜急性期を経て眼表面の炎症が消失すればステロイド点眼を中止することが望ましい。
- しかし，慢性期に軽度の炎症が持続，あるいは再燃を繰り返す場合は，瘢痕性変化が進行するため，低濃度のステロイド点眼により炎症を抑制する。

眼表面再建術

- SJS/TENの角膜混濁に対する従来の角膜移植手術は，術後に瘢痕化を生じて予後不良であるため禁忌とされている。
- しかし，近年開発された自家培養口腔粘膜上皮シート移植により，最重症のSJS/TEN患者が多少なりとも視力改善できるようになっている[7]。

特殊ハードコンタクトレンズ

- 慢性期SJS/TENの眼表面の不正を矯正し，視力を改善する特殊ハードコンタクトレンズが開発されている。

重篤な眼合併症を伴うSJS/TENの病態ならびに遺伝素因

- SJS/TENは，薬剤の投与が誘因となって発症することが多く，皮膚科からは，抗てんかん薬であるカルバマゼピンや抗痛風薬であるアロプリノール等が代表的な原因薬剤として報告されている。
- しかし，アロプリノールで重篤な眼合併症を生じることは少なく，カルバマゼピンによる重篤な眼合併症も多くはない。
- 著者らが，重篤な眼合併症・眼後遺症を伴うSJS/TEN患者を対象に行った調査では，約8割の患者が感冒様症状を自覚し，感冒様症状に対する薬剤投与が誘因となって発症していた[8)]。
- また，諸外国のSJS/TENのHLA解析の結果報告から，原因薬剤によりその遺伝素因が異なることもわかってきた。
- また，著者らは，重篤な眼合併症・眼後遺症を伴う，特に感冒薬に関連して発症したSJS/TEN（感冒薬関連眼合併型SJS）日本人患者を対象に，HLA解析を行い，*HLA-A*02:06*と*HLA-B*44:03*が有意に関連することを明らかとした[9)]。
- 薬剤によって遺伝素因や眼合併症の有無が異なることは，それぞれ病態が異なる可能性を示している。つまり，現在，SJS/TENと診断されている患者は，複数の病態の集まりである可能性が示唆される（図4）。

図4　原因薬剤によりSJS/TENの遺伝子素因が異なる

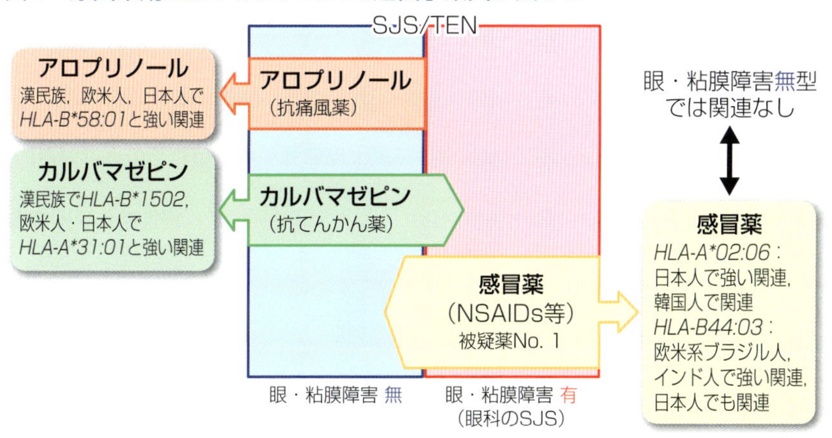

（上田真由美: 眼科におけるStevens-Johnson症候群の病型ならびに遺伝素因. あたらしい眼科 32(1): 59-67, 2015. メディカル葵出版社より許諾を得て転載）

Q1 **皮膚科からSJS/TEN疑いで紹介された患者で充血を認めない，あるいは，軽度の充血のみで偽膜や上皮欠損を認めない場合はどのように治療すればよいですか？**

A1 SJS/TEN全体で重篤な眼合併症を伴う患者は，約40%であると報告されています。
本当に軽度の充血だけの場合は，低力価のステロイド点眼で様子をみてもよいです。ただ，注意しないといけないのは，発症すぐの来院時に軽度の充血と軽度の点状表層角膜症（SPK）のみでも翌日には偽膜と上皮欠損を生じて眼所見が進行していることがあるので，しばらくは毎日あるいは2～3日ごとに診療する必要があり，上皮欠損と偽膜が生じだしたら，ステロイド全身投与に加えて，直ちに高力価ステロイド点眼を頻回点眼して局所の消炎を図る必要があります。

Q2 **皮膚科と共診で重篤な眼合併症を伴うSJS/TEN患者を診療していて，ステロイドパルス療法後，ステロイドの投与量を80mgに減量したところ，皮膚所見は改善しているのにもかかわらず角結膜上皮欠損は拡大しました。どうしたらよいでしょうか？**

A2 皮膚病変と眼病変の経過は必ずしも一致しないので，眼病変の悪化が認められた場合，皮膚科の先生と相談して全身のステロイド投与量を増加してもらうとよいです。眼病変が悪化しないことを確認しながらステロイド投与量を減量してもらう必要があります。

- 感冒薬関連眼合併型SJSでは，薬剤投与の前にウイルス感染症やマイコプラズマ感染症を思わせる感冒様症状を呈することが多く，また，急性期・慢性期ともにMRSA・MRSEを高率に保菌し，眼表面炎症と感染症を生じやすい[10]。
- 遺伝子多型解析でも，細菌やウイルスに対する免疫応答である自然免疫応答に関連した遺伝子が感冒薬関連眼合併型SJS発症と関連があることもわかってきている[10]。眼合併型SJS/TENの疾患関連遺伝子TLR3は，ウイルスに対する生体防御に重要な役割を担っていることがわかっているが，著者らは眼表面炎症ならびに皮膚炎症を促進していることを明らかにした[10]。また，同じく疾患関連遺伝子であるPTGER3は，TLR3により促進される眼表面炎症や気道炎症，皮膚炎症を抑制していることが明らかとなっている[10, 11]。
- このPTGER3遺伝子の蛋白であるEP3は，マウスモデルを用いた解析により，眼表面上皮細胞や気道上皮，表皮細胞に強く発現していることがわかっている。しかし，重篤な眼合併症を伴うSJS/TEN患者の結膜では，正常結膜と比較して著しくその蛋白発現は減弱している（図5）[12]。つまり，眼表面におけるEP3の発現の減弱が慢性期にも継続するSJSの眼表面炎症に関与していることが推測される。さらに，眼合併型SJSがさまざまな感冒薬で発症していること，EP3がPGE_2の受容体であることより，感冒薬（非ステロイド性抗炎症薬やアセトアミノフェン等）共通の作用機序であるPG抑制作用がその発症に大きく関与している可能性が示唆されている。

図5　SJS患者の眼表面組織におけるEP3蛋白発現の減弱

結膜弛緩症，化学外傷患者の結膜組織においてEP3蛋白は結膜上皮に強く認められるのとは対照的に，SJS患者の結膜では著しくその蛋白発現は減弱している。

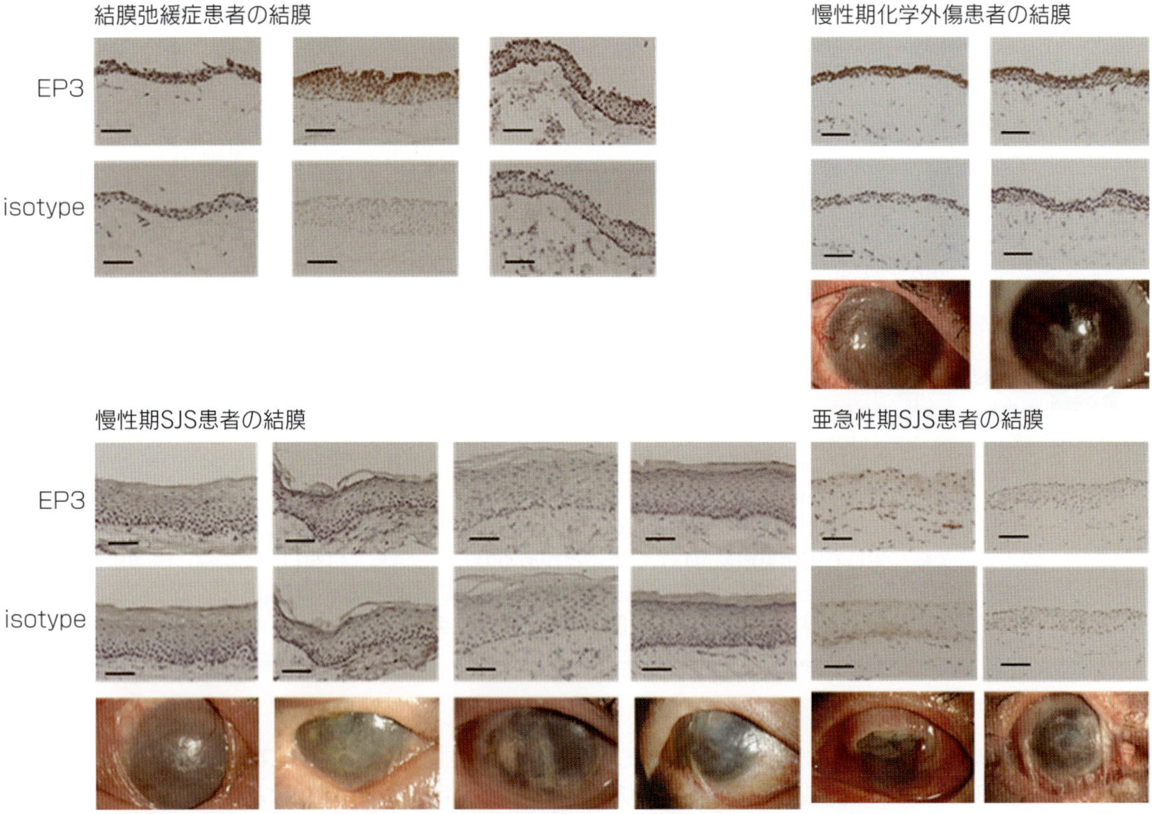

（Ueta M, et al: Prostaglandin E Receptor Subtype EP3 Expression in Human Conjunctival Epithelium and Its Changes in Various Ocular Surface Disorders. PLoS One 6(9): e25209, 2011. より転載）

●発症の遺伝素因がない人では，何らかの微生物感染が生じても，正常の自然免疫応答が生じ，薬剤服用後に解熱･消炎が促進され，感冒は治癒する。しかし，発症にかかわる遺伝素因がある人に，何らかの微生物感染が生じると異常な自然免疫応答が生じ，さらに薬剤服用が加わって，異常な免疫応答が助長され，重篤な眼合併症を伴うSJSを発症するのではないかと著者は考えている(図6)。

SJS/TENの診療ポイント

●2015年から，SJS/TENは，急性期だけではなく慢性期も指定難病に指定された。

●皮膚科は急性期のみ診療すること，後遺症の多くが眼後遺症であることから，慢性期は眼科で診療していることが多い。SJS/TENの発症頻度は大変まれではあるが，眼科専門医は，眼後遺症のあるSJS/TENを的確に診断し，治療していく必要がある。

図6 SJSの発症機序についての仮説

発症の遺伝子素因がない人では，何らかの微生物感染が生じても，正常の自然免疫応答が生じ，薬剤服用後に解熱・消炎が促進され，感冒は治癒する。しかし，発症の遺伝子素因がある人に，何らかの微生物感染が生じると異常な自然免疫応答が生じ，さらに薬剤服用が加わって，異常な免疫応答が助長され，SJSを発症する。

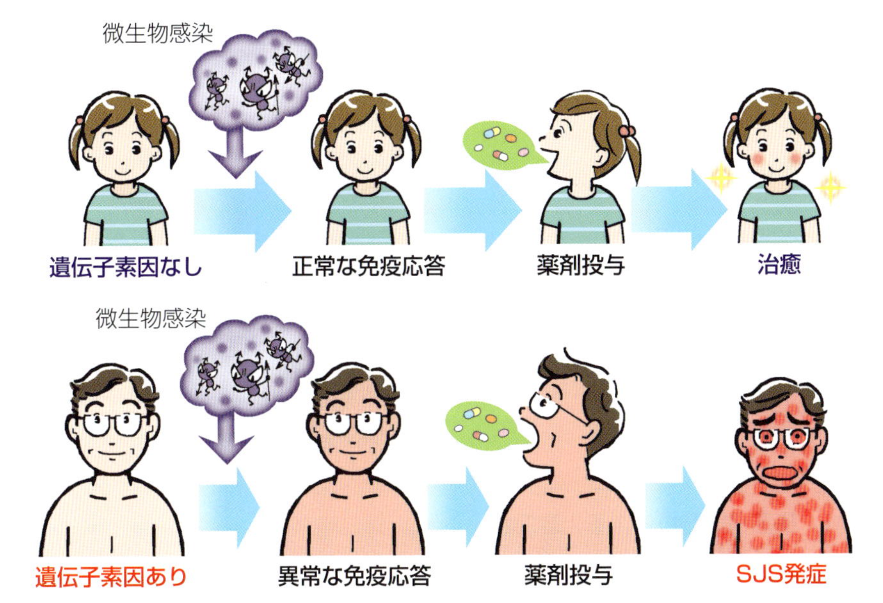

(上田真由美: 眼科におけるStevens-Johnson症候群の病型ならびに遺伝素因. あたらしい眼科 32(1): 59-67, 2015. メディカル葵出版社より許諾を得て転載)

●文献

1) 北見　周ほか : Stevens-Johnson 症候群ならびに中毒性表皮壊死症の全国疫学調査―平成 20 年度厚生労働科学研究費補助金（難治性疾患克服研究事業）重症多形滲出性紅斑に関する調査研究―. 日皮会誌 2011, 121(12): 2467-2482.

2) Sotozono C, et al; Japanese Research Committee on Severe Cutaneous Adverse Reaction: Predictive Factors Associated With Acute Ocular Involvement in Stevens-Johnson Syndrome and Toxic Epidermal Necrolysis. Am J Ophthalmol 2015, 160(2): 228-237.

3) 上田真由美 : 眼科における Stevens-Johnson 症候群の病型ならびに遺伝素因 . あたらしい眼科 2015, 32(1): 59-67.

4) 上田真由美 , 外園千恵 , 木下　茂 :「“難病”診療の最前線」Stevens-Johnson 症候群の診療ならびに病態解析 . 京都府立医科大学雑誌 2008, 117(10): 793-799.

5) 外園千恵 : SJS と TEN の眼合併症 . 最新皮膚科学体系 2008-2009, 中山書店 , 2008, p182-188.

6) Araki Y, Sotozono C, Inatomi T, et al: Successful treatment of Stevens-Johnson syndrome with steroid pulse therapy at disease onset. Am J Ophthalmol 2009, 147: 1004-1011.

7) Sotozono C, Inatomi T, Nakamura T, et al: Visual improvement after cultivated oral mucosal epithelial transplantation. Ophthalmology 2013, 120(1): 193-200.

8) Ueta M, et al: Association between prostaglandin E receptor 3 polymorphisms and Stevens-Johnson syndrome identified by means of a genome-wide association study. J Allergy Clin Immunol 2010, 126(6): 1218-1225.

9) Ueta M, et al: Independent strong association of HLA-A*02:06 and HLA-B*44:03 with cold medicine-related Stevens-Johnson syndrome with severe mucosal involvement. Sci Rep 2014, 4: 4862.

10) Ueta M, Kinoshita S: Ocular surface inflammation is regulated by innate immunity. Prog Retin Eye Res 2012, 31(6): 551-575.

11) Ueta M, et al: Epistatic interaction between Toll-like receptor 3 (TLR3) and prostaglandin E receptor 3 (PTGER3) genes. J Allergy Clin Immunol 2012, 129(5): 1413-1416.

12) Ueta M, et al: Prostaglandin E receptor subtype EP3 expression in human conjunctival epithelium and its changes in various ocular surface disorders. PLoS One 2011, 6(9): e25209.

角膜化学腐食

角膜化学腐食

- 角膜化学腐食は酸やアルカリなどの化学物質，界面活性剤などが眼球に曝露されることによって生じる。
- 眼科救急疾患のなかで最も緊急度の高い疾患の1つである。
- 酸が蛋白を凝固するため，酸による化学腐食では角膜実質のコラーゲンを凝固し，むしろバリアーとして機能するため，障害が表層にとどまることが多い（凝固壊死，図1）。
- 一方アルカリは脂質との親和性が高く，細胞膜が障害され組織融解が生じるため眼球への侵襲が強く，深部まで障害が到達しやすい（融解壊死，図2）。
- ただし酸外傷が軽症とは限らず，強酸ではアルカリ以上の重篤な障害も生じうる（図3）。

所見および検査

- 問診，障害の掌握がポイント。
- 問診では原因薬剤の種類，濃度，薬物量を聴取する（表1）。薬品や家庭用洗剤などであれば，ラベルにpHが記載されており，それを参考にする。
- おおよその視力，眼瞼，結膜の色調，角結膜上皮障害，輪部障害，角膜混濁，組織壊死の程度，異物の有無を掌握する。
- 受傷当日は眼瞼や結膜の浮腫も強く，正確な評価が必ずしもできないことがあり，その際は必ず翌日などに再評価を行うことが重要である。
- 化学腐食では，角膜混濁はあるものの，むしろ充血が軽度にみえることがあるが，これは組織壊死による虚血のことがある（図2）。よって結膜や強膜が不自然に白くみえるときは，かえって重症であり注意を要する。

表1　身の回りの主な化学腐食の原因物質

酸性物質	バッテリー液（硫酸），トイレ用洗剤（塩酸）
アルカリ性物質	シャンプー，生コンクリート，消石灰（肥料に使われる），消火剤・家庭用洗剤（重曹，炭酸水素ナトリウム），パーマ液・毛染め液・脱毛剤（アンモニア），カビ取り剤（水酸化ナトリウム），生石灰（酸化カルシウム），モルタルなど
有機溶剤	クレゾール，ベンジン

図1　硝酸（強酸性）による化学腐食
酸による角膜実質の凝固壊死を生じている。

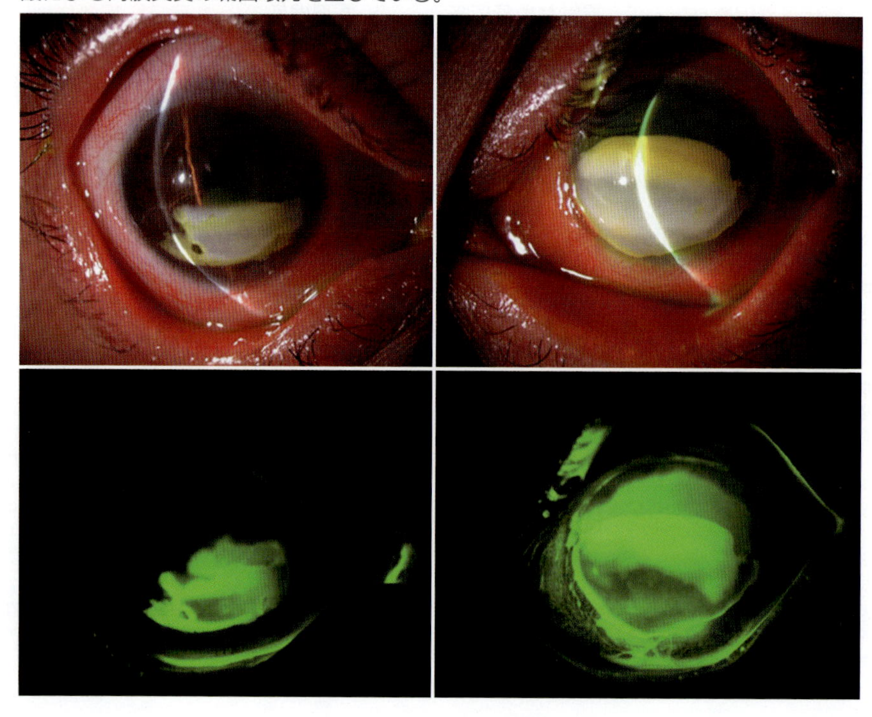

図2　セメント(アルカリ)による化学腐食
両眼とも全周の輪部が傷害されており，Roper Hall grade Ⅳ，Thoft-木下分類grade 4である。結膜が一部虚血で白くなっているのがわかる(→)

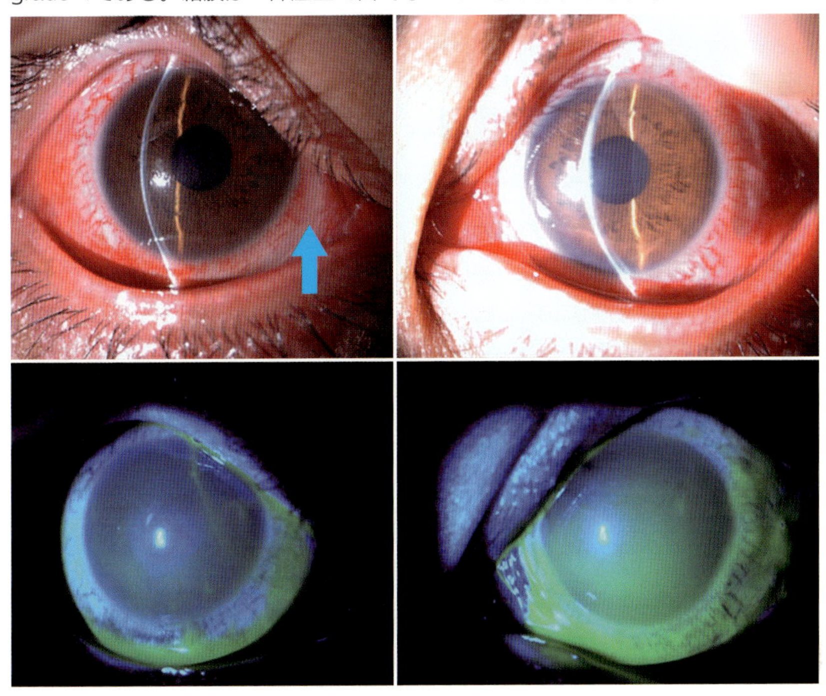

図3　硝酸(強酸性)による化学腐食
①図1症例右眼の5年後。周囲から結膜組織が侵入しているものの，耳側の輪部上皮が生きていたため，かろうじて視力は保たれている。

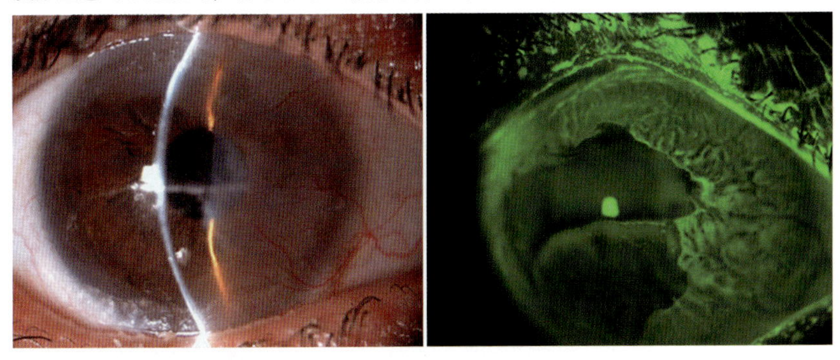

②図1症例左眼は角膜穿孔を生じ，最終的には眼球内容除去となり，現在は義眼となっている。よって酸による化学腐食が必ずしも予後が良いというわけではない。

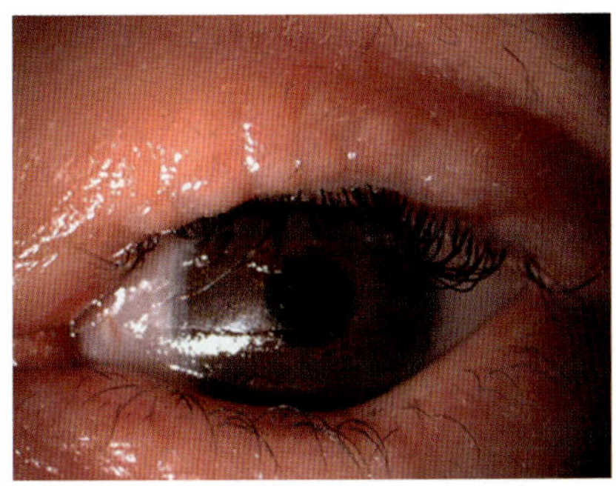

●重症度分類にはRoper-Hall分類(表2)，Thoft-木下分類(表3）があり，Roper-Hall分類ではgrade Ⅲ以上，Thoft-木下分類でもgrade 3以上では予後不良とされるが，それ未満では適切な処置により速やかに回復することが多い(図4，5)。

表2　Roper-Hall分類

grade	角膜	輪部	予後
Ⅰ	上皮障害のみ		良好
Ⅱ	角膜混濁を伴うが虹彩紋理は明瞭に観察できる	虚血が輪部の1/3以下	良好
Ⅲ	全上皮欠損。実質混濁により虹彩紋理不明瞭	虚血が輪部の1/3～1/2	不良
Ⅳ	角膜混濁著明で虹彩や瞳孔が不明	虚血が輪部の1/2以上	不良

表3　Thoft-木下分類

grade	
1	結膜充血，角膜上皮欠損(－)
2	結膜充血，部分的角膜上皮欠損
3a	全角膜上皮欠損，輪部上皮(＋)
3b	全角膜上皮欠損，輪部上皮の完全消失
4	全角膜上皮欠損，輪部上皮の完全消失，50%以上の輪部結膜の壊死

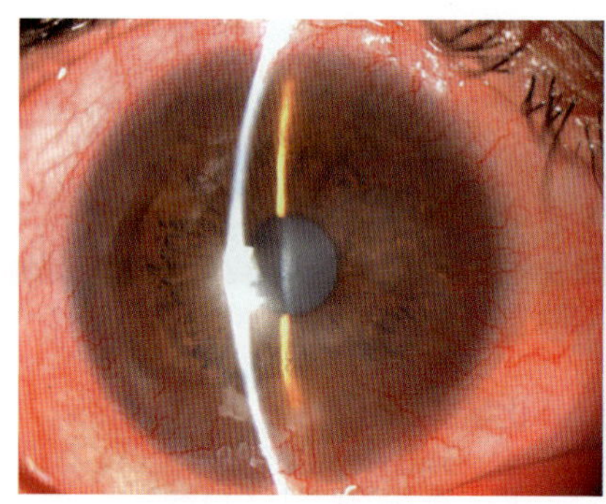
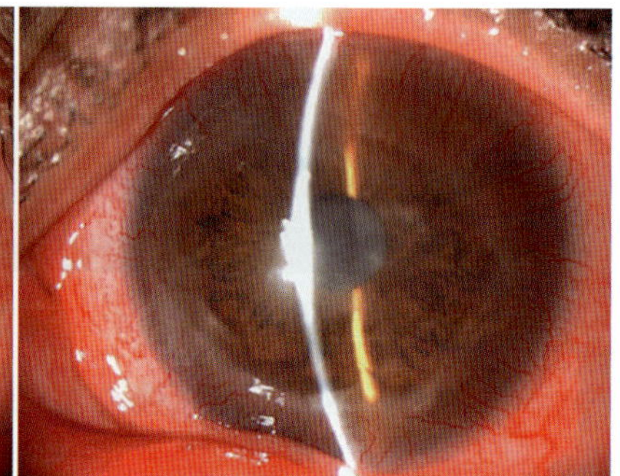

図4　図2症例の1年後
全周から結膜侵入が生じており，実質の瘢痕性混濁もあり視力は(0.5)程度である。

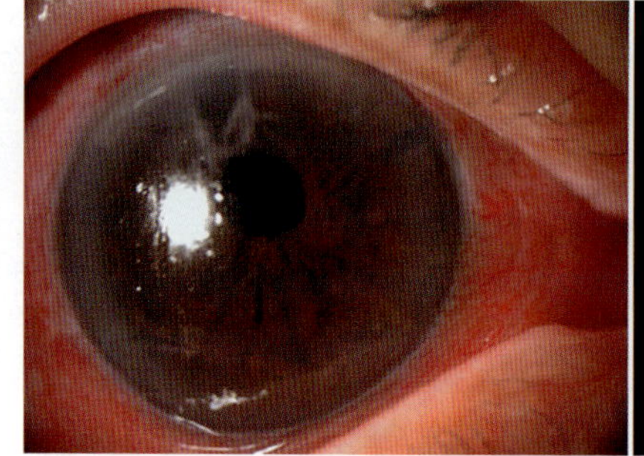
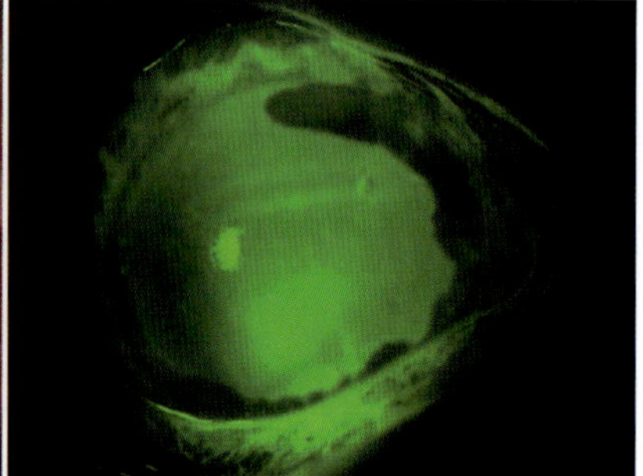

②

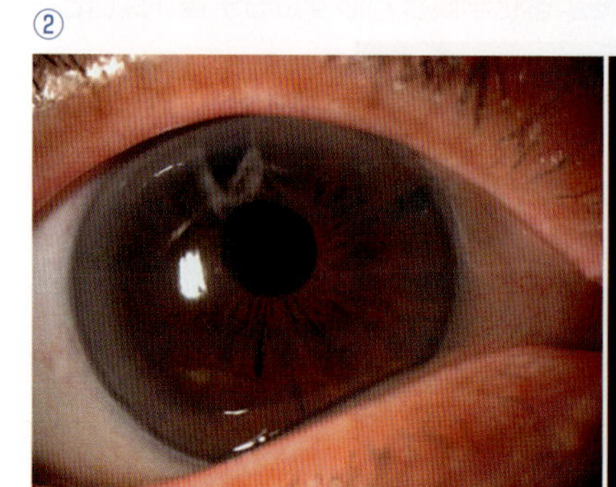
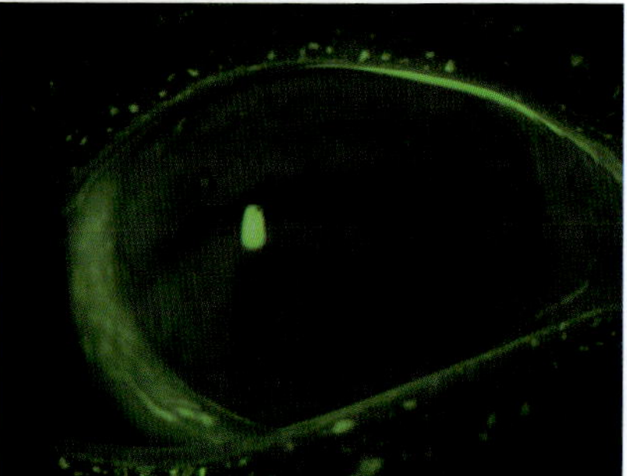

図5　クロム酸水溶液(強酸)による化学腐食
①受傷当日。充血が強く広範な上皮欠損を認めるが，幸い輪部障害は1象限にとどまっておりRoper-Hall分類grade II，Thoft-木下分類でgrade 2～3aである。十分な洗眼と記載したような消炎，感染予防を行って経過を診た。
②受傷2週間後。きれいに上皮化が得られ視力障害を残さなかった。

救急処置

- primary treatmentはとにかく洗眼である。
- 連絡を受けたら，まず来院前に大量の水道水で少なくとも10分以上洗眼するよう指示する。蛇口に目を向けるのが難しいケースも多く，ホースを使って目を洗うか，または桶に水を溜めて，そこに顔面をつけて何度も水を取り替えながら洗眼するように指示する(図6)。
- 来院後病状を掌握したら，点眼麻酔後に生理食塩水や眼内灌流液[balanced salt solution (BSS)など] で洗眼する。生理食塩水の場合は，受水器や嚢盆をあて，ボトルからそのまま洗眼する。BSSでは輸液セットを接続して洗眼するとやりやすい(図7)。洗眼は角膜のみならず，上下の結膜嚢も翻転してよく洗い流す。
- 生コンクリート(アルカリ)では，固まったセメントが結膜嚢や角膜に付着していることがあり，これら異物を丁寧に除去する。
- リトマス試験紙でほぼ中性になったと思われるまで洗眼は可能な限り続ける。

急性期治療

- 急性期の治療では，上皮化，消炎，感染予防のマネージメントの3つがポイントである。
- 軽症であれば，抗菌薬の点眼または軟膏のみで上皮化が得られるが，重症なケースでは抗生物質とステロイド製剤の点眼ならびに全身投与を行う。点眼は，可能なら防腐剤フリーのもの[リンベタPF (ベタメタゾンリン酸エステルナトリウム) や自家調剤の1%ソル・メドロール®(メチルプレドニゾロンコハク酸エステルナトリウム) 点眼薬など]を用いる。全身投与は初診日にソル・メドロール®125 ～ 250mgの点滴を行い，その後プレドニン10 ～ 20mgの内服に切り替える。また毛様痛軽減と虹彩炎対策のためにアトロピン点眼を行う。
- 上皮化が芳しくない場合は，メディカルユーズのソフトコンタクトレンズ装用や羊膜移植を考慮する。また血清点眼が有効なことも報告されている。近年では全周性の輪部機能不全に対し，片眼性であれば培養輪部上皮移植を，両眼性であれば培養口腔粘膜上皮移植を受傷早期より積極的に行う向きもあるが施行可能施設は限られている。
- 広範な障害の場合，眼圧上昇をきたすことも多いとされている。通常のGoldmann眼圧計では測定不可能であり，トノペン®やiCare®を用いる。眼圧上昇にはダイアモックス®(アセタゾラミド) の内服を投与する。

図6 洗眼
桶に水を溜めて，そこに顔面をつけて何度も水を取り替えながら洗眼する。

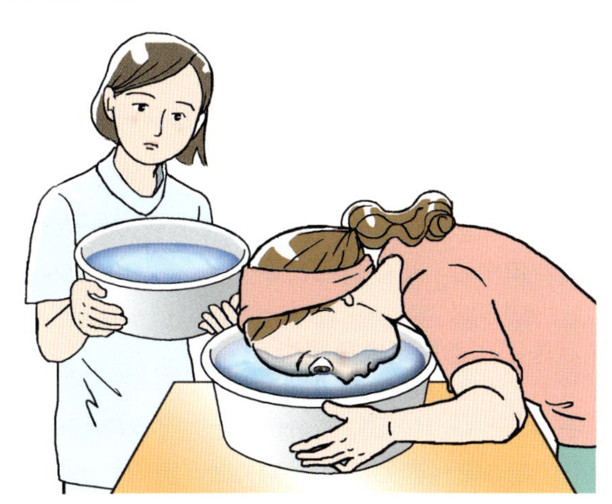

図7 洗眼
BSSでは輸液セットを接続して洗眼する。

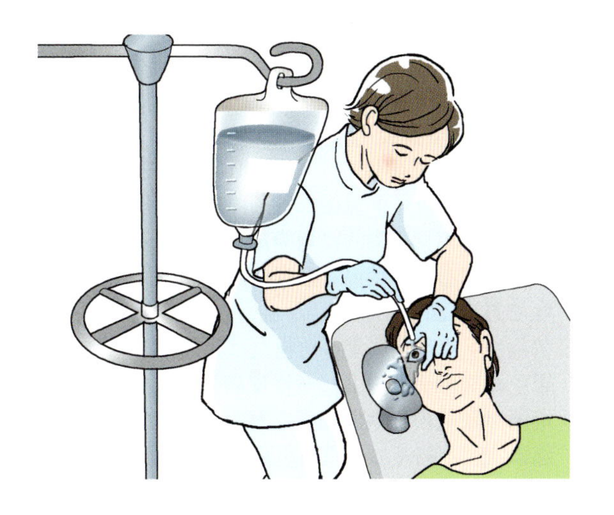

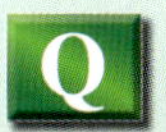
酸外傷にはアルカリで，アルカリ外傷では酸で洗浄しなくてよいのでしょうか？

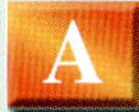
酸外傷では1%重曹水で，アルカリ外傷のときは2%ホウ酸水で洗眼するとよい，と記載されていることもありますが，中和熱(反応熱)の発生の可能性があり，熱によるさらなる障害を引き起こす可能性があります。よって付着した薬剤を中和することなど考えずに生理食塩水やBSSで大量に洗眼します。

感染性角膜炎

疾患の概念

- 感染性角膜炎は，病原体が角膜内に侵入することで炎症が惹起される疾患で，病原体に依存して，臨床所見が異なる。
- 感染性角膜炎は細菌，真菌，アカントアメーバによる角膜炎を含めて，アメリカでは1年間に30,000例が発症すると考えられている。わが国では正確な発症率や発症数は明らかになっていないが，軽症な症例を含めると一般診療でよく遭遇する疾患である。

診断と検査

- 診断は臨床所見を正確に読み取ることに加えて，角膜より原因病原体を検出することである。
- 角膜炎の病巣部を擦過することで，検体を採取し，塗抹標本を作製し，検鏡するとともに，細菌・真菌培養を行い，角膜から原因菌を分離することで，診断につながる。
- ヘルペス性角膜炎に関しては，臨床所見で診断することが多いが，PCRなどの遺伝子検査や抗原検出法が有用な場合も多い。

病原体別の病態，臨床所見，治療

細菌性角膜炎

- 契機としては，コンタクトレンズ(CL)装用，外傷，眼表面疾患，角膜移植後，ステロイド点眼などが挙げられるが，若年者の多くがCL装用に伴うものである。

ブドウ球菌角膜炎

- コアグラーゼ陰性ブドウ球菌による角膜炎はCL装用やステロイド点眼などの眼表面の易感染状態に伴い日和見感染的に角膜炎を発症する。境界明瞭な類円形の小膿瘍を形成し，前眼部の炎症は軽度である(図1①)。
- 黄色ブドウ球菌による角膜炎は長期入院や施設入居中の高齢者，アトピー性皮膚炎，ステロイドや抗菌点眼薬の長期使用者などを背景に眼表面の易感染状態が絡んで角膜炎を発症する。角膜所見は，典型的には類円形の膿瘍を呈する(図1②)。治療はフルオロキノロン系抗菌薬やセフェム系抗菌薬の点眼が有効であるが，メチシリン耐性のブドウ球菌に関しては，フルオロキノロンに抵抗性を示す場合も多く，バンコマイシン®(バンコマイシン) やハベカシン®(アルベカシン)の自家調整点眼を使用する。

肺炎球菌角膜炎

- グラム陽性球菌による角膜炎のなかでは進行が早く，広範囲の角膜浮腫と角膜浸潤を伴った境界明瞭な膿瘍を形成する(図1③)。
- 小児結膜炎の主要起炎菌で，乳幼児との接触歴は危険因子であるほか，涙嚢炎を有する高齢者も注意が必要である。
- 治療はセフェム系抗菌薬点眼が第一選択となる。フルオロキノロン系抗菌薬点眼を使用する場合は，第4世代のもの用いる。

緑膿菌角膜炎

- 緑膿菌はCL関連細菌性角膜炎の主要起炎菌である。
- 典型的には角膜中央に濃い輪状膿瘍と周囲の角膜実質のスリガラス状混濁を呈し，初期を除いて前房蓄膿が認められる(図1④)。
- 治療はフルオロキノロン系および，アミノグリコシド系抗菌薬の点眼を用いる。

真菌性角膜炎

- 真菌性角膜炎には大きく分けて，*Candida*属によるものと糸状菌によるものがある。

*Candida*属による真菌性角膜炎

- 誘因として，角膜移植後などで角膜上皮欠損があり，かつ，ステロイド点眼の使用によって局所的に免疫力が低下している場合やCL装用に伴って発症する場合が多い。
- 所見としては，境界明瞭な類円形病巣を形成し，病巣中心に角膜浮腫を認める(図2①)。
- 治療はジフルカン®(フルコナゾール) やファンガード®(ミカファンギン) の自家調整点眼を中心に使用する。重症例にはピマリシン®(ピマリシン)を用いる。

糸状菌による真菌性角膜炎

- 草木・土壌が関連する外傷を誘因として発症する場合が多い。主な原因糸状菌としては*Fusarium*属，*Aspergillus*属が挙げられる。
- 所見として，病巣周辺部に羽毛状の細胞浸潤を伴う灰白色の角膜潰瘍が認められる(図2②)。病状が進行すれば，角膜穿孔を引き起こす場合もある。
- 治療はポリエン系抗真菌薬で，市販薬でもあるピマリシン®(ピマリシン) やブイフェンド®(ボリコナゾール)を中心に使用する。

図1　細菌性角膜炎の眼所見

①コアグラーゼ陰性ブドウ球菌による角膜炎。　②MRSAによる角膜炎。

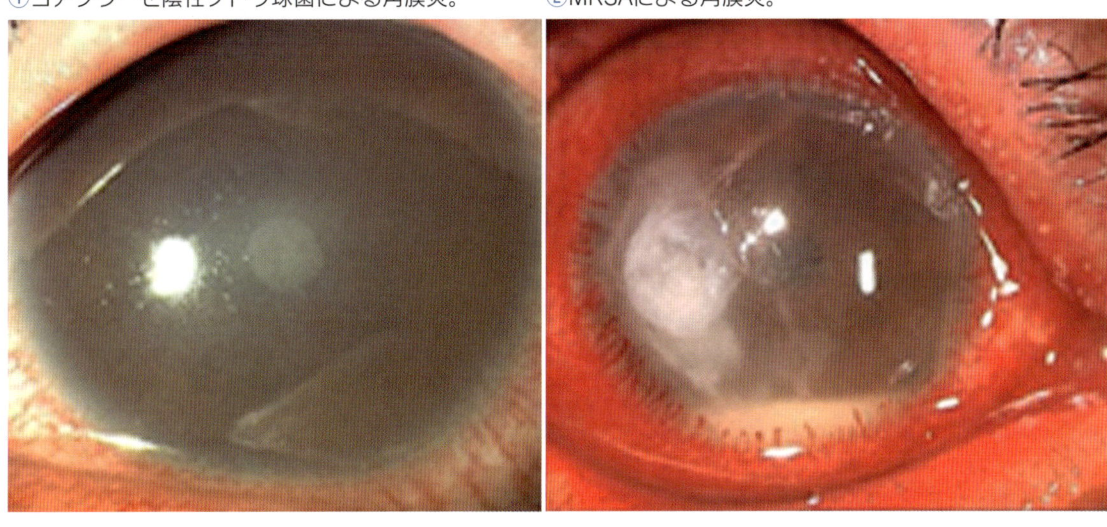

③肺炎球菌による角膜炎。　④緑膿菌による角膜炎。

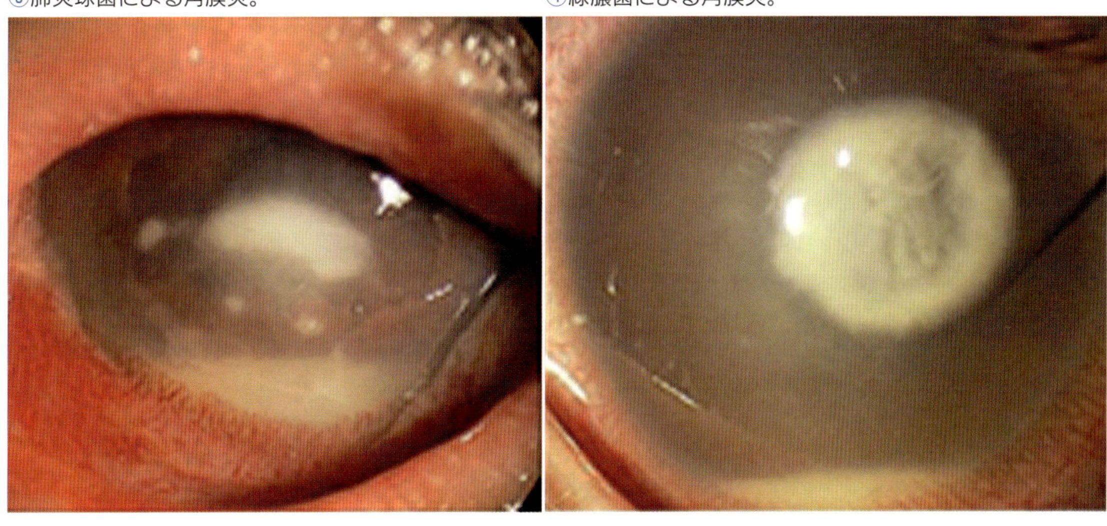

図2　真菌性角膜炎の眼所見

①*Candida*による角膜炎。　②*Fusarium*による角膜炎。

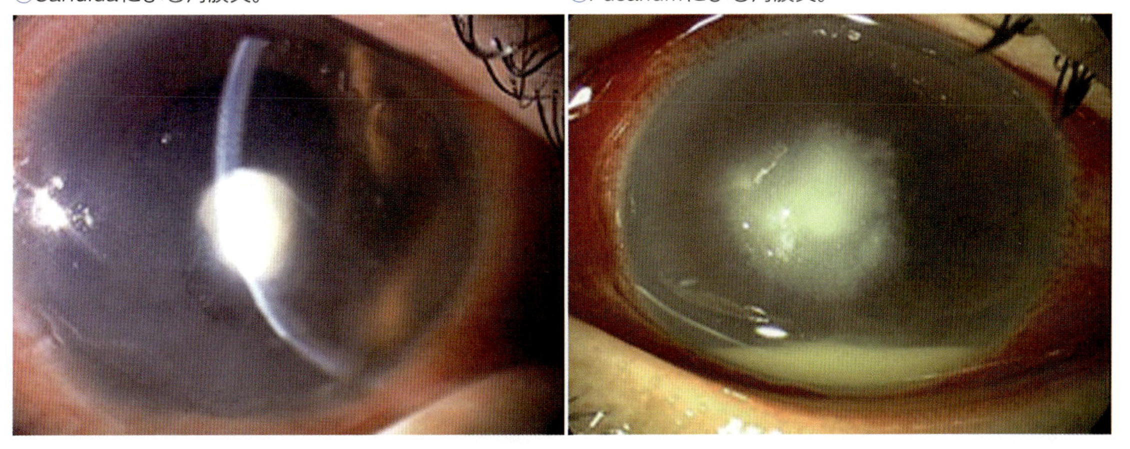

アカントアメーバ角膜炎

- 水場に生息しているアカントアメーバによる角膜感染症で，CL装用や外傷を誘因として発症する。
- アカントアメーバ角膜炎の臨床所見として，初期では角膜上皮下の多発性浸潤，放射状角膜神経炎とを認める（図3①）。また進行すれば円板状の角膜炎を呈し（図3②），薬物に抵抗性を示すと角膜穿孔を起こす場合もある。
- 治療は，アメーバに対して著明に効果を示す薬物がないため，角膜病巣部の掻破を行い，アメーバを物理的に除去することが最も重要である。
- polyhexamethylene biguanide（HMB）やステリクロン®（クロルヘキシジン）などの消毒薬とブイフェンド®（ボリコナゾール），ピマリシン®（ピマリシン）の抗真菌薬の局所投与を併用する。

ヘルペス性角膜炎

- ヘルペスウイルスによって単純ヘルペスウイルス（herpes simplex virus；HSV），水痘帯状疱疹ウイルス（varicella-zoster virus；VZV），サイトメガロウイルス（Cytomegalovirus；CMV）によって引き起こされる角膜炎である。

単純ヘルペスウイルス角膜炎（角膜ヘルペス）

- 角膜病変は，臨床的に，上皮型，実質型，内皮型を呈する。
- 上皮型の臨床病型は樹枝状病変を示す（図4①）。上皮型角膜ヘルペスの治療は，ゾビラックス®（アシクロビル）眼軟膏1日5回点入し，症状に合わせて数週で漸減する。
- 実質型の病態は，角膜実質細胞への感染に加えて，実質細胞に発現したウイルス抗原に対する宿主の免疫反応による修飾が病態の本態であるとされている。実質型の初期には円板状角膜炎を呈し，角膜傍中央部における円形角膜実質浮腫を呈し，前房内炎症細胞，角膜後面沈着物，Descemet膜皺襞，結膜充血，毛様充血を伴う（図4②）。実質型の治療はウイルス感染に対してゾビラックス®（アシクロビル）眼軟膏，宿主免疫反応の抑制にステロイド薬点眼を行う。
- 内皮型は，角膜内皮細胞層に炎症の首座が存在する。角膜内皮細胞の機能不全による角膜上皮浮腫および実質浮腫，および炎症を伴い角膜後面沈着物，眼圧上昇などを呈する。治療は実質型に準ずる。

水痘帯状疱疹ウイルス角膜炎

- 急性期の眼部帯状ヘルペス患者の2/3に角膜所見を生じる。発症から1週間以内では上皮病変を，2週間以降では実質病変を認めることが多い。特に上皮病変は，角膜の周辺部に，ヘルペスと異なり偽樹枝状とよばれる浅く，小さな上皮びらんが認められる。
- 治療としてはゾビラックス®（アシクロビル）眼軟膏を投与することは角膜ヘルペスと同様だが，ぶどう膜炎の頻度が高く，ステロイドの局所投与を併用する必要のある症例が多い。

サイトメガロウイルス角膜内皮炎

- 健常者にも発症するCMV感染症で，前房内炎症細胞，銭型に配列した角膜後面沈着物（coin lesion），角膜浮腫を呈し，進行すると角膜内皮細胞が脱落し，水疱性角膜症に陥る。
- 治療はデノシン®（ガンシクロビル）の局所，全身投与に加えて，ステロイド点眼薬を用いる。

図3　アカントアメーバ角膜炎の眼所見

①初期病変。

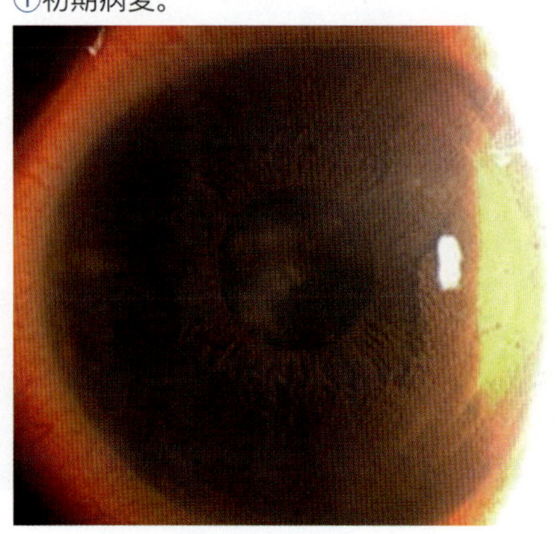

②円板状角膜炎。

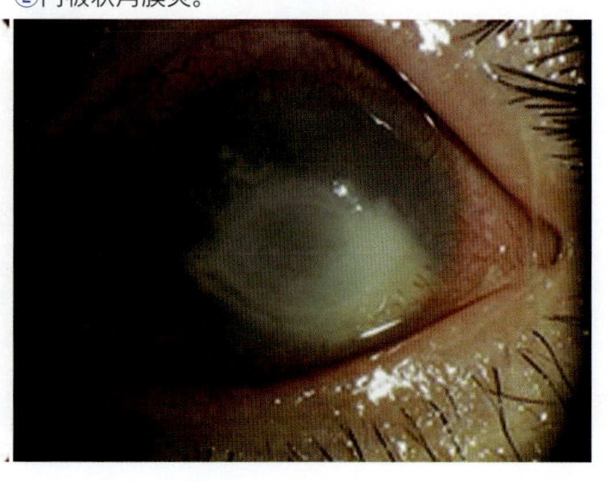

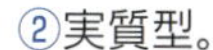

図4　角膜ヘルペスの眼所見

①上皮型。

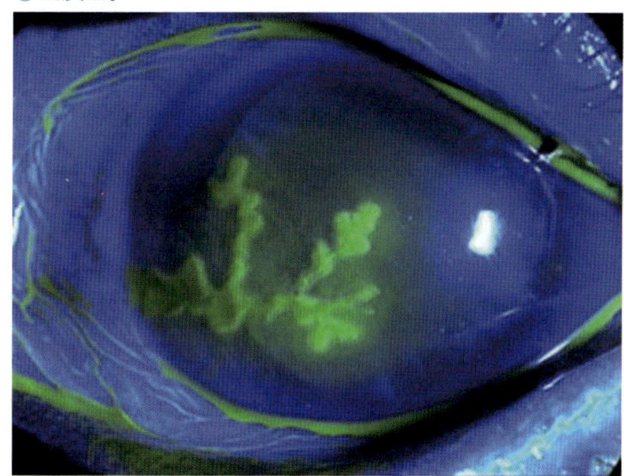

②実質型。

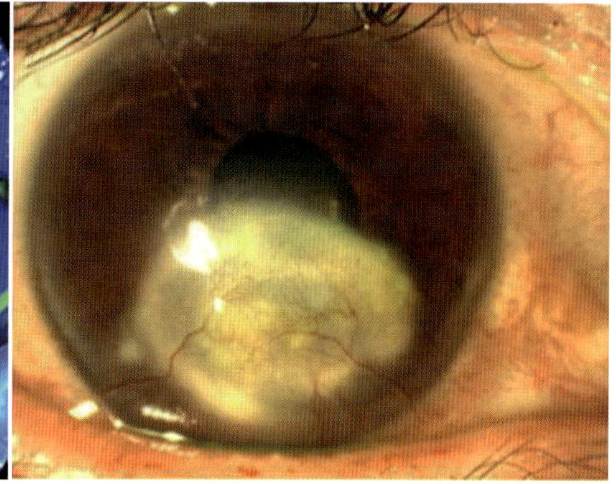

Q1 感染性角膜炎に対してステロイドはどのように使えばいいですか？

A1 実質型角膜ヘルペス，内皮炎以外の感染性角膜炎において，ステロイドの安易な使用は角膜所見を修飾し，治療効果の判断ができなくなるため行うべきではないと思われます。瘢痕形成抑制目的にステロイドを投与するのであれば，原因菌が同定されており，かつその菌に感受性がある抗菌薬が投与され，確実に治癒に向かっていると判断できるときに限り，低濃度のものを使用するといいと思います。

Q2 まったく原因病原体が推測できません。すべての抗微生物薬（抗菌薬，抗真菌薬，抗ウイルス薬）を同時に使っていいでしょうか？

A2 盲目的な治療はお勧めできません。抗微生物薬も多種類同時に使用すると薬剤毒性によって，より所見が修飾され，治療効果の判定が難しいと思います（図5）。まず，治療反応が比較的早い細菌性角膜炎を狙って，治療し，その反応を考慮して，治療戦略を練るのがいいと思います。

図5　多種類の抗菌薬を点眼中のMRSA角膜炎

角膜細胞の浸潤（黒矢印）の境界のほうが，角膜上皮欠損部の境界（白矢印）よりも小さい。薬剤毒性が考えられる。

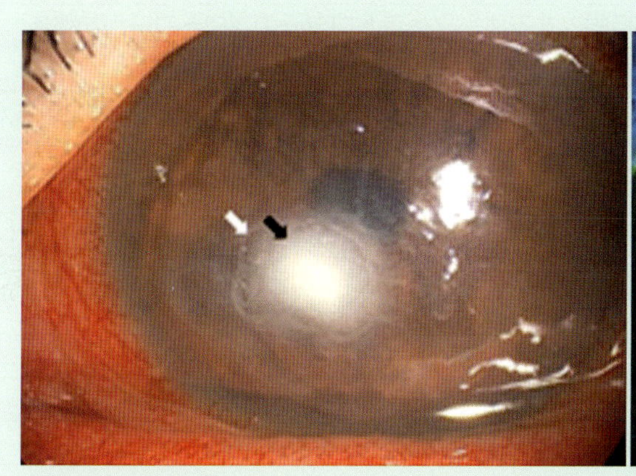

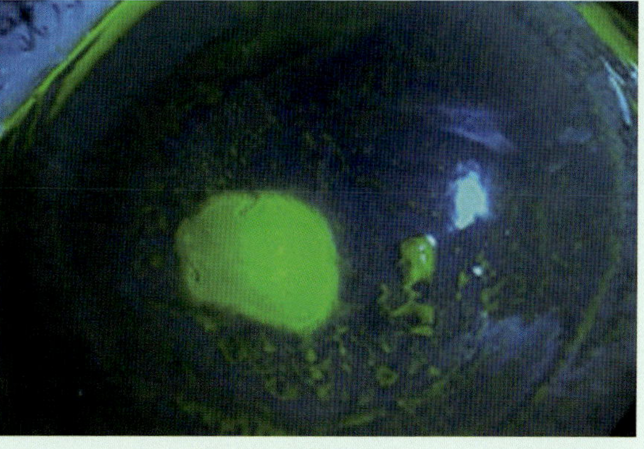

オルソケラトロジー

- わが国においても2009年にオルソケラトロジーレンズが初めて厚生労働省にて承認され，これまで4社製のオルソケラトロジーレンズが承認された。
- 独自の調査にはなるが，2016年5月現在，国内においてオルソケラトロジーを扱っている施設は約500施設と年々増加している。
- また近年オルソケラトロジーによる近視抑制（眼軸長伸展抑制）が世界的にも注目されるようになり，今後患者数の増加が予想される。
- そのような現状において，直接扱っていなくても構造や特徴などについて眼科医として熟知しておくことは必要である。

歴史

- オルソケラトロジーの歴史は決して浅いものではなく，50年以上も前から注目されていた（表1）。
- 特に第3世代といわれるリバースカーブをもつレンズが開発されたことにより精度の向上が認められ，2002年にはアメリカにおいて食品医薬品局（FDA）が初めて承認した。
- その後日本国内においても6種類のレンズが治験を施行し，4社のレンズが承認され，そのうち3社のレンズが使用されている。

オルソケラトロジーレンズの構造

- オルソケラトロジーレンズは角膜に接する面が多段階カーブとなっている。第3世代とよばれているレンズのそれぞれのカーブの名称と役目を示す（図1）。
- 実際に角膜K値が43ジオプトリー（D）の角膜を－3D矯正しようとすると図2のようなデザインになる。
- 現在のわが国での使用方法はオーバーナイトオルソケラトロジーとよばれている方法で，レンズを就寝時にのみ装用することにより，角膜上皮細胞層の中央部菲薄化と中間周辺部の肥厚化が起きる（図3）。この結果，角膜前面がフラット化し，角膜屈折力が軽減し近視矯正効果が得られる。基本的には毎晩装用が必要であるが，覚醒時は裸眼での生活が可能となる。

表1　オルソケラトロジーの歴史

年	内容
1962年	Jessen博士が「Orthofocus」として，コンタクトレンズに関する国際学会で発表。オルソケラトロジーのはじまりとされる。
1964年	NeilsonらがCL装用による正視化を目的とするオルソケラトロジーのプロトコールを報告
1965～1968年	Ziffがオルソケラトロジーの最初の臨床試験を実施し近視が減少することを報告
1970～1971年	Nolan & PaigeがJessenの非常にフラットなオルソケラトロジーCLを用いて－2.25D以下の近視に限定して処方を実施し，効果が早く出ることを報告
1976～1978年	Kernsが－3.5D以下の近視の10～30歳の被検者で2群の対照を備えた臨床試験施行
1982年	Coonがオルソケラトロジー発展の歴史を詳述
1989年	Wlodyga & Brylaが角膜モールディング（corneal molding）と呼称し，3カーブデザインの（第2世代）Ortho-K60レンズ（コンテックス社）を臨床使用
1990年	Stoyanが角膜モールディング（リバースジオメトリーデザイン）の特許を登録
2002年	CRT（パラゴン社），米国食品医薬品局（FDA）に初めて承認（第3世代レンズが確立）
2009年4月	厚生労働省にてアルファコーポレーション（オルソ-K）承認
2010年9月	厚生労働省にて「B&L（B+Lオルソケー）」承認
2010年9月	厚生労働省にて「テクノピア（エメラルド）」承認
2012年3月	厚生労働省にて「ユニバーサルビュー（ブレスオーコレクト）」承認

適応

●日本コンタクトレンズ学会の「オルソケラトロジー・ガイドライン」に則って処方することが望ましい。その抜粋を示す。

(1)年齢：20歳以上
(2)対象：屈折値が安定している近視，乱視の屈折異常
(3)屈折矯正量
 1．近視度数は－1.00D ～－4.00D，乱視度数は－1.50D以下
 2．角膜中心屈折力が39.00D ～ 48.00Dまで
 3．治療後の屈折度は過矯正にならないこと
(4)眼疾患を有していない健常眼でかつ次の1，2であること
 1．角結膜に顕著なフルオレセイン染色がなく，Schirmer I法試験にて5分間5mm以上
 2．角膜内皮細胞密度が2,000個/mm^{2}以上

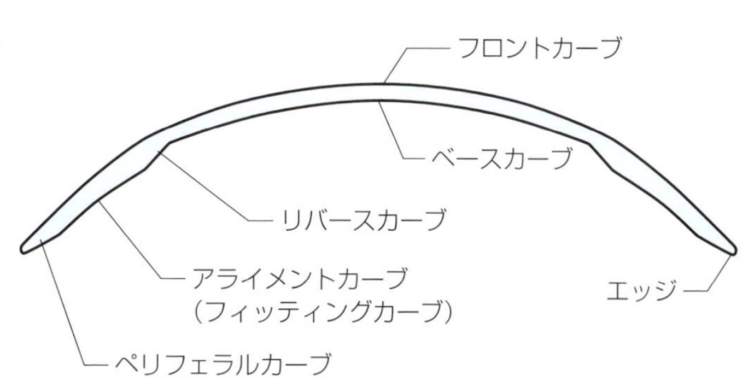

図1 オルソケラトロジーレンズのデザインと各部の名称
ベースカーブ：角膜中央部を圧迫する。直径は約6mmである。
リバースカーブ：ベースカーブの高さをコントロールする。
アライメントカーブ(フィッティングカーブ)：周辺角膜とパラレルになるように設計されていて，レンズを角膜上で安定させる。
ペリフェラルカーブ：レンズ下への涙液交換や固着を防ぐなどの役目をもつ。

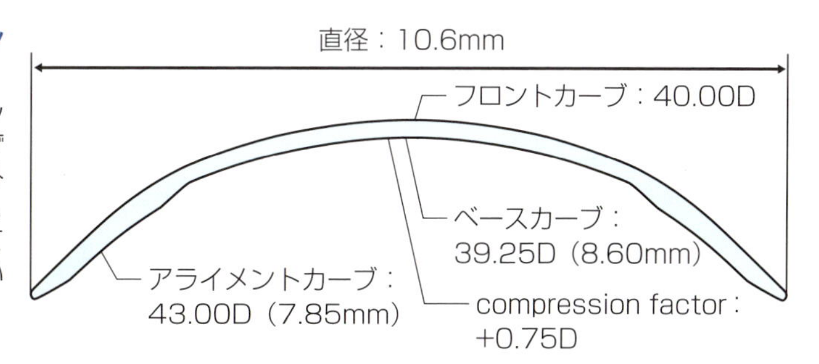

図2 オルソケラトロジーレンズのデザイン具体例
アライメントカーブ43Dの角膜を－3D矯正しようとするとベースカーブは40Dになるはずであるが，compression factor（レンズを外した際の戻り）を加味し39.25Dとなっている。compression factorはメーカーによって違っているが，国内認可3社ともに0.75Dとなっている。

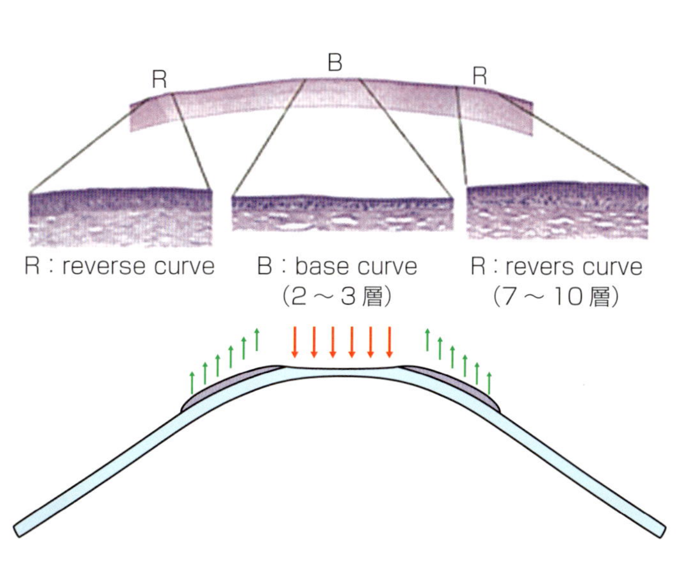

図3 角膜上皮細胞層の変化
中央部4 ～ 6mmぐらいは角膜上皮細胞層が2 ～ 3層になりかつ角膜上皮細胞も扁平化し，中間周辺部では7 ～ 10層に変化すると考えられている。

処方

- 実際の処方時は各メーカー推奨の方法を使用する。
- 角膜屈折力や矯正量などパラメータが必要で換算表やソフトウェアを使用してトライアルレンズを決定する。著者は他のレンズ素材より約1.5倍酸素透過性が高く，割れにくい素材を使用しているブレスオーコレクト®を使用しているが，トライアルレンズ選択は専用タブレット端末に必要データを入力するだけなので非常に簡便である。
- レンズを装用し，フルオレセイン染色するとbull's eyeとよばれるようなフルオレセインパターンになっているのが理想である(図4)。同症例にフラットなレンズ，さらにスティープなレンズを装用したフルオレセイン染色所見を示す(図5，6)。

合併症

- オルソケラトロジーレンズは角膜に接する面が多段階であるため，汚れや固着などに特に注意する。そのため定期検査時には毎回レンズチェックが必要である。
- 主な合併症としてはガイドラインに記載されている①疼痛，②角膜上皮障害，③角膜感染症，④アレルギー性結膜炎，⑤ハロー・グレア，コントラスト視力の低下，⑥不正乱視，⑦iron ring，⑧上皮下混濁などである。
- さらにレンズと角膜の間に入り込む気泡によりdimple veilという角膜表層に圧痕を認めることがある。気泡により矯正効果が低下することもあり，装用時には防腐剤の入っていない人工涙液点眼液などをレンズ内面に満たすなど気泡が入りにくい工夫が必要である。
- さらに直径が通常のハードレンズより大きいため，レンズを変形させないために専用ケースを使用する。

結果

- 矯正度数によるが，翌日は十分な結果が得られないことが多く，治療前のインフォームドコンセントが重要である。
- 当院を含め5施設86眼の裸眼視力0.7以上の達成率(図7) ならびに代表的な症例での前眼部光干渉断層計(optical coherence tomography ; OCT) (トーメー社製CASIA) を使用した角膜形状解析結果を示す(図8)。

図4　フルオレセイン染色所見

中央部より4～5㎜の暗い色調，1～2㎜のフルオレセインリング，フィッティングカーブは暗い色調，最周辺部は明るい色調となる。

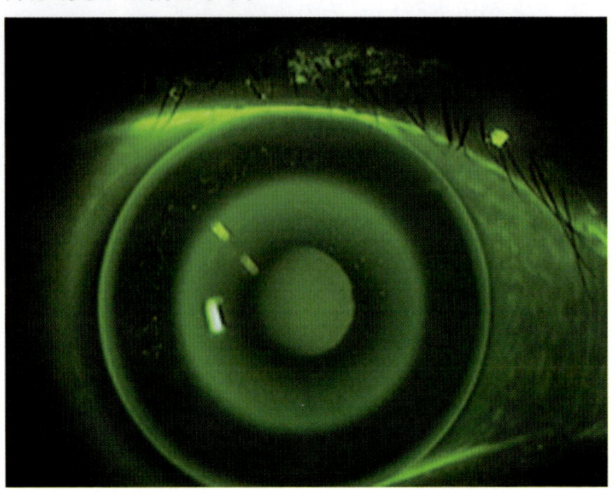

図5　フラットなフィッティング症例

中央部の暗い色調が瞳孔中心より偏位し，リバースカーブ下のフルオレセインが同心円状になっていない。

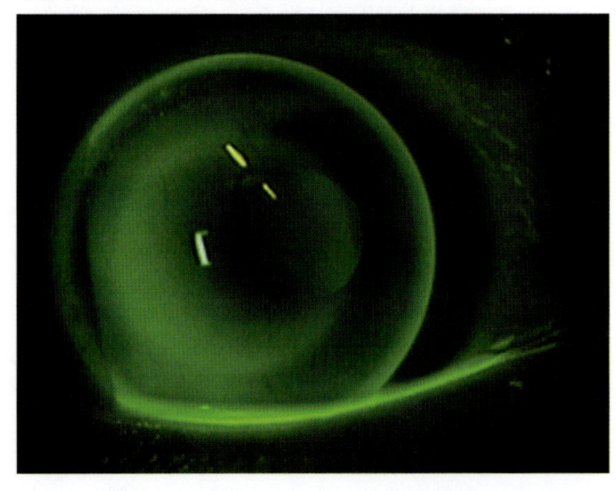

図6　スティープなフィッティング症例

角膜中央部を圧迫していることを示す暗い色調の箇所が存在していない。

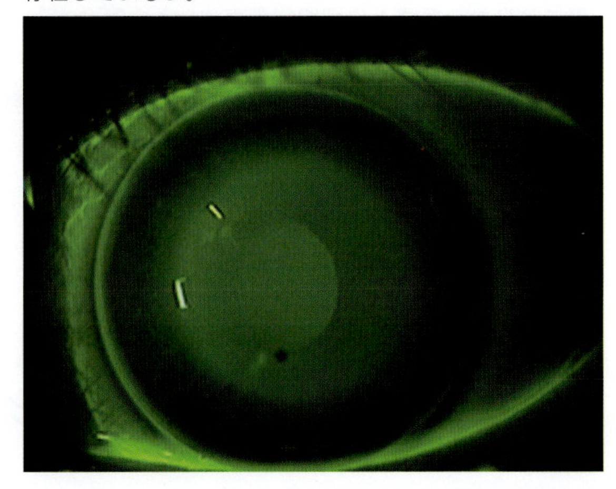

図7　裸眼視力0.7以上達成率
装用翌日に裸眼視力が0.7以上であった症例は約30%であり，装用開始日にも注意が必要である。

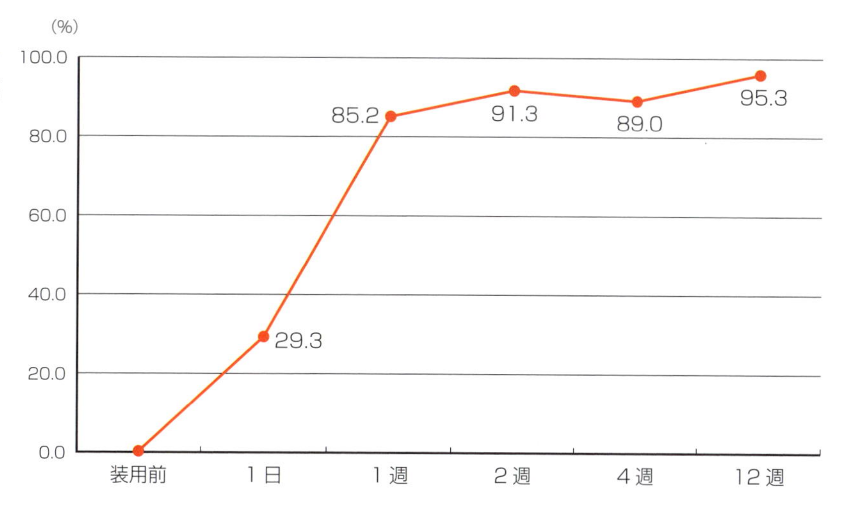

図8　角膜形状変化
A：装用前
B：装用1週間後
C：装用1カ月後
D：装用3カ月後
レンズの圧迫により中央部の角膜前面屈折力（AvgK〔Anterior〕）は低下し，角膜厚（Pachymetry）も菲薄化を認めている。角膜後面屈折力（AvgK〔Posterior〕）は変化を認めていない。

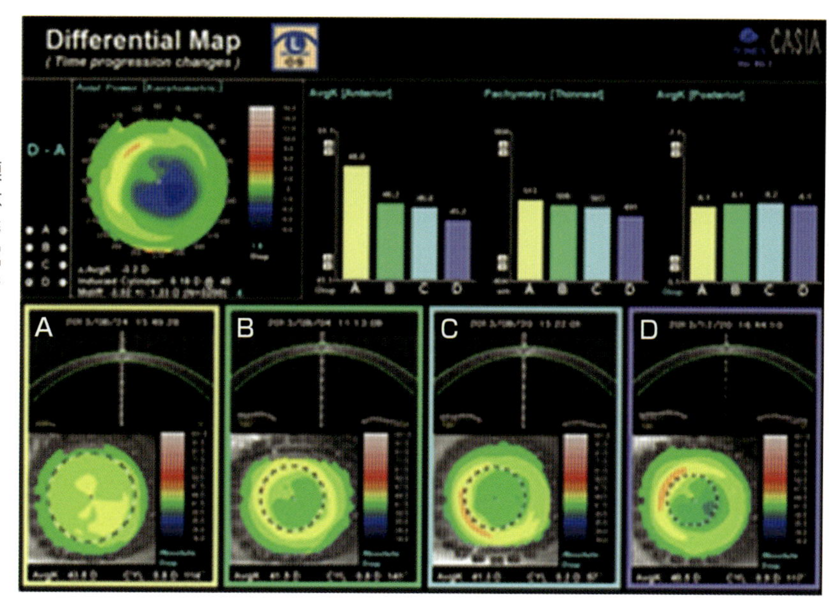

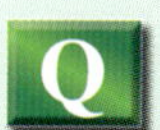
度数変更のタイミングが難しいと考えるのですが，いかがでしょうか？

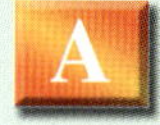
まず使用状況などもきちんと把握することが必要です。矯正開始後の他覚的屈折値は通常の検査方法では精度が悪く，裸眼視力や自覚的屈折値が重要ですが，使用中レンズが目標とする度数を得るために適切であるかを判断するためにもCL装用下での他覚的屈折値（オーバーレフ）も必ず確認し過矯正にならないように努めなければなりません。

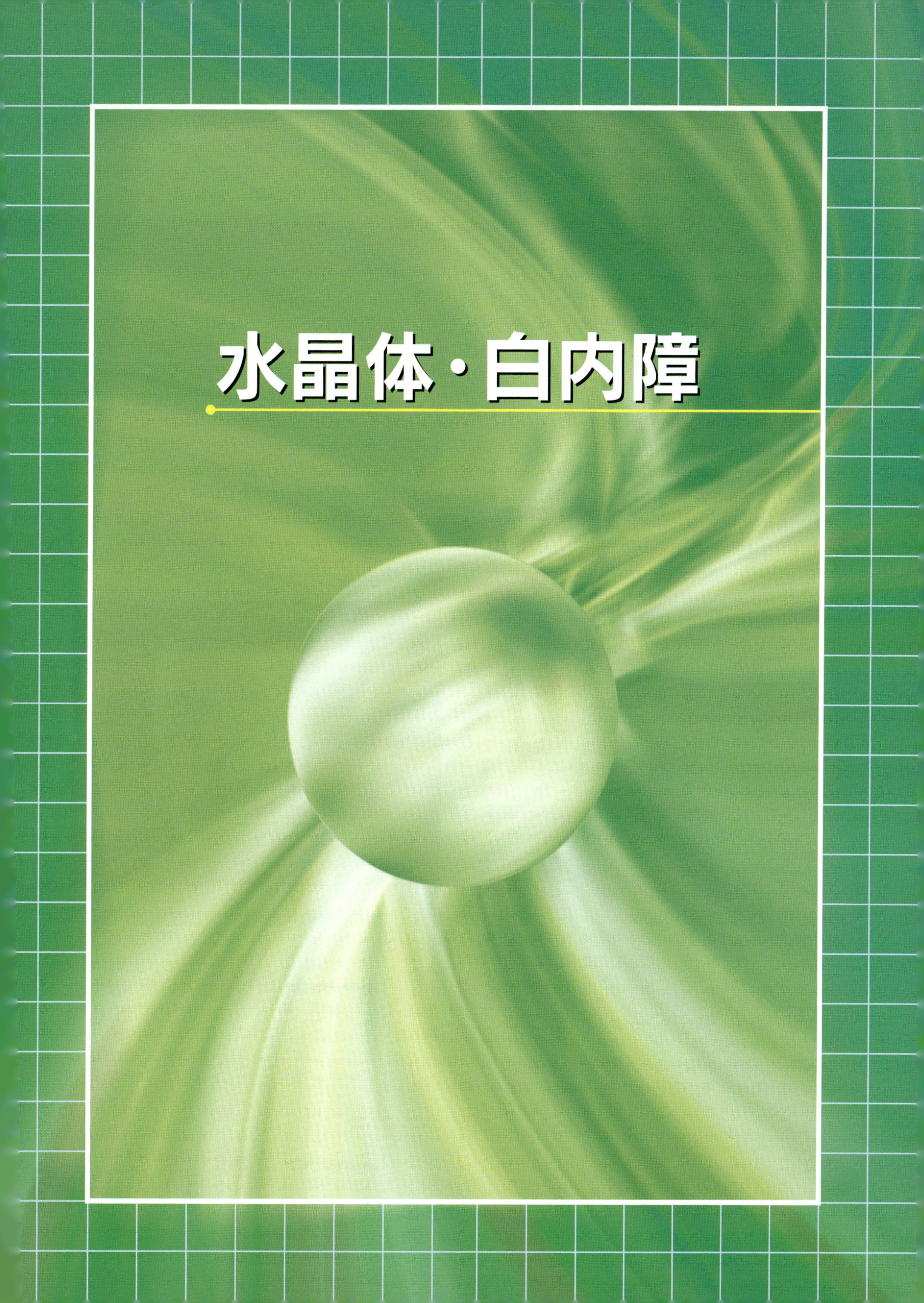

水晶体・白内障

白内障の薬物治療

意義

- 白内障における水晶体混濁を再透明化させることが可能な，国内において承認された薬剤はない。
- あくまでも進行を予防させる目的で使用する。

水晶体の加齢変化

- 水晶体は，質重量の33％を蛋白質が占める。水晶体蛋白は，大きく分けて水溶性画分と不溶性画分に分けられ，若い水晶体では，主に80～90％がクリスタリンとよばれる水溶性画分である。
- その蛋白質の主要なものは，クリスタリンで，大きくα，β，γに分けられる。このクリスタリンが，きわめて整然と配列し，透明性およびレンズとしての屈折の役割を担っている。
- 水晶体線維細胞は，玉ねぎ状の細胞がぎっしり詰まった形状をしており，中心にいくにつれ核や細胞内小器官が消失する。この水晶体線維細胞は，クリスタリンを含有し，含有濃度が中心部にいくにつれて増加する。このような細胞と細胞内の構造により水晶体の透明性が保たれている(図1)。
- α-クリスタリンは部分的に変性したβ，γ-クリスタリンを元の状態に戻す機能(シャペロン活性)をもっている。加齢とともに，ヒトの水晶体核における可溶性シャペロンであるα-クリスタリンが高分子量の凝集物内および不溶性蛋白質内に組み込まれ，α-クリスタリンの濃度が徐々に低下する。加齢とともにクリスタリンが凝集し，大きな粒子となり不溶性蛋白質に変化する。それにより，水晶体における光の散乱や混濁を生じ白内障が進行することがわかっている。
- クリスタリンの不溶性画分は黄色～茶色の色素を含み，核白内障の黄色混濁の原因となる(図2)。
- 加齢により，グルタチオンをはじめとする抗酸化蛋白の量の低下がみられ，房水中や水晶体における酸化ストレスが上昇する。

加齢白内障の成因

- 古典的な成因は，加齢による酸化ストレスの上昇によるクリスタリンや他の蛋白の酸化による不溶化，凝集，キノイド結合による不溶化，水晶体内カルシウム濃度の上昇による，カルパインの活性化による蛋白の分解，などがある(図3)。
- 白内障の発症原因の1つに，酸化ストレスがいわれている。房水や硝子体中の加齢による酸化ストレスの上昇により，水晶体蛋白の酸化を生じる。水晶体蛋白の酸化により，蛋白と蛋白，蛋白とグルタチオンのジスルフィド(S-S)結合形成を生じ，酸化型グルタチオンに変化する。このグルタチオンの減少は，水晶体抗酸化能の減少，酸化ストレスの亢進，蛋白の架橋形成，凝集，光散乱を促進し，白内障を発症する。

図1　ヒト水晶体の組織像

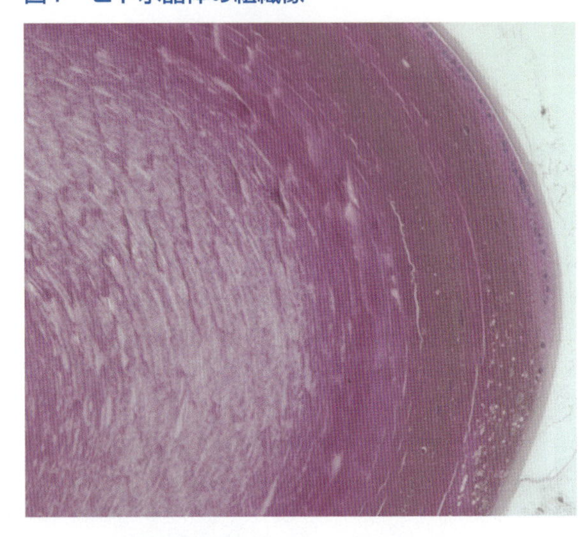

図2　核白内障の黄色混濁

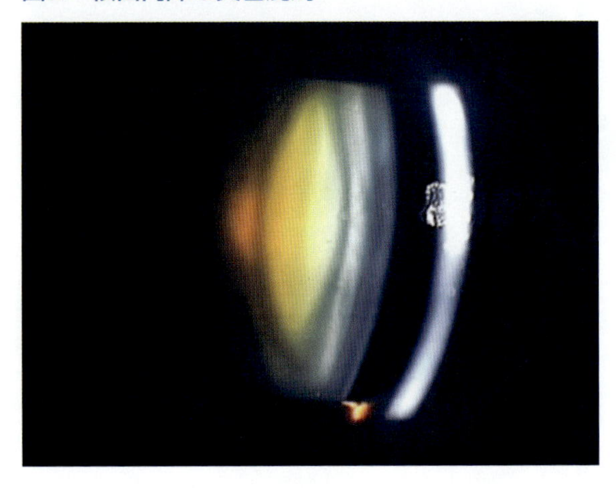

図3　加齢白内障の発症メカニズム(古典的)

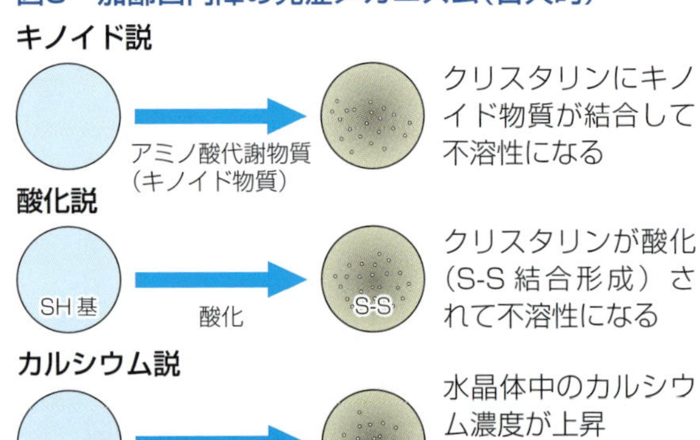

●分化した水晶体深層皮質線維細胞は，新たな蛋白合成ができないため，活性酸素による脂質や蛋白の架橋形成により，蛋白の不溶性画分の増加，混濁を生じる。

白内障薬物治療

●現在，国内において承認された使用可能な白内障治療薬と各抗白内障に働く作用機序を表1に示す。

●カタリン®とカリーユニ®(ピレノキシン)，タチオン®(グルタチオン)，チオラ®(チオプロニン)，パロチン®(唾液腺ホルモン)がある。

●日本国内では，点眼薬であるカタリン®，カリーユニ®，タチオン®の処方頻度が高い。

薬物治療の適応

●ピレノキシンは，ポーランドとの臨床研究では，59歳以下の群において，混濁面積20%以下(図4)という初期の皮質白内障では，カタリン®点眼後18カ月で，プラセボ群と比較して混濁進行の抑制効果があるという結果が報告されている。

●ちなみに混濁面積が20%よりも大きい皮質白内障や，核白内障，後囊下白内障，60歳以上の白内障群では進行抑制効果が確認できなかった[1]。

●これらの結果を踏まえ，初期の皮質白内障には，カタリン®，カリーユニ®の処方は予防効果が高い可能性がある。

●現在承認されている点眼薬の，適応時期，症例選択など，臨床適応条件の再検討が必要な時期に来ていると考えられる。

海外治験に向けて開発されている抗白内障薬

カルパイン

●眼内でのCa^{2+}の上昇が，水晶体蛋白の変性を生じ皮質白内障を生じることが知られている。

●Ca^{2+}-dependent cysteine proteasesであるカルパインの，過剰な活性化により水晶体の細胞骨格蛋白の変性を生じる[10]。このカルパインの白内障に関する研究は，古くから報告されてきた。

●現在，オーストラリアでこのカルパインのインヒビター（CAT811）の臨床治験にむけた研究が進行中である。

ラノステロール

●ラノステロールはコレステロールの生合成経路の途中で産生される。

●このラノステロールがクリスタリンの凝集を抑制，再溶解し，ウサギ，イヌの水晶体混濁を再透明化させることが報告され[2]，抗白内障薬としての研究開発が進んでいる。

●混濁した水晶体を再透明化し，治癒させうる薬物になることが期待されている。

疾病と白内障

●加齢による抗酸化能低下および脂質異常，高血圧，糖代謝異常は，白内障発症と大きく関係がある。

●冠動脈疾患，虚血性心疾患，うっ血性心不全，末梢血管疾患，高血圧，脂質異常症，糖尿病，慢性腎不全は，白内障のリスクファクターとなる全身疾患であり，また喫煙者は，非喫煙者より白内障有病率が高いことがわかっている。よって，白内障予防のためにこれら基礎疾患の治療，禁煙が重要である。

表1　臨床で使用可能な白内障治療薬(進行抑制が目的)

点眼薬	カタリン®，カリーユニ®(ピレノキシン) キノイド物質がクリスタリンと結合する前にクリスタリンと先に結合し，キノイドが結合するのを防ぐ
	タチオン®(グルタチオン) 抗酸化作用 グルタチオンによりクリスタリンのS-S結合を切断 活性酸素の消去
内服薬	チオラ®(チオプロニン) 蛋白質不溶化・凝集抑制作用 水銀排出，SH酵素を活性化させる作用
	パロチン®(唾液腺ホルモン) 水晶体中のカルシウムイオン濃度を低下させ，クリスタリン分解を抑制

図4　混濁面積20%以下の皮質白内障

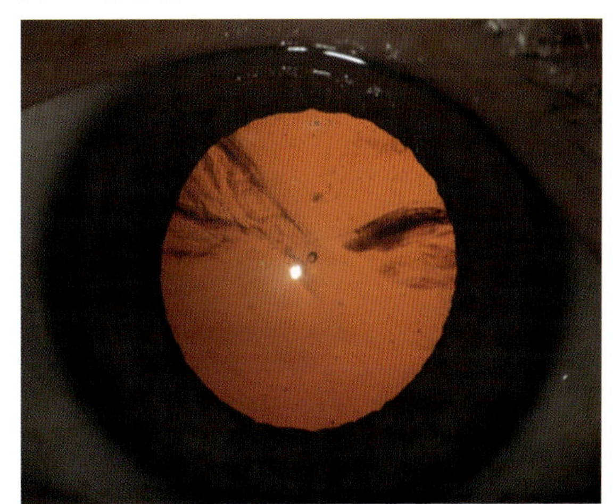

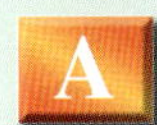

Q　抗白内障薬は，どのような白内障に効果があるのでしょうか？

A　初期の白内障には，予防効果が期待できます。特に，初期の皮質白内障にはカタリン®，カリーユニ®は，進行遅延効果も報告されています。

●参考文献

1) Kociecki J, et al: Evaluation of effectiveness of Catalin eyedrops in patients with presenile and senile cataract. Klin Oczna 2004, 106(6): 778-782. (Polish)

2) Zhao L, et al: Lanosterol reverses protein aggregation in cataracts. Nature 2015, 523(7562): 607-611.

非球面眼内レンズ，着色眼内レンズ

非球面眼内レンズ(IOL)

意義

- IOLの球面収差量をコントロールすることで，全眼球の球面収差を適切な状態にして，よりよい視機能を得ることを目的として開発された。
- 特に薄暮や暗所といった瞳孔径が大きくなる条件下で非球面IOLの利点を得られる。

各社の非球面IOLの違い

- 球面収差の補正量によって，現在3つに大別される(表1)。

球面収差を完全に補正することを目的としたIOL

- 欧米の角膜の球面収差は平均＋0.27±0.09μmと報告されている。そして視機能は20歳前後でピークを迎え，その年齢での平均球面収差がゼロであったという報告から，AMOの非球面IOLは収差を－0.27μmとしている。

球面収差を約＋0.1μm 残すことを目的としたIOL

- 良好な視力を得られる全眼球の球面収差が約＋0.1μmであったとする報告に基づくものである。
- そのなかでも，HOYAの非球面IOLは，偏心しても，急激な像の低下がないABC (aspheric balanced curve) デザインというものが採用されている。これは光学中心から1.5mmの間でパワーを微妙に増減させ，意図的にわずかな収差をもたせるデザインを採ることで，偏位による視機能への影響を抑えるものである(図1)。

球面収差の補正の少ないIOL

- 非球面IOLは偏心・傾斜により，球面IOLよりも視機能が低下することがある。
- そのため，KOWAの非球面IOLの収差は－0.04μmと最も小さくすることにより，明視域を広く，偏心・傾斜の影響を受けにくくすることを目的としている。

非球面IOLおける偏心・傾斜の影響

- 収差－0.27の非球面IOLでは，傾斜7°，偏心0.4mmを超えると結像特性が球面IOLを下回り，球面IOLよりも視機能が低下する。

図1　20Dレンズにおけるパワー分布(HOYA提供)

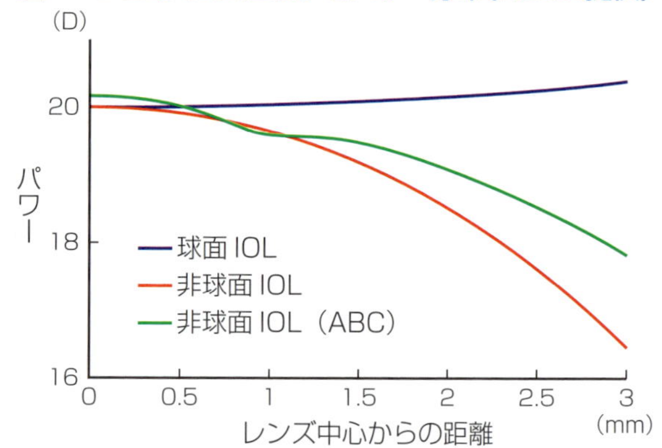

表1　各種非球面着色IOLの概要

会社	AMO	Alcon	HOYA	Nidek	Santen	Staar	KOWA
IOL	OptiBlue® (ZCB00V)	AcrySof® IQ (SN60WF)	Vivinex	NS60YG	Eternity Uni W-60	AQ-Ni	Avansee (AN6KA)
収差(μm)	−0.27	−0.20	−0.18	−0.13	−0.13	−0.13	−0.04
特徴	術後球面収差ゼロをめざしたデザイン	術後わずかな球面収差	偏心しても，急激な像の低下がない(ABCデザイン)	術後わずかな球面収差	術後わずかな球面収差	術後わずかな球面収差	明視域が広く，偏心・傾斜の影響を受けにくい

●HOYAの非球面IOLは，偏心が0.4mmを超えても球面IOLより優れている(図2)。

着色眼内レンズ(IOL)

意義

●ヒト水晶体は，加齢とともに黄色化をきたし，400〜550nmの可視光短波長領域の透光性が徐々に低下している。

●着色IOLは，ヒト水晶体に分光透過率を似せることにより，非着色IOLで問題となっている色感覚の変化や羞明感を軽減し，さらに短波長光による網膜光障害の予防を目的として開発された。

各社の着色IOLの違い

短波長光をしっかり抑えたIOL

●AlconとHOYAのIOLがこれにあたり，色合いの濃いIOLである。

●なお従来のHOYAのiMics1は400nmより短い波長の光の透過性を有していたが，最近発売となったHOYAのVivinexでは，400nm以下をブロックしている(図3)。

中波長光を抑えつつ，短波長光は軽度に抑えたIOL

●KOWA, Nidek, Staar, SantenのIOLがこれにあたり，色合いの薄いIOLである。

●そのなかで，他の多くのIOLではカットしている400nm以下のいわゆる紫外線も軽度透過しているのが，SantenのEternityである。以前から紫外線による光傷害がいわれていたが，最近ではOpn5（360nm）という紫外光受容蛋白質の存在が確認されている。その役割は現在のところ不明であるが，Opn5の役割によっては，SantenのEternityの分光透過特性は意義のあるものかもしれない(図4)。

紫色光をカットしたIOL

●AMOのOptiBlue®は，400〜550nmの可視光短波長領域のうち，有益である青色光は透過させ，より短波長で網膜光傷害が懸念される紫色光以下はしっかりブロックするというものであり，他社のヒト水晶体に似せた透過曲線とは多く異なる(図5)。

図3　各社着色IOLの分光透過率曲線　その1

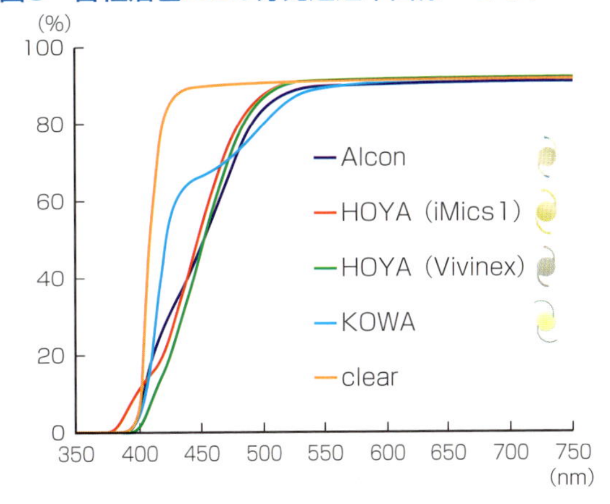

図4　各社着色IOLの分光透過率曲線　その2

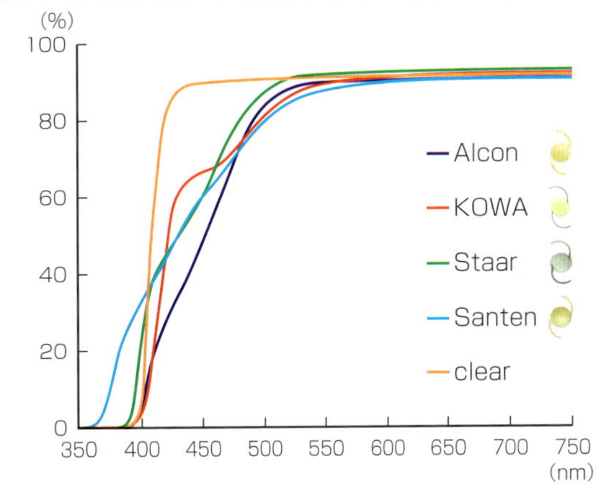

図2　偏心量によるMTFの変化

角膜球面収差＋0.27μm，瞳孔径を4.0mm，空間周波数50cp/mmの条件で，光学ソフトZEMAXを使用してのシミュレーション(HOYA提供)。

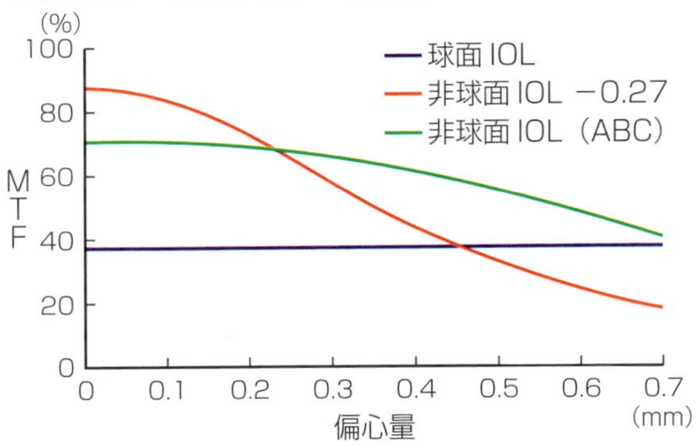

図5　各社着色IOLの分光透過率曲線　その3

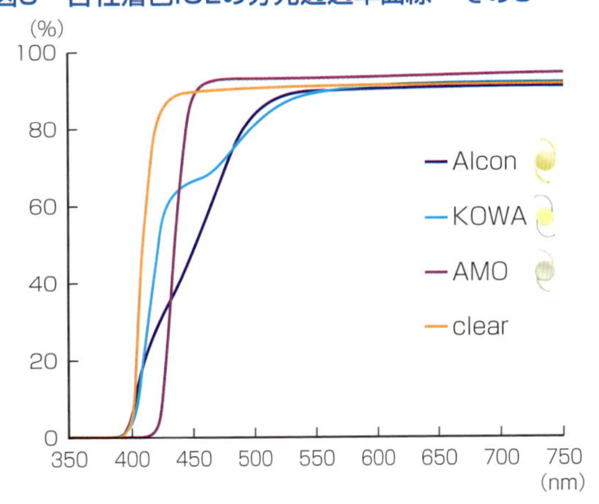

IOL度数による透過率の違い

- KOWAのAvanseeは，IOL度数が異なっても着色濃度が一定であるのが特徴であるが，他社の着色IOLでは，度数により色合いが異なることがある。
- 例えば，青色の波長である460nmでみると，Alconの＋30ジオプトリー（D）では透過率が48％とかなり抑えられているが，＋6Dになると65％程度となり，KOWAのものと大差なくなる。
- HOYAのIOLは，中心厚を一定にして周辺のデザインによって度数を変化させているため，比較的度数による色の変化は抑えられている。それでも，＋30Dでは透過率60％に対して，＋6Dでは66％と増加している（図6）。
- 強度近視眼は，網膜保護の観点から着色IOLの適応の良い例である。ただし，強度近視眼の場合，多くの症例が度数の小さいIOLを挿入することになり，結果として着色IOLの種類によっては，正視眼より着色の薄いIOLを挿入することになり，着色のメリットが減弱してしまうことを知っておく必要がある。

図6　IOL度数による分光透過率曲線の違い

①Alcon，AcrySof® IQ

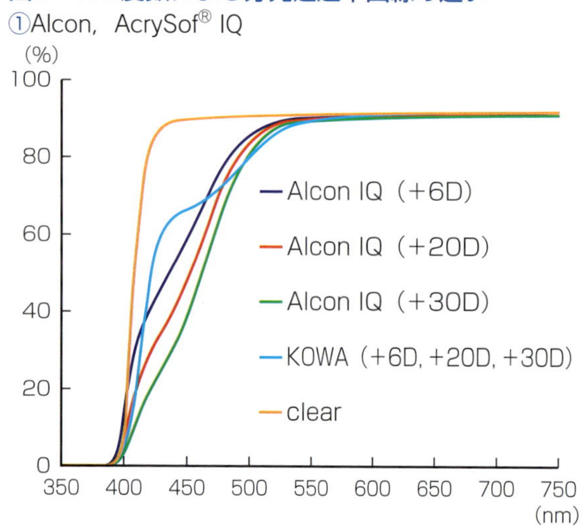

②HOYA，iMics1

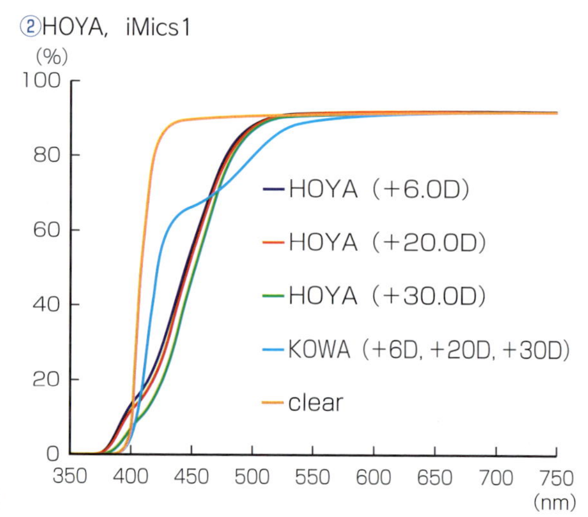

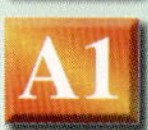

非球面IOLの使用を避けたほうがよい症例はありますか？

A1 非球面IOLは偏心・傾斜によって球面IOLより視機能が低下してしまうことがあります。そこで，術後に偏心・傾斜の可能性のある症例では使用を避けたほうがよいでしょう。具体的には，前嚢切開に亀裂の生じた症例，後嚢破損をきたした症例，Zinn小帯が脆弱であったり，部分断裂をきたしているような症例，術後に強い前嚢収縮をきたすことが予想される症例などです（図7）。

図7　IOLの偏心・傾斜

①嚢外固定されたIOLの偏心・傾斜

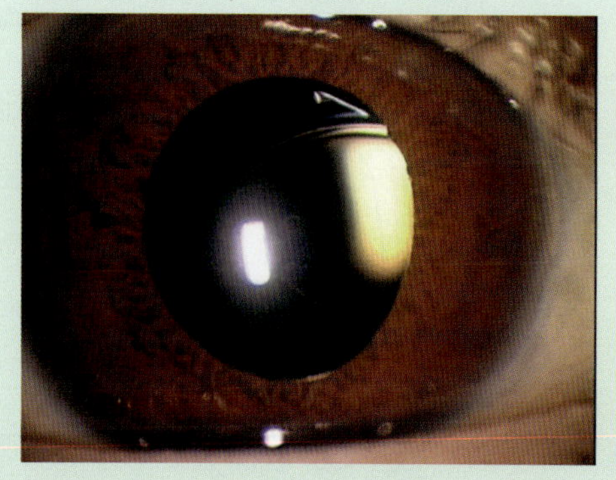

②前嚢収縮による偏心・傾斜

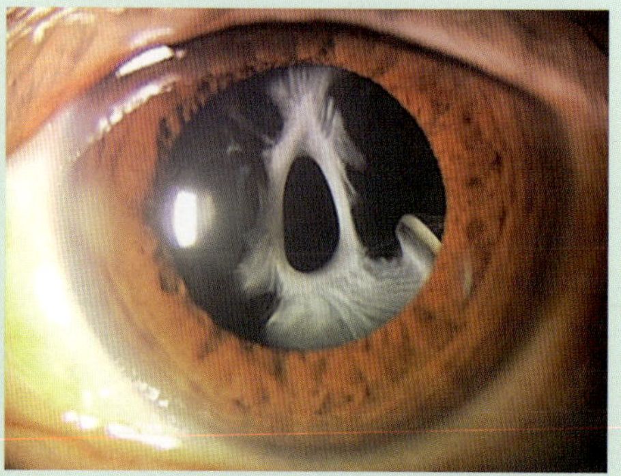

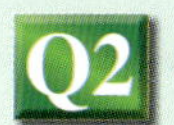

Q2 着色 IOL を挿入すれば青視症はなくなるのですか？

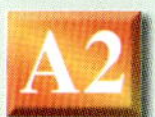

A2 青視症は術前後の短波長光の透過率の違いによって生じます。そこで，術前に核白内障により水晶体が強く黄色化していれば，着色眼内レンズを挿入してヒト水晶体に近い状況にしたとしても青視症を訴えることはあります。わかりやすく，シミュレーション画像を提示します（図8）。術前の画像（図8①）の状態から，着色IOL挿入眼の画像（図8②）のような自然な状況に戻したとしても，長期間に徐々に黄色化した状況から，急な変化があれば青味と強く感じてしまいます。ただし，非着色IOL挿入眼の画像（図8③）と比較すれば，自然な見え方といえます。そこで，着色IOLを挿入したとしても，色の変化を感じることがあること，術後一時感じたとしても，多くは順応することを，術前に説明しておくことが重要です。

図8　術前後のシミュレーション画像

①核白内障眼

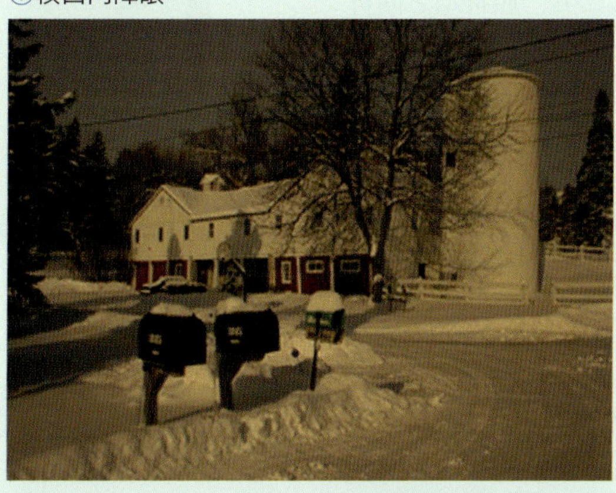

②着色IOL挿入眼

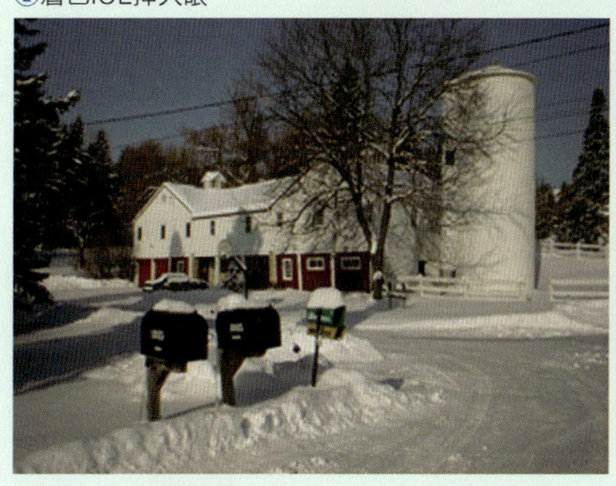

③非着色IOL挿入眼

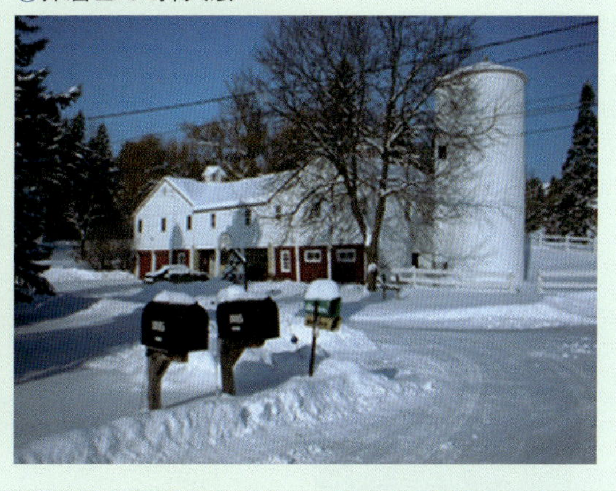

Q3 着色 IOL の使用を避けたほうがよい症例はありますか？

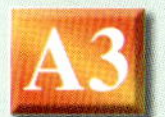

A3 進行した緑内障，網膜色素変性，糖尿病網膜症などで視機能が低下している症例では着色IOLの使用を慎重に判断したほうがよいでしょう。このような症例では，少しでも透過率が高いIOLを挿入したほうが視機能改善を期待できます。そこで，着色IOLより透過率の高い非着色IOLを選択することを検討する必要があります。非着色IOLを挿入し，もし色合いの変化やまぶしさを訴えるようであれば，遮光眼鏡などで対応することが可能です。

トーリック眼内レンズ・多焦点眼内レンズの概要，術後経過観察ポイント

トーリック眼内レンズ(IOL)の概要

- トーリックIOLの矯正メカニズムは，角膜の強主経線(図1①青矢印)とIOLの弱主経線(図1②赤矢印)を一致させることによって，角膜乱視を打ち消すようにして眼全体の乱視を軽減させる。
- 現在わが国では，3社のトーリックIOLが認可されているが，いずれもソフトアクリル素材のfoldable IOLである(表1)。

多焦点IOLの概要

- 多焦点IOLはその光学特性により，屈折型と回折型に大別される。
- 屈折型のうち，同心円型で光学部中央に遠用ゾーンが配置されているタイプについては，瞳孔径が小さい症例では近用ゾーンが使えずに良好な近方視力を得られないので適応に注意すべきである。またα角(IOLの中心と視線のずれ)が大きい症例はよい適応ではない。
- 屈折型多焦点IOLの特徴として，理論上の光損失が少ないことが利点であるが，同心円型では暗所におけるグレア・ハローの出現が顕著な症例が多いことが欠点である。分節型ではグレア・ハローは比較的少ない。
- 回折型多焦点IOLは，良好な近方視力が得られることが利点であるが，コントラスト感度の低下が欠点である。

図1　トーリックIOLの矯正メカニズム

角膜の強主経線(①青矢印)とIOLの弱主経線(②赤矢印)を一致させることによって，角膜乱視を打ち消すようにして眼全体の乱視を軽減させる。

①

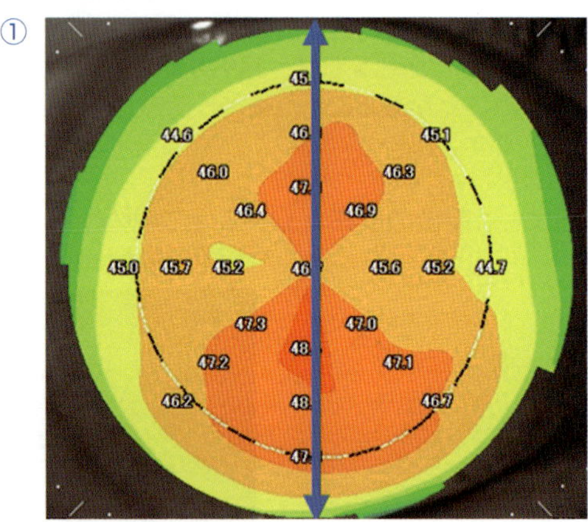

②

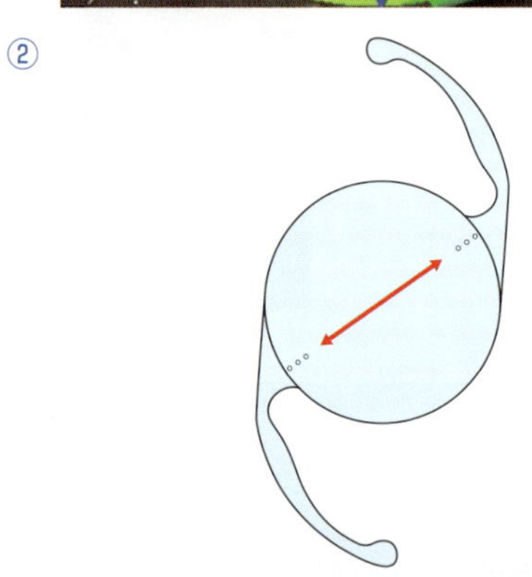

表1　トーリックIOLの種類と特徴

	IOL名(メーカー名)		
	iSert® Toric (HOYA)	Tecnis® Toric (AMO)	AcrySof®IQ Toric (Alcon)
外観			
円柱度数(D)(IOL平面)	+1.50～+6.00 (0.75Dステップ)	+1.50～+3.00, +4.00D (0.75Dステップ)	+1.50～+6.00 (0.75Dステップ)
球面度数(D)	+6.0D～+30.0D (0.5Dステップ)	+6.0D～+30.0D (0.5Dステップ)	+6.0D～+30.0D (0.5Dステップ)
素材	アクリル	アクリル	アクリル
光学径/全長 (mm)	6.0 / 12.5	6.0 / 13.0	6.0 / 13.0

D：ジオプトリー

- full diffractive type（光学部全体が同一の回折機構）では瞳孔径に依存せず良好な近方視力が得られる。アポダイズド型回折型では，瞳孔径が大きいと遠方優位になるため，夜間など瞳孔径が大きいときは近方が見えづらい。
- その他，最近は二重焦点型に加えて，近方と中間距離の双方の視力向上を目指した三重焦点型も臨床使用されている(国内承認は二重焦点型のみ)。
- 海外を含めると多くの多焦点IOLが発売されているが，国内で使用されている多焦点IOLの主要なものを表2に示した。

追加矯正IOL

- 白内障術後の屈折誤差を矯正することを目的として，最初に嚢内固定されたIOLに追加する毛様溝固定専用のIOLが登場してきている。
- 球面度数の補正のための単焦点IOLモデルのほか，乱視矯正IOLモデル，多焦点IOLモデル，乱視矯正多焦点IOLモデルもあり，白内障術後に乱視矯正機能，多焦点機能を付加することが可能となった。
- 海外ではHumanOptics社(ドイツ)のAdd-On®，Rayner社(イギリス)のSulcoflex®，1stQ社(ドイツ)のAddOn®などが販売されている(表3)が，これらのIOLはいずれも国内では2016年6月現在未承認である。

表2　多焦点IOLの種類と特徴

	IOL名(メーカー名)				
	iSii®(HOYA)	Lentis Mplus X®(Oculentis)	AcrySof® ReSTOR®(Alcon)	Tecnis® multifocal(AMO)	FineVision®(PhysIOL)
多焦点機構	屈折型二重焦点		回折型二重焦点		回折型三重焦点
	同心円型	分節型	アポダイズド	full diffractive	
外観					
近用加入度数(D)(IOL平面)	+3.0	+1.5または+3.0	+2.5～+4.0(0.5Dステップ)	+4.0, +3.25, +2.75	+3.50D(+1.75D(中間視用))
素材	アクリル	アクリル	アクリル	アクリル	アクリル
光学径/全長(mm)	6.0 / 12.5	6.0 / 11.0	6.0 / 13.0	6.0 / 13.0	6.0 / 11.4
トーリックタイプ	なし	あり	あり	なし	あり
国内承認	あり	未	あり	あり	未

表3　さまざまな追加矯正IOL

	IOL名(メーカー名)		
	Add-On®(HumanOptics)	Sulcoflex®(Rayner)	AddOn®(1stQ)
外観			
光学部材質	シリコン	アクリル	アクリル
光学部直径/全長(mm)	7.0 / 14.0	6.5 / 14.0	6.0 / 13.0
IOL色	無着色/着色	無着色	無着色
多焦点機構	回折型	屈折型	回折型

- その他，Staar Surgical社（アメリカ）のVisian® ICL（implantable collamer lens）（図2）のトーリックタイプも追加矯正IOLとして用いることができるという報告もある。ICLは本来有水晶体眼に使用されるものであるが，コラーゲンとHEMA（hydroxyethyl methacrylate）の共重合体で構成され，もともと毛様溝固定用IOLであり生体適合性が高い。厚みも通常のIOLよりも薄く，IOL形状は中央部が凸状であり，レンズとレンズの間にスペースを生じることで，レンズ間の混濁や変形が起こりにくいため，白内障術後の追加矯正IOLとしての応用が期待されている。

術後の経過観察のポイント

- 通常の白内障手術と同様の経過観察に加え，トーリックIOL挿入眼においては，十分な散瞳下にIOLの回転や偏心の有無を検討する。
- 細隙灯顕微鏡のスリット光によるおおよその軸角度の判断のほか，より定量性に優れた方法として，前眼部撮影を行い，軸マークの角度を測定する方法（図3）や，波面収差解析装置による内部収差マップ（図4）を確認することでIOLの軸角度を測定する方法がある。
- トーリックIOLは軸が1°ずれるごとに矯正効果は約3.3％軽減し，30°軸がずれると矯正効果がなくなるとされているため，大きな軸ずれを生じ，自覚的にも視力不良を訴える症例では，軸修正を検討する。
- さらに，多焦点IOL挿入症例では，良好な裸眼遠近視力が望まれるため，屈折誤差や術後残余角膜乱視が生じてしまい，患者が裸眼視力向上を望む場合は，IOL交換やLASIKなどの屈折矯正手術も考慮する。
- また，多焦点IOL挿入症例では，遠方視力のみではなく，近方視力やコントラスト感度など，複数の術後視機能検査結果が安定していることが必要である。
- 後発白内障はこれら視機能に影響を与えるため，遠方視力が良好であっても，近方視力，実用視力，コントラスト感度が低下し，患者が見えづらさを訴える場合は，YAGレーザー後嚢切開術を検討する。

図2　Visian® ICL

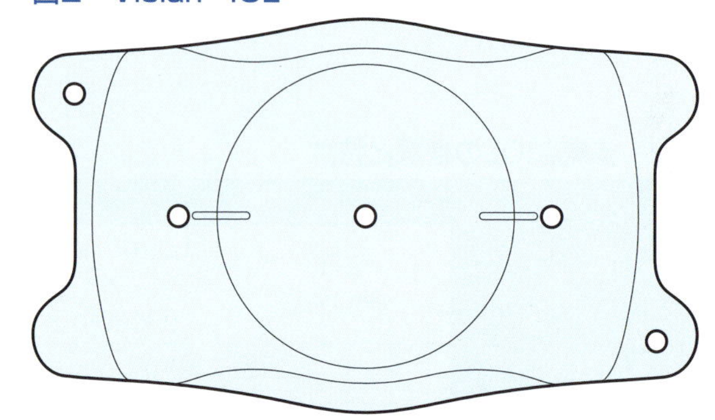

図3　前眼部撮影による軸角度の確認

NIDEK OPD-Scan®により前眼部撮影をした一例を示す。この症例では強主経線とトーリックマークのずれは4°であることがわかる。

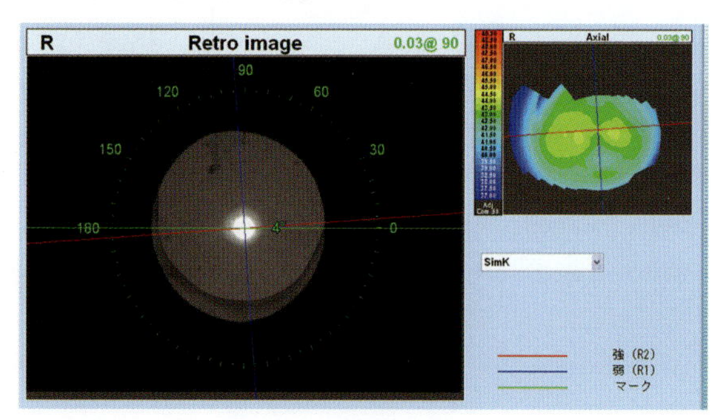

図4　波面収差解析による乱視矯正効果の確認

NIDEK OPD-Scan®により波面収差解析を行った一例を示す。角膜収差が内部収差（トーリックIOL）により打ち消され，全収差が減少している。

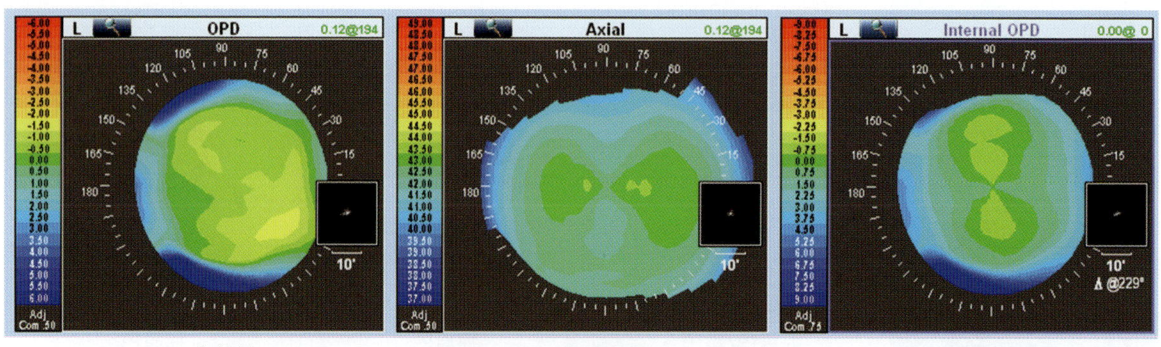

全収差　　角膜収差　　内部収差

多焦点IOL挿入術後の不満症例

- 主訴として代表的なものは，waxy vision（視力は良いが，何となく見えづらい），遠方/中間/近方のうちいずれか，あるいは複数の距離の見えづらさや，グレア・ハロー，dysphotopsia（光源から明るい索状物が見えるpositive dysphotopsiaと，特に側方に弧状の影が自覚されるnegative dysphotopsiaがある）といった光に関する不快な現象であり，これらの主訴の原因として主なものは，コントラスト感度の低下，残余屈折異常，IOLの偏心，ドライアイ，後発白内障等が挙げられる[1,2]。
- このような不満症例32例43眼に対する後方視的研究では，その81％は眼鏡装用やLASIK等の屈折矯正手術，ドライアイに対する治療，YAGレーザー後嚢切開術等の原因に対する治療により主訴の改善を認めたが，12％は治療にかかわらず症状が不変であり，7%はIOL摘出に至ったと報告されている[1]。
- 多焦点IOL挿入後にIOL摘出に至った37例50眼に対する国内の後方視的研究では，摘出に至る主な原因は，コントラスト感度の低下，IOL度数ずれ，原因不明の適応不全，術前の過度の期待，IOLの偏心/偏位，左右の不同視であったと報告されている[2]。
- これらの不満症例の原因のなかには多焦点IOLを用いるうえである程度避けられないものもあり，不満症例を作らないためには術前のインフォームドコンセントを十分に行うことが重要である。

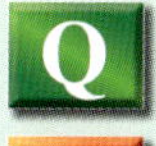

多焦点 IOL 挿入術後の眼鏡の処方について教えてください。

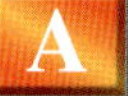

多焦点IOLは眼鏡装用の必要性を減らすためのものであるため，積極的な処方は行いませんが，患者が日常生活で不便を訴える場合は処方を検討します。ただし，近用眼鏡については，多焦点IOL挿入眼で安定した視機能が得られるまでには術後3～6カ月の順応期間が必要であるといわれているため，患者が術後の近方視に関して多少の見えづらさを訴えたとしても，術後早期に近方加入した眼鏡を装用すると，多焦点IOLの遠用部分を使用して近方を見ることになり，順応が得られなくなる可能性があります。このため，近用眼鏡に関しては，順応期間があることを患者に説明して，術後3カ月まではできるだけ処方せず，早期に眼鏡処方するとしても遠方矯正用の眼鏡のみとし，それを用いて近方を見てもらうようにします。また，多焦点IOLは種類により多焦点機構および近用加入度数が異なります(表2)。このため，屈折異常がなく順応が良好であったとしても，見えづらい作業距離が存在します。このような場合は，通常遠方矯正の度数に作業距離に応じた加入度数を加え，装用テストのうえで中間～近方用の眼鏡を処方します。加入度数は必ずしも理論値と一致するとは限らないので，装用テストを十分に行って決定します。

●文献

1）Kamiya K, et al: Multifocal intraocular lens explantation: a case series of 50 eyes. Am J Ophthalmol 2014, 158(2): 215-220.

2）Woodward MA, et al: Dissatisfaction after multifocal intraocular lens implantation. J Cataract Refract Surg 2009, 35(6): 992-997.

前嚢収縮と後発白内障

- 前嚢収縮と後発白内障は，視機能低下をきたすもののレーザーあるいは手術によってほぼ解決できる白内障術後の晩期合併症である。
- 近年の眼内レンズ(IOL) 性能の向上や多目的化により，以前には問題とならなかったレベルであっても視機能に影響を与える懸念が指摘されている。

前嚢収縮の発生と時期

- 前嚢収縮の原因は，①核・皮質の内容物が吸引されて空になった水晶体嚢(empty capsular bag)が 物理的に縮む，②前嚢切開縁の水晶体上皮細胞(lens epithelial cell；LEC) が，創傷治癒反応によって生じたtransforming growth factor-β(TGF-β) やbasic fibroblast growth factor (bFGF) などのさまざまなサイトカインによって筋線維芽細胞様へ形質転換(上皮間葉系移行)し収縮を生じる，と考えられている(図1) [1]。
- 前嚢収縮は術直後から起こり始めるが，術後1カ月ぐらいから前嚢切開縁下に線維組織が形成され始め，前嚢切開窓はさらに収縮する。この過程は術後6カ月までに生じやすく，それ以降になると収縮の進行は緩徐となる。
- その理由は，術後早期のサイトカイン放出や上皮間葉系移行による線維芽細胞の出現，細胞外基質コラーゲンの産生が術後3カ月までに完成されるため，とされる。

後発白内障・線維性混濁の発生と時期

- 後発白内障は術後早期に生じる線維性混濁と6カ月以上経過してから残存しているLECが再増殖して生じるSoemmering's ringやElschnig pearl等に分けられる。
- 白内障手術施行後，LECがTGF-βやbFGFなどのさまざまなサイトカインによって筋線維芽細胞様へ形質転換され(上皮間葉系移行)，この上皮間葉系移行が後嚢側に生じたものを線維性混濁という。
- 線維性混濁は水晶体嚢とIOLが接着することで，創傷治癒反応が沈静化，進行しなくなる。
- しかしその後，水晶体嚢周辺に残存しているLECの分化増殖が活発になり，水晶体嚢赤道部に水晶体線維細胞塊を形成する。この水晶体嚢赤道部周辺にドーナツ状に形成された細胞塊をSoemmering's ringとよぶ。
- 増殖したLECがIOL光学部まで伸展増殖すると，Elschnig pearlとよばれる後嚢混濁を形成する(図1)。

図1　前嚢収縮と後発白内障の形成過程

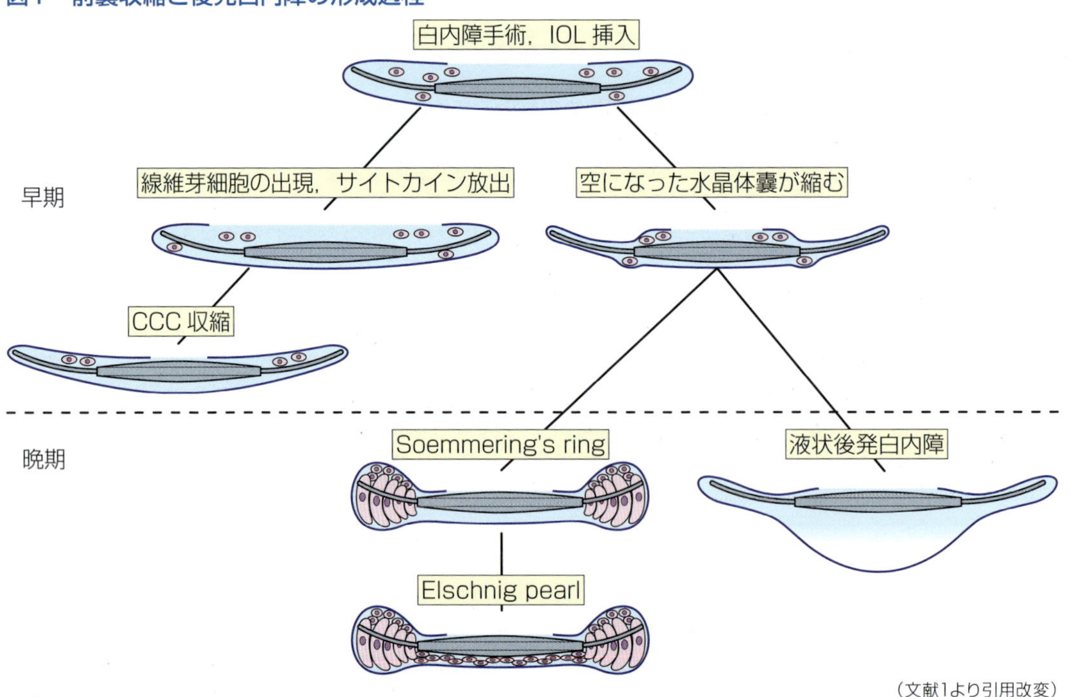

（文献1より引用改変）

- そのほか特殊な後発白内障として，水晶体後嚢とIOLとの間に乳白色の液体物が貯留する液状後発白内障が知られている。
- 1998年の報告によると，後発白内障の発生率は経年的に増加し，術後5年で28.4％であったが，2014年の報告では11.9％と減少していた。近年のIOLデザイン，素材の改良による影響と考えられる。

リスクファクター

前嚢収縮

- 前嚢収縮のリスクファクターは，個体側の因子が主であり，レンズ側の因子は臨床的に大きな差を生まない。
- 個体側(患者側)因子として，網膜色素変性症，落屑症候群，糖尿病併発白内障，ぶどう膜炎併発白内障，高度の全身的血管障害，高齢者，長眼軸長(26mm以上)，硝子体手術後などに前嚢収縮が進行しやすい。
- すなわち前嚢収縮は，物理的な嚢収縮が起こりやすい水晶体嚢が大きい症例やZinn小帯の脆弱症例と，線維組織の形成が強い線維芽細胞の活動が活発な症例に起こりやすいと考えられる。

後発白内障

- 後発白内障のリスクファクターとして，糖尿病網膜症，ぶどう膜炎，アトピー白内障，落屑症候群，網膜色素変性，高度近視が報告されている。
- さらに，前嚢切開とIOL光学部の位置関係も後発白内障の発生頻度に影響する。前嚢切開縁がIOL光学部を覆うコンプリートカバーで後発白内障の発生が少ない。

前嚢収縮・後発白内障の評価方法

前嚢収縮

- 前嚢収縮の評価には，徹照像の前眼部写真またはEAS-1000（NIDEK社）の撮影像から，前嚢切開窓面積を計算する方法が用いられる。
- 前眼部写真を用いる場合は，Scion image（Scion社）など面積計測ソフトを使用する。

後発白内障

- 後発白内障の評価方法として，YAGレーザーによる後嚢切開の施行率を使用した報告が多いが，評価基準が一定しないため，注意が必要である。
- 撮影画像を使用した客観的な後発白内障の評価方法が推奨されるが，まだ確立されておらず今後も解析方法の改良が必要と思われる。
- 現在の標準的な後発白内障の解析方法として，POCO（posterior capsule opacity），EPCO（evaluation of posterior capsule opacification），POCOMAN（posterior capsule opacity manual），カラーマップ解析法，AQUA（automated quantification of after-cataract），EAS-1000による解析(スリット像，徹照像)法がある。
- POCOMAN法やEPCO法は比較的簡易であるが，検者の主観が入る可能性がある。EAS-1000は発売中止であるため，代用としてSpeedy“i”を使用すると後嚢徹照像が撮影可能である。

前嚢収縮・後発白内障と視機能

前嚢収縮

- 前嚢収縮が進行すると，前嚢切開窓面積が小さくなる≒眼内に入ってくる光量が減少，視機能低下を生じることが報告されている。
- 視力に影響が及ぶのは，およそ2.0mm以下になった場合と考えられ，前嚢収縮が偏位した場合，視軸に沿った透過光が妨げられる(図2)。
- 網膜色素変性など一部の疾患眼では，前嚢切開窓が完全に閉鎖する症例もある。
- 遠近両用IOLでは，その光学形状から有効光学部径が減少し，光学部の機能が生かせなくなり，軽度の前嚢収縮でも問題となる可能性がある。
- これまでに前嚢収縮によるIOLの偏心やグレア，コントラスト感度の低下が報告されている。

後発白内障

- 後発白内障の進行については，後嚢中央部≒視軸付近が混濁すると視力低下を生じる。
- 視力が良好でも，霧視や羞明などの症状やコントラスト感度，グレア難視度の低下が起こる。
- 軽度な後発白内障であっても，回折型遠近両用IOL挿入眼において視機能への影響がみられることが指摘されている。

図2　前嚢収縮が進行し，前嚢切開窓が視軸から偏位した症例

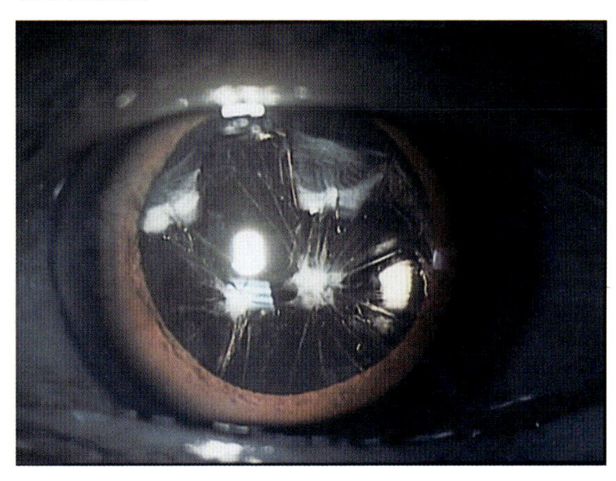

- 2段階以上の矯正視力低下が生じた場合，YAG後囊切開の適応である。
- 特殊な後発白内障である液状後発白内障は，混濁が軽度で視力が良好でも視機能低下を生じやすい。

前囊収縮・後発白内障の予防と治療

前囊収縮

- 前囊収縮の予防は，前囊切開窓を瞳孔径よりも大きい広さで確保するために，なるべく大きなCCC (continuous curvilinear capsulorhexis) を作成することである。CCCを大きく行うほど切開窓面積が小さくならない。
- 前囊切開縁に残存したLECをポリッシングで除去する方法や，予防的にcapsular tension ring (CTR)を入れる方法もあるが，著しい収縮例では，CTRの効果は限定的であり，前囊収縮を抑えられないだけでなく，CTR自体が縮んでしまう。
- 確実な対処方法はYAGレーザーで前囊縁に減張切開を入れる，あるいは観血的手術である。
- 硝子体手術用のディスポ剪刀，八重式剪刀などにて，角膜サイドポートからアプローチする。粘弾性物質にて前房内を置換後，前囊下の線維組織を輪状に切除し，切除片を眼外に除去する。フェムトセカンドレーザーを用いて混濁した前囊を切除する試みもなされている。

後発白内障

- 後発白内障については，IOL光学部のエッジがより直角に近い形状，シャープエッジであることが発生予防に有効であり，さらにシャープエッジであれば，光学部素材の種類は影響しない。
- このシャープエッジ効果の原理についてはLinnolaが1997年にサンドイッチ理論，後囊混濁に対する生物活性に基づいた説明，を提唱した（図3）[2]。要約すると以下の3項目となる。①IOLが生物活性素材であった場合，単層のLECがIOLと後囊の両方に結合することが可能となる。②これは，IOLおよび単層の細胞と後囊を含むサンドイッチパターンを生成する。③密封されたサンドイッチ構造は，さらなる上皮細胞の内増殖と後囊混濁を阻止，やがてLECは脱落しIOLと後囊は直接接着する。
- 一方，エッジデザインはIOLごとに異なっており，抑制効果も若干異なる。しかしエッジ形状だけで後発白内障を完全に抑制することはできないため，さまざまな取り組みがなされている。
- 二重の囊屈曲部を作成し，LECの後囊への侵入を防ぐcapsular bending ringや，水晶体囊内に前房水を循環させることでLECの増殖を抑制するequator ring，水晶体乳化吸引術（PEA）後に水晶体囊内を蒸留水や薬物で灌流しLECを減少させることで後発白内障を抑制するsealed capsule irrigatorや，前囊後囊に孔をあけ特殊形状IOLをはめ込むbag-in-the-lensなどがある。
- さらに，表面改質によりIOL光学部材質の性質をコントロールし，後囊とIOLの接着を促進して後発白内障を抑制する方法が考案され，市販化された[3]。今後成績が期待される。

図3　Linnolaのサンドイッチ理論

Phase 1：前囊とIOLが密着し閉鎖空間となる。残存LECは遊走してIOLの後側に回り込む。90°の光学部エッジがIOLと後囊の間にLECの増殖を誘導する。
Phase 2：LECが細胞と後囊，細胞とIOLの接着剤として働くことでサンドイッチを形成，さらなる細胞の遊走を阻止する。その結果，後囊は透明である。
Phase 3：いくつかの単層のLECは経過により脱落，IOLと後囊は直接接着する。

Phase 1

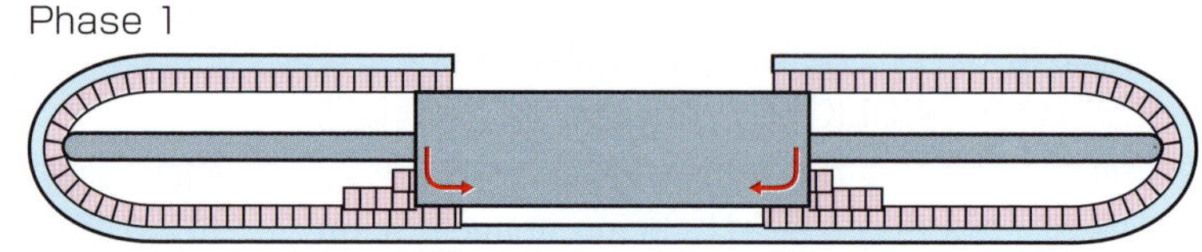

Phase 2

Phase 3

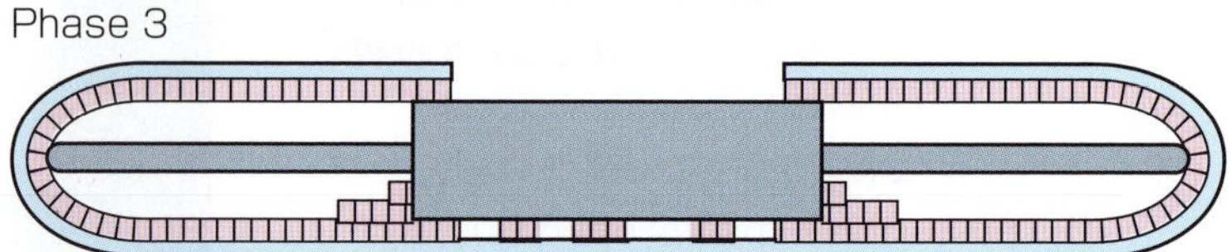

（文献2より引用）

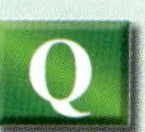

前嚢収縮や後発白内障に対するYAGレーザーについて教えてください。

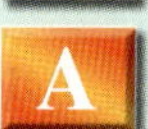

前嚢収縮の著しい進行が認められたら，切開窓が閉鎖する前にYAGレーザーで中心近くの前嚢縁を切開します（図4）。このとき，前嚢縁の白濁した部位を超えて透明部分まで切れ込みを入れないと再度閉じてしまうので注意が必要です。本文中の症例ほど収縮した場合は，観血的な手術が必要です。

後発白内障に対するYAGレーザー後嚢切開術は，日常広く行われていますが，術後の眼圧上昇や裂孔原性網膜剥離の発症リスクが上昇することがよく知られています。手技については，十字切開法と円形切開法があり，どちらの方法が優れているとの報告はなく，術者の好むほうで施行しているのが現状です。筆者は，円形切開法を好んで施行していますが，その理由として十字切開法は眼内レンズ光学部中央部の後嚢切開しなければならないため，①視軸上の眼内レンズにcrack（裂け目）やpit（点状の傷）が生じる可能性がある，②後嚢に作成した窓があまり拡大せずクレームが生じたため，追加で円形切開法を施行した症例があった，③円形切開法は眼底視認性が良い，が挙げられます。また，前嚢切開の直径以上に後嚢に円形切開を行うことは不可能であり，前嚢および支持部と前後嚢の癒着から，後嚢円形切開を大きく行っても眼内レンズが眼内に落下することはありません。一方，十字切開法は手技が簡単で，円形切開法と比較するとトータルエネルギーが少なく済みます。さらに円形切開法では，くりぬいた後嚢片がフローターとなり，術後飛蚊症を訴えやすくなります。十字切開法と円形切開法は術者や症例ごとに棲み分けられていくものと考えます。

図4　YAGレーザーで前嚢縁に減張切開を入れる

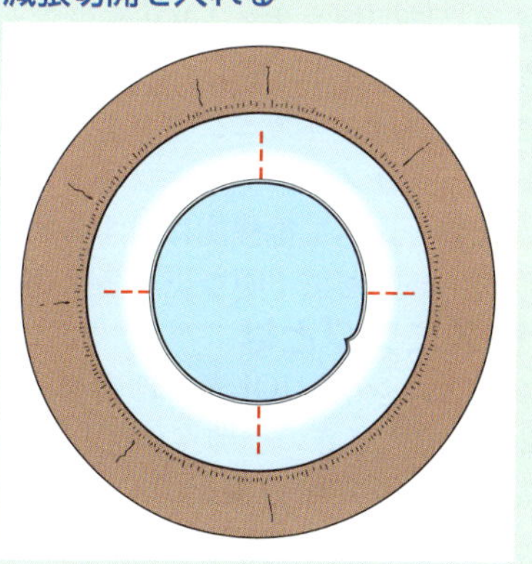

●文献

1) Matsushima H, et al: Preventing secondary cataract and anterior capsule contraction by modification of intraocular lenses. Expert Rev Med Devices 2008, 5: 197-207.

2) Linnola RJ: Sandwich theory: bioactivity-based explanation for posterior capsule opacification. J Cataract Refract Surg 1997, 23: 1539-1542.

3) Matsushima H, et al: Active oxygen processing for acrylic intraocular lenses to prevent posterior capsule opacification. J Cataract Refract Surg 2006, 32: 1035-1040.

グリスニング，ホワイトニング

グリスニングとホワイトニング

- 小切開から挿入可能な眼内レンズ(IOL) 軟性アクリル素材は親水性と疎水性に分けられる。
- 親水性アクリル素材はカルシウム沈着を生じることがわかり，現在わが国では使われていない。
- 疎水性軟性アクリル素材のIOLは安定した術後成績が得られ，わが国では最も使用頻度が多いが，術後長期間観察するとIOL光学部が混濁することがわかってきた。
- この現象はグリスニングとホワイトニングといわれる。グリスニングとホワイトニングはカルシウム沈着と比べて視機能に対する影響は少ないというが，いまだに不明な点も多い(図1)。

グリスニングとは

- グリスニングはIOL光学部内部全体に生じる1～20μmの大きさの小輝点(void)である。
- 基本的にすべての素材のIOLにみられる現象であるが，その発生頻度はIOL素材の種類により異なる。疎水性アクリル素材はグリスニングが生じやすい。
- グリスニングの原因は水相分離現象である。IOL素材は疎水性でも微量の水を含水していて，この水分量(含水率) は温度上昇に伴い増加する。眼内温度が上昇すると含水率が増加し，眼内温度が低下するとIOL素材に含まれた微量の水分が余剰してしまう。その結果，余剰な水分が材質内の間隙に貯留し，グリスニングが発生すると考えられている(図2)。

ホワイトニングとは

- ホワイトニングは疎水性アクリル素材であるアクリソフ®(アルコン) に散見される現象で，IOL表面の散乱光が増強する。
- 細隙灯を斜めから照射すると光学部表面全体の白濁が強調してみえるが，徹照すると混濁は目立たない。
- ホワイトニングはグリスニングと同じ水相分離現象であるが，IOL表面浅層に密集した約100nmの水分子が原因である(図3)。基本的にはグリスニングと同じメカニズムの水相分離現象であるためsub-surface nano glistening (SSNG)ともよばれる(図4)。

図1　IOL混濁

カルシウム沈着はIOL光学部表面にみられ，徹照像が暗くなる。ホワイトニングは表面散乱として観察される。グリスニングは光学部全体にみられる輝点である。ホワイトニングもグリスニングも徹照像は明るく，光と透過していることがわかる。

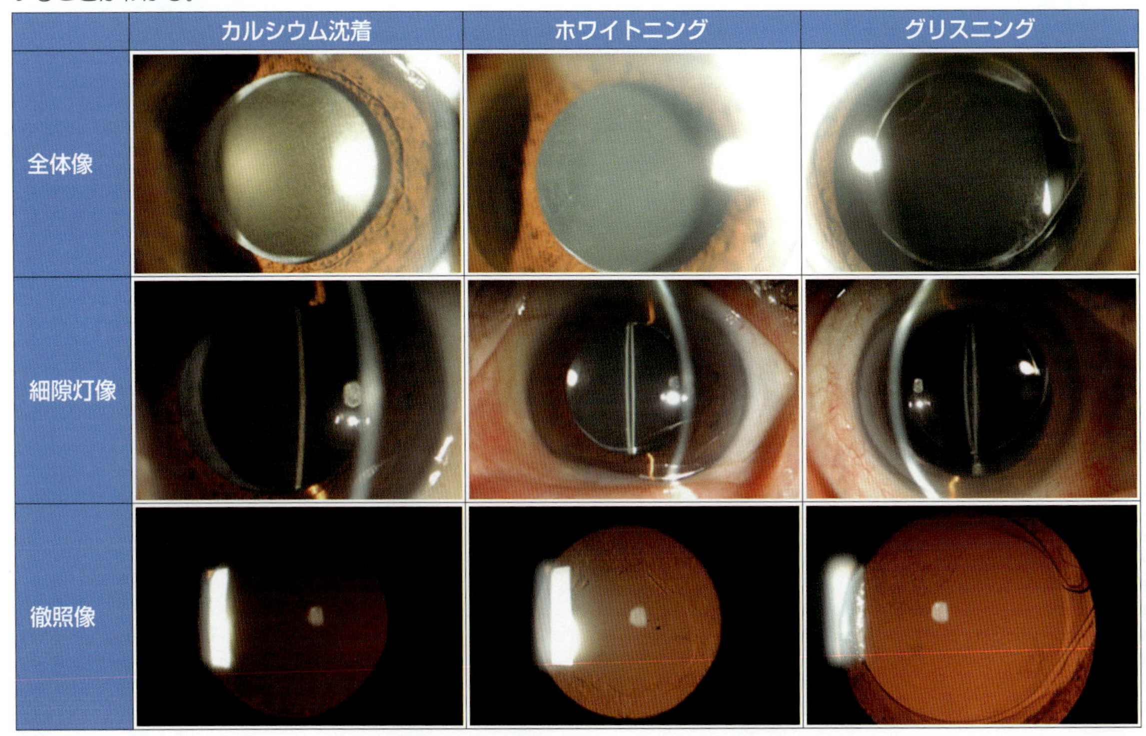

図2　温度変化とグリスニング
眼内温度の低下により，余剰した水分が材質内の間隙に貯留し輝点としてみられるのがグリスニングである。したがって，温度が低下するとグリスニングが発生し，温度が上昇すると消失する。

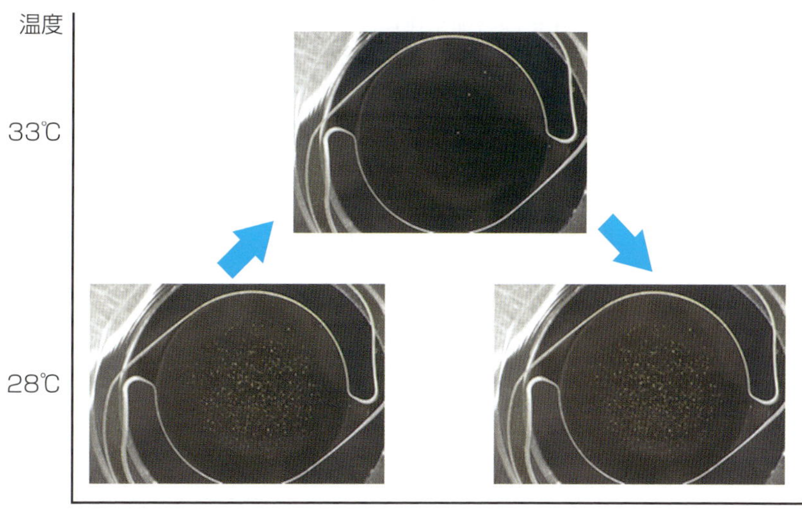

図3　ホワイトニング表面の凍結断層電子顕微鏡写真
ホワイトニングではIOL表面浅層に，コントロールでは存在しない小さい水分子が密集している。

①コントロール

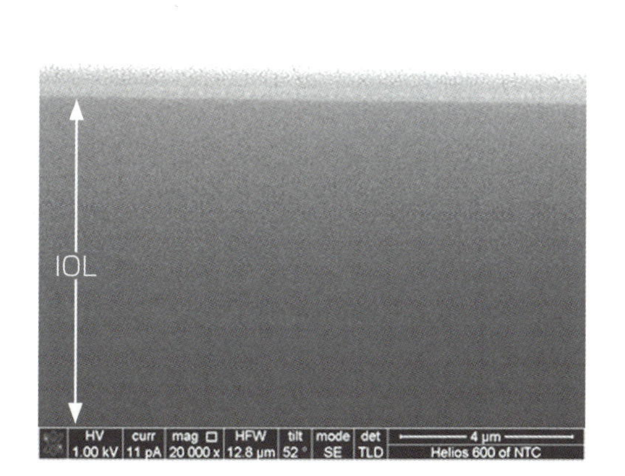

②ホワイトニング

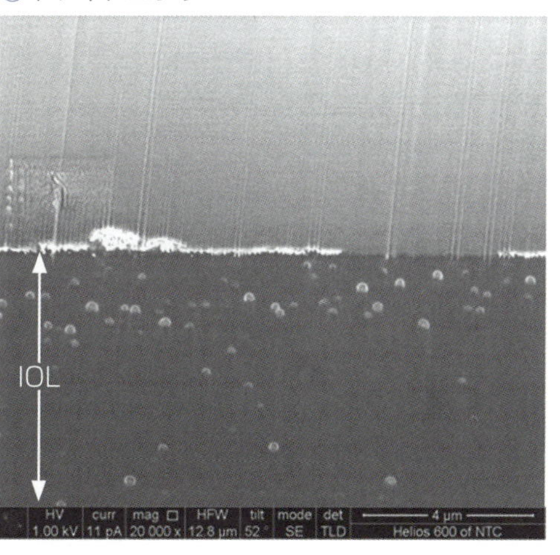

図4　ホワイトニングと水
ホワイトニングが生じたIOLを乾燥すると混濁は消失し，水中に戻すと混濁が再度出現することからも，原因が水相分離であることがわかる。

①乾燥　②水中30分後　③水中3時間後

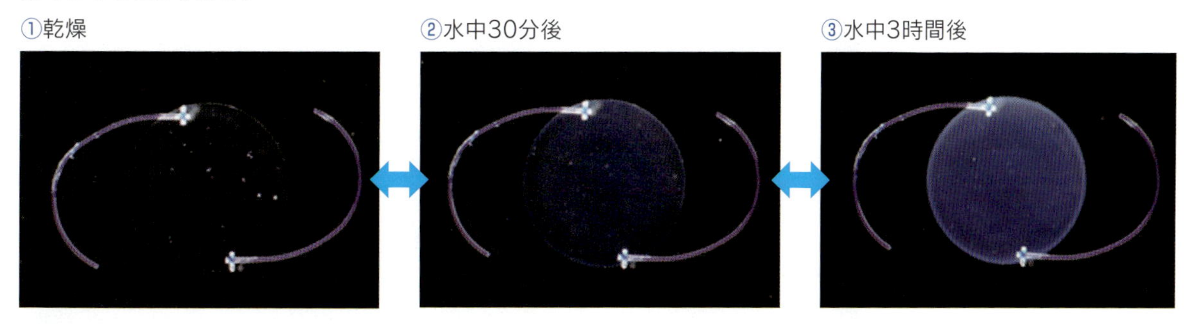

- グリスニングはIOL光学部内部全体に，ホワイトニングはIOL光学部表層に発生し，両者が共存することも多い。

グリスニングとホワイトニングと視機能

- カルシウム沈着はIOLの透過性を著しく低下させ，視機能を低下させる(図5)。したがってカルシウム沈着を認めた場合はIOL摘出交換の適応となる。
- 一方グリスニングとホワイトニングを細隙灯で観察するとカルシウム沈着と同等の強い混濁として確認できる場合もあるが，視機能への影響は少ない(図6)。
- カルシウム沈着ではIOL表面に密集したカルシウムが光線の透過を遮るが，グリスニングとホワイトニングは水分子の集合体のため，粒子の隙間を

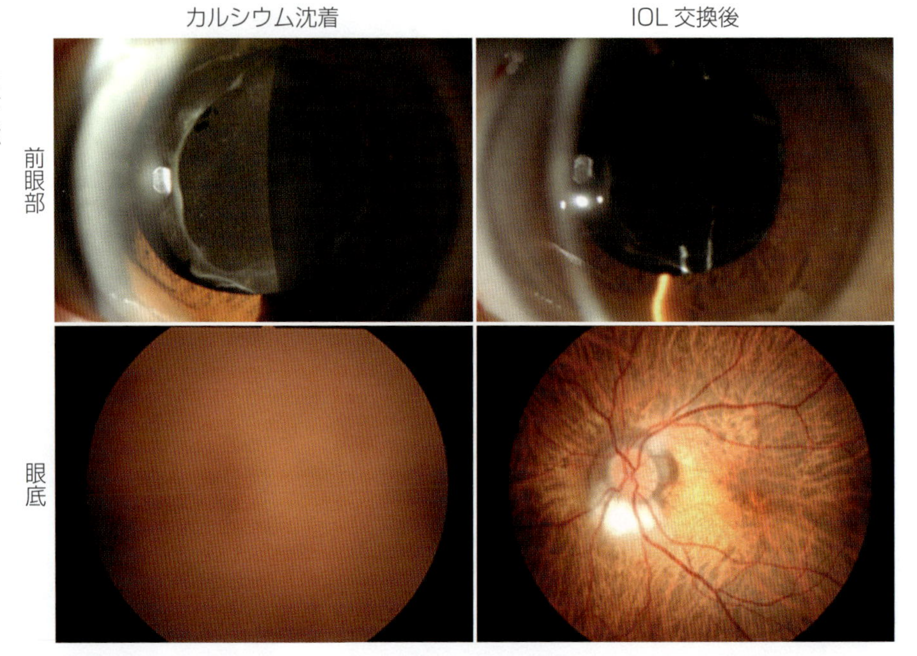

図5　カルシウム沈着と眼底視認性
カルシウム沈着が生じると眼底の視認性が著しく低下する。視機能への影響が強いことがわかる。

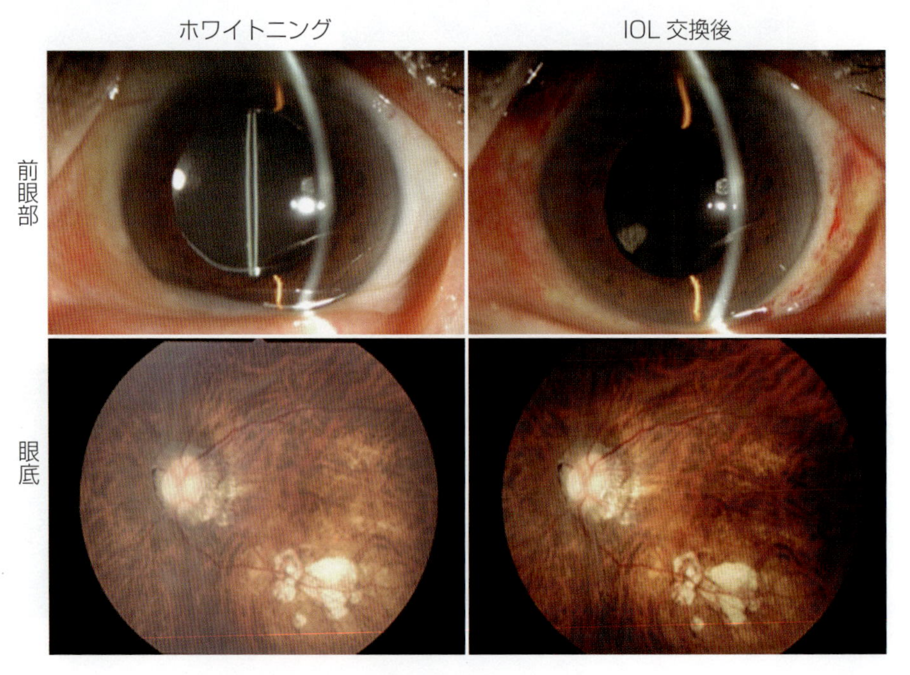

図6　ホワイトニングと眼底視認性
ホワイトニングが生じても，軽度白濁するが，眼底の視認性は保たれている。視機能への影響が少ないことがわかる。

光線が透過できるためである(図7)。

- 問題はグリスニングとホワイトニングは経年的に増加していて，上限についてはわかっていない。
- 一般的には視機能への影響は少ないが，網膜機能が低下している症例ではグリスニングやホワイトニングで視機能が低下し，IOL摘出交換が奏効している症例も報告されている。
- グリスニングとホワイトニングは光散乱を生じることはわかってきており，今後の研究課題である(図8)。
- 現在は各社がIOLの長期安定性に興味をもち，長期間混濁の生じない安定した素材のIOLが多数生産されるようになってきているが，今後も臨床的な生体内での長期経過観察が必要である。

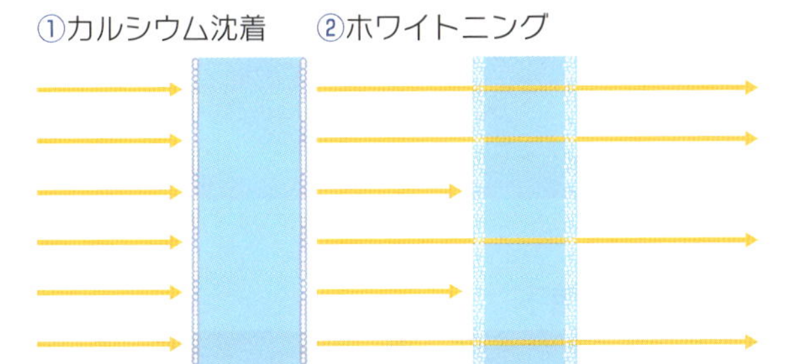

図7　カルシウム沈着とホワイトニングの光線透過性相違
カルシウム沈着ではIOL表面に密集したカルシウムが光線の透過を遮るが，ホワイトニングは微小水分子の集合体のため，粒子の隙間を光線が若干弱まるが透過できる。

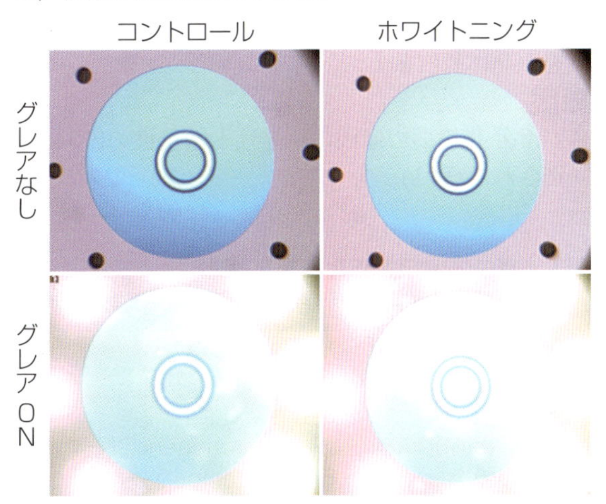

図8　ホワイトニングと散乱光
ホワイトニングがあるとグレア負荷により光散乱が生じ，視標の視認性が低下する。

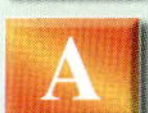

Q ホワイトニングと鑑別すべき疾患はありますか？

A ホワイトニングと鑑別が必要な疾患に液状後発白内障があります(図9)。液状後発白内障は前嚢切開が完全な症例で，IOLと水晶体後嚢の間に乳白色液状物が貯留した現象でcapsular block syndromeともよばれます。ホワイトニングやグリスニングと共存して発症することもあり，視機能を著しく低下させますが，Nd:YAGレーザー後嚢切開術が奏効します。ホワイトニングで視機能低下している症例のなかに比較的多くみられますので，細隙灯で混濁部位をしっかり確認する必要があります。IOL前後面に散乱がみられればホワイトニングですが，IOL後面にある混濁は液状後発白内障です。

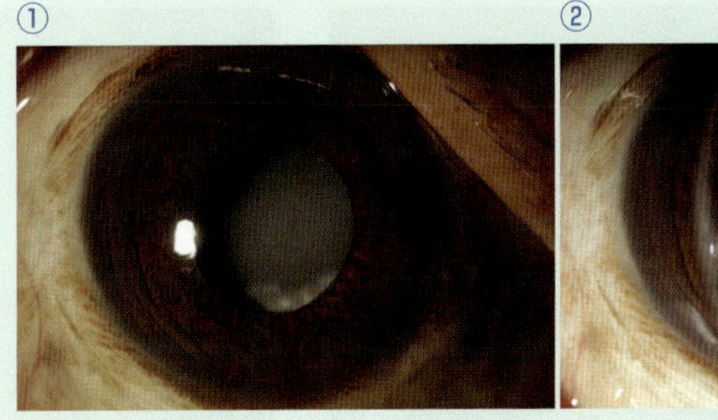

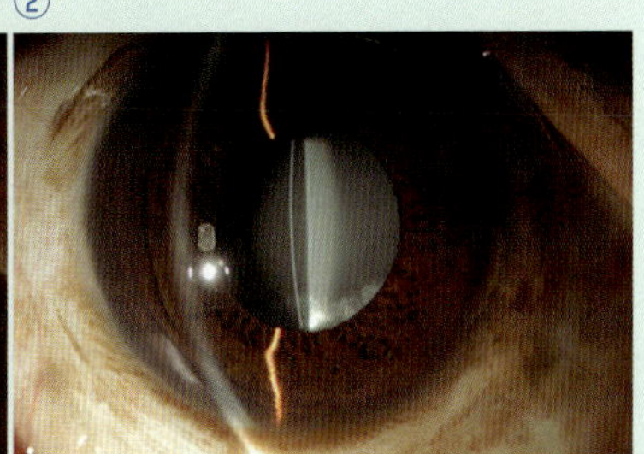

図9　液状後発白内障
①全体像。
IOLが白濁していて，ホワイトニングだけが生じているようにみえる。
②細隙灯像。
スリット光を細くして観察すると，ホワイトニングも生じているが，IOL後面と後嚢の間に乳白色液状物が貯留しており，液状後発白内障が主な病態であることがわかる。

Zinn 小帯脆弱白内障

疾患の概要

- Zinn小帯は眼内において水晶体を支える組織である。
- Zinn小帯の損傷や脆弱化により，ある方向に偏位した状態を水晶体偏位(図1)，硝子体内や網膜面上に落下した場合を水晶体落下(図2)，あるいは一部支えを失って下方に沈んだ場合を水晶体亜脱臼，水晶体が前房内や硝子体内に落下した場合を水晶体脱臼とよぶ。

原因

- Zinn小帯脆弱の原因は続発性と遺伝性の2つに大別される(表1)。

表1　水晶体偏位をきたす主な疾患

続発性	遺伝性
・落屑症候群	・Marfan症候群
・外傷	・ホモシスチン尿症
・強度近視	・網膜色素変性
・硝子体手術後	・Well-Marchesani症候群
・ぶどう膜炎	・Ehlers-Danlos症候群
・アトピー性白内障	・Sulfate-oxidase deficiency
・閉塞隅角緑内障	・Crouzon病
・レーザー虹彩切開術後	・高リジン血症
・過熟白内障	・亜硫酸塩酸化酵素欠乏症
	・Miller 症候群
	・Oculo-dental症候群
	・Sturge-Weber症候群
	・Ectopia Lentis
	・無虹彩症

図1　水晶体偏位(Marfan症候群)

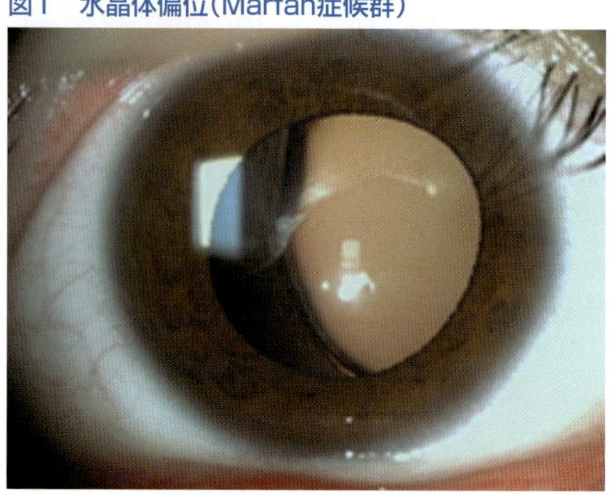

図2　水晶体落下

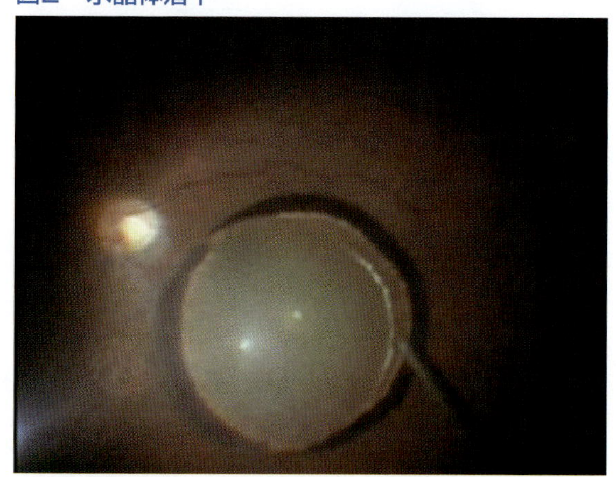

図3　落屑症候群の前眼部所見
水晶体前面および瞳孔縁に落屑物質の沈着を認める。

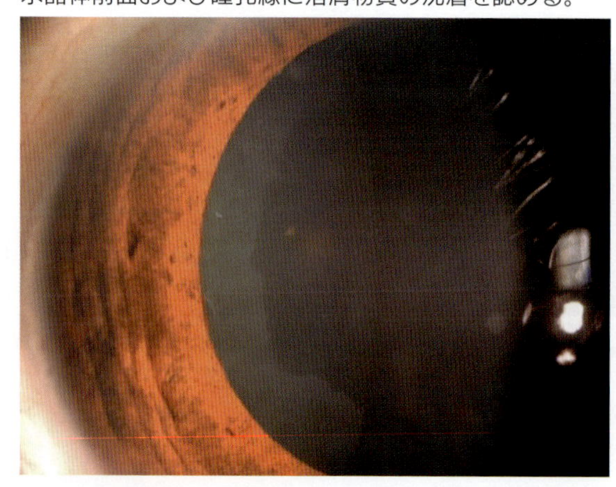

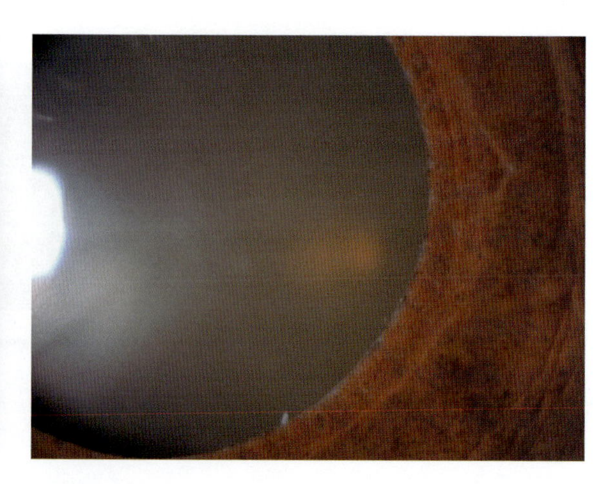

●続発性

落屑症候群(図3)，外傷，強度近視，アトピー性白内障，ぶどう膜炎，硝子体手術後，閉塞隅角緑内障，レーザー虹彩切開術(laser iridotomy；LI)後，加齢などがある。

●遺伝性

Marfan症候群，ホモシスチン尿症，網膜色素変性，Well-Marchesani症候群，無虹彩症などがある。

症状

●視力障害，水晶体の前方偏位による近視化，傾きによる乱視，動揺視，単眼複視などがある。

術前診察のポイント

●眼球運動による水晶体振盪の有無，前房深度における左右差，仰臥位における水晶体の位置などによりZinn小帯脆弱程度の判断を行う。

治療方針

●Zinn小帯脆弱の程度により対処法が異なる。

前嚢切開

●術前に予測困難であったZinn小帯脆弱は，連続円形切嚢(continuous curvilinear capsulorhexis；CCC)時に気づくことが多い。水晶体嚢の張りがないため，前嚢穿刺時にうまく穿刺ができず，水晶体周辺部に向かう前嚢の皺が生じる。

●Zinn小帯脆弱により水晶体が動揺してチストトームでは施行困難となるため，前嚢鑷子を用いてCCCを行う。

●Zinn小帯脆弱例では通常の症例よりもCCCが小さくなりがちであり，ダブルCCC (two stage CCC)によりCCCを拡大する。

Zinn小帯断裂90°までの症例

●水晶体嚢の誤吸引を防ぐため，超音波乳化吸引(phacoemulsification and aspiration；PEA)と皮質吸引時にボトル高，吸引圧，吸引流量の設定値を下げて行う。

●断裂部の皮質吸引は最後に行い，眼内レンズ(IOL)挿入時に支持部をその部分にあてることにより，断裂部の水晶体嚢は拡大してその形状は安定する。

Zinn小帯断裂90～180°までの症例

●カプセルエキスパンダー(図4①)，虹彩リトラクター(図4②)，水晶体嚢拡張リング(capsular tension ring；CTR)(図5)などの水晶体嚢支持器具を用いて水晶体嚢を安定化させてPEAを行う。

●虹彩リトラクターは元来虹彩拡張を目的として作製されているために，先端が短く，前嚢切開縁から外れやすい。

●CTRは，水晶体嚢内に挿入して内側から嚢を押し広げることで水晶体嚢の形状維持作用はあるものの，Zinn小帯の持つ位置固定作用はない。

●嚢ごとIOL落下予防のためにIOL固定は3ピースIOLを用いてoptic captureとする方法がある(図6)。IOL光学部をCCCにはめ込み(嚢内固定)，支持部は嚢外固定(毛様溝固定)とする。後嚢破損時にCCCが残存している場合にも適応可能であり，術後のIOL偏位の予防につながる。挿入IOL度数は嚢内固定と同様でよい。

図4　カプセルエキスパンダーと虹彩リトラクター

①カプセルエキスパンダー

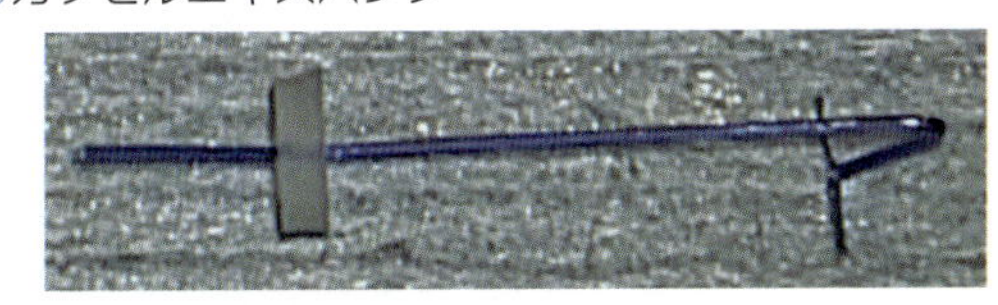

②虹彩リトラクター

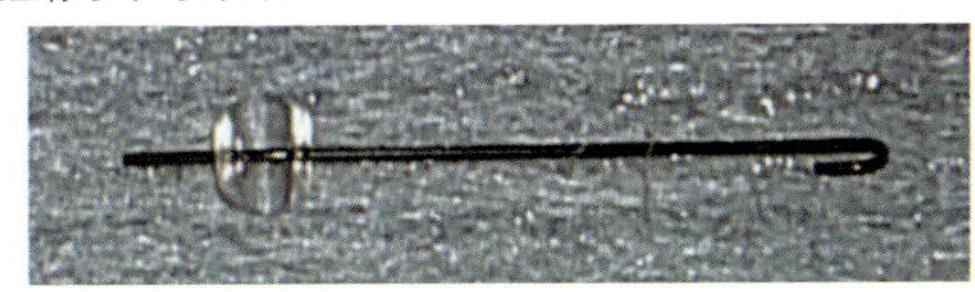

図5　CTR

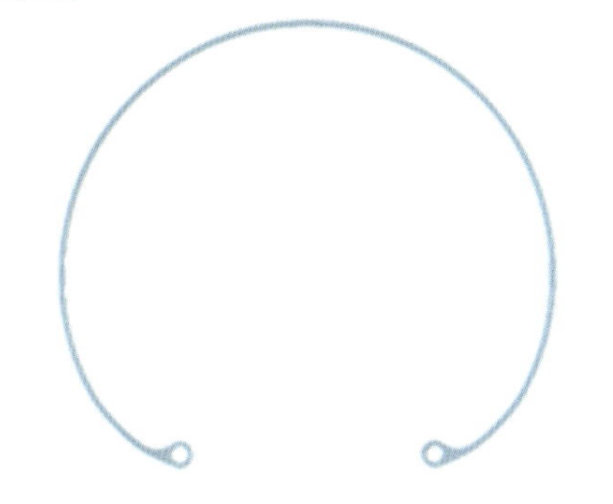

図6　optic capture

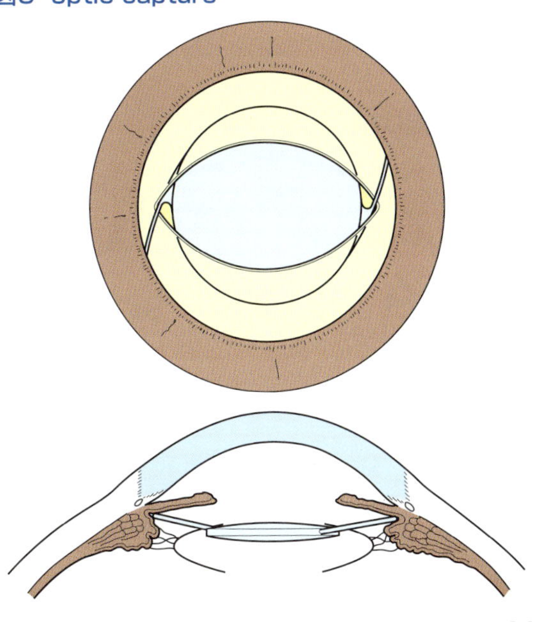

Zinn小帯断裂180°以上の症例

- 前項と同様に，カプセルエキスパンダー，虹彩リトラクター，CTRなどの水晶体嚢支持器具を用いてPEAにて核と皮質を除去する（図7）。
- 欧米では縫着用CTR（図8）を用いて嚢とIOLを眼内に固定する方法が好まれるが手技が煩雑である。わが国では嚢を摘出してIOL縫着術や強膜内固定術を用いてIOLを眼内に固定する方法が一般に用いられる。
- 小切開水晶体嚢内摘出術（intracapsular cataract extraction；ICCE）にて水晶体を摘出してIOL縫着術や強膜内固定術を行う方法もある（図9）。

水晶体が落下した症例

- パーフルオロン®により落下水晶体を浮上させて輪部よりPEAを行う方法（図10）や，硝子体カッター，フラグマトームを用いて水晶体を処理する方法がある。
- 最近では硬い核の症例でも対応可能なパーフルオロン®を用いて輪部よりPEAで処理する方法が第一選択として用いられることが多い。パーフルオロン®を用いる場合には眼内の硝子体を十分に郭清してから眼内に注入する。
- 硝子体カッターは25G，27Gなど極小化により，初期の白内障では対応可能であるが進行した白内障では破砕吸引に時間を要して対応が困難である。その場合には23Gなどのより口径が大きい硝子体カッターの使用が望ましい。落下核の処理時には，吸引圧は最大でカットレートは300～500cpmの設定で行う。高回転の設定で行うと核や皮質をはじくのみで処理が困難となる。
- フラグマトームは創口の熱傷や硝子体の誤吸引による裂孔形成などの問題点を有しており，最近では用いられなくなっている。
- 水晶体を処理した後にIOL縫着術や強膜内固定術が用いられる。

図7　カプセルエキスパンダーで嚢を固定して皮質吸引を行う

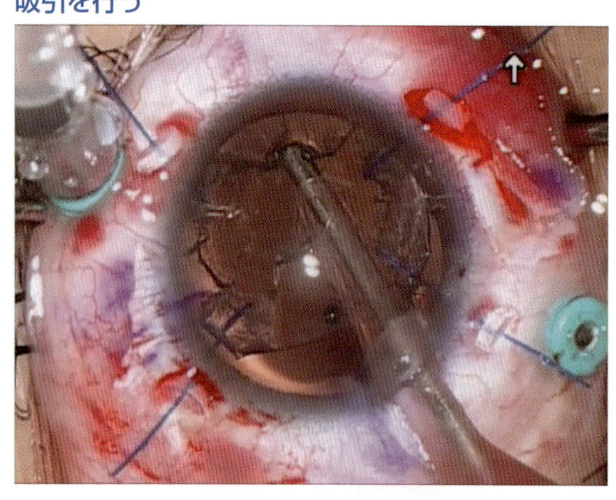

図9　小切開ICCE（切開幅8mm）で水晶体を摘出する

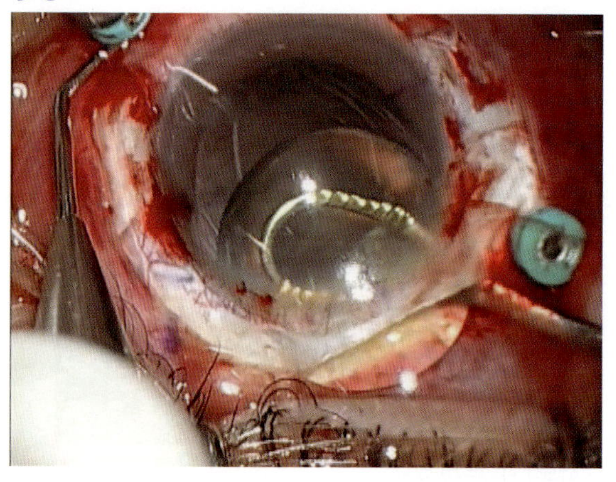

図8　縫着用CTR

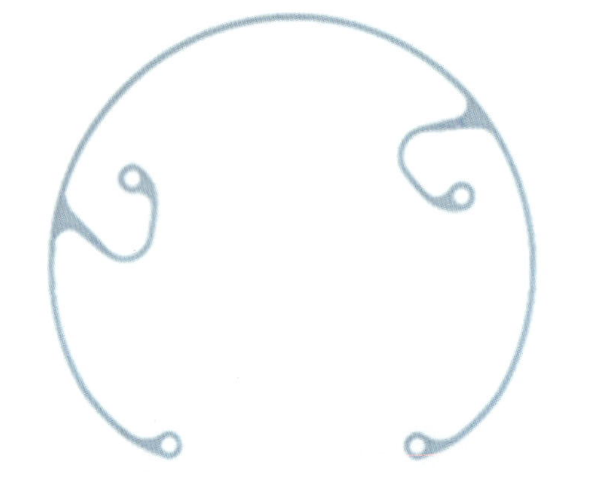

図10　パーフルオロン®により落下水晶体を浮上させて輪部よりPEAを行う方法

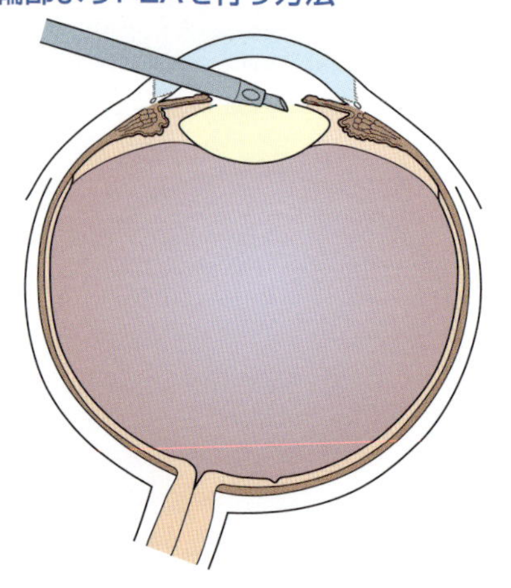

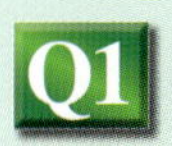

嚢外固定や optic capture に適した IOL には何がありますか？

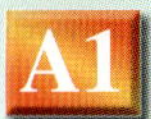

嚢外固定やoptic captureに適したIOLですが，日本人の毛様溝の幅は約12mmであり，現在わが国で市販されている全長13mmの3ピースIOLであれば問題はありません(図11)。しかし，アクリルフォーダブルシングルピースIOLは不適です。なぜならば，本IOLは一般に全長は13mmですが，支持部が太く虹彩裏面に持続的に接触するために色素散布症候群(pigment dispersion syndrome) を発症し，眼圧上昇や眼内に慢性的な炎症を引き起こす可能性があるからです(図12)。

図11　嚢外固定やoptic captureに適したIOL
6mm アクリルフォーダブル３ピースIOL

①AN6K(全長13.0mm，興和創薬)

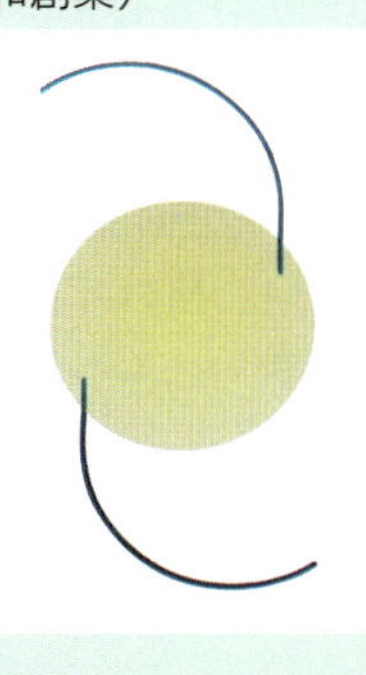

②AR40e(全長13.0mm，AMO)

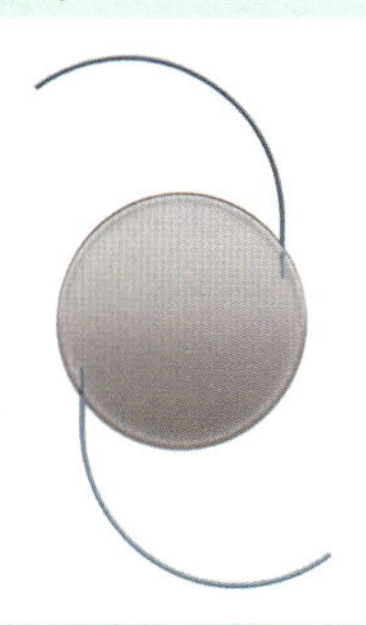

図12　不適のIOL

①アクリルフォーダブルシングルピースIOL

②太い支持部が虹彩裏面に持続的に接触して色素散布症候群を発症する。

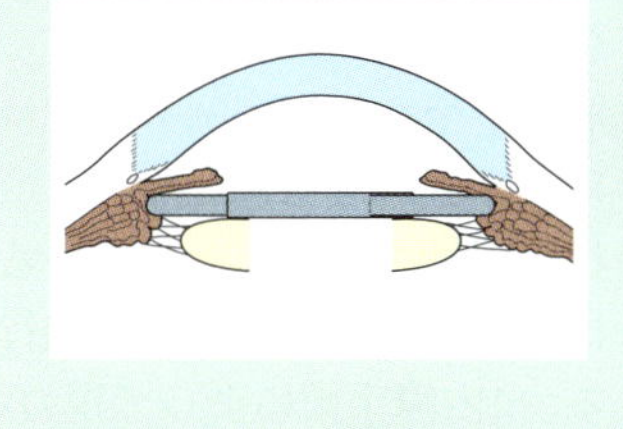

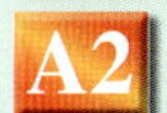

IOL 縫着術と強膜内固定術に適した IOL には何がありますか？

IOL縫着術に適したIOLですが，毛様溝縫着であれば全長13mmのIOLで問題はありません。しかし，通常のIOLでは支持部に糸を縫着した場合に結紮部が抜けてしまう可能性があり，支持部に特殊な工夫が施された縫着用IOLの使用が望ましいと考えられます。従来は，光学部径7mmの支持部に通糸用のアイレットの付いたポリメチルメタクリレート(polymethyl methacrylate；PMMA)素材のシングルピースIOL(CZ70BD，日本アルコン)(図13)が一般に用いられてきましたが，最近ではインジェクターを用いてより小切開(2.4mm) で挿入可能な光学部径7mmのアクリルフォーダブルIOL (VA-70AD，HOYA) (図14) が主に用いられています。IOL強膜内固定術に適したIOLの条件は，縫着術と同様に偏心や虹彩捕獲のリスクがあるために大光学部径で球面レンズであり，全長が約15mmまで伸展されるために全長や支持部長が長いというものです。また，強膜内固定術では鑷子を用いた抜き出し操作があり，支持部素材が強靭で変形しにくいポリフッ化ビニリデン(polyvinylidene difluoride；PVDF)であるIOLが望ましく，以上の条件より光学部径7mmのアクリルフォーダブルIOL (NX-70，参天) (図15)が適していると考えられます。

図13　縫着用7mmPMMA製シングルピースIOL CZ70BD(全長12.5mm，日本アルコン)

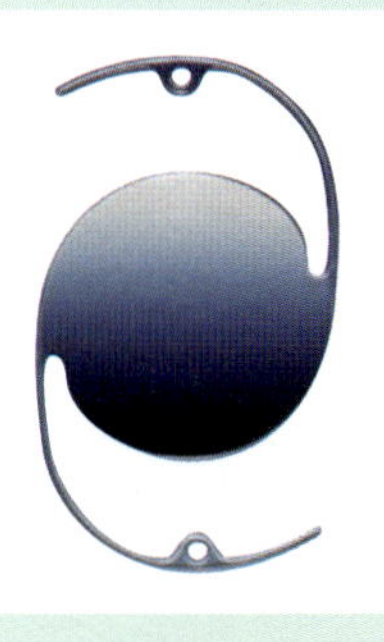

図14　縫着用7mm アクリルフォーダブルIOL VA70AD(全長13mm，HOYA)

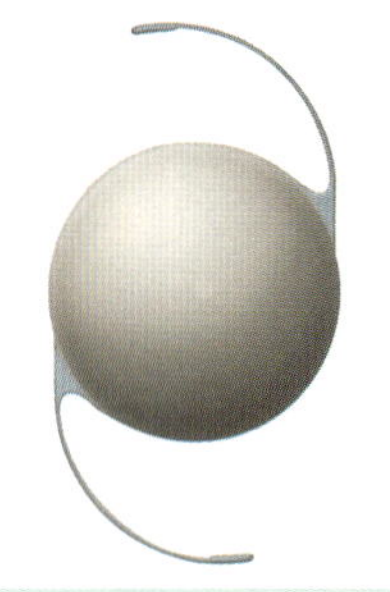

図15　7mm アクリルフォーダブルIOL NX-70 (全長13.2mm，参天)

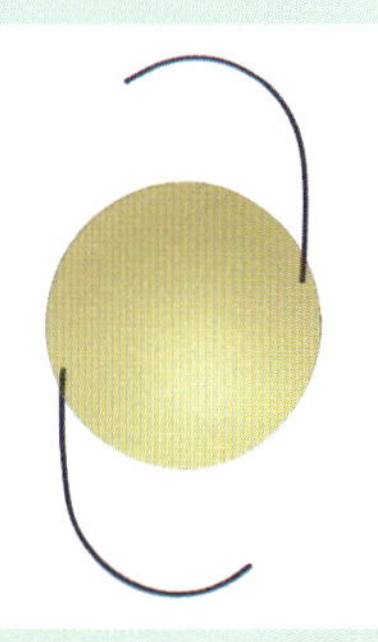

コロボーマ・小眼球における白内障

コロボーマの白内障

疾患の概要

- 眼杯裂(胎生裂)の閉鎖不全によって生じる眼球下方のぶどう膜欠損である(p.135, **Q1**を参照)。
- 虹彩コロボーマは下方の虹彩欠損のために鍵型の瞳孔を示す。欠損は虹彩に限局したもの(虹彩欠損)や脈絡膜欠損を伴うものなどさまざまである。小眼球・小角膜を合併することが多い。視神経の形成不全を伴う症例もみられ，脈絡膜欠損が黄斑に及ぶ症例は弱視となる。
- 壮年期から白内障を併発する症例が多い。白内障は核硬化が主体であり，進行すると視力が低下する。白内障手術によって視力が改善する例がある。

白内障のための検査

- 細隙灯顕微鏡で直接観察することができるので診断は難しくないが，瞳孔偏位や散瞳不良のために，白内障の程度を評価できない場合がある(図1)。
- 眼底が透見できない場合は，超音波Bモード検査により，脈絡膜欠損や網膜剥離の有無を診断する(図2)。

手術のポイント

- 通常の白内障手術に準じて超音波乳化吸引術と眼内レンズ(IOL)挿入を行う。
- 瞳孔の下方偏位が著しい例では散瞳が不良だと術野を確保するのが難しい。瞳孔括約筋切開やアイリスリトラクターを使用する。散瞳不良が著しい場合には周辺虹彩切除を行い，さらに虹彩の全幅切開を行って散瞳する方法もある(図3)。術後の眼底管理のために散瞳を維持させたいときは虹彩縫合は省略する。
- 小眼球や小角膜があると強角膜切開が角膜よりになりやすい。超音波乳化吸引術から計画的嚢外摘出術にコンバートする場合には通常よりも核を娩出しにくいので創を大きめに広げる必要がある。
- 水晶体は球状で，浅前房のことが多い。前嚢切開(continuous curvicular capslotomy；CCC) が流れやすいのでトリパンブルーで前嚢を染色し，ヒーロンV®を使用するとよい。核は年齢不相応に固く，核硬化4度のことが多い。しっかり核分割をするように心がける。
- 術後は炎症の管理とともに網膜剥離の発生がないか定期的にチェックする。

小眼球と白内障

疾患の概要

- 小眼球は遺伝性眼疾患や先天異常，妊娠中の母胎の感染症に併発するものなどさまざまな要因で生じるが，白内障を合併することが多い。
- 小眼球に伴う白内障は発見される年齢や併発する病態から，①前眼部の発生異常に伴うもの，②後眼部疾患に続発するもの，③真性小眼球のように他の発生異常を伴わないものに分けることができる。①，②は乳児期に見つかることが多く，③は高齢者に多い。

図1　コロボーマの程度と白内障(前眼部)

①症例1：比較的散瞳のよい症例で核硬化が観察できる。

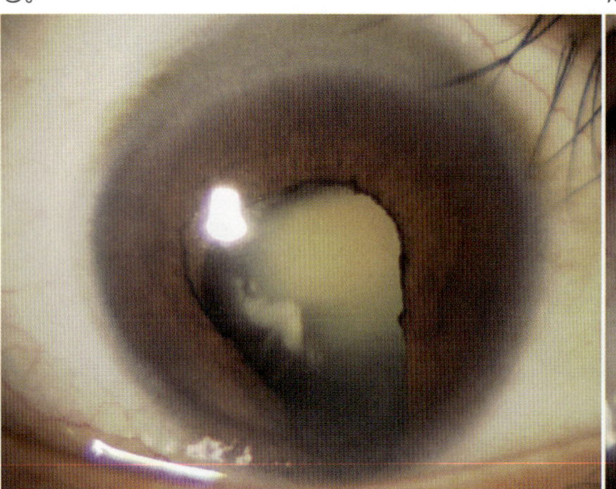

②症例2：瞳孔が偏位し散瞳しない症例。白内障のために眼底は透見できず，核硬化度も不明である。

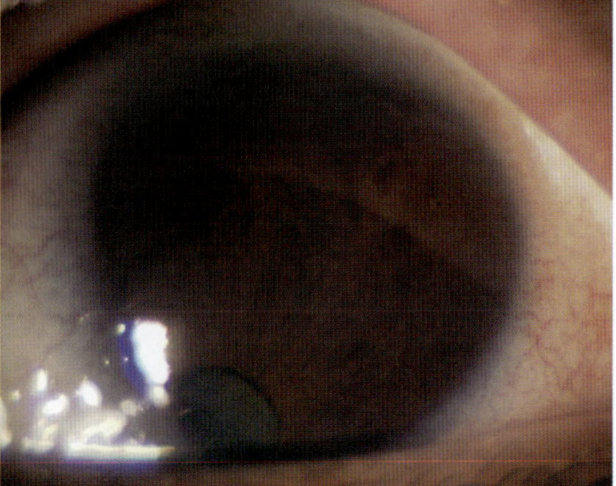

図2　症例2の術前超音波Bモード所見（①）と術後のOptos眼底所見（②）

①眼底は透見できないがコロボーマによる陥凹を認める。

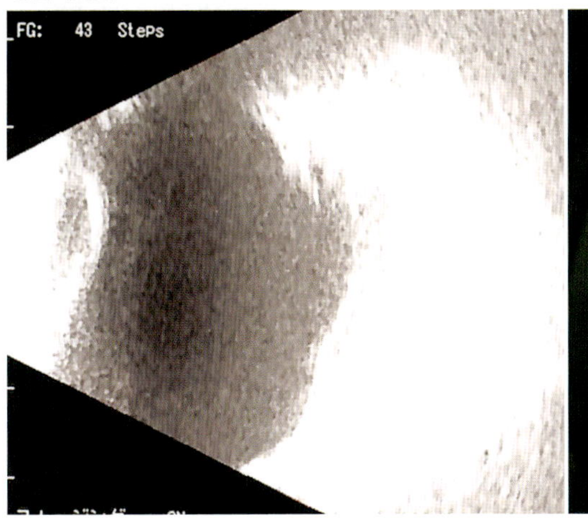

②術後脈絡膜欠損が明らかになった。

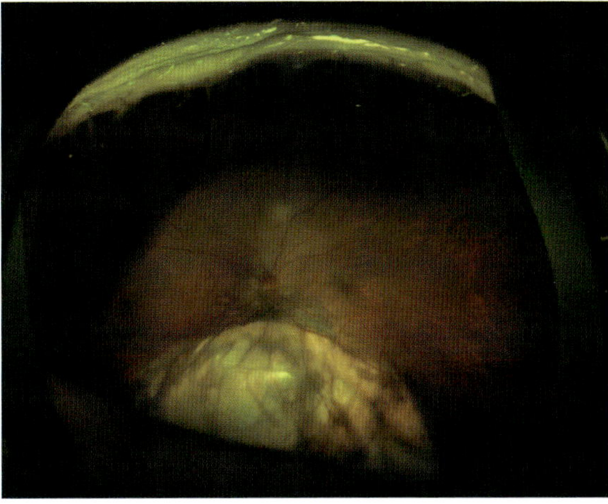

図3　手術時の術野の確保

①上方の周辺虹彩切除（下が術者側）。瞳孔縁が水晶体と癒着しているため，11時側の虹彩を牽引すると虹彩裏面の色素が観察される。

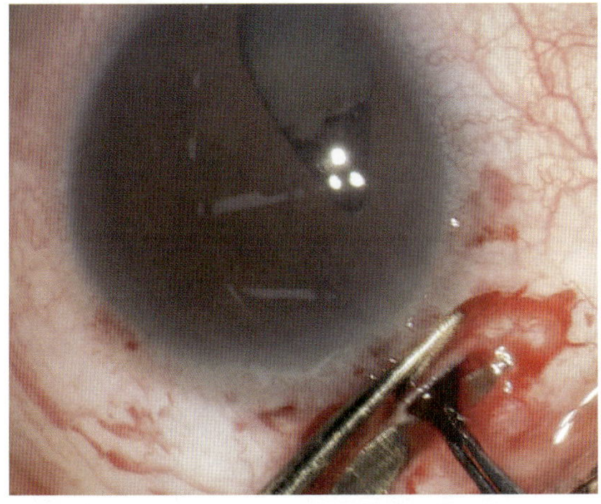

②周辺虹彩切除部を起点にすれば剪刀で虹彩の全幅切開ができる。

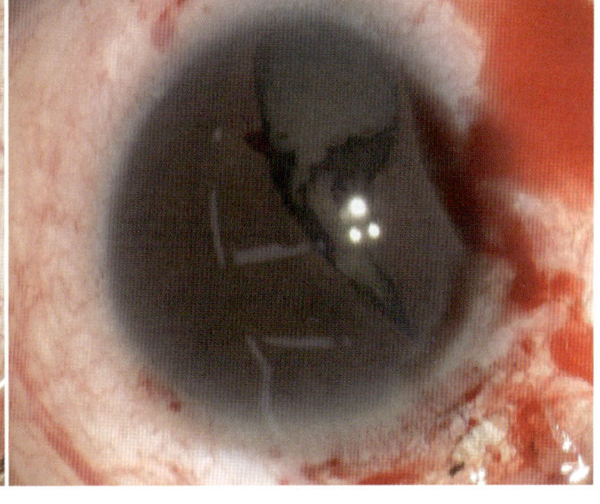

③瞳孔括約筋切開を追加すれば散瞳を確保できる。

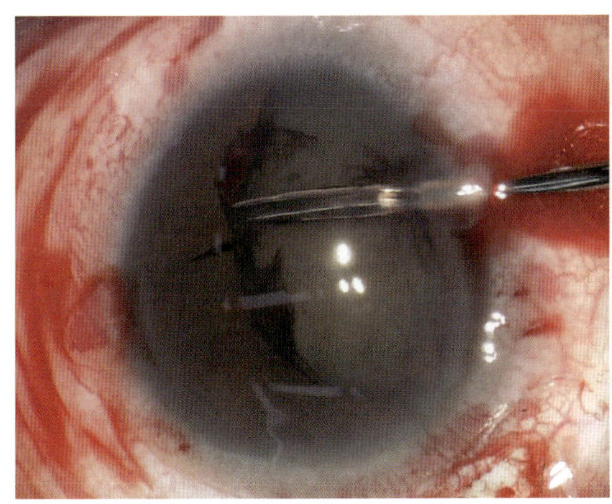

④前嚢染色を行いスリット光の照明下で鑷子を使えば前嚢切開がやりやすくなる。

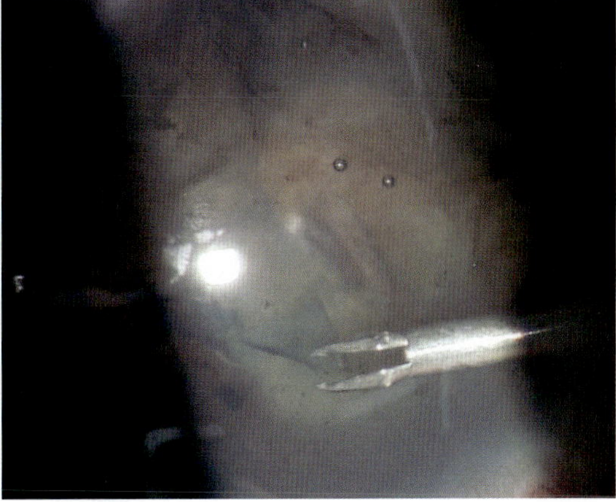

前眼部の発生異常に伴う小眼球の白内障

- 前眼部の異常には角膜の異常(小角膜，強膜化角膜，Peter奇形)や虹彩異常(小瞳孔・瞳孔閉鎖，無虹彩，多瞳孔)，隅角形成不全などがあり臨床像は多彩である。小瞳孔・瞳孔閉鎖では白内障の診断に超音波生体顕微鏡検査(ultrasound biomicroscope；UBM)が必要である(図4)。
- 小眼球症は白内障術後に緑内障を起こしやすい。特に前眼部の形成異常のある症例は要注意である。術前にUBMで評価できるとよい(図5)。
- 手術は経毛様体扁平部水晶体吸引術か超音波乳化吸引術を行う。
- 乳児ではIOLの挿入は行わない。経毛様体扁平部水晶体吸引術を行い，水晶体嚢を鑷子や硝子体カッターで除去し後発白内障や緑内障の予防に努める(図6)。
- 3歳以上の症例ではIOLを挿入したほうが炎症や緑内障発症の抑止にはよいが，IOLは矯正度数が不足しやすい。必ず後嚢切開術を行う。

後眼部疾患に伴う小眼球の白内障

- 家族性滲出性硝子体網膜症や胎生血管系遺残(第一次硝子体過形成遺残)はしばしば小眼球である。水晶体に接した周辺部の線維増殖組織や胎生血管系遺残組織は白内障を起こしやすい。網膜剥離や硝子体出血を起こしても白内障が進行する。
- 後眼部疾患に続発する白内障は網膜剥離などの原疾患の治療ができないと白内障手術だけでは視力が回復しないので，手術適応は限られる。

真性小眼球の白内障

- 真性小眼球やコロボーマでは壮年以降に手術を要することが多い。前房が浅く，水晶体核が固いので手術には注意が必要である(前述したp.132，「コロボーマの白内障」を参照)。

図4　UBMによる白内障の確認
小瞳孔や瞳孔閉鎖例では有用な検査である。

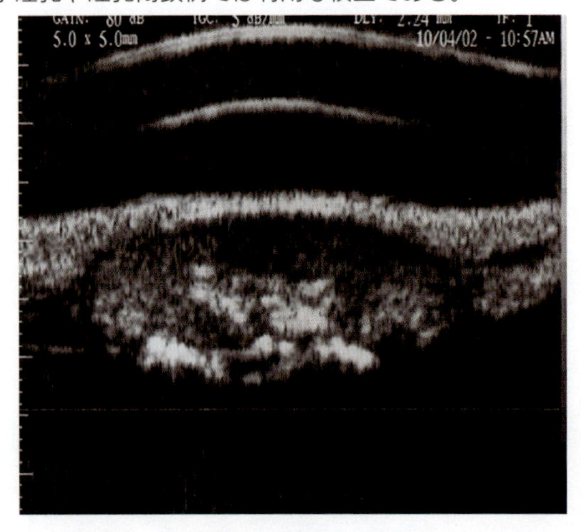

図5　UBMによる隅角の確認
隅角異常の診断(図は虹彩前癒着)にも有用である。

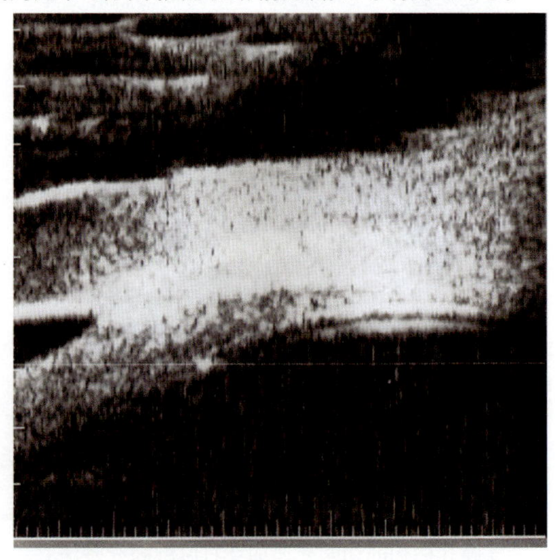

図6　経毛様体扁平部水晶体吸引術

①角膜輪部から2mmの距離にインフュージョンプラグと強膜創を作成し硝子体カッターで水晶体を吸引する。

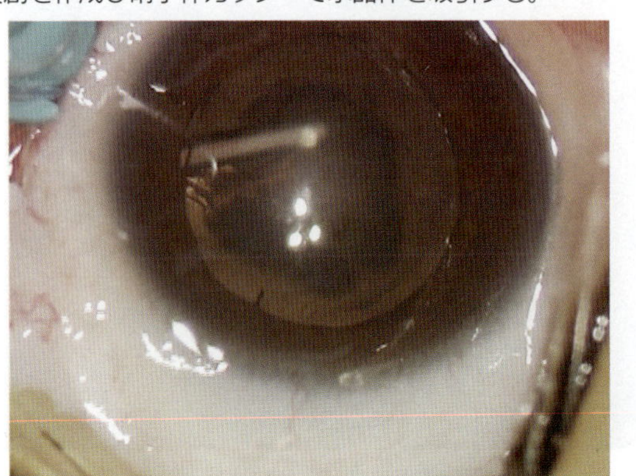

②前嚢と後嚢は後発白内障と緑内障の予防のために硝子体鑷子で摘出する。

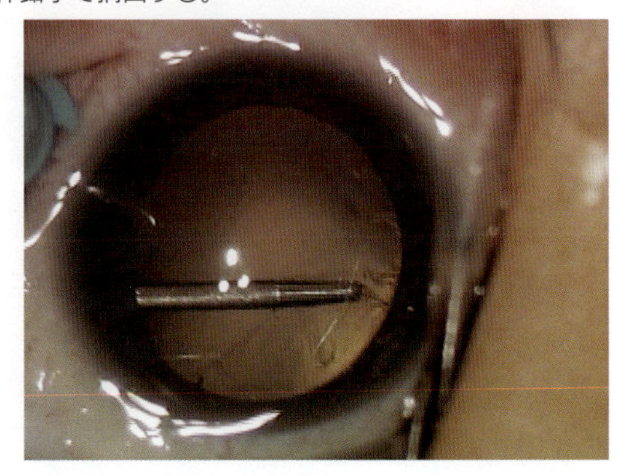

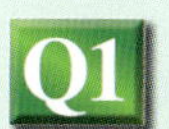
Q1 コロボーマはなぜ眼球の6時側（下側）にできるのでしょうか？

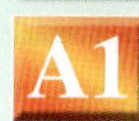
A1 胎齢5週には眼杯が形成されますが，体軸の腹側には裂隙または眼杯裂（胎生裂）もできます（図7）。眼杯裂からは内頸動脈系血管が眼杯内に進入し硝子体動脈になりますが，胎齢6～7週には眼杯裂が閉鎖し中胚葉系の組織が眼杯を覆いぶどう膜が形成されます。この閉鎖が失敗するとコロボーマになります。眼杯裂が眼球の下側（体軸の腹側）に形成されるためにコロボーマも下側です。

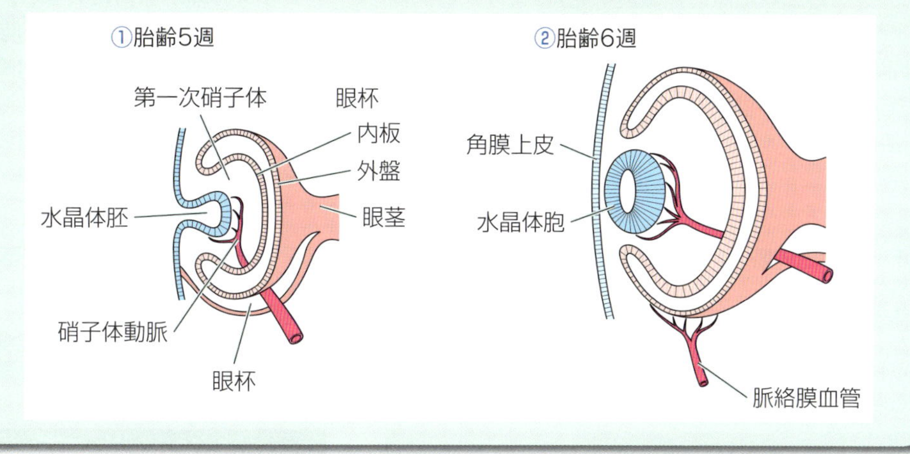

図7　胎齢5～6週の眼球原基

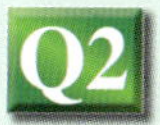
Q2 小眼球の白内障で忘れてはいけない疾患は何でしょうか？

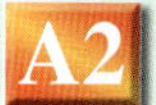
A2 胎生血管系遺残はしばしば小眼球と白内障を併発します。遺残組織自体を白内障と見誤らないように注意しましょう。白内障が強いと遺残組織を視認できないこともあります（図8）。胎生血管系遺残は視認できなくても超音波Bモード検査所見で視神経乳頭から水晶体に向かう索状エコー像があれば診断できます（図9）。白内障手術をしても胎生遺残組織が視軸を遮る場合は硝子体手術で遺残組織の切開や切除が必要です（図10）。

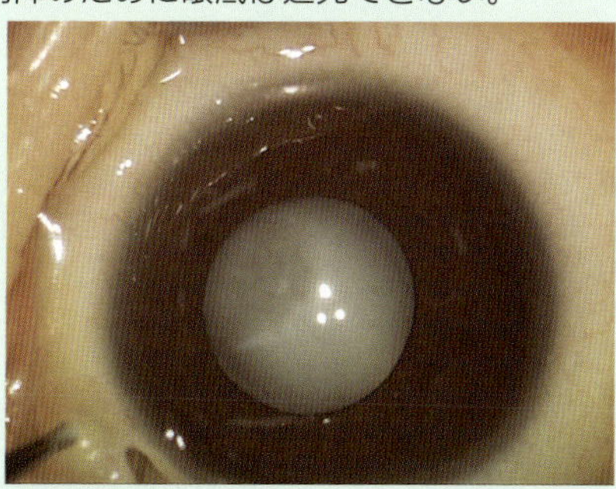
図8　白内障を併発した胎生血管系遺残
白内障のために眼底は透見できない。

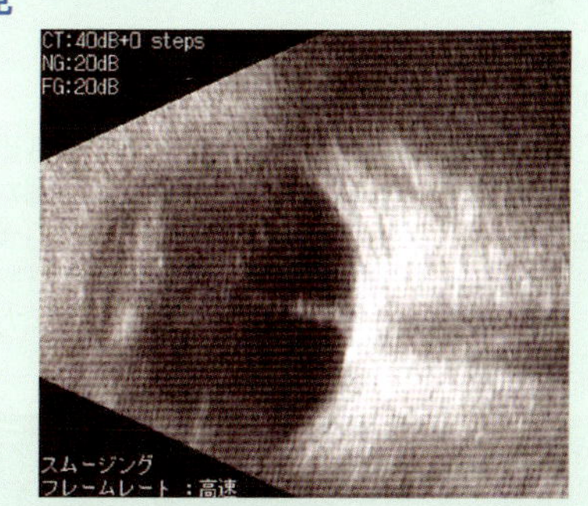

図9　胎生血管系遺残の超音波Bモード検査所見

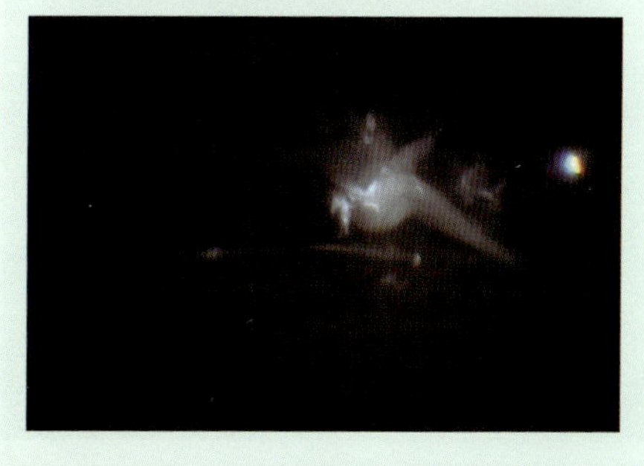
図10　白内障を併発した胎生血管系遺残
水晶体を除去した後に第一次硝子体の遺残組織がみられた。硝子体手術によって遺残組織を切断した。

小児白内障

診断の問題点

- 水晶体の混濁という観点からすれば，小児白内障の診断は視診（細隙灯顕微鏡所見）により比較的簡単である（図1 ～ 6）。
- 問題は視機能の評価であり，正確な自覚的視力検査のできない乳幼児や小児において，手術加療の適応があるのかないのかを正確に判定することは非常に難しい。
- 実際には症例数が少ないにもかかわらず，白内障による視力障害の程度と年齢分布によるバリエーションの幅が非常に大きい，眼内レンズ（IOL）の適応が拡大してまだ十分な時間が経過していない，前部硝子体切除や発達緑内障の介在など10年単位で予後を検討する必要がある，などの理由で現時点でも手術加療という治療の予後判定は十分なコンセンサスを得るに至っていないのが現状である。

図1　層間白内障
水晶体の内部に水晶体と相似形の凸レンズ状の混濁を水晶体線維に沿って認める。混濁の内部が透明な場合もあるが，この症例ではY字縫合に一致した混濁も認める。スリット光よりも徹照させて網膜反射の遮りの程度を観察するほうが重症度がわかりやすい。

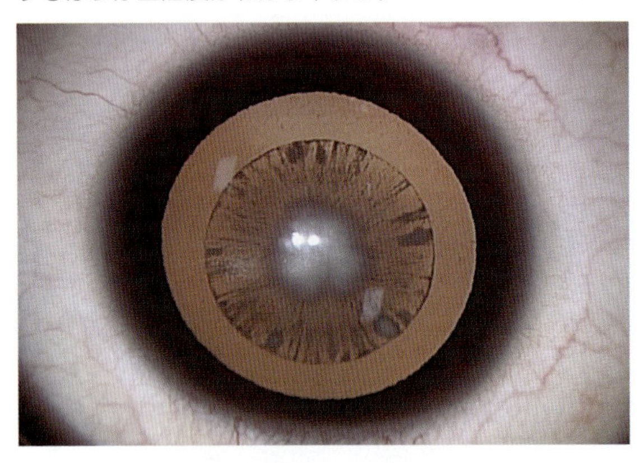

図2　点状白内障
砂を撒いたような，あるいは，ブリザードのような細かな点状の混濁を多数認める。この症例では点状混濁が求心的であるが全体に均一に認める場合もある。視力予後は比較的よく，成人になってから手術してよいとされたこともあるが，児童のQOLや学習の障害という観点からは小児期でも手術適応はある。

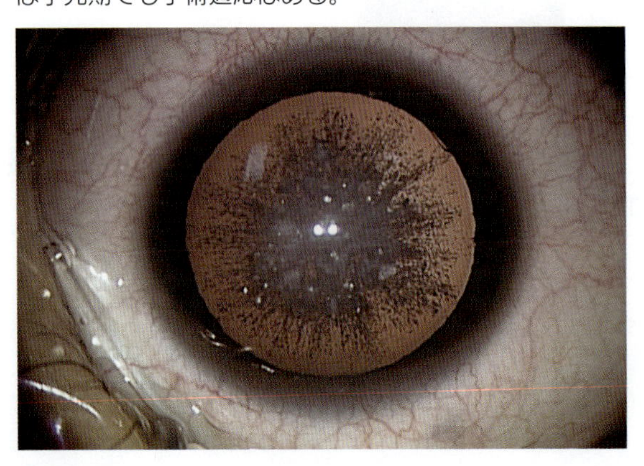

図3　後嚢の異常による白内障1
後嚢直下を含んでそれより後方に混濁を認め，皮質吸引で後嚢の菲薄化や欠損を認める。図のように，欠損部分から侵入する液体成分による混濁と推定される，中心から放射状に広がる花びら状の混濁を伴うことがある。

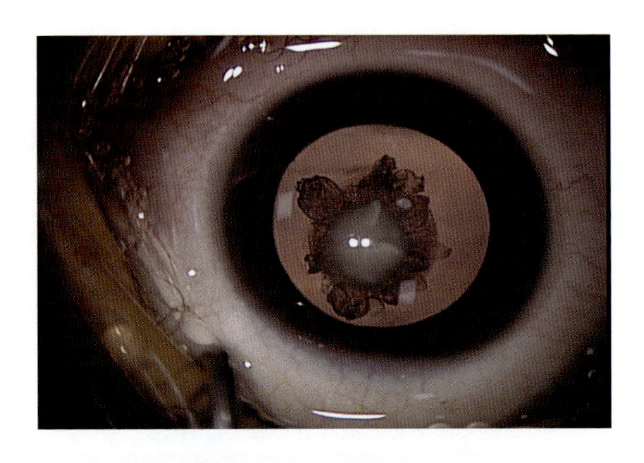

図4　後嚢の異常による白内障2
第一次硝子体過形成遺残が確認できた症例。中央の円形後嚢欠損と同部位から視神経乳頭を結ぶ索状組織を認めた。索状組織が完全に吸収された軽症例が図3のタイプと推定される。

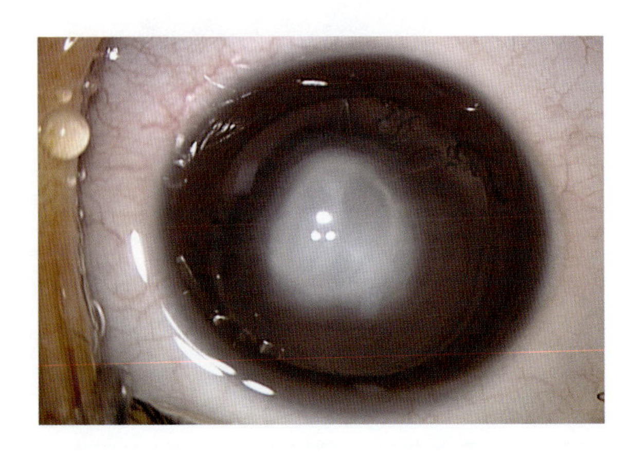

図5　膜白内障
水晶体内容物が完全に融解して消失し，前嚢と後嚢だけが残っている。成人で核があれば，Morgagni白内障になると推定される。

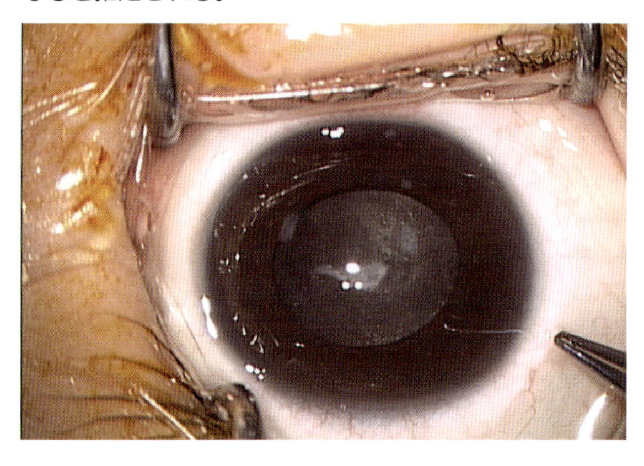

図6　成熟白内障
皮質融解が進んだ例で成人の成熟白内障とほぼ同じ所見。

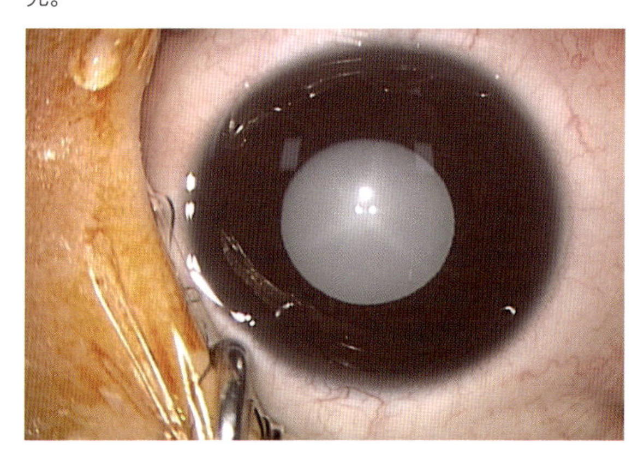

Q1　**自覚的検査が行えない小児で，混濁がどのぐらい視力を障害しているかをどうやって評価し，手術加療の是非を判断すればいいのでしょうか？当院では視覚誘発電位（VEP）検査はできません。**

A1　電気生理学的検査はあくまでも定性的であって定量はできません。視機能の傍証はないよりはあったほうが良いのですが，最近では手術水準のほうが重要と考えられます。核のない混濁した皮質を吸引するだけの白内障手術の難点は白内障摘出以外の部分に複数あり，それに対応できる経験が必要です。術前の視機能の評価を重要視するのは手術成績が比較的悪かった時代の考え方であり，それは成人の白内障でも同じです。かつて，手術は見えなくなってからという時代もありました。

Q2　**白内障（水晶体の混濁）はあるが視力障害の原因かどうかがわかりにくい例（特に両眼性）の場合，手術適応をどう考えるべきでしょうか？**

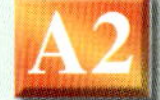

A2　複数回の通院で専任の担当者（ORT等）が繰り返し検査をする，眼位異常や眼球振盪，立体視など視力以外の傍証の検査も繰り返すことに加えて，行動観察（眼前のおもちゃに対する反応や床に置いた小さな物を簡単に見つけてつまむなど）を行って視力障害が生活の支障になっているかどうか等を注意深くみる必要があります。

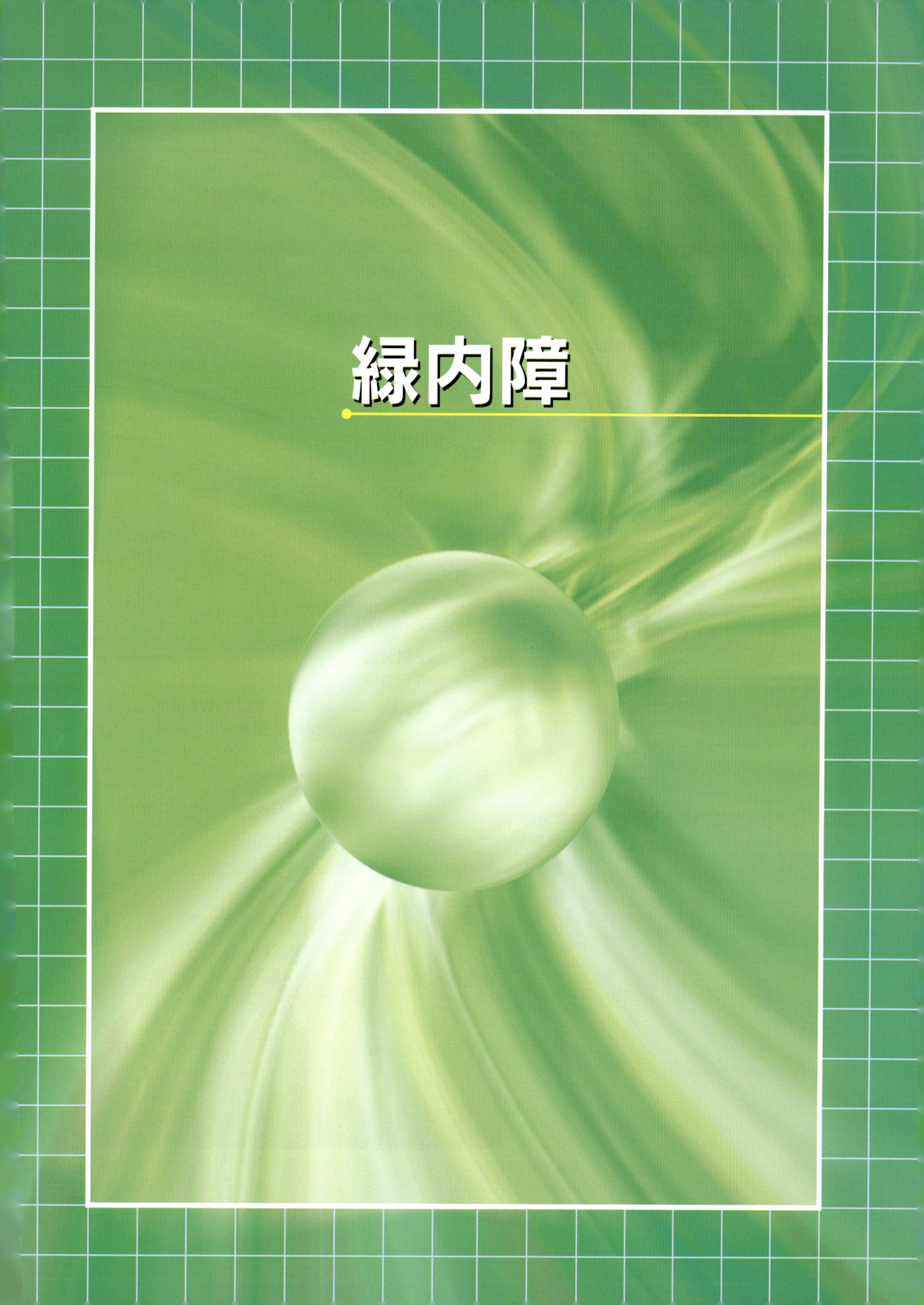

緑内障

緑内障治療薬一覧

- 多治見スタディで40歳以上の5%に発症する緑内障の実に約9割は治療を受けていないことが示された。緑内障は痛みを伴わず自覚症状も出にくいことから，発見が遅れるケースが多い。しかし，いざ緑内障治療を始めるとき，どの薬を使うのが良いのだろうか。
- また高齢者医療のなかに，poly-pharmacyという言葉が普及しつつあり，減処方の取り組みが始まっているが，眼科でその概念を適応しうるのが緑内障治療薬であろう。
- 近年の緑内障治療薬の開発は目覚ましく，緑内障治療薬は眼圧下降の作用機序から10種類に上り(図1)，後発品や配合剤を加えると，さらに選択肢が増える。
- 初期に始まり，長期にわたる治療を継続するために，患者には点眼の意義を十分理解してもらい，アドヒアランスの向上とそのライフスタイルも考慮した点眼指導を行うことが肝要である。また，作用・副作用の両面から，適応を考え選択すべきであろう。
- 本稿では多岐にわたる眼圧下降治療薬を実臨床で使いやすいように簡潔に解説する。

交感神経刺激薬，α刺激薬

- 比較的初期に開発されたが，プロスタグランジン(PG)関連薬，β遮断薬，炭酸脱水酵素阻害薬が主流の現在では眼圧下降の割に副作用が強く，使用する機会はあまりない。

非選択性α刺激薬

- **作用機序**
  - ・ぶどう膜強膜流出路からの**房水流出を促進**する。
- **一般名**
  - ・ジピベフィリン塩酸塩(商品名：ピバレフリン®)
- **副作用**
  - ・全身
    血圧上昇，頻脈，不整脈など。
  - ・局所
    散瞳による羞明・近見障害，結膜濾胞過形成，眼表面の色素沈着(アドレノクロム沈着)，刺激感，一時的に血管収縮したあとの結膜充血，無水晶体眼における嚢胞様黄斑浮腫(エピネフリン黄斑症)。

α2刺激薬

- **作用機序**
  - ・cAMP産生抑制による**房水産生低下**と，ぶどう膜強膜流出路からの**房水流出を促進**。

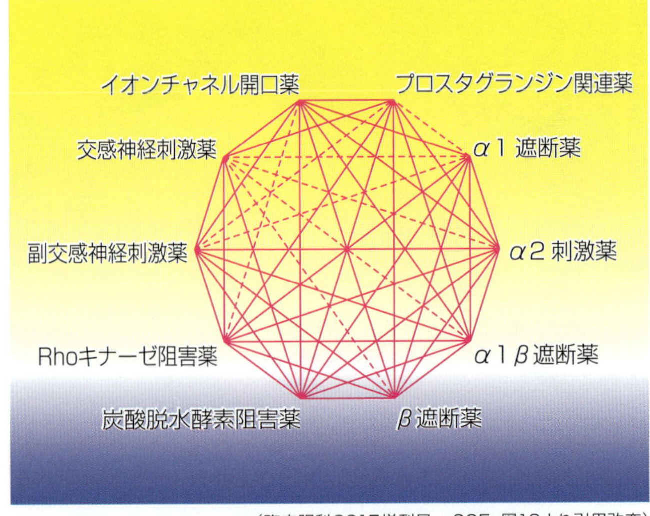

図1　緑内障治療薬の眼圧下降機序による分類
眼圧下降機序は，房水産生抑制効果(青)と房水流出増加効果(黄色)により起こる。
点線は作用機序から拮抗する組み合わせ。

(臨床眼科2015増刊号，p225，図10より引用改変)

●一般名

・ブリモニジン酒石酸塩(商品名：アイファガン®)
・防腐剤に塩化ベンザルコニウムを使用せず，次亜塩素酸ナトリウムを使用。

●副作用

・全身
眠気，めまい，徐脈，低血圧。
・2歳未満の乳幼児への投与は，血液脳関門(blood-brain barrier；BBB)が未熟であり中枢神経作用(無呼吸，徐脈，低血圧，嗜眠，呼吸抑制)が発症しやすいため，基本的には禁忌である。
・局所
アレルギー性結膜炎，濾胞性結膜炎。
・ちなみにレーザーの前後で眼圧上昇予防に用いられるアプラクロニジン塩酸塩(アイオピジン®)は，長期連用でアレルギーが出るため，一般薬として上市されなかった。

交感神経遮断薬，β遮断薬

●PG関連薬に次いで眼圧下降作用が強く，緑内障治療薬において重要な位置を占める。ただし，全身的副作用に注意して処方する必要がある。

●睡眠中は房水産生が低下するため昼間の眼圧下降効果は強いが，夜間は弱い。そのため1日1回の製剤は朝点眼のほうがよい。

●また，長期に点眼を続けていると，数カ月から1年で眼圧下降効果が減弱する(long-term drift)症例がある。この場合はβ遮断薬を1～2カ月休薬することによって回復する。

●作用機序

・房水産生に関与する毛様体無色素上皮細胞のβ2受容体を阻害することにより，**房水産生を低下**させて眼圧下降作用を示す。

●一般名

・表1に示す。
・非選択性，β1受容体選択性。

●副作用

・全身
①徐脈，血圧低下(β1遮断作用)。このためコントロール不良の心不全，洞性徐脈，Ⅱ，Ⅲ度房室ブロックのある患者には禁忌である。また，コントロール不良の糖尿病患者では，低血糖時に起こる交感神経刺激症状がわかりにくくなって，急激な意識障害になるおそれがあるので慎重投与すべきである。他，糖尿病性ケトアシドーシス，代謝性ケトアシドーシスの患者でも心収縮が抑制されるため慎重投与とする。
②気管支平滑筋の収縮(β2遮断作用)。このため喘息が誘発，増悪する可能性があり，喘息患者や，重症の慢性閉塞性肺疾患(chronic obstructive pulmonary disease；COPD)患者には禁忌である。よってこの場合はβ1受容体選択性が有効である。
・これらの全身的副作用のリスクを下げるために点眼後は涙嚢部を圧迫させ，鼻粘膜からの血中移行を減少させるように指導する。
・局所
角膜知覚低下，角結膜上皮障害，眼瞼結膜嚢の短縮など。

表1　β遮断薬

一般名	商品名	特　徴
チモロール	チモプトール®	非選択性β遮断薬
カルテオロール	ミケラン®	ISA作用(内因性交感神経刺激作用)をもち，全身的副作用を軽減できる。角膜上皮への影響が少ない。
ベタキソロール	ベトプティック®	β1選択性遮断薬で，β2遮断作用が弱いため，呼吸器疾患の患者にも比較的処方しやすい。刺激感が強い。
ニプラジロール	ハイパジールコーワ®	α1遮断作用もあるので，房水流出促進作用もある。他，一酸化窒素放出作用による眼血流促進作用。
ノボブノロール	ミロル®	β遮断作用が持続的。α1遮断作用も弱いながらある。

交感神経遮断薬，α1遮断薬

● 全身的副作用はないが，β遮断薬より眼圧下降効果が低いため，他の緑内障治療薬で効果不十分の場合のみに使用可能。

● **作用機序**

・α1遮断作用による毛様体筋収縮を阻害して，毛様体筋間のスペースを開大させることによりぶどう膜強膜流出からの**房水流出を促進**する。

● **一般名**

・ブナゾシン塩酸塩(商品名：デタントール®)

● **副作用**

・重篤な報告はなし。

交感神経遮断薬，α1β遮断薬

● 房水産生抑制作用と房水流出路促進作用の双方をもち，代謝過程でNO（一酸化窒素)を放出し血流増加に影響し，視神経保護作用が推測されている。

● **作用機序**

・β遮断作用による**房水産生抑制**作用とα1遮断作用による**副流出路促進**作用により眼圧を下降させる。

● **一般名**

・ニプラジロール(商品名：ハイパジールコーワ®点眼液)

● **副作用**

・作用機序に伴う副作用は懸念されるが，β遮断作用がチモロールの半分であるため，呼吸器，循環器への影響は少ないとされる。

副交感神経刺激薬(コリン作用薬)

● 一番古くから使用されている緑内障治療薬。副作用と作用時間の短さのため使用頻度は低いが，その作用機序により著効する場合もある。

● **作用機序**

・**ムスカリン受容体に対するアゴニスト**で瞳孔括約筋と毛様体筋を収縮させることによって縮瞳し，隅角部の虹彩を牽引して平坦化するとともに毛様体縦走筋を収縮させて隅角を開大し，**房水流出抵抗を減少**させて眼圧を下降する。

● **一般名**

・ピロカルピン塩酸塩(商品名：サンピロ®)

● **副作用**

・全身

発汗，下痢，悪心･嘔吐など(ムスカリン作用)。

・局所

縮瞳による暗黒感，視野狭窄，近視化と浅前房化。また長期投与により白内障，虹彩後癒着，虹彩嚢腫，網膜剥離などがある。ぶどう膜炎や内眼手術後などの炎症眼では，血管透過性をさらに亢進させてしまうため禁忌である。また，悪性緑内障においても，瞳孔ブロックを助長する可能性があるため禁忌である。

プロスタグランジン(PG)関連薬

● 眼圧下降効果が最大で，第一選択の薬剤である。1日1回点眼で，昼夜を問わず眼圧下降効果を示し，眼圧の日内変動を抑制する。ただしノンレスポンダーも存在する。

● **作用機序**

・$PGF_{2\alpha}$を基本骨格とし，構造の違いによりプロスト系とプロストン系に分類される(表2)。FP受容体を介して作用し，長期的に継続して使用を続けると組織の細胞外基質を分解するマトリックスメタロプロテアーゼ(matrix metalloproteinase；MMP)の産生が増加，細胞間隙の抵抗が減少し，ぶどう膜強膜流出路からの**房水流出が促進**される。

● **一般名**

・表2に示す。

・ウノプロストン：PG関連薬として開発され最初に上市されたが，のちにLタイプカルシウムチャネルの開口によって線維柱帯細胞が弛緩し主流出路流出促進が起こるとされ新しい分類に入った。

● **副作用**

・全身

重篤な報告はなし。

・局所

結膜充血，睫毛伸長・増加，光彩・眼瞼の色素沈着，上眼瞼溝深化(deepening of upper eyelid sulcus；DUES)など。

・外見的な変化をきたすため，点眼後の洗顔などの患者指導が重要。

炭酸脱水酵素阻害薬

● 内服薬がまず発売され，眼圧下降効果に非常に優れており，持続時間も長い。しかし全身的副作用の面で長期投与には向かない。

● このため，点眼薬が開発されたが，眼圧下降効果の面ではPG関連薬，β遮断薬には劣るため，第一選択薬にはならないものの，3剤目としての使用や，副作用によりPG関連薬，β遮断薬が使用できない症例においては1剤目として使用する場合もある。

● **作用機序**

・毛様体無色素上皮に存在する炭酸脱水酵素の活性を阻害して，**房水産生を抑制**する。

- 一般名
  - 内服薬：アセタゾラミド（商品名：ダイアモックス®）
  - 内服薬，点眼薬：表3に示す。
- 副作用
  - 内服薬：手足のしびれ，全身倦怠感，食欲不振，胃腸症状，尿路結石，造血細胞抑制，血清カリウム低下など。
  - 点眼薬：角膜内皮細胞が減少するおそれがあるので，角膜内皮障害がある患者では注意を要する。

高浸透圧薬

- すべての緑内障病型に有効で，急性緑内障や，術前後の眼圧下降など短期間に用いる薬剤である。
- 使用可能な薬物は，マンニトール，グリセロール，イソソルビドであるが，マンニットールは効果が安定し使いやすい。
- 作用機序
  - 高浸透圧薬は高張液でありながら，眼内移行が悪いため細胞外液に貯留する。血漿浸透圧の上昇により硝子体内の眼内液が網脈絡膜の血管内に移動し，眼圧を下降させる。
  - 緑内障眼においてより効果が強いとされる。
  - 硝子体液の減少とともに前房は深くなる。
- 一般名
  - D-マンニトール（商品名：マンニトール®）
  - 一回量7～20mL/kgとする。体重が50kgであれば350～1,000mLを30分から1時間で投与，30分で効果が出て，6時間持続する。
- 副作用
  - 糸球体濾過され尿細管吸収がないので利尿効果が強く脱水（特に急性緑内障では嘔吐による脱水がすでにあるので注意を要する）を生じる。腎不全患者では排泄が減少し急性腎不全が起こりうる。

表2　プロスタグランジン関連薬

分類	一般名	製品名	投与回数	特　徴
プロスト系	ラタノプロスト	キサラタン®	1日1回	
	トラボプロスト	トラバタンズ®		防腐剤にBAKを使用せずsofZia®を使用。角膜障害が軽度。
	タフルプロスト	タプロス®		
	ビマトプロスト	ルミガン®		ラタノプロストよりも眼圧下降作用が強い。局所の副作用もやや強い。
プロストン系	ウノプロストン	レスキュラ®	1日2回	FP受容体への親和性が低く，眼圧下降作用はやや劣るが，その分副作用は少ない。

表3　炭酸脱水酵素阻害薬

一般名	商品名	特　徴
ドルゾラミド	トルソプト®	pHが6と酸性なので，点眼時の刺激感と一過性霧視。
ブリンゾラミド	エイゾプト®	生理的pHゆえ刺激感はないが，懸濁液のため一過性霧視。

Rhoキナーゼ(ROCK)阻害薬

●2014年に発売された新しい点眼薬。

●**作用機序**

・線維柱帯細胞を弛緩させる細胞骨格薬剤。これにより線維柱帯の間隙が広がり，**房水流出が促進**される。

●**一般名**

・リパスジル塩酸塩水和物(商品名：グラナテック®)

●**副作用**

・全身
重篤な報告はなし。

・局所
結膜充血，アレルギー性結膜炎，アレルギー性眼瞼炎。

・血管拡張作用により，点眼後1～2時間は結膜充血が必発する。1日2回投与なので，患者への十分な説明が必要。点眼後数時間たっても充血が持続している場合は，アレルギー性結膜炎，アレルギー性眼瞼炎の可能性がある。

配合点眼薬

●現在，β遮断薬のチモロールを中心にした配合剤が多数上市されている。

●点眼回数の増加はアドヒアランスに影響することが知られており，回数減少によるアドヒアランス向上が期待されるとともに，防腐剤減量による副作用軽減も期待される。

●今後，炭酸脱水酵素阻害薬とα2刺激薬との合剤やβ遮断薬が付加された3剤合剤などの導入が期待される。

●**一般名**

・表4に示す。

●**作用機序・副作用**

・配合された薬剤に準ずるため，副作用に関しては注意を要する。

表4　配合剤

商品名	カテゴリー	主剤名		投与回数/日
コソプト®	β+CAI	チモロール0.5%	ドルゾラミド1%	2
ザラカム®	PG+β	ラタノプロスト	チモロール0.5%	1
デュオトラバ®	PG+β	トラボプロスト	チモロール0.5%	1
アゾルガ®	β+CAI	チモロール0.5%	ブリンゾラミド1%	2
タプコム®	PG+β	タフルプロスト	チモロール0.5%	1
ミケルナ®	PG+β	ラタノプロスト	カルテオロール0.5%	1

CAI：炭酸脱水酵素阻害薬
PG：プロスタグランジン

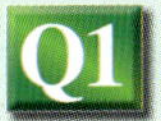

Q1 点眼薬の使い分けがあれば教えてください。

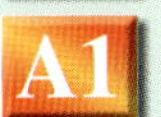

A1 原発開放隅角緑内障（広義）では，PG関連薬や交感神経β遮断薬が眼圧下降作用と良好な忍容性から第一選択とされます。しかし，副作用のため，それらが使えないケースは炭酸脱水酵素阻害薬，交感神経α1遮断薬，非選択性交感神経刺激薬やα2刺激薬，副交感神経刺激薬なども第一選択となります。さらに最近では，上記と異なる機序をもつROCK阻害薬の追加併用が可能となり選択肢の幅が広がりました。
続発緑内障では，炎症を惹起する可能性があるPG関連薬の使用が避けられる場合がありますが，この病態では隅角に周辺虹彩前癒着（peripheral anterior synechia；PAS）を認め，高眼圧をきたす例が多いため，炎症の活動をみながら眼圧下降効果が強いPG関連薬を選択することがあります。
また，角膜移植後や薬剤毒性角膜障害を起こしやすい症例，角膜上皮が脆弱な例では，特に影響が強い防腐剤であるベンザルコニウム塩化物（BAC）濃度が低いもの，あるいは使用していない点眼薬を使用することが望ましいです。例えばPG関連薬ではトラボプロストやタフルプロスト，さらにラタノプロストPF点眼薬，β遮断薬ではカルテオロール点眼薬，さらにα2刺激薬であるブリモニジン酒石酸塩点眼薬がそれにあたります。また近年，BACフリーの点眼薬の開発が進んでおり，タフルプロストや配合薬であるドルゾラミド塩酸塩/チモロールマレイン酸塩の使い切りタイプの点眼薬（商品名：タプロス®ミニ，コソプト®ミニ），さらにカルテオロール塩酸塩/ラタノプロスト配合点眼薬（商品名：ミケルナ®）が発売されました。

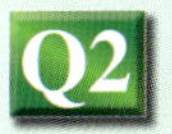

Q2 薬剤アレルギーが疑われるとき，どのように対処したらよいでしょうか？

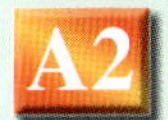

A2 近年，緑内障点眼薬の種類が増加して，アレルギーを経験することが増えています。薬剤アレルギーは薬物治療の継続やアドヒアランスに大きく影響する要素ですので，対処の仕方は非常に重要です。緑内障点眼の多くは充血するため，結膜炎との区別は困難なことがあります。特にアレルギー性結膜炎を疑う場合は，かゆみの症状や眼脂，結膜濾胞の所見から診断します。点眼による薬剤アレルギーは眼瞼から結膜にかけて点眼薬が到達する範囲に沿ってアレルギーが出るため，接触性皮膚炎，結膜炎が起こります。例えば，座って点眼する場合は，重力に沿って下方に流れるように接触性皮膚炎が発症することになります。
アレルギーが疑われた場合，眼圧下降治療を休薬できる病期であれば，まず点眼を中止して抗アレルギー治療を行います。病態は接触性皮膚炎でⅥ型アレルギーですので，抗アレルギー薬が効きにくく，ステロイド治療が効果的ですが，眼圧上昇などの副作用に留意しましょう。アレルギーの治療後，アレルギーが疑われる薬物以外の点眼薬から治療を開始し，薬剤の選択をし直します。
病期が進んで休薬ができない場合は，アレルギーを起こしやすい点眼（α2刺激薬，β遮断薬，ROCK阻害薬）を中止します。それだけで改善することがあります。しかし，防腐剤に対するアレルギーの場合，多くの薬物に共通して含まれるBACが原因であることが多いため，BAC非含有点眼薬か防腐剤非含有点眼薬に切り替える方法があります。アレルギーがひどく眼圧を下げながら治療せざるをえない場合，炭酸脱水酵素阻害薬の内服に切り替えるか手術加療（レーザーを含む）の併用を選択します。

●参考文献
1）緑内障ガイドライン第3版　第4章緑内障の治療総論．日眼会誌 116:(1): 22-29, 2012.
2）狩野　廉：現在の点眼薬にはどのようなものがあるのですか？ 臨床眼科 69(11): 217-226，2015.
3）北沢克明：薬物療法．緑内障，p305-375, 医学書院，2004.

原発開放隅角緑内障（狭義）

疾患の概要

原発開放隅角緑内障（狭義）
（primary open angle glaucoma）

- 緑内障の本態は，進行性の網膜神経節細胞の消失とそれに対応した視野異常である緑内障性視神経症（glaucomatous optic neuropathy；GON）であるとしている。
- このなかで，基本的に眼圧上昇ないし視神経障害の原因を他の疾患に求めることができないものを原発緑内障とし，原発緑内障は，原発開放隅角緑内障（広義）と原発閉塞隅角緑内障に分けられている。
- 視神経の眼圧に対する脆弱性には個体差があり，特定の眼圧値により原発開放隅角緑内障と正常眼圧緑内障を分離できないが，臨床の場では便宜的に高眼圧群と正常眼圧群に区別される。多治見スタディの対象者眼圧分布[1]によると，右14.6±2.7，左14.5±2.7mmHg（平均±標準偏差）であり，正常眼圧を平均値±2標準偏差で定義すると，正常上限は19.9～20.0mmHgとなるため，日本人において眼圧20mmHgを境に原発開放隅角緑内障（狭義）と正常眼圧緑内障に分けるとされている（つまり日内変動を含めて眼圧20mmHg以下が正常眼圧緑内障）。
- 原発開放隅角緑内障（広義）は，慢性進行性の視神経症であり，視神経乳頭と網膜神経線維層に形態的特徴［視神経乳頭辺縁部の菲薄化，網膜神経線維層欠損（nerve fiber layer defect；NFLD）］を有し，他の疾患や先天異常を欠く病型である。また，隅角鏡検査にて，周辺虹彩前癒着や過剰な色素沈着，隅角結節などの所見を認めず正常開放隅角であることが大切である（緑内障診療ガイドライン第3版[2]）。

高眼圧症
（ocular hypertension；OH）

- 眼圧など房水動態の点では原発開放隅角緑内障と共通する特徴を有しながら，視神経の特徴的形態変化ならびに視野異常の存在を欠く病型。
- 原発開放隅角緑内障の前段階とする考えと，視神経の眼圧抵抗性の強い症例とする考え方がある。
- OHTS（The Ocular Hypertension Treatment Study）では，5年間の経過観察期間において原発開放隅角緑内障の累積発症率が無治療で9.5％，薬物治療群では4.4％であったと報告している[3]。つまり，無治療で経過観察するとOHの約10％は視野障害をきたすことになる。このため治療開始時期を適切に判断することが大切である。

混合型緑内障
（mixed glaucoma）

- 混合型緑内障という言葉は，いわゆる成書には項目として掲載されていない。しかし，緑内障診療ガイドライン第3版では，緑内障の分類において原発緑内障の原発開放隅角緑内障（広義），原発閉塞隅角緑内障の次に3番目の病型として混合型緑内障（mixed glaucoma）が記載されており，原発開放隅角緑内障と原発閉塞隅角緑内障の合併例とされている。
- このため，混合型緑内障という用語を用いるべきではないという意見もあり，臨床で遭遇する原発開放隅角緑内障と原発閉塞隅角緑内障のどちらにも分類できないタイプの緑内障に対して使用される用語であり，原発開放隅角緑内障に原発閉塞隅角緑内障の瞳孔ブロックを合併したものとされている。
- 原発開放隅角で経過観察されている場合も，定期的に隅角検査を行う必要がある。特に正常眼圧緑内障で，点眼治療にもかかわらず眼圧が高くなってきた場合や視野障害が進行してきた場合において隅角検査を行い，線維柱帯への虹彩色素沈着やテント状周辺虹彩前癒着（peripheral anterior synechia；PAS）などが認められた場合は混合型として閉塞隅角緑内障に対する治療も検討する。
- 隅角が開大していても，色素沈着等による眼圧上昇を認め，視野障害が進行する場合は，混合型緑内障への移行を考える必要がある。

診断[4)]

原発開放隅角緑内障（広義）の診断

緑内障性視神経障害の観察（図1）

- 緑内障を診断する場合，GONは最も大切な部分である。眼底鏡や前置レンズの観察とともに眼底写真での観察により，診断が難しい症例のNFLDや視神経乳頭出血も観察することが可能となる。
- 乳頭陥凹拡大の観察：立体観察あるいは屈曲点から全方向の陥凹縁を観察する。特に上下方向の陥凹縁が薄くなっている場合は緑内障が疑われる。陥凹縁は菲薄化から血管が浮き出た切痕，陥凹底が陥凹縁の下に入り込んだbayonettingと進行していく。陥凹拡大が進行すると，
  ①乳頭上の網膜中心血管の走行が鼻側に偏位
  ②陥凹底で篩板孔（laminar dot sign）
  ③緑内障輪（glaucomatous halo）や傍乳頭網脈絡膜萎縮（parapapillary atrophy）のような視神経障害に付随する変化
  が認められる。
- NFLDの観察：日本人の網膜は欧米人に比べNFLDの観察が容易である。NFLDは，網膜神経線維層に沿った暗いバンドとして観察される。ときにびまん性で観察が難しい症例もあるが，眼底写真でレッドフリーにすることにより明確になる症例もある。緑内障によるNFLDは必ず視神経陥凹縁の菲薄化を伴っており，対応する視神経障害が認められない場合は網膜血管障害による場合がある。
- 乳頭周囲網脈絡膜萎縮（peripapillary atrophy；PPA）の観察：PPAは緑内障末期にみられるglaucoma haloとして従来知られていたものである。近年，早期緑内障変化としての重要性が再認識され，また循環障害を示すリスクファクターとも考えられている。PPAは健常者に比して緑内障眼で高頻度に観察され，面積も大きい。PPAは乳頭周囲の色素沈着異常部位（色素過剰と低色素が混在）をzone-α，その内側の強膜や脈絡膜血管が透見される部分をzone-βとして分類している。
- 視神経乳頭出血（disc hemorrhage；DH）の観察：視神経の辺縁部に線状出血が認められることがある。この出血は視神経損傷に伴う微細血管の破綻によると考えられ，菲薄化された陥凹縁に一致するNFLDの正常網膜との境に多く認められる。DHが反復する症例は視野障害が進行しやすいことが報告されている。DHは3～4カ月で消失するため，3～4カ月に1回の眼底検査により検出が可能である。

図1　緑内障性視神経障害の観察

①正常眼：視神経乳頭陥凹（黒点線）

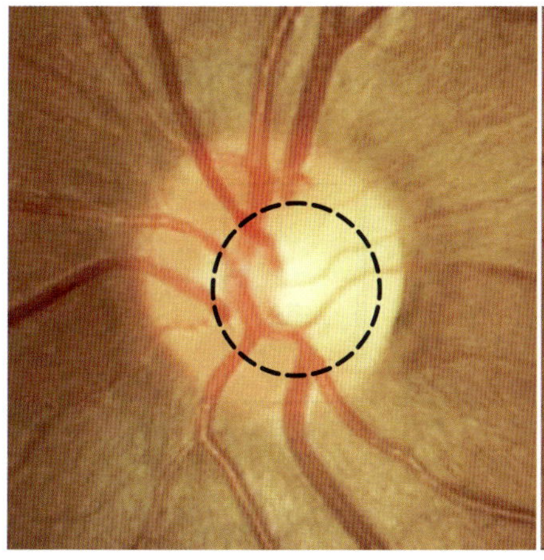

②緑内障眼：視神経乳頭陥凹（黒点線），NFLD（→），PPA（青点線）

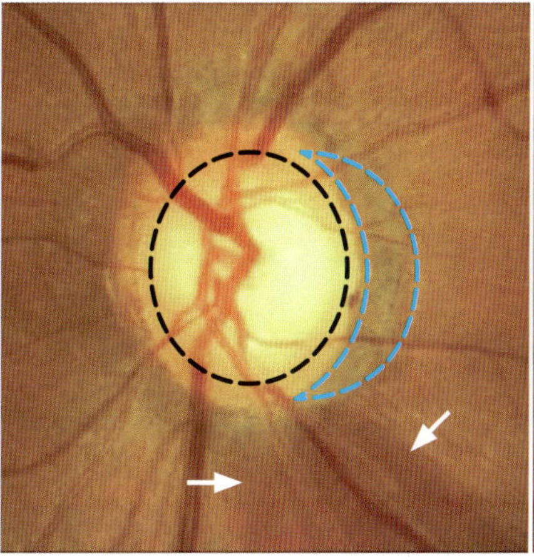

③緑内障眼：乳頭出血（青丸）

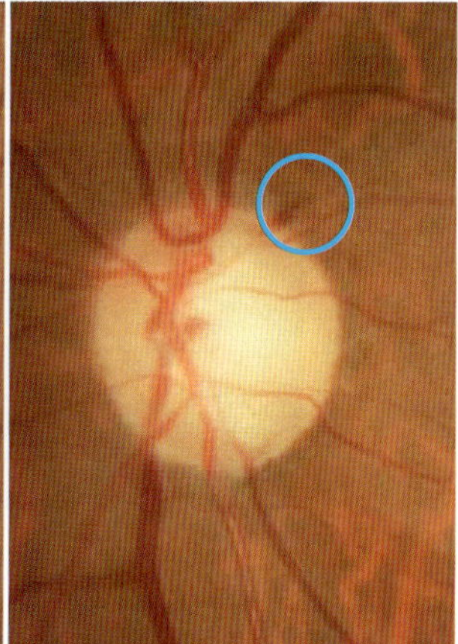

視神経所見に対応する視野障害(図2)

- GONの所見は，眼底写真で観察するとわかりやすい(図2①)。視神経陥凹縁の菲薄化とそれに伴うNFLDの部位を確認する。
- 同一症例の光干渉断層計(optical coherence tomography；OCT)画像でも視神経乳頭の上下にNFLDを認める(図2②)。
- 特徴的な緑内障性視野障害であるBjerrum暗点や鼻側階段が位置するHumphrey視野検査のプログラム中心30-2で視野障害を確認する(図2③)。この場合，グレースケール(図2③の1)はわかりやすいが，コンピュータで作り出された画像であるため測定点間が自動的に補填されている。年齢補正が行われているトータル偏差(図2③の2)や，白内障などの全体的な沈下の補正がなされたパターン偏差(図2③の3)を確認して個々の視標の値を確認することが大切である。
- 中心部の視野障害を認める場合は，Humphrey視野検査中心10-2により中心部の視野障害を確認する。特に中心4点の閾値低下を認める場合には，視力低下をきたすことが多いため慎重に治療を行う必要がある。

図2　緑内障性視神経障害と視野障害の対比

①緑内障性視神経症(眼底写真)

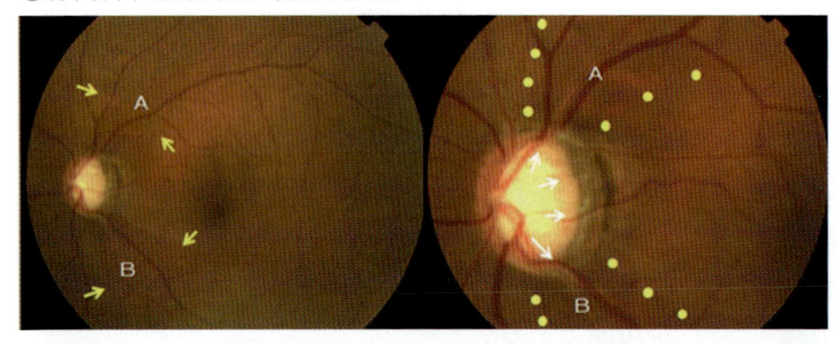

②緑内障性視神経症(OCT)

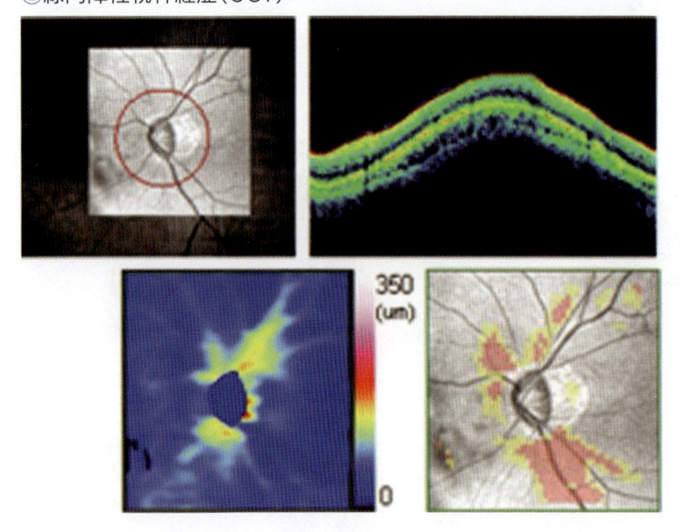

③緑内障性視神経障害(Humphrey静的視野計)

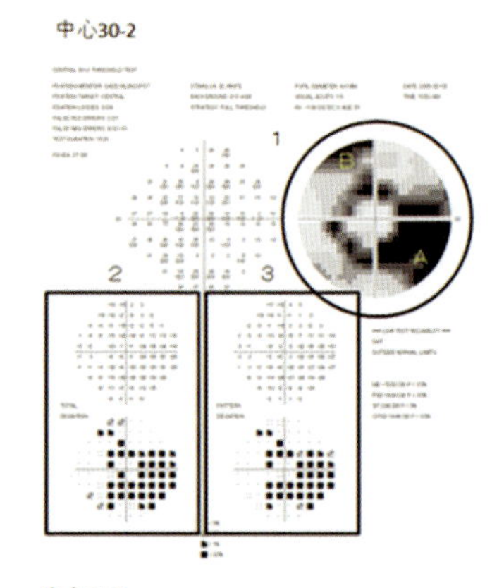

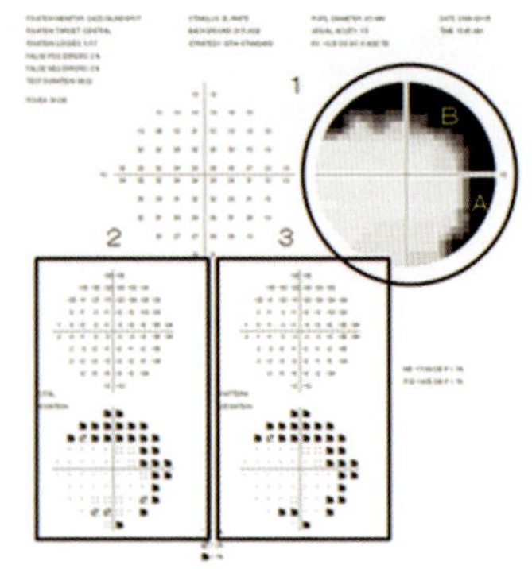

正常開放隅角

- 隅角検査は隅角鏡を行い全周の毛様体帯(ciliary band；CB) と線維柱帯(trabecular meshwork；TM)を観察する(図3)。
- 機能的隅角閉塞の所見であるPASや，線維柱帯虹彩組織が接触していたことを示す虹彩色素の沈着がなければ，多少隅角が狭くても開放隅角緑内障となる。
- 同時に，隅角に結節を認めないことによりぶどう膜炎による続発緑内障を除外する。

原発開放隅角緑内障(狭義)の診断

- 眼圧は日内変動，日々変動，季節変動などさまざまな要因により変動する。また，初回眼圧測定時には患者の緊張などにより眼圧測定が不正確であることも多い。
- このため，特定の眼圧により，原発開放隅角緑内障を分類することは非常に難しい。すなわち，原発開放隅角緑内障(広義) であることが確定した後，その場で眼圧のレベルによって原発開放隅角緑内障(狭義) と正常眼圧緑内障に分類することは，困難である。
- しかし，日常診療における点眼治療の選択や目標眼圧設定において，眼圧下降を主体とするか神経保護や血流改善を主体とするかを考えるうえで，ある程度の目安となる値として無治療時眼圧が20mmHg以上であること以外に，ときどき30mmHg以上を示す，常に10mmHg前後であるなどは重要なデータとなる。
- また，患者の無治療眼圧は治療前しか測定できないため，よほどの高眼圧か視野障害末期例を除き，一定期間に複数回の無治療眼圧測定を行い，最高値が20mmHgを超えることや，無治療時の平均眼圧レベルや眼圧変動の程度を確認しておくことが重要である。

鑑別診断

近視性視神経乳頭

- 近視性視神経の場合，緑内障による視神経障害の評価が難しい。
- つまり，傾斜乳頭などによる鼻側の陥凹縁が比較的厚い場合や，豹紋状眼底などによりNFLDを確認し難い場合，さらには脈絡膜萎縮や黄斑部の障害により視野障害に比べ視力障害を早期に認める症例がある。これらの場合に緑内障を疑うポイントとしては，眼圧が比較的高いとき(基本的には21mmHg以上)，視神経乳頭陥凹拡大，乳頭出血やNFLDを認めるときや，小乳頭や近視性乳頭で評価が難しいときなどである。

緑内障以外の疾患

- 視神経障害と視野障害を認めても緑内障とは確定できない。
- GONやNFLDと視野障害の部位が一致しないときや水平線をまたぐ視野障害を認めるとき(糖尿病網膜症や網脈絡膜萎縮など)，垂直線による1/4や1/2半盲を認めるとき(視路，頭蓋内疾患)，さらには，中心視野障害がないにもかかわらず視力低下を認めるとき(視路疾患や視神経炎など)や周辺視野障害にもかかわらず視野障害を自覚するとき(網膜色素変性や上方視神経低形成(superior segmental optic disc hypoplasia；SSOH) などの先天異常)を鑑別する必要がある。

図3　正常開放隅角(隅角鏡)

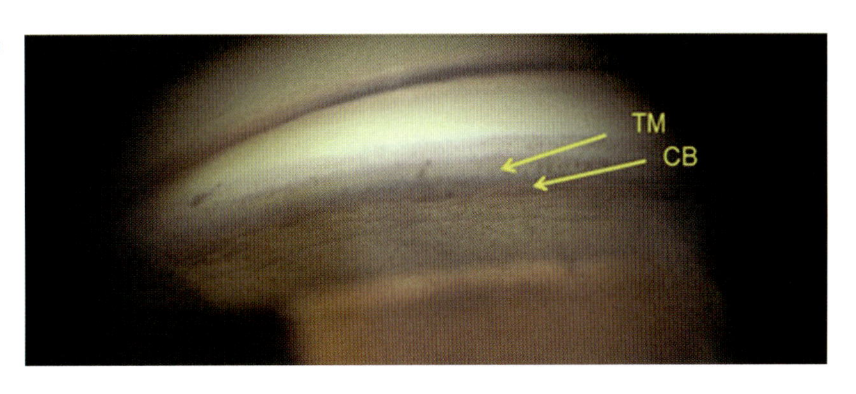

治療法

- 緑内障治療の目的は視機能を維持することである。
- 原発開放隅角緑内障では，眼圧下降が唯一確実な治療方法とされている。眼圧下降療法には薬剤治療，レーザー治療，流出路手術，濾過手術，毛様体破壊術があり，それぞれの適応と眼圧下降効果および合併症を理解して，症例の病型と病期などを考慮して最適な方法を行う必要がある(表1)。

薬物療法

- 点眼薬：現在販売されている緑内障点眼薬は，薬理作用別に8種類である(表2)。緑内障薬物療法は，各々の患者の目標眼圧に基づいて，単剤から開始して，薬物の変更あるいは追加を行う。現状では，プロスタグランジン(PG) 薬が最も強い眼圧下降作用を有するため，第一選択薬とされている。病期，無治療時眼圧，年齢，家族歴や乳頭出血の有無などの患者の背景と点眼薬の副作用や眼圧下降効果を勘案して追加する点眼薬を検討する。また，アドヒアランスを向上させるため，配合剤の使用も有用である。
- 内服薬・注射薬：複数の点眼薬を使用しても眼圧コントロールが不能な場合は，炭酸脱水酵素阻害薬の内服や高浸透圧薬の点滴注射を行う。

手術治療

- 一般的に眼圧コントロールに3剤以上の緑内障点眼薬を必要とする場合には，レーザー治療か観血的手術などの治療を考慮する。
- レーザー療法：原発開放隅角緑内障におけるレーザー治療は，レーザー線維柱帯形成術である。線維柱帯にレーザーを照射して線維柱帯の房水流出抵抗を低下させることにより眼圧下降を得る。当初はアルゴンレーザー線維柱帯形成術(argon laser trabeculoplasty；ALT) が行われたが，線維柱帯に対する組織障害が強い。今日では，線維柱帯の有色素細胞のみを選択的に照射することにより組織障害が少なく，再照射を可能にした選択的レーザー線維柱帯形成術(selective laser trabeculoplasty；SLT) が用いられている。原発開放隅角緑内障，高眼圧症，落屑緑内障が適応となるが，眼圧が25mmHg以上の場合では眼圧正常化が困難であるため観血的手術を選択する。

表1　眼圧下降療法と特徴

	薬物治療	レーザー治療	流出路再建術	濾過手術	毛様体破壊術
投与方法・術式	点眼 内服 注射	レーザー線維柱帯形成術(ALT，SLT)	線維柱帯切開術 TRABECTOME® iStent	線維柱帯切除術 EX-PRESS® ロングチューブシャント術	毛様体光凝固術 毛様体冷凍凝固術
眼圧下降機序	(表2参照)	房水流出抵抗低下	房水流出障害改善	房水を眼外に誘導	房水産生抑制
眼圧下降効果	弱い	弱い	比較的強い	強い	定量性がない
合併症	(表2参照)	術後炎症 術後眼圧上昇	一過性眼圧上昇 毛様体解離 Descemet膜剥離	過剰濾過 術後感染	眼球癆
適応症例	すべての症例	原発開放隅角緑内障 高眼圧症 落屑緑内障	視野障害軽度 高眼圧 濾過胞作成困難	すべての症例	他の手術方法で眼圧コントロール不可能
慎重投与/禁忌	(表2参照)	続発緑内障			

●観血的手術療法：点眼薬あるいはレーザー治療により十分な眼圧コントロールが得られない場合，観血的手術療法が用いられる。房水流出を改善させる方法として流出路再建術(線維柱帯切開術)，濾過手術(線維柱帯切除術)，および房水産生を抑制する方法として毛様体破壊術が用いられる。最近は，EX-PRESS® Glaucoma Filtration DeviceやBaerveldt® Glaucoma ImplantおよびAhrmed™ Glaucoma Valveなどのロングチューブシャント手術や低侵襲緑内障手術(minimally invasive glaucoma surgery；MIGS)としてTRABECTOME®，iStentなどがわが国にも導入されてきており，手術の適応が変わる可能性もある。

表2　薬理作用別緑内障点眼薬

薬理作用	一般名	房水流出促進		房水産生抑制	①副作用②慎重投与③禁忌
		ぶどう膜強膜流出路	線維柱帯経路		
PG 関連薬					
プロスト系	ラタノプロスト	○	－	－	①眼瞼・虹彩色素沈着，眼瞼部多毛，眼瞼陥凹，結膜充血，黄斑浮腫　他 ②ヘルペス既往眼，無水晶体眼，ぶどう膜炎や術後眼圧上昇眼
	トラボプロスト	○	－	－	
	タフルプロスト	○	－	－	
	ビマトプロスト	○	○	－	
イオンチャンネル開放型	ウノプロストン	○	○	－	
交感神経作動薬					
α2作動	ブリモニジン	－	○	○	①結膜炎，アレルギー性結膜炎，眠気，めまい　他 ③2歳未満の乳幼児
交感神経遮断薬					
α1遮断	ブナゾシン	○	－	－	①軽度結膜充血　他
β遮断	チモロール	－	－	○	①角膜上皮障害・眼瞼炎，徐脈・喘息発作　他 ③喘息患者・慢性閉塞性肺疾患
	カルテオロール	－	－	○	
	レボブノロール	－	－	○	
	ベタキソロール	－	－	○	
αβ遮断	ニプラジロール	○	－	○	①β遮断薬に準ずる
副交感神経刺激	ピロカルピン	－	○	－	①縮瞳，近視化，ムスカリン作用，虹彩後癒着，白内障　他 ②ぶどう膜炎 ③気管支喘息，悪性緑内障，妊娠
炭酸脱水酵素阻害	ドルゾラミド	－	－	○	①眼刺激感，結膜充血，霧視　他 肝障害患者，角膜内皮障害患者
	ブリンゾラミド	－	－	○	
ROCK阻害	リパスジル	－	○	－	①結膜充血，アレルギー性結膜炎　他
内服薬					
炭酸脱水酵素阻害	アセタゾラミド	－	－	○	①口唇・手足のしびれ ②高齢者，腎機能障害，尿路結石の既往
注射薬					
高張浸透圧薬*	グリセリン，マニトール	－	－	－	①めまい，悪心，嘔吐，下痢 ②糖尿病患者，腎機能障害患者

*：眼圧下降作用機序は浸透圧による硝子体からの水分移動による硝子体内容の減少

(中村　誠：All About 開放隅角緑内障(山本哲也，谷原秀信編)，p247，医学書院，2013より引用改変)
(相原　一編：専門医のための眼科診療クオリファイⅡ，緑内障薬物治療ガイド，中山書店，2012より引用改変)

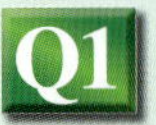

眼圧に関係する因子にはどのようなものがありますか？

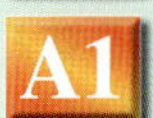

眼圧に関係する因子の検討は多くの眼科疫学調査で行われています。一般的には，人種，性別，年齢，身長・体重・BMI（body mass index），血圧（収縮期，拡張期，平均），角膜（等価球面値，角膜厚，角膜曲率），糖尿病歴の既往，喫煙歴などが検討されます。多治見スタディによる検討では，年齢，BMI，平均血圧，等価球面値，角膜曲率，糖尿病の既往で有意差を認めましたが，性別や喫煙歴については有意差を認めませんでした。また，性別で分けた場合，糖尿病の既往は女性で，等価球面値は男性で有意差を認めませんでした。世界中で行われた疫学調査によると，平均眼圧も人種差があり，日本人は欧米人に比べ低く，性別の比較ではスタディによってさまざまです。白人・黒人では年齢が上昇すると眼圧も上昇しますが，多治見スタディでは有意に下降しており，肥満による眼圧上昇は白人・黒人ともBMIが大きくなるにつれて眼圧も上昇傾向にありますが，多治見スタディでは肥満による上昇に有意差は認めませんでした。一般的に平均血圧が10mmHg上昇に伴い眼圧が0.2mmHg上昇する，角膜厚が10μm厚くなると眼圧は0.1～0.2mmHg高くなるなどが知られています。糖尿病の既往に関しては多治見スタディ以外のスタディでは眼圧が上昇する結果となっていましたが，多治見スタディは男性のみ有意に眼圧が高い結果となりました。喫煙歴に関しては喫煙歴があるほど眼圧が高いという報告もありますが，多治見スタディでは有意差を認めませんでした[5)]。

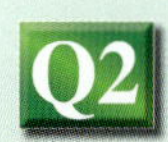

高眼圧症の治療に踏み切るタイミングを教えてください。

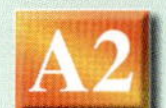

高眼圧症（ocular hypertension；OHT）は眼圧が正常上限を超えているにもかかわらず，視神経乳頭や視野に緑内障性変化を認めないものです。しかし，高眼圧症と診断されているものには原発開放隅角緑内障の前段階，視神経の眼圧抵抗性が高いもの，角膜が厚いため眼圧が高く評価されているものなどが含まれています。このため，治療に関しては症例ごとに危険因子を考慮して判断する必要があります。高眼圧症から緑内障へ進行しやすい症例の背景としては，高齢，高い眼圧，薄い角膜厚，大きな視神経乳頭，C/D比の左右差，原発開放隅角緑内障の家族歴，糖尿病などが報告されています[3)]。

●文献
1) Iwase A, et al; Tajimi Study Group, Japan Glaucoma Society: The prevalence of primary open-angle glaucoma in Japanese: the Tajimi Study. Ophthalmology 2004, 111: 1641-1648.
2) 緑内障診療ガイドライン第３版，日本緑内障学会，2012.
3) Gordon MO, et al: The Ocular Hypertension Treatment Study: baseline factors that predict the onset of primary open-angle glaucoma. Arch Ophthalmol 2002, 120: 714-720.
4) 川瀬和秀：病型の診断　原発開放隅角緑内障．専門医のための眼科診療クオリファイ　緑内障診断ガイド（相原　一編），p151-159，中山書店，2011.
5) Kawase K, et al; Tajimi Study Group; Japan Glaucoma Society: Ocular and systemic factors related to intraocular pressure in Japanese adults: the Tajimi study. Br J Ophthalmol 2008, 92: 1175-1179.
6) 中村　誠：All About 開放隅角緑内障（山本哲也，谷原秀信編），p247，医学書院，2013.
7) 相原　一編：専門医のための眼科診療クオリファイⅡ，緑内障薬物治療ガイド，中山書店，2012.

正常眼圧緑内障

疾患の概要

- 正常眼圧緑内障(normal tension glaucoma；NTG）は40歳以上の日本人において3.6％にみられる最も多い緑内障病型である。
- NTGは広義原発開放隅角緑内障(primary open angle glaucoma；POAG）（広義POAG）のなかでも眼圧が正常範囲，つまり日内変動を含め21mmHg以下の緑内障と定義されている。
- しかし，この正常眼圧の数値は海外のデータを元に定められており，日本人の正常眼圧はこれよりもやや低くおよそ20mmHg以下である。

診断のための検査：緑内障の診断

- 緑内障は特徴的な視神経乳頭変化とそれに伴う視神経障害を認め，その障害に対応した視野障害を呈する疾患である。
- 最近では，光干渉断層計(optical coherence tomography；OCT）が緑内障診療におけるスタンダードな検査となり，網膜神経線維の障害を視野障害が生じる前に検出できるようになった。これにより視野障害との対応をより明確に考察することが可能になった。

診断のためのポイント

- NTGは眼圧が低くPOAG（狭義）と比べ進行が緩やかであることが多い。中心視野が障害される緑内障，末期緑内障を除いて，ベースラインデータの収集は日を改めて複数回行うのが望ましい。

問診

- NTGは眼圧以外の要因(表1)が関与していることも考えられるため，問診をしっかり行いあらかじめ緑内障進行リスクを見極めておく。

眼圧測定

- 正常眼圧緑内障の診断のため治療開始前に日を変えて何度か眼圧測定をする(ベースライン眼圧の獲得)。Goldmann圧平式眼圧計で3回以上が望ましい。
- 中心角膜厚(central corneal thickness；CCT）を測定し，本当に眼圧が低いのか，薄い角膜のため見かけ上，眼圧が低くなっているだけなのかあらかじめ調べておく(図1)。角膜厚と眼圧の関係は報告により定まっていない。
- メタアナリシスでは，健常者の場合10％のCCT変化で1.1mmHg，緑内障や高眼圧などの慢性疾患患者の場合2.5mmHgの眼圧変化がみられた。また薄いCCTは緑内障のリスクファクターとする研究も多い。
- すでに治療介入が行われている紹介患者の場合，病期が初期～中期のNTGであれば，いったん点眼をやめて，基準となる無治療時眼圧を測定してみるのも1つの方法である。治療をいったん中断するため，患者には無治療時眼圧を調べる重要性を十分に説明し理解してもらう必要がある。

表1　NTGとの関連が考えられている因子

- 加齢
- 近視
- 変動の大きい日内変動
- 薄い中心角膜厚
- 全身循環動態の異常(低血圧，夜間の極端な低血圧)
- 片頭痛
- Raynaud現象
- 睡眠時無呼吸症候群
- 低い脳脊髄圧

図1　前眼部OCTによる中心角膜厚(CCT)の評価

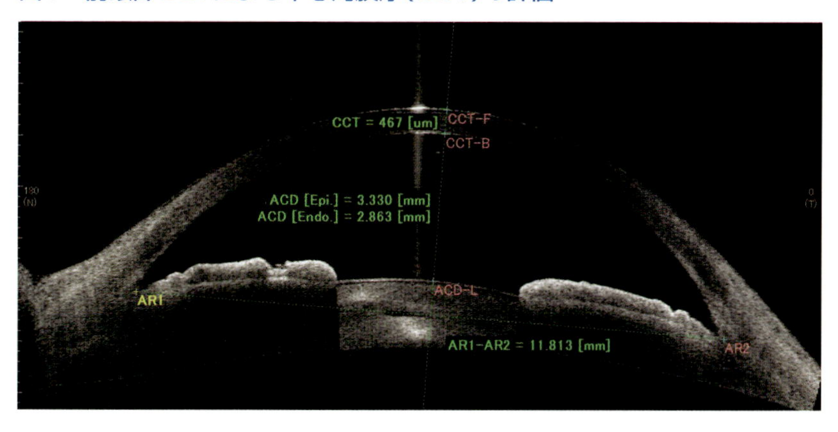

- 緑内障患者は日内変動が大きいといわれている。そのためNTGの確定診断には日内変動の評価が望ましい(図2)。しかし実臨床でこれを行うには医療者，患者の負担が大きく，すべての患者に対して日内変動を調べることは現実的ではない。診療時間ごとの眼圧変動をみることで，日内変動の大きさを類推することは可能であるが，夜間に眼圧が上がる症例は一般診療ではどうしても見過ごされてしまう。眼圧が低く，緑内障進行のリスクファクターが見当たらない症例には一考する余地がある。

隅角検査

- 隅角の観察は，NTGと診断するために非常に重要な検査である。隅角が開放していることを確認するだけでなく，周辺虹彩前癒着，隅角解離など，以前に一過性の眼圧上昇が生じていた可能性を除外できる(図3)。

眼底検査

- 視神経乳頭の観察は前置レンズなどを用いて立体視で行う。
- 治療開始前に必ず後極と視神経乳頭写真を撮っておく。視神経乳頭の写真は可能であれば立体写真がよい。神経線維束欠損(nerve fiber layer defect；NFLD)は眼底写真を撮らないと見つけづらいことも多い。

視野検査

- 被検者の要因により変動がある検査法である。より精度を高めるために動的視野検査よりも静的視野検査でベースラインの視野検査を行う。

OCT検査

- 他と同様，ベースラインデータの正確性には気をつかう必要がある。
- OCTイメージの不良，サークルスキャンのセンタリングのずれ，網膜各層のセグメンテーションエラーなどを認めた場合は必ず撮り直さねばならない。

他の疾患の除外

- 眼圧が正常範囲内で視神経や視野障害をきたす場合，非緑内障性疾患も検討しなければならない。
- 上方視神経乳頭低形成(superior segmental optic hypoplasia；SSOH)：先天的な視神経乳頭の異常(図4①)であり，下方に楔形の視野障害(図4②)をきたしうる。定型的には網膜血管の起始部の上鼻側への偏位と視神経乳頭上鼻側を縁取るようにdouble ring signとよばれる橙色の領域を認める。視神経乳頭上鼻側の神経線維は欠損する。SSOHは通常進行しないために，緑内障と鑑別することが重要である。
- 網膜血管障害や網膜病変：網膜血管病変，網膜病変により緑内障性視神経乳頭のような視神経乳頭形態を示すことがある(図5)。また，NTGと合併することで非眼圧依存的に視野障害の進行がみられることがある。
- 眼窩内病変，頭蓋内病変：眼圧に依存しない視野障害進行を示す症例，視神経乳頭所見やOCT所見と視野障害の対応がとれない症例，他に神経学的所見を呈する症例など，球後の病変や脳疾患が疑わしい場合はMRIなどの画像的検索を行う。

治療方針

目標眼圧

- 眼圧下降治療を行うという方針は他の緑内障病型と同様である。Collaborative Normal Tension Glaucoma Study（CNTGS）では30％の眼圧下降の進行抑制効果が示されたが，目標眼圧を％下降率で設定する方法以外にも病期ごとに目標眼圧の具体的な数値を決める方法などがある。しかしどちらがよいかは定まった見解はない。
- 経過観察を行うことにより目標眼圧を適宜修正する。

治療，経過観察

- もともと眼圧が高くない患者では，点眼薬による眼圧下降治療効果がはっきりしないため，点眼を行うモチベーションを維持しづらい。患者への眼圧下降治療の有効性をしっかり説明する。
- 基本的にNTGの場合，第1選択は抗緑内障点眼薬による薬物治療であり，最初から外科的療法が選択されることはない。

図2　眼圧の日内変動

眼圧には日内変動があり症例ごとピークが異なる可能性がある。
－：深夜にかけ眼圧ピークがみられるパターン
－：午前から正午にかけ眼圧ピークがみられるパターン。

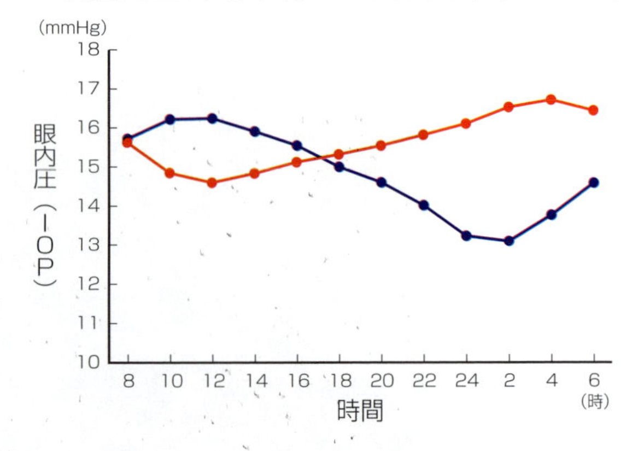

図3　隅角の観察

①周辺虹彩前癒着(peripheral anterior synechia；PAS）を認め，以前に眼内炎症をきたしていた可能性が疑われる。

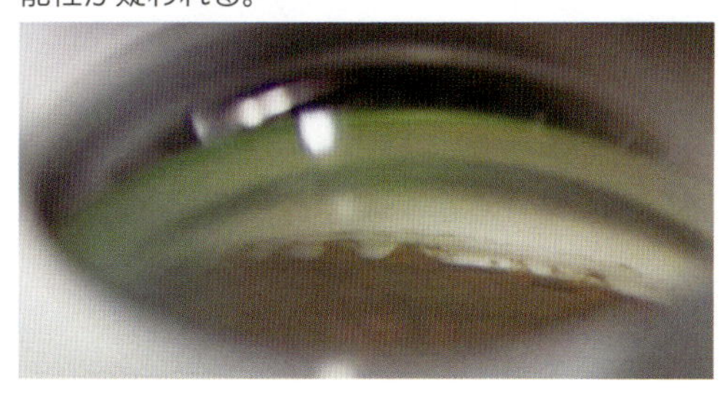

②前房出血の既往のある症例。隅角解離を認める。

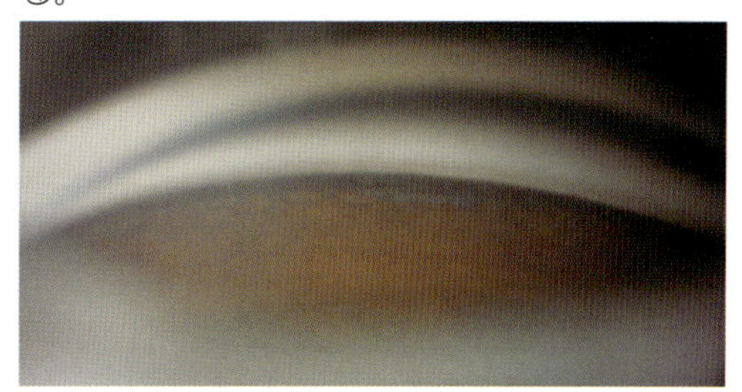

図4　SSOH

①眼底所見。
網膜血管の起始部の上鼻側偏位(黒矢頭）と視神経乳頭の上鼻側にdouble ring sign(白矢印)を認める。

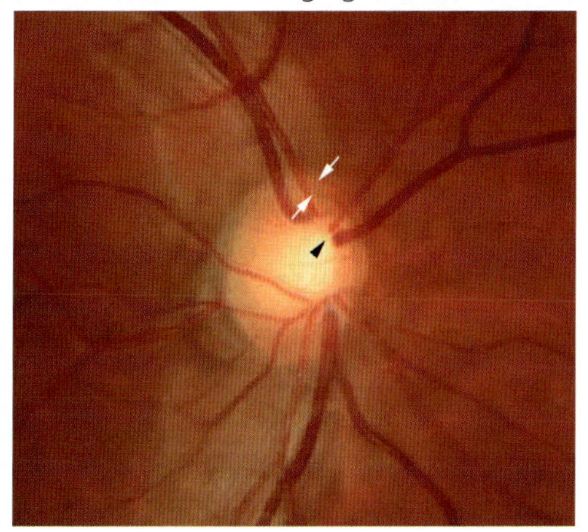

②視野異常。
下方からMariotte盲点に向かう楔状の視野障害を認める。

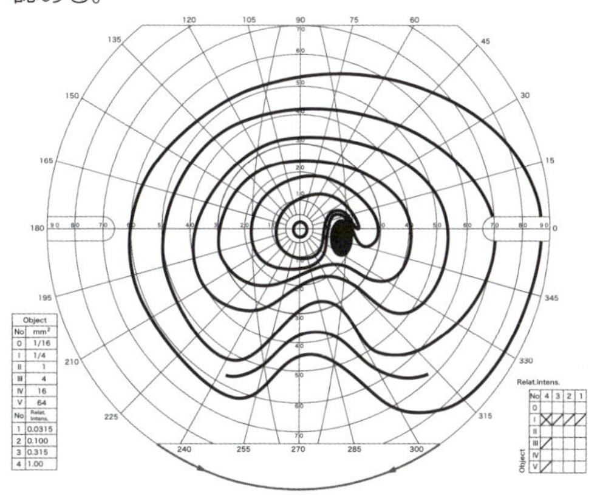

図5　網膜血管障害と緑内障

①緑内障性視神経乳頭陥凹拡大を認めるが，Rimの菲薄部を通る上耳側，下方の網膜動脈は著しい動脈硬化を認める。また，下方の網膜動脈は網膜静脈を強く圧迫している。眼循環の悪化が視神経乳頭形態変化に関与している可能性がある。

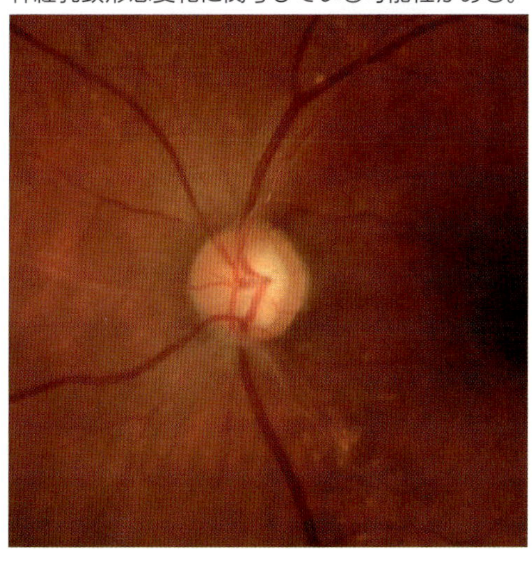

②同症例の視野(Humphrey視野計)。

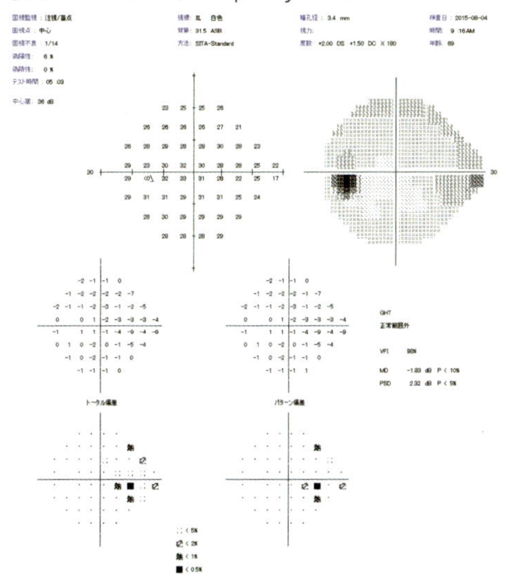

- 単剤で，24時間にわたり眼圧下降させるプロスタグランジン（PG）製剤の点眼薬が最初に処方されることが多い。
- はじめに片眼だけ抗緑内障点眼薬を使用し，僚眼を基準に眼圧下降の程度を評価する片眼トライアルは有効な手法である。しかし，NTGの場合，もともと眼圧が高くないため判定が難しいことがある。
- 抗緑内障点眼薬を追加処方される場合，眼圧下降作用の強さ，点眼回数の負担からβ遮断薬が多かった。しかしβ遮断薬は全身循環動態に作用し眼灌流圧に影響を及ぼす可能性があるということ，夜間の眼圧下降作用が弱いということもあり，NTGに対して炭酸脱水酵素阻害薬もよく処方される。
- NTGでは狭義POAGよりも乳頭出血を認める頻度が高い。しばしば見落とされるため，視神経乳頭の写真はできるだけ撮影するようにする（図6）。乳頭出血は進行のサインであることがあり，注意深く経過観察する。

図6　視神経乳頭出血

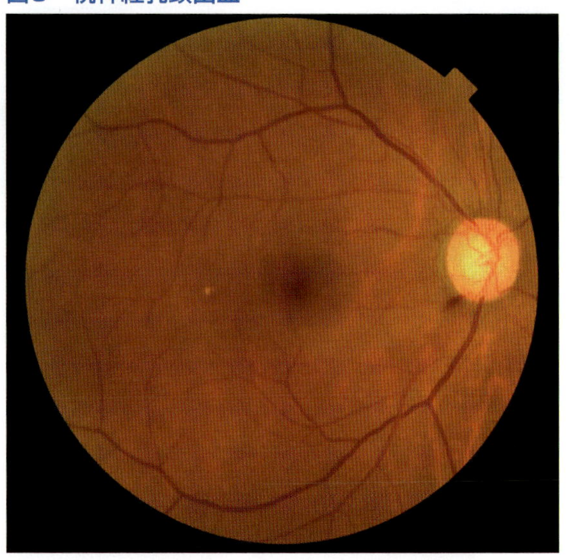

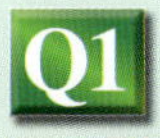

NTGと近視の関係について教えてください。

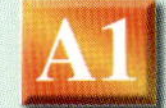

これまでの研究で近視は緑内障の有力なリスクファクターであることが示されています。近視眼では眼軸長の進展（図7①）とともに強膜の菲薄化，篩状板の変形を生じ，視神経乳頭は傾斜し，乳頭周囲脈絡網膜萎縮（peripapillary atrophies；PPA）がみられるようになります（図7②）。こうした眼球形態の変化は，機械的な視神経障害，眼血流の低下などさまざまなストレスを惹起するのと同時にストレスに対して脆弱な環境を作り出しています。近視と緑内障の関係については不明なところも多く，今なお研究されている領域です。

①

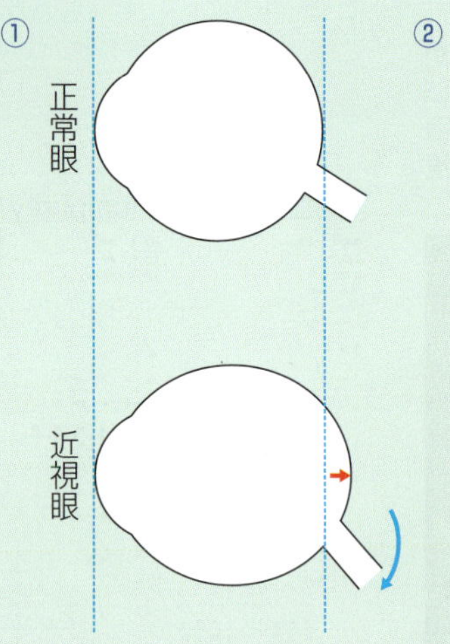

②

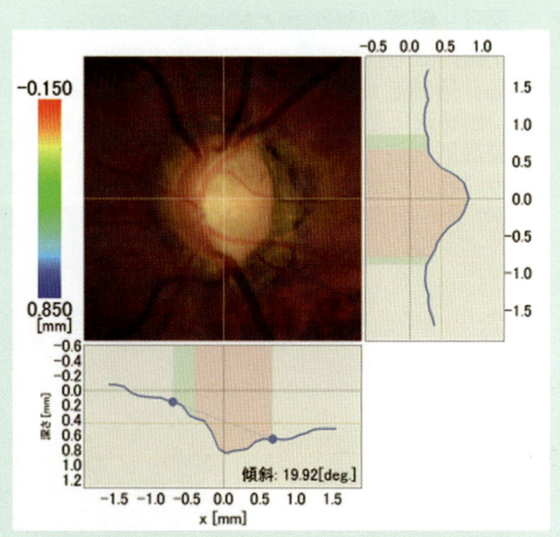

図7　近視
①軸性近視における眼球形態の変化。
眼球が後方に突出することで視神経にねじれが生じる。
②近視を伴う緑内障性視神経乳頭。
眼軸の伸張により視神経乳頭は縦楕円となり耳側に傾斜している。三日月型のPPAを伴っている。

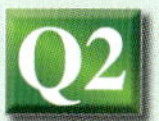

NTGで眼圧下降が無効の症例もいるのでしょうか？

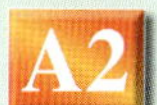

NTGは緑内障病型の1つであり，眼圧下降は進行抑制に有効です。しかしながら，その治療効果は症例ごとにまちまちで，なかには低眼圧にしたにも関わらず進行する症例もみられます。この理由として，緑内障は眼圧を含む様々な要因が関与する多因子疾患であることがあげられます。これまでの研究で，緑内障進行に関連のある因子として，加齢，乳頭周囲網脈絡膜萎縮（PPA），（夜間の）極端な低血圧，眼血流の低下，睡眠時無呼吸症候群などが指摘されています。また網膜神経節細胞の余剰性をすでに失っている進行緑内障では，眼圧下降による進行抑制効果は弱いことが知られています（図8①～⑤）。臨床に携わる医師は，症例ごとに眼圧以外の緑内障進行要因を必ず前もって把握しておかねばなりません。

図8　低眼圧で進行する症例

68歳，男性。初診時より進行したNTGであった。右眼圧は点眼薬3～4剤でコントロールされ8～13mmHgと低い眼圧を維持していたが，視野障害の進行がみられた。

①眼底写真
陥凹は深めであるが，加齢硬化型（senile sclerotic）乳頭にみられるような脈絡膜血管の透過性亢進と視神経乳頭を囲むようなPPAを認める。すべての象限においてリムは菲薄化しており，余剰性が少ないことを示唆している。広い範囲のPPAなどみられることも考えると，眼底写真からも今後の視野障害進行が予想される。

②初診時の視神経乳頭周囲網膜神経線維層厚
上耳側，下耳側ともに網膜神経線維層厚は菲薄化していた。

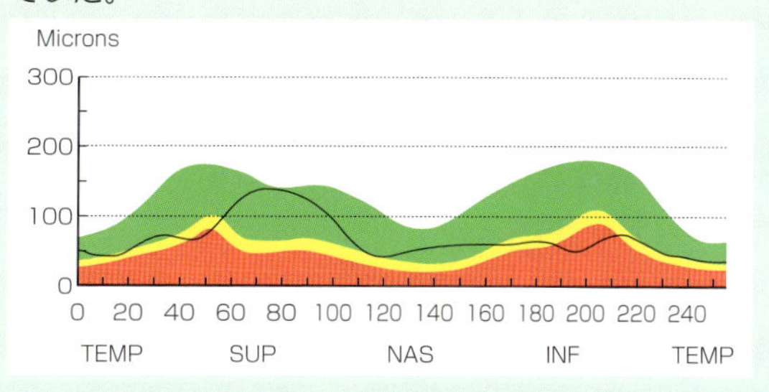

③レーザースペックルフローグラフィー（LSFG）
1日20本以上喫煙する習慣があり，視神経乳頭血管も細い。LSFGでは乳頭組織血流の低下（寒色系の部位）がみられる。視神経乳頭血流低下も低眼圧で視野障害進行の一因であった可能性がある。

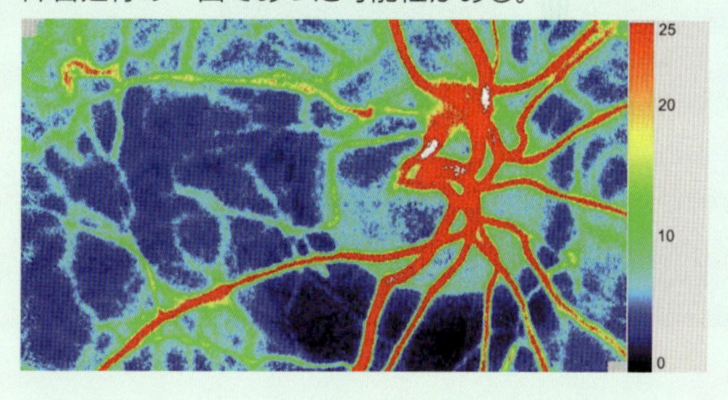

④視野障害の推移（ハンフリー視野計，SITA standard 24-2もしくは30-2）

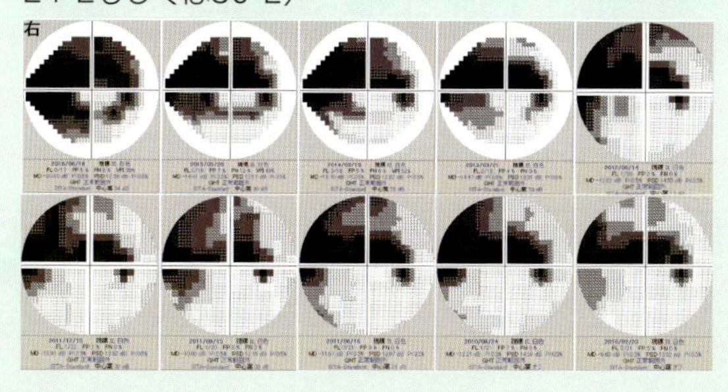

⑤MDスロープ（Hfa Files®，SITA standard 24-2もしくは30-2）
－1.45dB/年の進行速度で視野障害の悪化を認める。

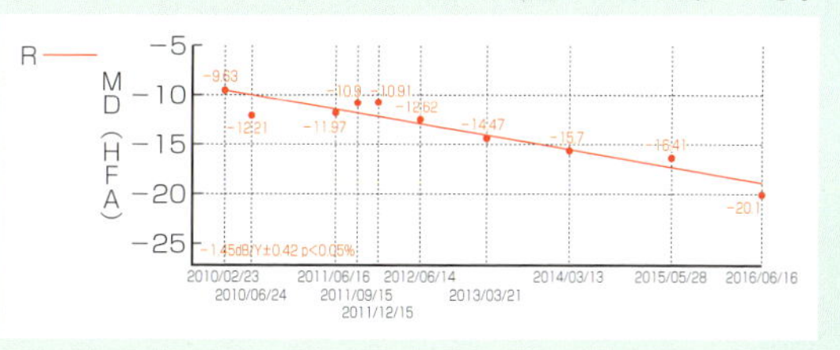

原発閉塞隅角緑内障

疾患の概要(表1)

- 原発閉塞隅角緑内障(primary angle closure glaucoma；PACG) は緑内障性視神経症(glaucomatous optic neuropathy；GON) を伴わない前病変は，眼圧上昇，器質的隅角閉塞の有無によって原発閉塞隅角症疑い(primary angle closure suspect;PACS),原発閉塞隅角症(primary angle closure；PAC)と分類される。
- PACSは原発性の隅角閉塞(隅角鏡診断による閉塞が3象限以上，2象限以上とすることもある)があるが，眼圧上昇，器質的隅角閉塞＝周辺虹彩前癒着(peripheral anterior synechiae;PAS)を伴わない。PACは眼圧上昇またはPASを伴う原発性の隅角閉塞，PACGはGONを伴う原発性の隅角閉塞である。
- アジア人，女性，遠視眼，高齢者に多い。
- 特に急性発作(急性のPACまたはPACG) は女性に多い(およそ3倍)。

病型

- 発症速度により急性(acute) または慢性(chronic)に分類される(表2)。
- 発症機序には，瞳孔ブロック，プラトー虹彩，水晶体要因，毛様体機序などがある。それぞれが単独の機序で発症する病型というよりは，これら発症機序がさまざまな割合で関与している。瞳孔ブロック優位の隅角閉塞であってもレーザー虹彩切開術後にプラトー虹彩機序の関与が明らかになることがある。

症状

- 急性PACまたはPACGでは，眼圧上昇に伴いうっ血(結膜充血)，角膜浮腫，不可逆性散瞳，前房炎症，水晶体(前嚢)混濁が生じる。自覚的には，虹視，霧視，視力低下，眼痛，頭痛，吐気，嘔吐などを生じる。
- 慢性PACまたはPACGでは，眼圧が上昇していても自覚症状を欠く。

表1　原発閉塞隅角緑内障の病期分類

	隅角鏡による隅角閉塞(通常3象限以上，2象限以上とすることもあり)	眼圧上昇または周辺虹彩前癒着	緑内障性視神経症(形態および機能異常)
原発閉塞隅角症疑い(primary angle closure suspect；PACS)	あり	なし	なし
原発閉塞隅角症(primary angle closure；PAC)	あり	あり	なし
原発閉塞隅角緑内障(primary angle closure glaucoma；PACG)	あり	あり または なし	あり

表2　PACまたはPACGの発症形態

	疫学	自覚症状	細隙灯顕微鏡所見	視野障害
急性	男性：女性＝1：3	虹視，霧視，眼痛，頭痛，吐気，嘔吐など	両眼性の浅前房，周辺前房消失，角膜浮腫，中等度散瞳，水晶体混濁，前房炎症など	早期に治療すれば視野障害は生じない 慢性型が急性型へ移行することは比較的まれ
慢性	男性＜女性	基本的には自覚症状を欠く 長期に著しい眼圧上昇が継続し重度の視野障害をきたしている場合は視力低下，視野狭窄	両眼性の浅前房，周辺浅前房	眼圧上昇の持続の程度に応じてさまざまな進行度の緑内障性視野障害をきたす

- 慢性PACGで視野障害が進行した場合，自覚的な視野欠損や視力低下をきたすことがある。

検査所見

- 眼圧：急性PACまたはPACGでは，通常眼圧は40mmHg以上に上昇している。慢性PACまたはPACGでは，眼圧は正常範囲～40mmHg程度までさまざまである。
- 隅角鏡：Goldmann隅角鏡を用いた静的隅角鏡検査→動的隅角鏡検査の順で行う（国際的なスタンダード）。隅角鏡検査では光量による虹彩の縮瞳状態と隅角鏡の傾き，圧迫により隅角の視認性が異なる（図1）。
- 静的隅角鏡検査：暗室において，スリット光を長さ1mm，幅は極力狭くして瞳孔に光が入射しないように行う。暗室散瞳下での隅角閉塞の有無，範囲を診断する。
- 動的隅角鏡検査：スリット光を長くして，幅も広げ光量を上げる。瞳孔への入射光による縮瞳状態での隅角を観察する。静的隅角鏡検査に引き続き，隅角閉塞の有無，範囲，PASの有無を診断する（図2）。また，隅角後退，隅角結節，新生血管，落屑物質，前房蓄膿・出血など続発性緑内障の所見を鑑別する。
- 圧迫隅角鏡検査：動的隅角鏡検査の一種。角膜中心部を圧迫して房水を隅角部へ移動させ隅角を開大させる。閉塞が器質的であるか（PASがあるか）非器質的であるかを診断する。
- 接触型広角眼底デジタルカメラ：未熟児網膜症の眼底撮影に用いられるRetCamは隅角撮影も可能であり隅角閉塞の診断に用いることができるとの報告がある。
- シャインプルーフカメラ：可視光を用いるため隅角最周辺部は描出されないので，隅角閉塞の診断はできない。前房深度の測定，隅角角度（虹彩前面と角膜裏面のなす角度）の推定が可能。

図1　光量と傾斜，圧迫による隅角視認性の変化

①細隙灯顕微鏡の光量を落とした散瞳状態では線維柱帯はみえない。

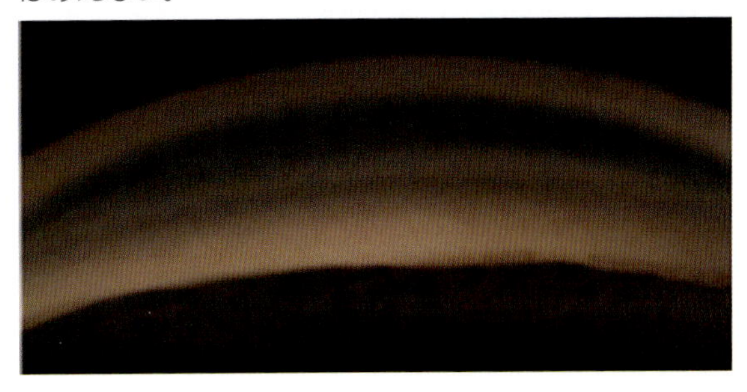

②光量を上げると縮瞳により隅角が開放し線維柱帯が一部確認可能。

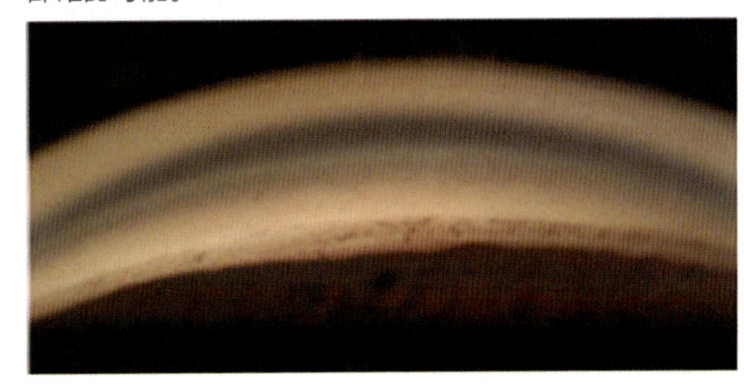

③被検者に上方視してもらい，光量を上げた状態で隅角鏡を押し込み角膜を変形させて隅角を広げて観察すると，線維柱帯をより広い範囲で観察可能。

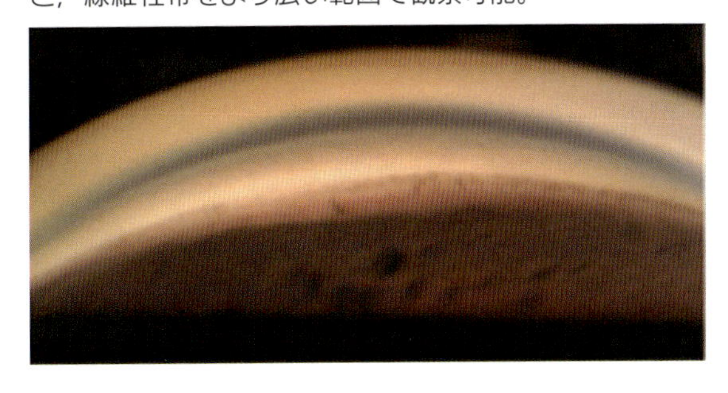

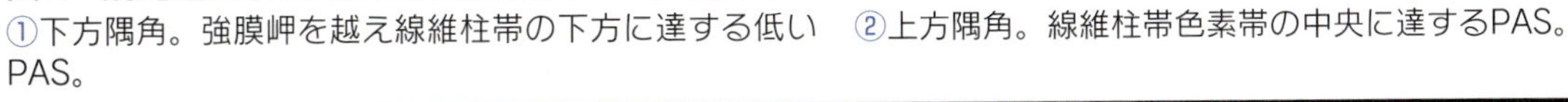

図2　隅角鏡による周辺虹彩前癒着（PAS）の診断

①下方隅角。強膜岬を越え線維柱帯の下方に達する低いPAS。

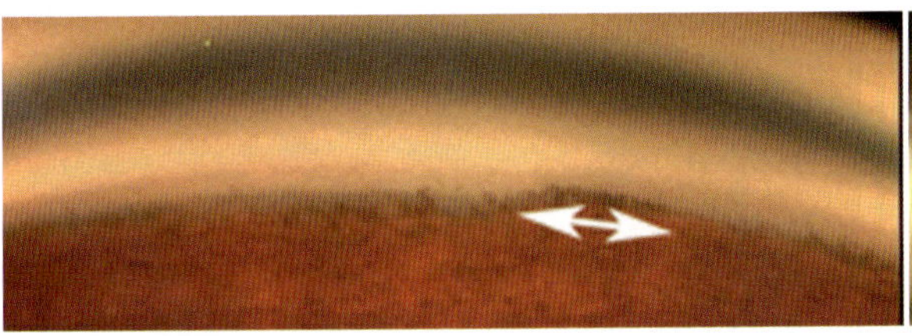

②上方隅角。線維柱帯色素帯の中央に達するPAS。

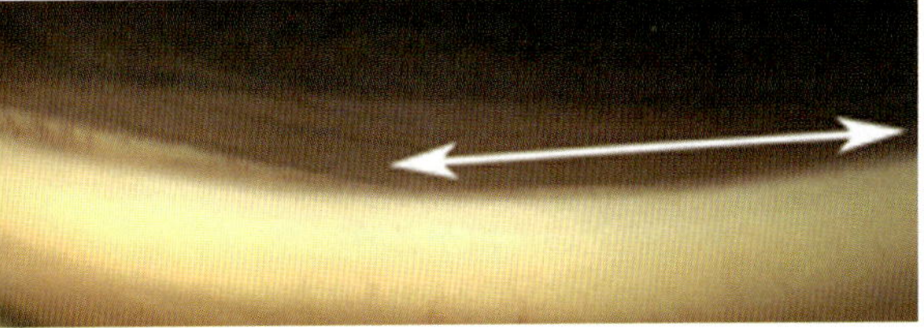

- 超音波生体顕微鏡(ultrasound biomicroscope；UBM)：高周波の超音波を用いて，隅角断面像が得られる。接触式であり，点眼麻酔後に行う。明所，暗所での隅角閉塞範囲が診断可能であり，毛様体を含めた隅角閉塞機序の診断が可能。虹彩の前方凸で後房が広く存在する瞳孔ブロックや，平坦な虹彩で毛様体が前方に位置するプラトー虹彩などの隅角閉塞の発症機序を診断可能である(図3)。水晶体亜脱臼は続発性の閉塞隅角や急性発作後の合併症としてもみられることがあるが，UBMは毛様体突起や虹彩後面の水晶体が描出可能である。水晶体亜脱臼の診断は安全な手術の施行のために不可欠であり，UBMは非常に有用な検査である(図4)。
- 前眼部光干渉断層計(optical coherence tomography；OCT)：非接触で隅角画像が得られる。スエプトソースドメインの機種では，短時間に高解像度の3次元画像を得ることが可能。毛様体が描出できないので，隅角閉塞機序の鑑別は困難(図5)。
- スペキュラマイクロスコープ：急性発作ではDescemet膜皺襞のため測定できないことがある。測定可能であっても滴状角膜様の所見，ダークスポットがみられることがあり角膜内皮障害の検索が必要。急性発作，眼圧上昇，レーザー虹彩切開術などにより角膜内皮細胞密度が低下している症例がいるので治療前に測定する。
- 視野検査：緑内障性視神経症の検査には，静的，動的視野検査を行う。

治療法

急性発作(急性PACまたは急性PACG)に対する薬物治療

- PACGの治療の原則は手術であるが，手術前にさまざまな薬物治療が行われる。
- 高浸透圧利尿薬(グリセオールまたはマンニトール)：急速点滴静注を行い硝子体圧の下降により眼圧を下降させ，隅角を開大する。
- 炭酸脱水酵素阻害薬，β遮断薬：房水産生の抑制を目的にアセタゾラミドの静注または内服を行う。また，β遮断薬点眼を使用することがある。
- 縮瞳薬：縮瞳に伴う隅角の開大効果を得るためにピロカルピンの点眼を行う。高眼圧による虹彩の虚血状態では無効なため，対光反応が消失している場合には，高浸透圧利尿薬の点滴静注で眼圧を下降させる処置との併用が必要。

  例：2%ピロカルピン点眼，15分ごと，2時間まで。
- 抗炎症：前房炎症が生じるため，ステロイド点眼(リン酸ベタメタゾン点眼4回/日)を数日間使用する。

(角膜浮腫の残存する)急性発作期の手術療法

- 前房穿刺：薬物加療を行わずに診断後直ちに前房穿刺を行う方法がある。
- 15°ナイフで前房穿刺して眼圧を速やかに下降させることにより虹彩虚血の改善，瞳孔ブロックの解消を目指す。その後，ピロカルピンの点眼または手術加療を行う。急激な眼圧下降による前房虚脱や悪性緑内障の可能性には注意を払う。
- 周辺虹彩切除術：薬物加療が一定程度の時間(約4時間) 内に奏効せず高眼圧が続く場合，観血的周辺虹彩切除術が選択肢となる。

図3　UBMによる隅角閉塞の診断

①瞳孔ブロック1
虹彩は薄く，前方凸であり隅角が閉塞している。瞳孔ブロック主体の隅角閉塞と考えられる。

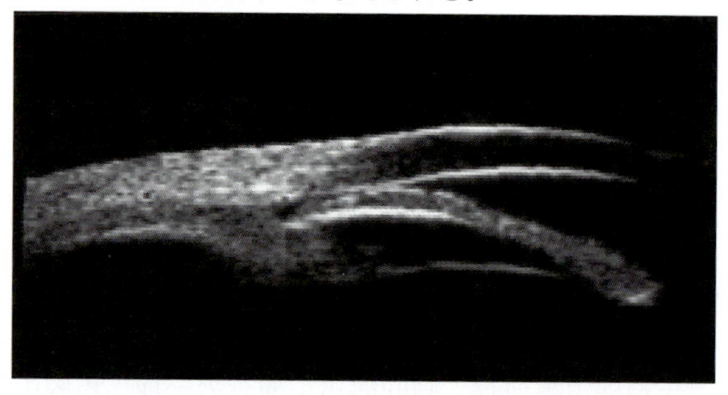

②瞳孔ブロック2
虹彩の上方凸(＋)だが，虹彩が厚く，毛様体突起も前方に位置する。瞳孔ブロック＋プラトー虹彩。

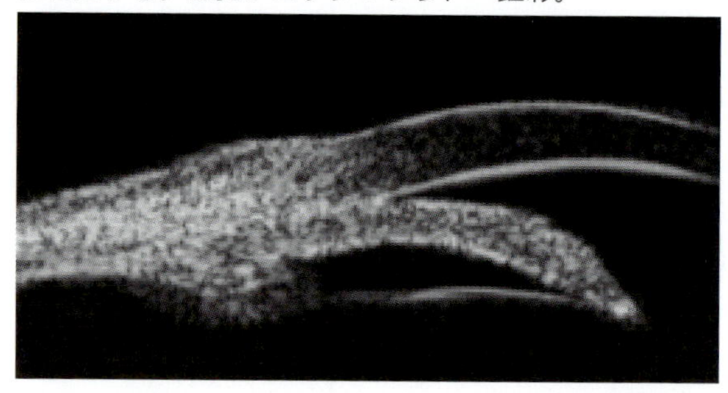

③プラトー虹彩
虹彩は平坦で，厚みがあり，毛様体突起が前方にある。

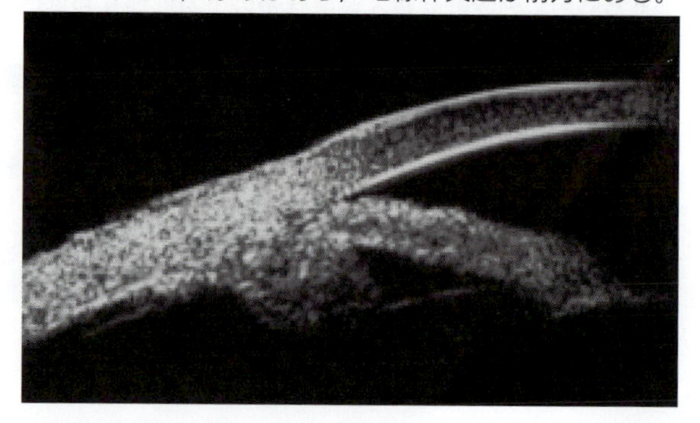

- 水晶体再建術：薬物療法が無効で，角膜浮腫が軽度で前房視認性が良い場合には水晶体再建術が行われることがあるが，眼内レンズの度数決定の困難などの問題もある。
- レーザー周辺虹彩形成術：薬物加療を行わず，診断後直ちにレーザー照射により周辺虹彩を収縮させて直接隅角を開放させる方法がある。寛解後に手術療法を行う。
- レーザー虹彩切開術：浮腫の残存，または散瞳して虹彩が厚い状態でのレーザー虹彩切開術は角膜内皮障害の原因となるため行わない。

急性発作寛解後の手術療法

- レーザー虹彩切開術：周辺虹彩にレーザーにより小孔を作成し前後房の圧較差を解消することにより虹彩を平坦化させ，隅角を開放させる。瞳孔ブロックによる隅角閉塞が適応。瞳孔ブロック以外の機序の関与が大きい場合には効果は限定的(図6)。アルゴンレーザーを使用したレーザー虹彩切開術後の後期合併症として角膜内皮細胞減少と水泡性角膜症が知られている。YAGレーザーを併用または単独で使用して施行するのが望ましい。術前に角膜内皮細胞密度の測定をスペキュラマイ

図4　水晶体亜脱臼による瞳孔ブロックの増強に伴う隅角閉塞

虹彩は薄く，前方への彎曲が明瞭。毛様体突起と水晶体の赤道部付近の距離が離れており水晶体亜脱臼が存在する。水晶体亜脱臼により水晶体が前方に偏位し，瞳孔ブロックが増強し隅角閉塞をきたしたと診断される。

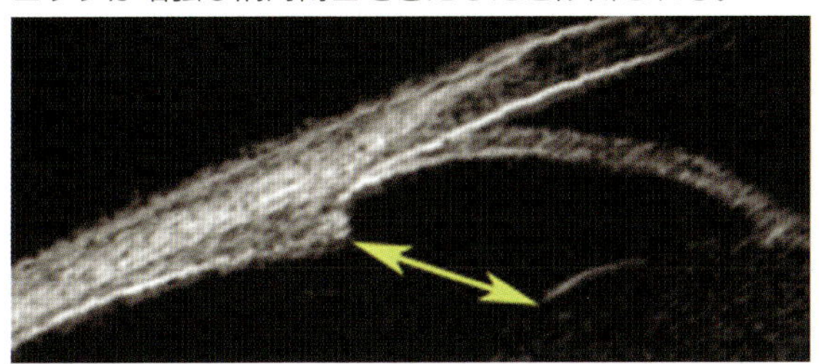

図5　前眼部OCTによる隅角閉塞の診断

毛様体や虹彩裏面の水晶体が描出されないので，水晶体亜脱臼や毛様体の関与した続発性の変化は診断できない。確定診断にはUBMが有用である。

①前房は浅く，隅角閉塞している。虹彩後面の彎曲があり瞳孔ブロックは存在する。

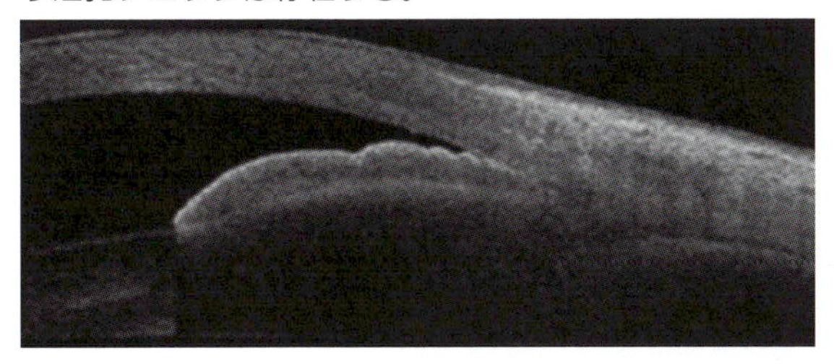

②前房は浅くないが隅角は閉塞している。虹彩後面の彎曲は軽度であり瞳孔ブロックの関与は少ない。プラトー虹彩が考えられる。

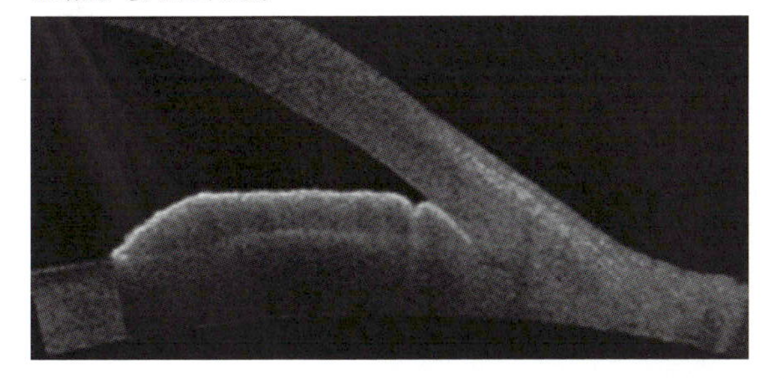

図6　レーザー虹彩切開術(LI)の効果と限界

①レーザー虹彩切開術前。虹彩は上方凸であり，瞳孔ブロックの関与による隅角閉塞。毛様体突起が前方に位置し虹彩も厚いのでプラトー虹彩機序も存在すると考えられる。

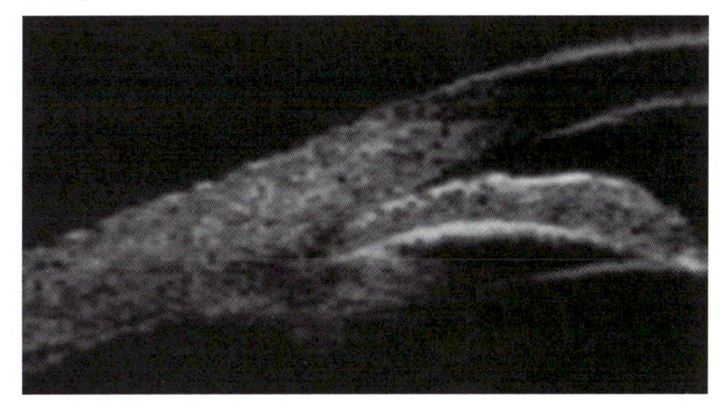

②ピロカルピン点眼およびLI施行後。隅角は開放したが狭い。

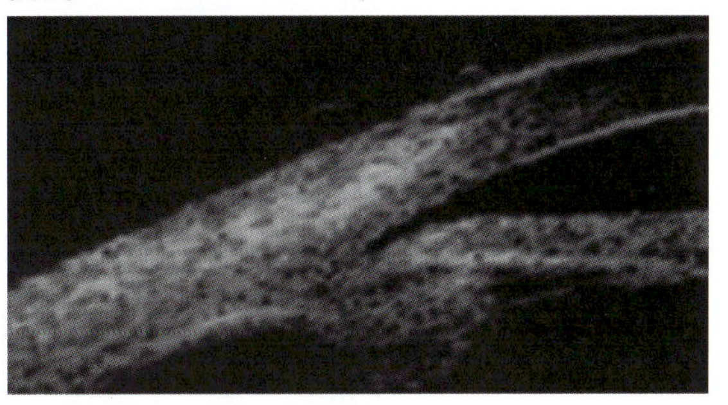

③LI後，ピロカルピン中止後。隅角は再閉塞している。術前に比べると隅角閉塞の程度(高さ)は改善している。

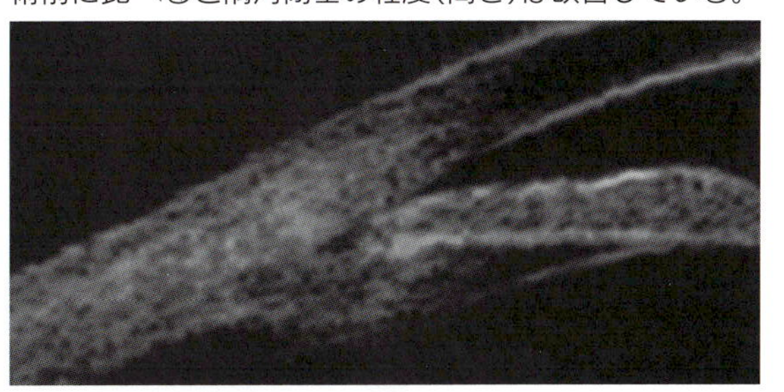

クロスコープで行い角膜内皮密度低下(2,000個/mm²以下は正常眼ではまれ，図7）が存在する場合には他の手術方法を検討する。術後にも角膜内皮細胞密度の低下に注意を払う必要がある。PACまたはPACGでは術後にも薬物加療を必要とすることが白内障手術後よりも多いので，十分な説明のうえ適応を決定する。

- レーザー周辺虹彩形成術：プラトー虹彩による隅角閉塞機序を含め，虹彩厚の影響による隅角閉塞が適応となる。長期成績は不明である。
- 水晶体再建術：水晶体を眼内レンズに置き換えることにより著明な前房深度の増大効果が得られ隅角開放効果も高い(図8)。原因治療であり，根治的療法である。

図7　久米島スタディにおける正常眼の角膜内皮細胞密度

手術歴，眼病診断，低視力などを除いた正常眼における角膜内皮細胞密度の分布。正規分布を示し2,000個/mm²未満はまれであることがわかる。

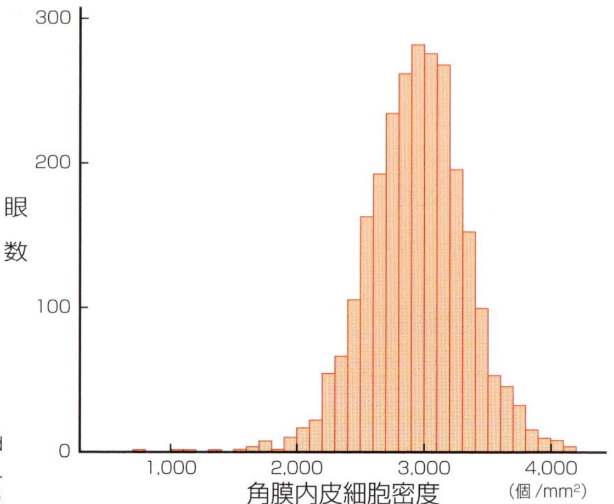

(Higa A, et al: Corneal endothelial cell density and associated factors in a population-based study in Japan: the Kumejima study. Am J Ophthalmol, 149: 794-799, 2010. より引用)

図8　PAC眼に対する水晶体再建術とレーザー虹彩切開術の効果

①術前。前房は浅く，隅角は両側とも閉塞している。

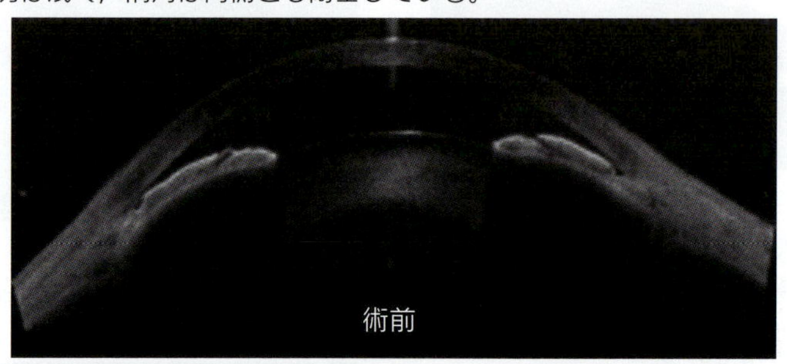

②水晶体再建術後。水晶体が眼内レンズに置き換わり前房は著明に深くなっている。隅角は両側とも広く開放している。角膜切開(右側，耳側)が確認できる。

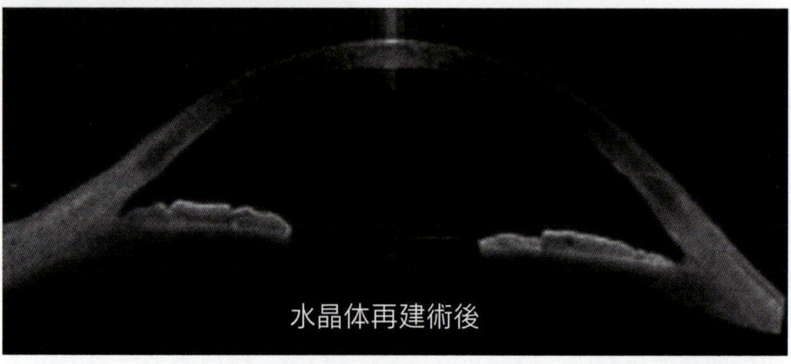

③同様の症例のレーザー虹彩切開術後。水晶体が厚く前房は浅い。隅角は両側とも開放しているが狭い。虹彩切開孔(右側，上方)が確認できる。

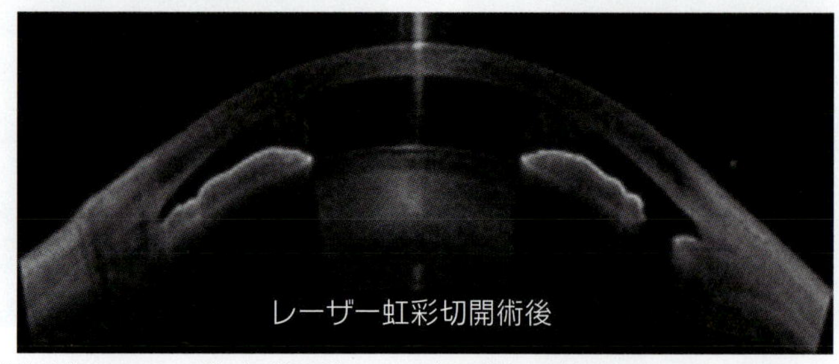

(酒井　寛：緑内障手術のEBMレーザー虹彩切開術vs. 水晶体再建術. 眼科手術, 25: 21-25, 図3, 2012. より引用)

慢性型PAC，PACGの手術療法

- レーザー虹彩切開術：瞳孔ブロックが隅角閉塞機序の主体である場合に適応となる。長期的な眼圧コントロールは不良であり，追加の薬物療法や水晶体再建術などの手術が必要になることが多い。虹彩後癒着や散瞳不良の原因となるため，後に水晶体再建術が必要になる可能性を考慮して適応を決める。術後合併症としての角膜内皮細胞密度の低下や水泡性角膜症の可能性に留意する。
- 水晶体再建術：白内障を合併する場合，瞳孔ブロック以外の機序が関与するPAC，PACGでは水晶体再建術が良い適応となる。

PACSに対する予防的治療

- 隅角閉塞（非器質的閉塞）が全周の場合に適応となる。急性発作の予防を目的とする。
- レーザー虹彩切開術：瞳孔ブロックが隅角閉塞機序の主体である場合が適応となる。術後合併症として角膜内皮細胞密度低下，水泡性角膜症，虹彩後癒着，散瞳不良があり，後に水晶体再建術が必要になる可能性を考慮して適応を決める。
- 水晶体再建術：すべての機序の隅角閉塞が適応。白内障を合併する場合に良い適応となる。屈折や調節力を加味して検討する。

閉塞隅角緑内障の白内障手術の功罪について教えてください。

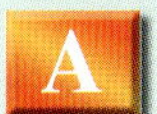

[閉塞隅角緑内障に対する白内障手術の功]

①PACGに対しては隅角を広げる手術療法が必要であり，白内障手術とレーザー虹彩切開術の比較になります。PACGは水晶体が加齢により厚くなり前房が浅くなることが根本原因ですので，白内障手術は原因療法であり前房を著明に深くします。レーザー虹彩切開術では中心前房深度は変化せず，隅角の開放効果は限定的です（図8）。

②PACやPACSに対してレーザー虹彩切開術を行っても，一定以上の余命がある患者では結局白内障の進行に伴い白内障手術をする可能性があります。逆に，白内障手術を行えばレーザー虹彩切開術をする必要はありません。

③レーザー虹彩切開術後の合併症である水泡性角膜症は，一定程度の頻度（0.33%と0.5%の報告あり）で生じていますが，白内障手術の技術の進歩により超音波乳化吸引術を用いた白内障手術後ではまれです。

④レーザー虹彩切開術後には房水動態の変化により虹彩後癒着を生じることがありますが，白内障手術後には虹彩と嚢内固定された眼内レンズは接しないので癒着は生じません。

⑤眼圧コントロールが不良になった場合，レーザー虹彩切開術のみの有水晶体眼に濾過手術をする場合，浅前房に起因する前房消失，悪性緑内障の可能性がありますが，水晶体再建術では前房は深くそうした合併症の確率を下げることができます。

⑥術前の合併症などにより角膜内皮細胞密度が低い，角膜内皮細胞密度低下が起きやすい堅い核などの場合，白内障手術による水泡性角膜症の可能性はありますが，レーザー虹彩切開術はさらに合併症を悪化させるので選択できません。角膜（内皮）移植を前提にした場合，前房深度を深くする白内障手術を行う必要があります。

⑦PACG眼は遠視眼が多く，加齢により裸眼視力が低下している患者が多いです。白内障手術により裸眼視力が回復し，QOLが改善します。

[閉塞隅角緑内障に対する白内障手術の罪]

①PACS眼に対する予防的手術の適応の決定が困難です。これは，レーザー虹彩切開術でも白内障手術でも同じです。

②視力の良い患者に行う場合，調節力の喪失や裸眼視力低下をきたす可能性があります。

③白内障手術を行えない施設では治療ができません。

④浅前房，散瞳不良，レーザー虹彩切開術後の虹彩後癒着，角膜内皮細胞障害やZinn小帯の脆弱など術前からの合併症症例が多く技術的な要求水準が高く，一定レベルの術者が手術をする必要があります。

⑤術後の細菌性眼内炎など，まれ（0.1%以下）ではありますが重篤な合併症もあります。周辺虹彩切除術による悪性緑内障（約1%との記載あり）やレーザー虹彩切開術後の水泡性角膜症の頻度（0.33%，0.5%の報告あり）と比較して適応を決める必要があります。

続発緑内障

- 続発緑内障は文字どおり，何らかの疾患のあとに引き続き起こる病態であり，原因が糖尿病であったり，ぶどう膜炎であったり，既知のものであることが前提である。
- 治療計画を立てるためには，眼圧上昇の機序を理解し病態を把握する必要がある。
- ぶどう膜炎においては，ぶどう膜炎の病態自体が直接関与したり，治療に使用するステロイドによりステロイド誘発性の続発緑内障が認められる。
- 開放隅角型と閉塞隅角型がある。

所見および検査

隅角の検査について

- 眼圧上昇時は隅角に原因があるかどうかの確認が必須である。隅角鏡による周辺虹彩と隅角の異常所見を確認する。隅角には疾患ごとに特徴的な所見が認められることが多いため，眼圧が上昇している場合は必ず隅角鏡検査を行う。
- 前眼部光干渉断層計(optical coherence tomography；OCT）でははっきり，隅角の広範囲な癒着があればわかるが，細かい周辺虹彩前癒着や肉芽，新生血管などはわからない。
- 超音波生体顕微鏡検査(ultrasound biomicroscope；UBM)に関しても同様で，毛様体に炎症が発生したときは毛様体の腫脹や周辺脈絡膜剥離などがわかるが，軽度の炎症などでは判断がつかないことがある。
- このため直接検眼できる隅角鏡は大変重要な検査法であることがわかる。

隅角の所見と治療時期を見落とさない・見逃さないように注意する

- 眼圧上昇時，角膜が混濁して見えにくいときがあるが，炭酸脱水酵素阻害薬の点滴などをしてなるべく眼圧を下げて角膜浮腫を抑制する。

血管新生緑内障の場合

- 眼虚血性疾患に起因して発症する疾患であり，新生血管促進因子が眼内に多く存在する環境が形成され，新生血管が形成される。
- 基礎疾患として糖尿病網膜症・網膜中心静脈(動脈)閉塞症・眼虚血症候群などがある。
- 新生血管は虹彩，隅角に進展し，その結果線維性血管膜を形成し，線維性血管膜が収縮し，虹彩を牽引し隅角に周辺虹彩前癒着を形成する。血管のみが隅角に進展していて，まだ癒着が起こっていない時期がレーザー治療などに最も重要な時期である。隅角に線維性血管膜を形成するし，隅角が閉塞してしまうと観血的治療が必要となる。
- 治療は眼内の虚血状態を改善させることが必要で，十分な汎網膜光凝固(panretinal photocoagulation）により虚血部位を消失させ血管新生因子を抑制し眼圧下降治療を組み合わせる。
- 血管内皮細胞増殖因子（VEGF）中和抗体の硝子体内注射も対症療法としては有効である。
- しかし眼圧下降治療としてのピロカルピンなどの縮瞳薬は，むしろ眼炎症を助長しかつ虹彩が縮瞳したまま癒着することがあるため禁忌である。

Posner-Schlossman症候群に伴う場合

- Posner-Schlossman症候群は緑内障性毛様体炎（glaucomatocyclitic crisis）ともよばれ，虹彩炎と眼圧上昇を繰り返す特異な症状を呈する。
- 前眼部には白色の豚脂様の角膜後面沈着物がみられるが，前房細胞や毛様充血は軽度である。
- 発作時の眼圧は40～60mmHg程度の比較的高い眼圧を呈する。
- 近年，種々のグループから発症にはウイルス感染などの感染症が関与しているとも報告があるが，わが国では他国と違いウイルスを検出できない症例も多々あり機序はまだ不明である。
- 隅角は開放で癒着はないことが診断に重要である。
- また隅角色素は僚眼に比べ沈着が少ない（図1）（色素脱失にみえる）。僚眼と色素を比較することが重要であり，炎症反応が少なく高度な眼圧上昇をきたす場合は，眼圧上昇患眼だけでなく僚眼も検査が必要である。
- 治療にはステロイドの点眼と眼圧下降薬で治療を行い，約1カ月以内に高眼圧と虹彩炎は改善される。
- 高眼圧が発生するが視野障害などを残さずに改善することが多いが，高眼圧発作を繰り返す場合は視野障害が起こり，視野障害が進行する症例があり，外科的治療が必要な場合もある。

ぶどう膜炎(肉芽腫)に伴う場合

- ぶどう膜炎では血液眼関門の破綻により房水に蛋白や炎症産物が増加し，線維柱帯に蓄積，線維柱帯やSchlemm管自体に炎症が起こり，開放隅角機序で眼圧が上昇する。
- 一方，周辺虹彩前癒着や瞳孔縁の虹彩後癒着に基づく瞳孔ブロック（図2）による機械的閉塞隅角機序で眼圧が上昇する場合もある。

図1　Posner-Schlossman症候群の隅角所見

①僚眼。
隅角(線維柱帯)の色素沈着あり。

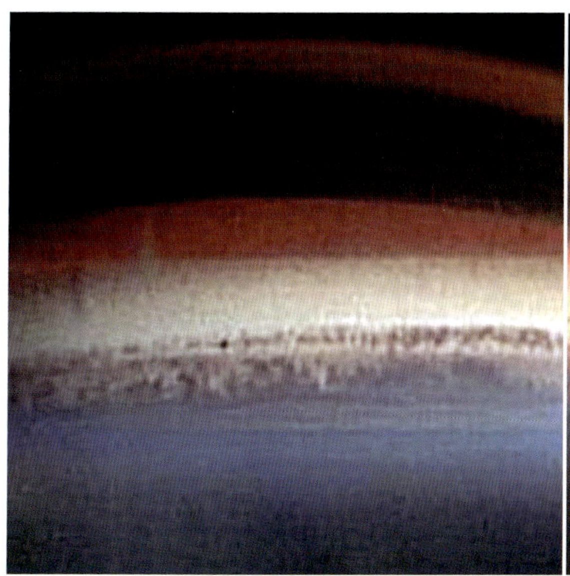

②患眼。
色素脱失がある。

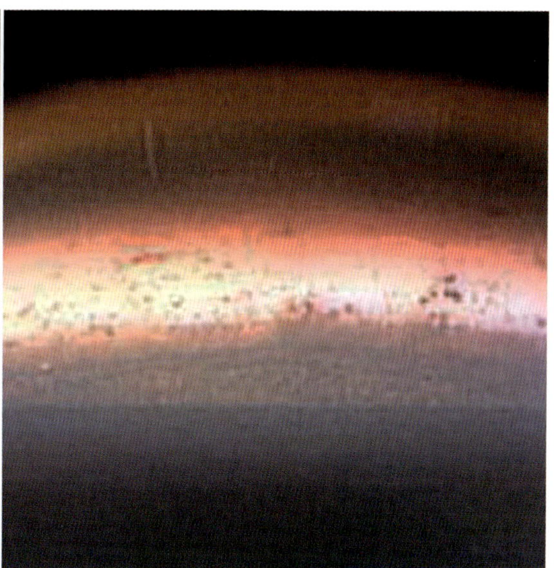

図2　ぶどう膜炎の瞳孔と所見

①ぶどう膜炎における瞳孔ブロックの所見。
瞳孔縁にfibrin形成があり瞳孔ブロックが起こっている。

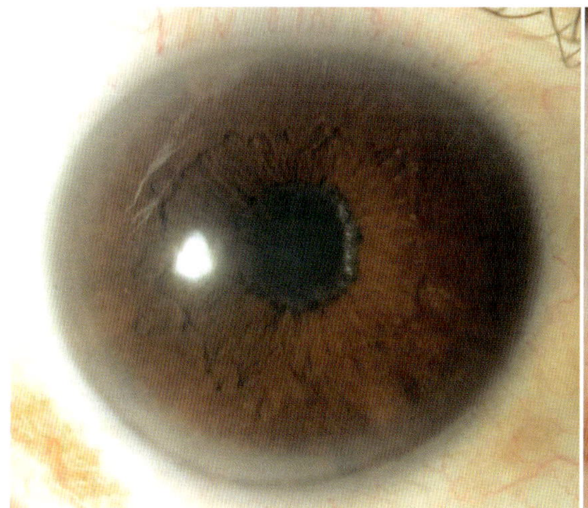

②スリットにて前房の深さを確認したところ周辺部前房が消失していることがわかる。

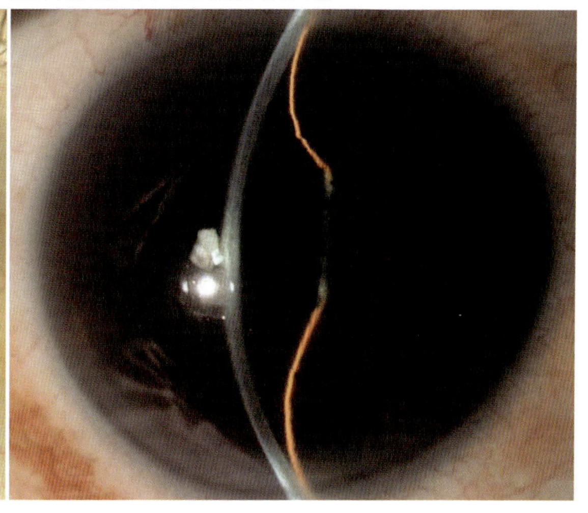

③前眼部OCT。
瞳孔ブロックと周辺虹彩が角膜と接している(虹彩前癒着の状態)。

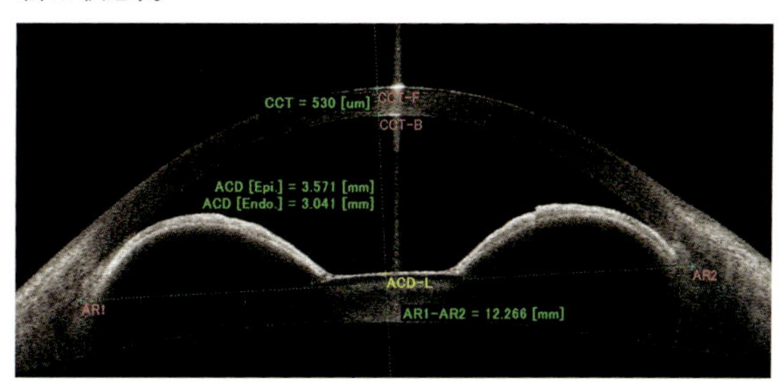

- 房水産生量は炎症により一般に低下するが，炎症が治療により抑制された場合は前房水が増加する。そのためぶどう膜炎における眼圧上昇には多くの要素が関連し眼圧の変動が大きいことが多々ある。
- サルコイドーシス・ウイルス性虹彩炎などの肉芽腫性ぶどう膜炎では隅角に炎症をきたし隅角結節や周辺虹彩前癒着，線維柱帯炎が発生することがある。またSchlemm管内に肉芽腫が作られ狭窄または閉塞し前房水の排出が妨げられることがあることも報告されている。
- Behçet病では線維柱帯炎や発作の炎症による虹彩後癒着，周辺虹彩前癒着をきたし眼圧が上昇する。
- 原田病では脈絡膜炎症により毛様体が腫脹し水晶体を前方移動させ浅前房をきたし機械的に隅角が閉塞し眼圧が上昇する。
- 治療はステロイドなどによる消炎，虹彩後癒着を防ぐため瞳孔の管理，抗緑内障薬による眼圧下降を行う。抗緑内障薬は交感神経β遮断薬の点眼や炭酸脱水酵素阻害薬の点眼または内服などによるが，それでも降圧できない場合は外科的治療が必要である。

ステロイド緑内障を疑う場合

- 種々の疾患でステロイドを使用した場合(局所・全身投与)，ステロイド使用後から徐々に眼圧が上昇し，ステロイドを中止すると眼圧が低下する病態がある。この場合ステロイド緑内障と診断されることがある。
- 投与期間が短期ならステロイドの中止により眼圧は下降するが，長期使用後なら線維柱帯への異常細胞基質の沈着などにより房水流出抵抗が増大し，薬物療法による眼圧下降は困難で，手術加療が必要になる症例もある。

落屑緑内障の場合

- 落屑症候群(exfoliation syndrome)に伴う緑内障で年齢とともに増加する。
- 落屑症候群の約30％程度が緑内障を併発し，約半数が両眼性である。
- 初診時すでに高眼圧であり，進行した視神経乳頭変化や視野欠損を有する症例が多い。
- 眼所見として，落屑症候群ではグリコサミノグリカンなどからなる落屑物質が瞳孔縁・水晶体前嚢・Zinn小帯・隅角などに白色のふけ状，顆粒状，膜状に沈着する。
- 隅角には波状の色素沈着がみられ，これはサンパオレーシ線(Sampaolesi line)とよばれている。
- 水晶体を支えるZinn小帯が脆弱で水晶体振盪がみられ，また散瞳不良を示す。
- 眼圧上昇機序は落屑物質の線維柱帯沈着による開放隅角機序が多いが，水晶体振盪(前進)による閉塞機序もある。眼圧の変動が他の緑内障と較べ大きく，緑内障の視野進行も最も早いといわれている。
- 治療は薬物療法が困難である症例が多く，手術加療(レーザー治療を含む)が必要となることがある。

水晶体に起因する緑内障

- 水晶体が急激に膨化[膨隆白内障(intumescent cataract)]して瞳孔からの房水の流れが妨げられ眼圧が上昇する状態である。
- 近年はあまりみないが，白内障が進行し過熟白内障となると水晶体物質が融解・漏出して線維柱帯の房水流出抵抗を増加する水晶体融解緑内障(phacolytic glaucoma)となることがある。
- また白内障手術時に残存水晶体核・皮質または過熟白内障から漏出した水晶体蛋白に対する免疫反応により炎症が起こり，線維柱帯炎が誘発され眼圧が上昇することがある。この場合はできるだけ早期に手術で水晶体の融解物質を除去することが必要である。

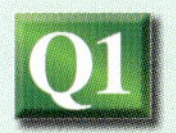

ステロイド緑内障とぶどう膜炎による緑内障の鑑別はどうするのですか？

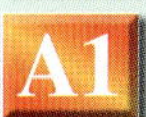

ステロイド緑内障の場合は使用後から眼圧が上昇していないかをまず確認します。そしてぶどう膜炎による前房炎症細胞・フレア値の増加がないことを確認し，さらに隅角の閉塞がないことを確認します。それらの所見がなければいったんステロイドを中止して経過観察し，眼圧が下がるようならステロイド緑内障と考えて問題ありません。

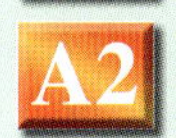

眼圧の上昇するウイルス感染症にはどんなタイプがあるのですか？

A2

最も多いのがヘルペスウイルス，特にvaricella zoster virus（VZV）（図3①），cytomegalovirus（CMV）（図3②）であり，さらには風疹ウイルスがあります。片眼性で眼圧が上がり，角膜後面沈着物がしっかりあるときは，これらのウイルス感染症を予想しましょう。

図3　ウイルス性虹彩炎の所見

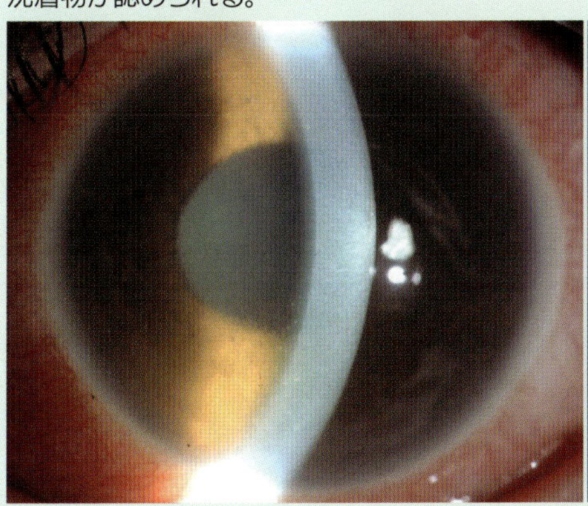

①VZVによる虹彩炎。
毛様充血と角膜浮腫，それに豚脂様角膜後面沈着物が認められる。

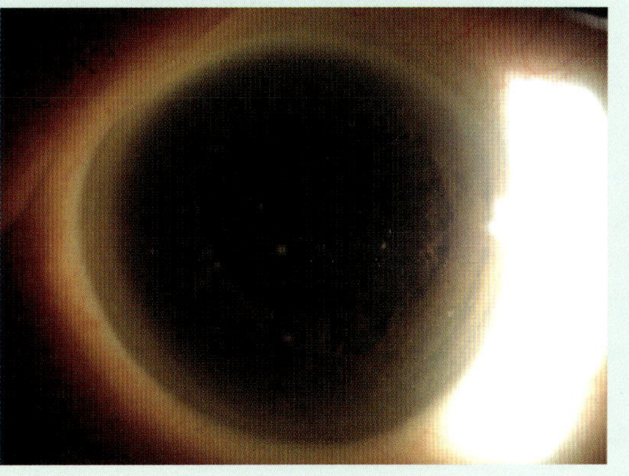

②CMVによる虹彩炎。
毛様充血は認めない。白色の角膜後面沈着物があり，一部円形に角膜後面沈着物が整列している。

発達緑内障

疾患の特徴

- 小児緑内障は，わが国では約3万人に1人の発症頻度といわれ，まれな疾患ではあるが，視機能に重篤な障害を生じる疾患であるため，早期発見と適切な治療・管理が非常に重要である。

発達緑内障の分類

- 小児の緑内障は発達緑内障と続発緑内障に大別される。発達緑内障は，緑内障診療ガイドラインによると，形成異常が隅角に限定される早発型発達緑内障，遅発型発達緑内障と，他の先天異常を伴う発達緑内障に分類される。
- 早発型発達緑内障では，胎生期の隅角形成異常および軽度の虹彩発育異常により眼圧上昇がみられる。従来牛眼とよばれていたように，角膜径増大，角膜混濁などを呈することが多い。
- 遅発型発達緑内障も，先天的な隅角形成異常に起因する緑内障であるが，異常の程度が軽く，発症時期が早発型よりも遅い。
- 他の先天異常に伴う発達緑内障は，無虹彩症，Sturge-Weber症候群，Axenfeld-Rieger症候群，Peters' anomalyなど，多岐にわたる疾患が含まれる。

症状

- 早発型発達緑内障は，高眼圧による眼球拡大のため，流涙，羞明，眼瞼けいれん，角膜浮腫・混濁（図1）などの症状を呈する。乳幼児で上記症状がある場合は，発達緑内障を念頭に置いて診察する必要がある。
- 一方，3歳以降に発症した場合，通常そのような症状はみられず，診断が遅れることが多い。

検査・診断のポイント

検査時の鎮静

- 乳幼児の診断には，通常催眠下，もしくは全身麻酔下での他覚的検査が必要である。
- 催眠下で検査を行う際は，トリクロリールシロップ®（トリクロホスナトリウムシロップ）0.7～1.0mL/kg（総量20mLを超えない）や，エスクレ坐剤®（抱水クロラール）30～50mg/kgを使用するが，呼吸抑制をきたすことがあるため，保護者への説明と，投与後の注意深い観察が必要である。
- 催眠薬を使用しても，十分な催眠が得られず，検査が不可能な場合は，全身麻酔下での検査が必要である。

角膜所見

- 角膜径は，新生児では10mm程度，1歳で11mm程度であり，1歳以下で12mm以上は注意が必要である。
- 3歳以下の乳幼児では，高眼圧による角膜径の拡大のためにDescemet膜が線状に破裂することがある。
- 破裂直後は角膜実質内に房水が侵入するために角膜は浮腫状になる。Descemet膜が修復されると浮腫は消失し，破裂部位が線状に観察されてHaab線となって観察される（図2）。

眼圧

- 催眠下であれば，Perkins眼圧計，Tono-Pen®眼圧計，Schiötz眼圧計を用いて測定する。ただし，催眠下や全身麻酔下での小児の眼圧値は，成人の覚醒下・坐位での眼圧値よりも低く，15mmHgを正常上限と考えたほうがよい。

図1　角膜径拡大，角膜混濁・浮腫

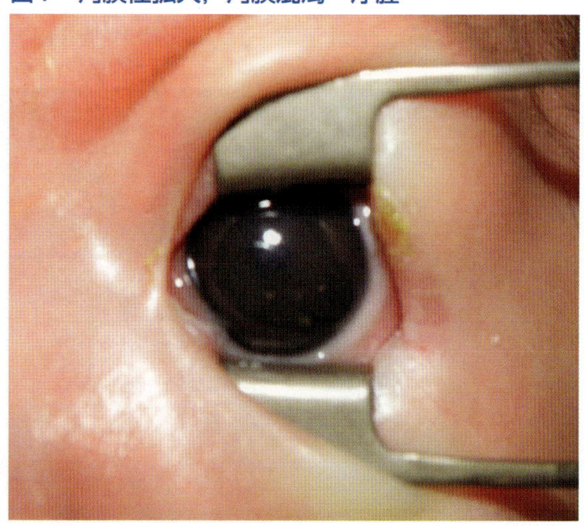

図2　Haab線

Descemet膜の破裂部位が，Haab線（→）として観察される。

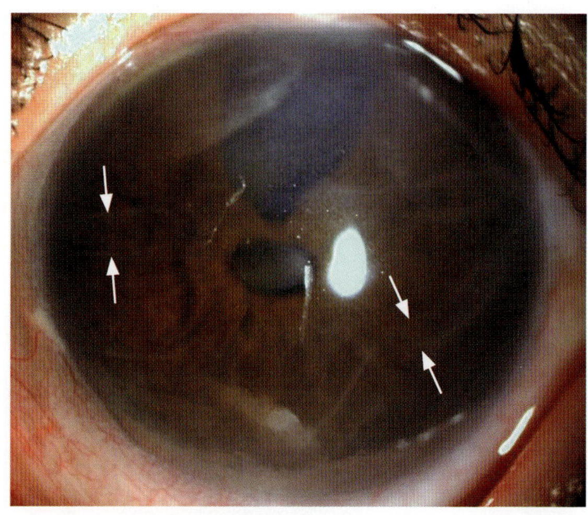

- 3～4歳ごろになれば，icare®眼圧計を用いて，覚醒下に座位で測定できるようになる。

前房，隅角所見

- 前房深度は，異常を伴わない新生児～乳児期は成人と比べて浅く，深い前房をもつときは注意を要する。
- 発達緑内障の隅角所見としては，虹彩高位付着と虹彩突起が特徴である(図3)。
- 角膜混濁のために隅角鏡での観察が困難なときは，超音波生体顕微鏡検査(ultrasound biomicroscope ; UBM)での検査が有用である。

視神経乳頭所見

- 3歳以下の正常乳幼児では陥凹/乳頭径比(C/D比)が0.3以下のものが87%を占めるのに比べ，緑内障眼では95%以上が0.4以上との報告があり，発達緑内障でのC/D比は成人の緑内障よりも小さな値を示すと考える必要がある。
- また，陥凹は，成人と異なり同心円状に均等に拡大(図4）し，眼圧が下降するとともに大きさや深さが減少することが特徴的である。

全身検査所見

- 他の先天異常に伴う発達緑内障の場合は，眼所見のみならず，全身所見にも注意を払う必要がある。
- 無虹彩症(図5)：両眼性に虹彩の高度形成不全がある。角膜混濁・先天白内障・黄斑低形成など他の眼科的異常を伴うことが多く，緑内障も50％を超える症例で発症するといわれる。全身的にはWilms腫瘍(25％程度)や生殖器の異常，精神発達遅滞を伴うことが知られる。
- Axenfeld-Rieger症候群：通常両眼性で，後部胎生環，肥厚したSchwalbe線への虹彩癒着，瞳孔の変形・偏位，多瞳孔がある。約50％に緑内障を合併し，全身的には，顔面骨や歯牙の発達異常，両眼隔離症などを高率に伴う。
- Sturge-Weber症候群：三叉神経第1，2枝領域に血管腫をもつ。中枢神経系にも血管腫や石灰化を伴い，てんかんや精神発達遅滞をきたすことがある。眼科的には結膜，上強膜，虹彩，脈絡膜などに血管腫が出現し，約30～50%の割合で緑内障を合併する。
- Peters' anomaly：生下時から角膜中央部の混濁，角膜内皮・Descemet膜・後部実質の欠損，菲薄化を伴う。広範囲の周辺虹彩前癒着や白内障を伴うことが多く，症例の50～70％に緑内障を合併する。全身的には，精神発達遅滞，中枢神経の異常などを合併することがある。

治療

病型による治療方針

- 早発型発達緑内障においては，隅角手術が第一選択であり，薬物治療は補助的に用いる。手術術式としては，線維柱帯切開術もしくは隅角切開術が第一選択になる。初回手術で十分な眼圧下降が得られなければ追加を行い，それでも眼圧高値であれば，線維柱帯切除術やチューブシャント手術を選択する。

図3　発達緑内障の隅角所見
虹彩高位付着と虹彩突起がみられる(→)。

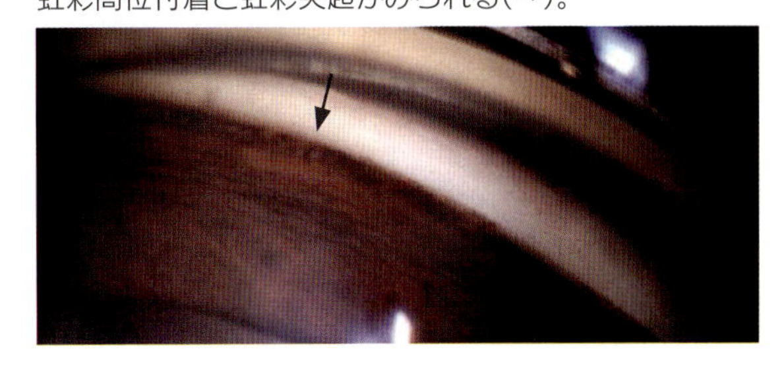

図4　早発型発達緑内障の視神経乳頭所見
陥凹は同心円状に拡大している。

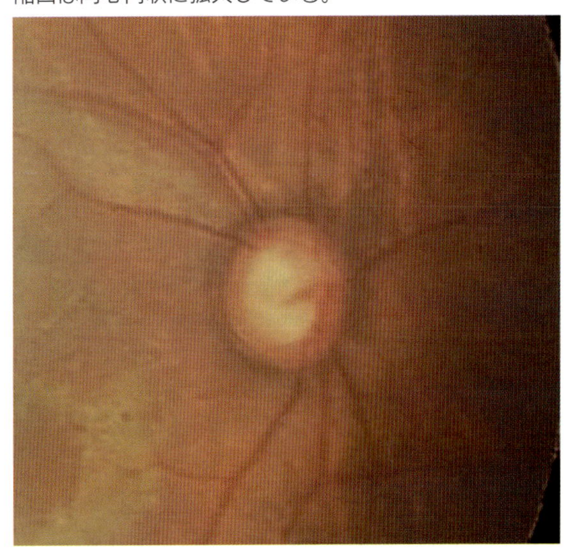

図5　無虹彩症
虹彩の高度形成不全がある。

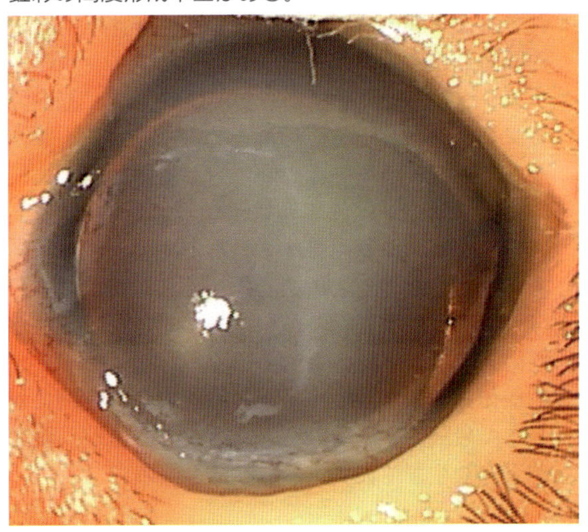

- 遅発型発達緑内障においては，まずは点眼治療から開始し，効果が不十分であれば手術治療を選択する。
- 他の先天異常を伴う発達緑内障は，発症時期や機序が多岐にわたるため，治療法は一定ではない。原則として，乳幼児期発症例に対しては手術療法，学童期以降の発症では薬物療法を第一選択とする。
- 続発緑内障については，まず原因疾患の治療を行い，次いで薬物療法・手術を検討する。

手術療法

- 隅角切開術：手術用顕微鏡下で，Swan-Jacob隅角鏡などの直接型隅角鏡で隅角を観察しながら，隅角切開刀で切開を加える。3回までは手術追加の効果が得られることが多い。熟練が必要であり，角膜混濁が強い場合は施行できないが，結膜への侵襲がないという利点がある。
- 線維柱帯切開術：角膜混濁などで眼内の視認性が低い場合も実施でき，成人緑内障でも行われる手術のために手技を習得しやすいという利点がある。しかし，眼球拡大が著明な症例では強膜が菲薄化している可能性があること，Schlemn管が後方に位置するように見える症例があることを念頭に置いて，手術を行う必要がある。角膜が拡大すると輪部の同定が難しい。過去の報告によると，原発発達緑内障に対する線維柱帯切開術の成績は良好であり，15年後の有効率は80％を超えるという報告もある。他の先天異常を伴う発達緑内障・続発緑内障のほうが，線維柱帯切開術による眼圧コントロールが得られにくい傾向にある。
- 線維柱帯切除術：隅角切開術・線維柱帯切開術が無効，または3回以上行っても眼圧が上昇する場合などに行う。しかし，小児では術後の瘢痕形成が強く，レーザー切糸などの処置が難しいため，濾過胞の維持が困難であり，また濾過胞が形成されても，長期にわたり感染の危険性が伴う，という問題点がある。
- チューブシャント手術：近年，Baerveldt®緑内障インプラントなどを用いたチューブシャント手術が，難治性の小児の緑内障に対して行われ，比較的良好な成績が報告されている。チューブの位置異常や閉塞，網膜剥離などの合併症の可能性はあるが，現時点で，隅角切開術や線維柱帯切開術が無効であった小児緑内障の症例に対しては，適した術式であると考えられている。
- 毛様体破壊術：線維柱帯切除術も無効な症例に対して，最終的に行われてきた手術であるが，眼圧が下がりすぎて失明する危険性もある。

薬物治療

- 小児においては，いずれの眼圧下降薬も「安全性が確立されていない」と記載されており，投与には注意が必要である。
- プロスタグランジン製剤：全身・眼への重篤な副作用の危険性は低く，小児緑内障に対する眼圧下降効果も多数報告されているが，ぶどう膜強膜流出路の未発達性からか，早発型発達緑内障では無効例もみられるとの報告がある。
- β遮断薬点眼：最も長期にわたり使用されているが，喘息や不整脈の既往がない児に使用が限られる。わが国では，β遮断薬点眼は，小児喘息の診断基準に合致しないような軽度の症例を含めると，約2割の小児に投与できないといわれている。
- 炭酸脱水酵素阻害薬点眼：重篤な副作用は報告されておらず，小児緑内障に対する効果も報告されているが，角膜内皮障害が疑われる眼に対しては注意が必要である。
- 炭酸脱水酵素阻害薬内服：小児では成長抑制，乳児では代謝性アシドーシスの出現に注意が必要である。
- α2作動薬のアイファガン®（ブリモニジン）点眼：乳幼児では，血液脳関門を通過し，傾眠・呼吸抑制・徐脈・昏睡・低血圧・低体温・運動失調など中枢神経系の副作用が出現しやすいと考えられることから，乳幼児への使用は禁忌である。

小児緑内障の管理

- 小児緑内障においては，眼圧管理に加えて，屈折検査や視力検査などの視機能管理を長期的に行う必要がある。
- 早発型発達緑内障の弱視化要因として，等価球面度数，固視状態，Haab線の存在が報告されており，早期からの適切な屈折矯正や視能訓練などを，積極的に行うべきである。
- 生涯にわたる十分な経過観察が必要である。

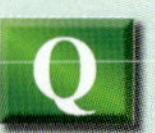

眼圧の高い小児の手術のタイミングを教えてください。

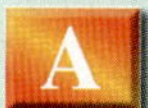

早発型発達緑内障においては，手術が第一選択であり，診断がつき次第速やかに手術を行います。小児の場合の目標眼圧は20mmHgを目指します。
遅発型発達緑内障の場合は，通常点眼治療から開始し，効果が不十分であれば手術を検討します。
他の先天異常を伴う発達緑内障は，原則として，乳幼児期発症例に対しては手術療法，学童期以降の発症では薬物療法を第一選択とします。

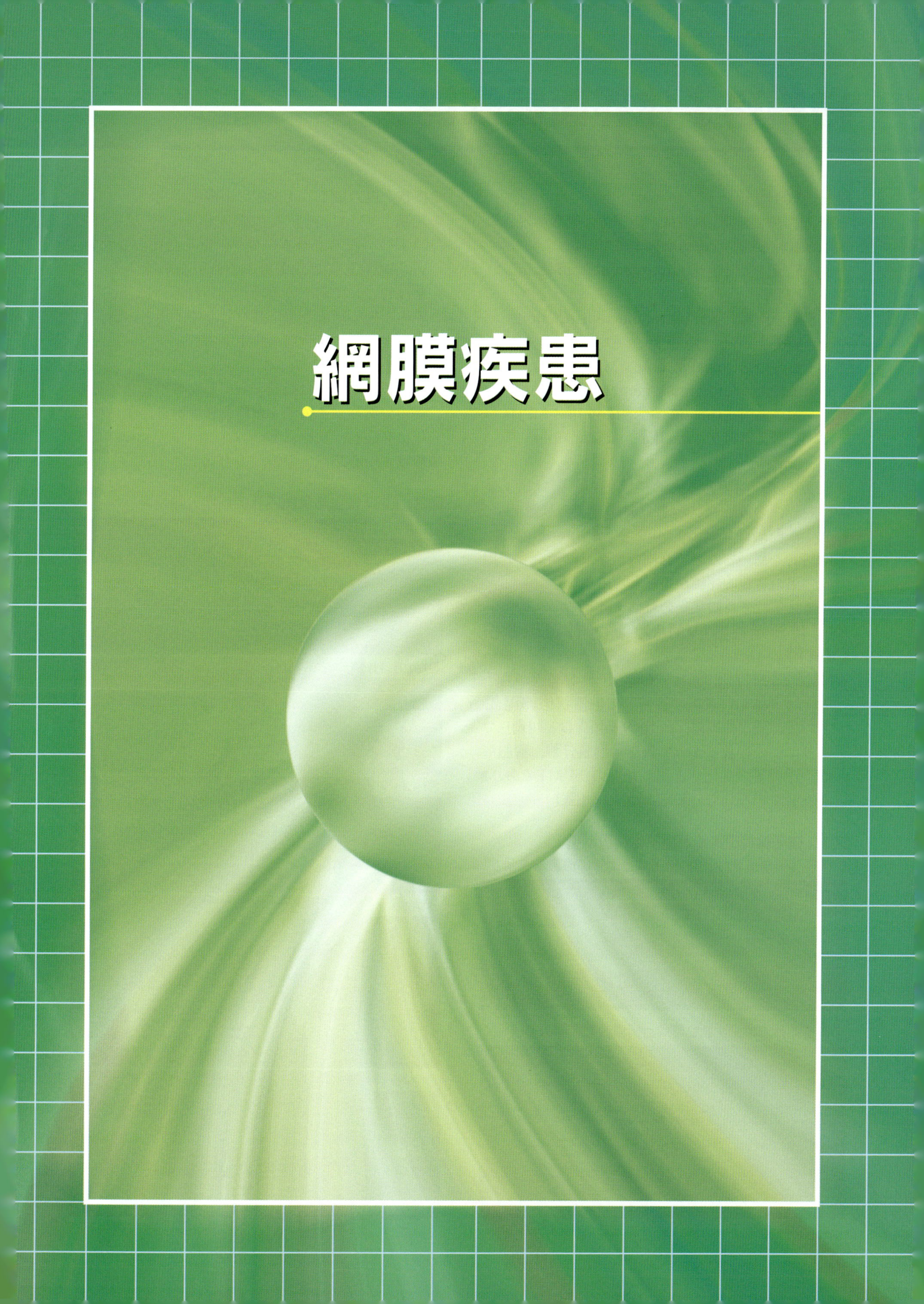

網膜疾患

網膜硝子体界面症候群

症候群の概要

- 網膜硝子体界面症候群は，硝子体と網膜の境界面にみられる下記疾患の総称である。
  - ・硝子体黄斑癒着(vitreomacular adhesion；VMA)
  - ・硝子体黄斑牽引(vitreomacular traction；VMT)
  - ・黄斑円孔(macular hole；MH)
  - ・黄斑上膜(epiretinal membrane；ERM)
  - ・黄斑偽円孔(macular pseudohole；MPH)
  - ・分層黄斑円孔(lamellar macular hole；LMH)
- 硝子体が透明であるため検眼鏡のみでは硝子体網膜界面の詳細な状況を把握することは難しく，光干渉断層計(optical coherence tomography；OCT)を用いることで詳細な観察，診断，また治療効果の客観的評価が可能となる。
- 以下にそれぞれの疾患の特徴を述べる。

硝子体黄斑癒着(VMA)，硝子体黄斑牽引(VMT)

- VMAとVMTはともに，後部硝子体が網膜から不完全に剥離し，黄斑と接着している状態(傍中心窩の後部硝子体剥離，perifoveal PVDと同義)であり，この接着によって黄斑に網膜分離，嚢胞形成，浮腫等の変化をきたしたものがVMTであり，きたしていないものがVMAである(図1)。

図1　硝子体黄斑癒着と硝子体黄斑牽引

①硝子体黄斑癒着。矢印は硝子体と網膜の癒着部を示す。

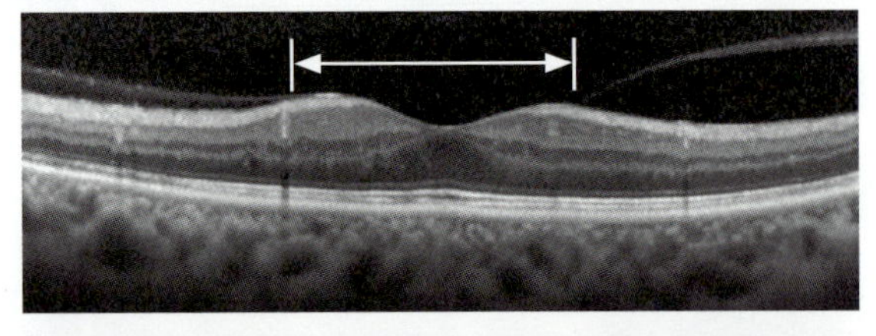

②硝子体黄斑牽引。嚢胞形成と網膜剥離を認める。

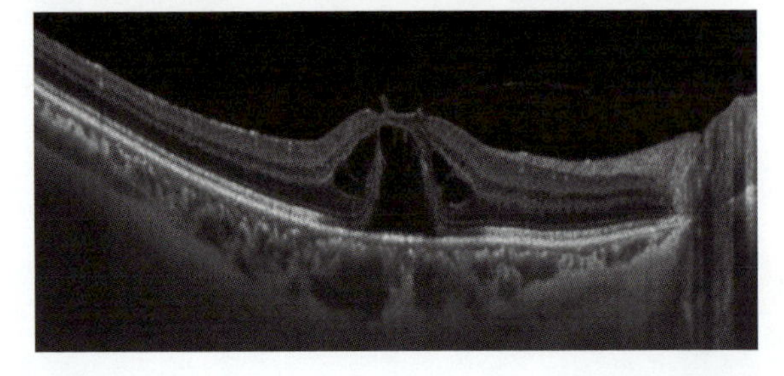

- **症状**：視力低下，変視症，小視症。
- **治療**：VMAは正常な加齢変化としてみられるPVDの一段階であるので，治療を必要としない。VMTに対しては，黄斑への牽引を解除することを目的として硝子体手術が行われる。しかし，硝子体手術の明確な適応基準はなく，患者の自覚症状によって手術時期を決定する。

黄斑円孔(MH)

- 黄斑円孔は黄斑に網膜全層にわたる円孔を生じる疾患であり，その多くは特発性である。主に中高年に発症し，女性に多い。
- **症状**：中心暗点，歪視，視力低下。

図2　OCTによる黄斑円孔の病期分類

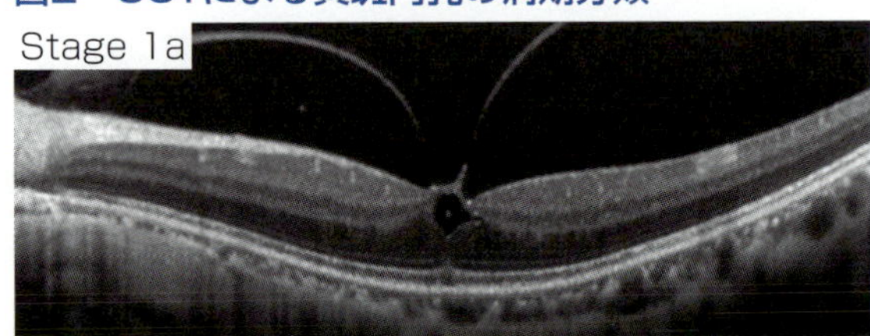

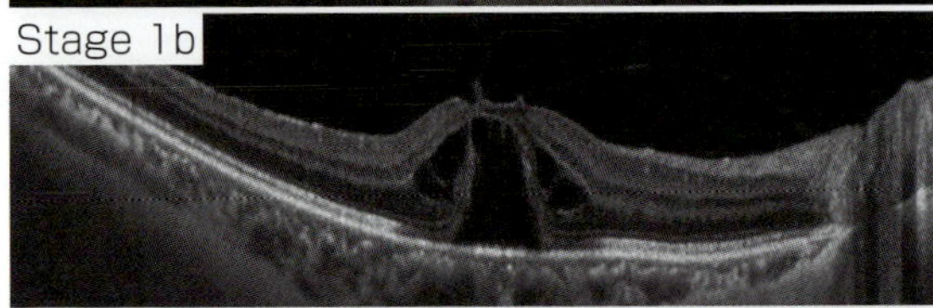

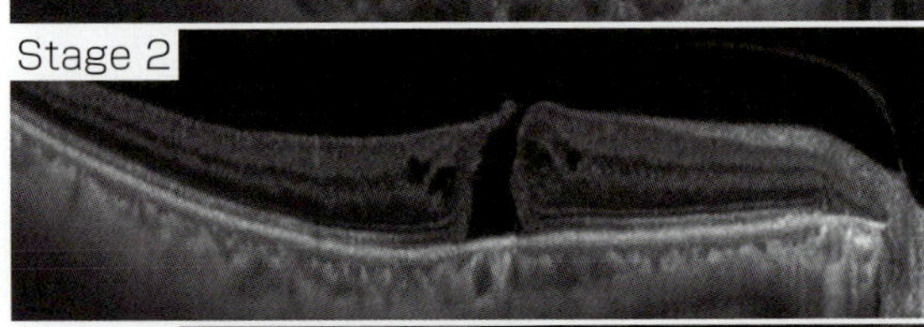

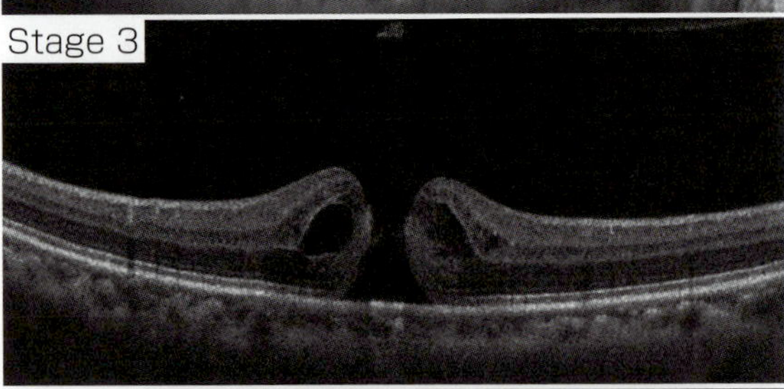

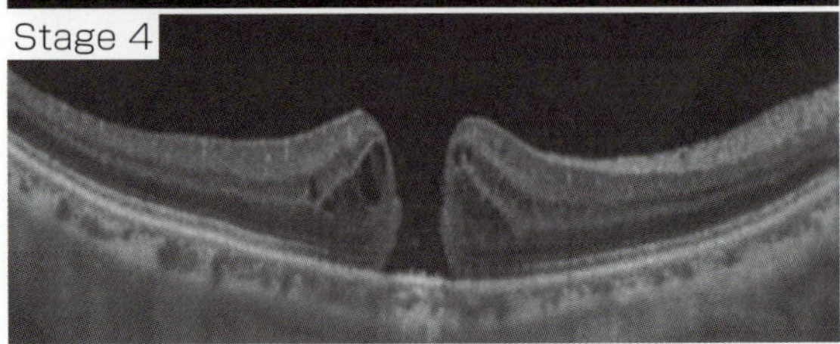

- **OCTによる病期分類**（図2）
  - Stage 1a：傍中心窩のPVDが生じ，中心窩に嚢胞や微小網膜剥離を生じたもの。
  - Stage 1b：嚢胞の後壁が破綻し外層円孔となったもの。
  - Stage 2：外層円孔の前壁に裂隙が生じ全層円孔となったもの。弁状に挙上された前壁と後部硝子体皮質がつながっている状態。
  - Stage 3：Stage 2の外層円孔の前壁が後部硝子体皮質から遊離した状態。
  - Stage 4：視神経乳頭でもPVDが起こったもの（PVDの完成）。
- **治療**
  - Stage 1：自覚症状に乏しいことが多く，また，いずれPVDが生じて円孔が自然に閉鎖する可能性があることから基本的には経過観察でよい。
  - Stage 2以降：硝子体手術を行う。現在の標準術式は硝子体切除＋内境界膜剥離＋ガスタンポナーデ＋術後の伏臥位である。伏臥位は3日間程度継続することが多い。

黄斑上膜（ERM）

- 黄斑上膜は黄斑を中心とした網膜上に膜状の組織を形成する疾患であり，特発性に生じる場合と，網膜裂孔やぶどう膜炎などに続発する場合がある。
- 特発性黄斑上膜は多くの場合はPVDが生じた後に起こり，PVDが生じる際に黄斑部に残存した硝子体皮質を足場として，グリア細胞や硝子体細胞，網膜色素上皮細胞が増殖，遊走して形成される。しかし，PVDが生じていない場合でも硝子体ポケットの黄斑前硝子体皮質を足場として生じることがある。黄斑上膜が進行すると収縮し，黄斑部網膜の肥厚や皺襞を生じる。
- **診断**：検眼鏡的には黄斑部に光沢のある膜として観察される。進行例では網膜の皺襞が観察される。OCTでは網膜表面の高輝度の膜状構造物として観察される（図3）。

図3　黄斑上膜

→は黄斑上膜とその下の網膜皺襞を示す。

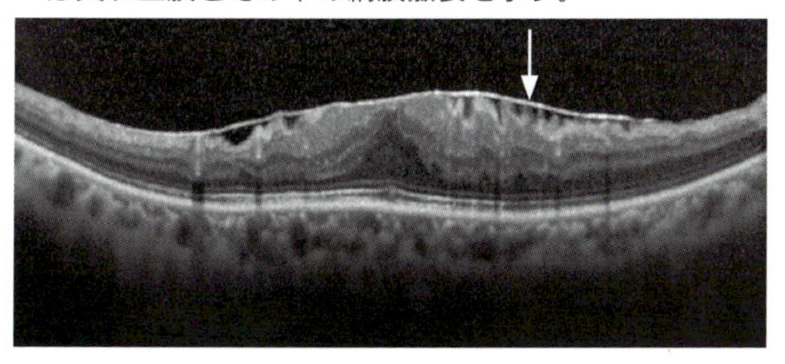

- **症状**：初期には自覚症状はないが，進行すると歪視や視力低下を生じる。
- **治療**：硝子体手術を行い黄斑上膜を剥離除去する。しかし，硝子体手術の明確な適応基準はなく，視力低下，歪視の程度によって硝子体手術の適応を決定する。黄斑上膜とともに内境界膜を剥離すると黄斑上膜の再発を予防できる。

黄斑偽円孔

- 黄斑上膜が黄斑に向かって求心性に収縮し，黄斑の陥凹が急峻で円筒状になったものが黄斑偽円孔であり，収縮した膜によって黄斑にやや赤みを帯びた円形の構造が観察されるようになる。これがあたかも黄斑円孔のようにみえるため“偽”円孔とよばれる（図4①）。
- 黄斑上膜の患者の8～20％に黄斑偽円孔がみられる。
- **OCT所見**：黄斑の陥凹が急峻で円筒形を示すこと，黄斑上膜を認めること，網膜外層の構造が正常に保たれていることが特徴である（図4②）。
- **症状**：視力低下，歪視。
- **治療**：ERMと同様に視力低下，歪視の程度によって硝子体切除＋黄斑上膜剥離＋内境界膜剥離を行う。

図4　黄斑偽円孔

①黄斑にやや赤みを帯びた円形の構造が観察される（→）。

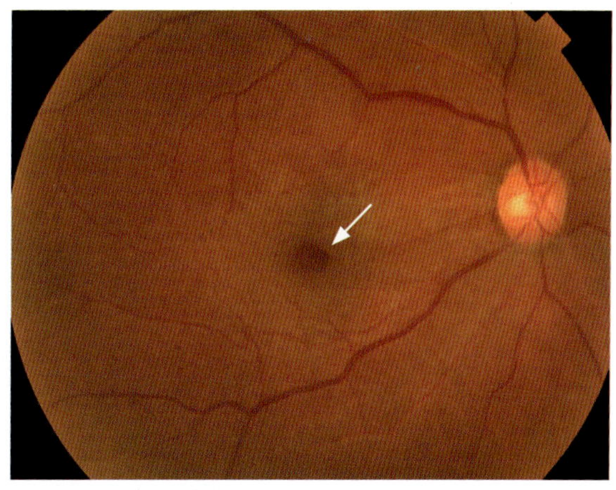

②黄斑の陥凹が急峻で，円筒状である（→）。

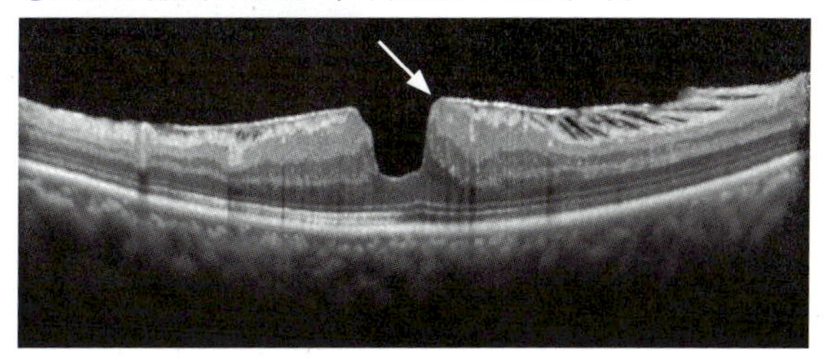

分層黄斑円孔(LMH)

- 黄斑に非全層性の組織間隙を生じたもの。間隙を生じる網膜の層によって，網膜内層のLMHと網膜外層のLMHに分類される(図5)。
- 網膜内層のLMHの成因として，①黄斑上膜が遠心性に収縮するため，②Gass分類のstage 1 MHや，白内障術後にみられる黄斑下嚢胞の前壁が外れるため，等が考えられている。
- 網膜内層のLMHのOCT所見としては，①網膜の内層と外層の解離，②網膜上に形成された膜状構造物が特徴的である。
- 網膜内層のLMHでみられる膜状構造物は通常の黄斑上膜とは性質が異なり，①黄斑色素に富む，②伸展性に富む，③LMHの円孔縁と一体化しており容易に剥離することができないという特徴がある。
- 網膜外層のLMHは網膜内層のLMHよりもまれな疾患であり，網膜分離症やPit症候群を背景にMüller cell coneが破綻し，網膜外層が遠心性に移動したために生じると考えられている。
- **症状**：視力低下，歪視。
- **治療**：一般に自覚症状が軽度であり，経過観察となることが多い。しかし，自覚症状が強い場合には硝子体手術＋内境界膜剥離が施行される。
- 網膜内層のLMHでみられる膜状構造物を剥離除去すると，術後の黄斑形態が不整になり，視力予後が不良となることが多い。そのため，膜状構造物を意図的に残す術式が考案されている(図6)。

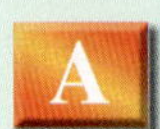

Q　黄斑円孔術後の伏臥位の期間を短縮することは可能ですか？

A　黄斑円孔術後に伏臥位を維持したほうが，維持しない場合よりも円孔の閉鎖率が向上することが，特に直径が400μmよりも大きい円孔で明らかにされています。そのため現在では，黄斑円孔の大きさにかかわらず，術後に伏臥位を保つのが一般的です。しかし，伏臥位の維持期間については明らかな基準はありません。2012年にswept source OCTが登場し，眼内にガスが充満した状態でも黄斑円孔を撮影することが可能になりました。その結果，多くの黄斑円孔は術後数日以内に閉鎖することがわかっています。現在では，3日程度の伏臥位を行っている施設が多いと考えられますが，著者の所属する施設では，術後にガス下でOCTを撮影し，円孔が閉鎖していれば伏臥位を解除しています。円孔が小さければ早期に伏臥位を解除できる可能性が高いです。患者の負担を減らす方法として有効であるといえます。

図5　分層黄斑円孔

①網膜内層の分層黄斑円孔。網膜の内層と外層の解離(→)，網膜上に形成された膜状構造物(▶)を認める。

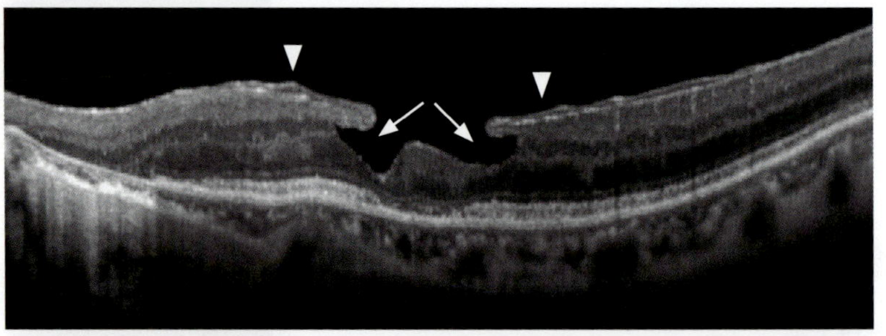

②網膜外層の分層黄斑円孔。網膜外層に組織間隙を認める(→)。

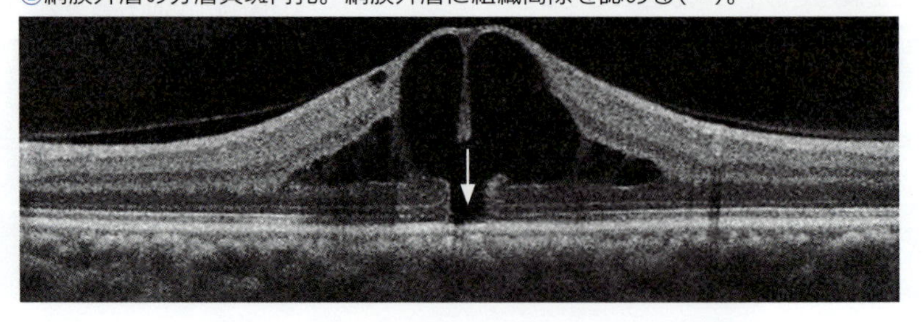

図6　分層黄斑円孔に対する新しい術式

①分層黄斑円孔でみられる膜状構造物。黄斑色素に富む。

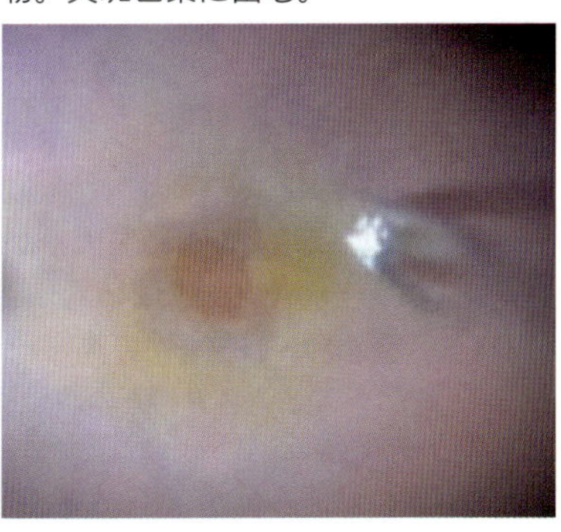

②黄斑上膜よりも伸展性に富む。

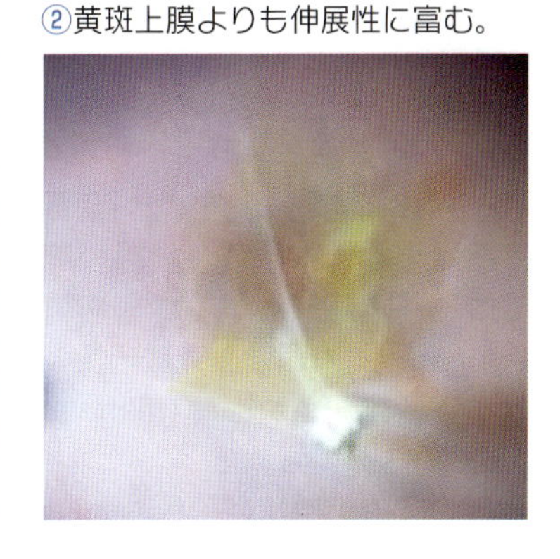

③膜状構造物は円孔縁と一体化しており容易に剥離除去することができない。

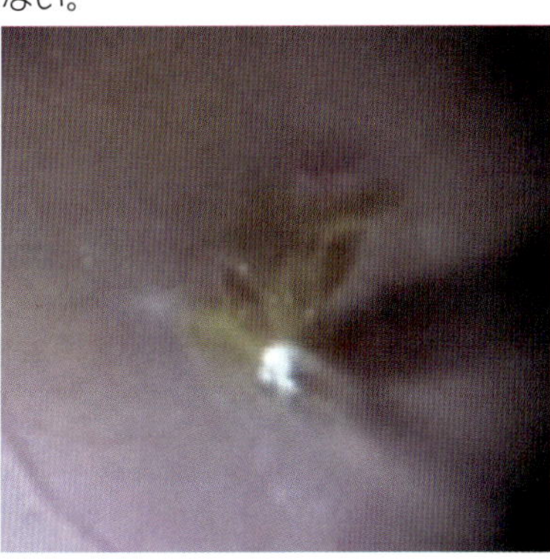

④膜状構造物を意図的に残存させ，その周囲の内境界膜（＊）を剥離除去する（▶は内境界膜の剥離範囲）。

⑤分層黄斑円孔の模式図。黄色は膜状構造物，緑色は内境界膜を示す。

⑥膜状構造物を剥離し意図的に黄斑上に残す。

⑦黄斑周囲の内境界膜を剥離除去する（▶は内境界膜の剥離範囲）。

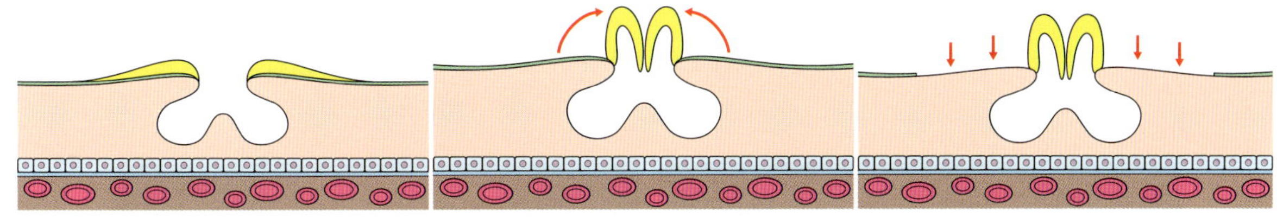

⑧術前のOCT。

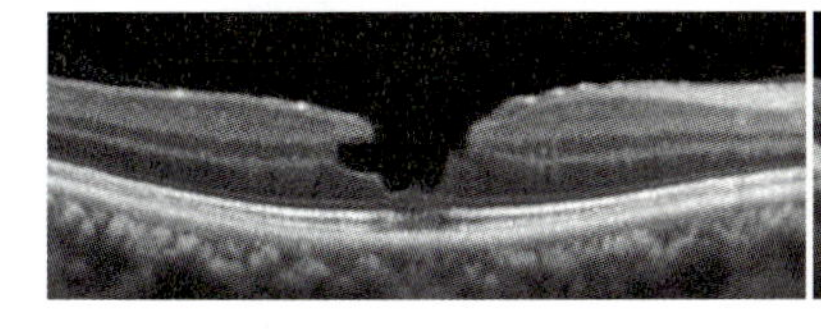

⑨術後7日目のOCT。残存させた膜状構造物の隆起が確認できる（▶）。

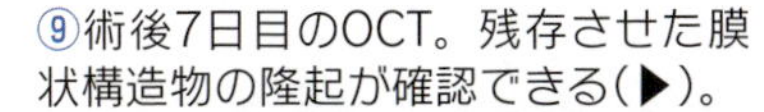

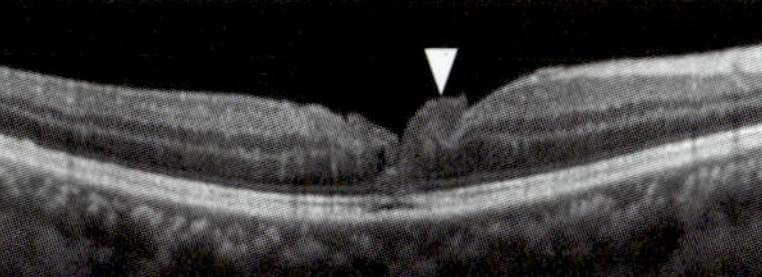

⑩術後1カ月。黄斑形態は改善した。

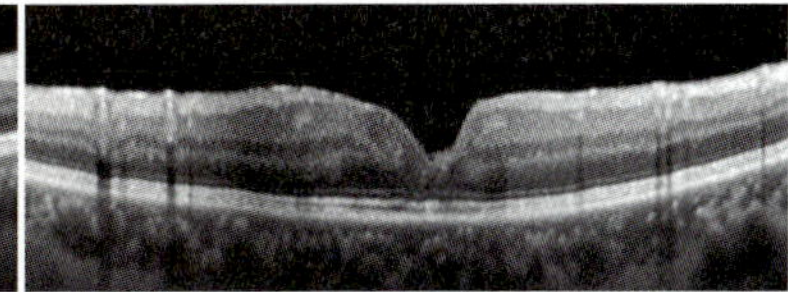

糖尿病網膜症

疾患の概要

- 糖尿病網膜症は持続高血糖による網膜血管の器質的・機能的障害によってもたらされる網膜の障害であり，組織虚血を基本病態とする糖尿病網膜症（diabetic retinopathy；DR）と血管透過性の亢進を基本病態とする糖尿病黄斑浮腫（diabetic macular edema；DME）に分けられる。
- DRによる組織虚血は血管内皮増殖因子（vascular endothelial growth factor；VEGF）に代表される新生血管発生因子の発現を亢進させ，網膜内に増殖変化としての新生血管を発症させる。
- DRは新生血管の有無により非増殖糖尿病網膜症（non proliferative diabetic retinopathy；NPDR）と増殖糖尿病網膜症（proliferative diabetic retinopathy；PDR）に分けられる。なお，虚血変化の進行していない，網膜血管の早期障害の段階を単純糖尿病網膜症（simple diabetic retinopathy；SDR）とよぶ。
- なお，持続高血糖すなわち糖尿病と診断されているが網膜に異常を認めない状態を非糖尿病網膜症（non diabetic retinopathy；NDR）あるいは潜在糖尿病網膜症（subclinical diabetic retinopathy）と表現することもある。

主な合併症

- 新生血管緑内障：DRに伴う組織虚血によって過剰分泌された新生血管発生因子が眼内で房水の流れに乗って，その排出路である隅角に作用し，隅角新生血管を出現させて閉塞性の高眼圧が発症する病態である。角膜浮腫による霧視と高眼圧による頭痛を主訴とし，急激な視機能低下をきたす緊急性の高い病態である。
- 硝子体出血：PDRにおいて，新生血管が破綻して出血が硝子体中に広がって視力低下を引き起こす病態である。自然消退することもあるが，繰り返すので硝子体手術の適応となる。
- 牽引性網膜剥離：PDRにおいて新生血管が出血・修復を繰り返すことで線維血管増殖膜（fibrovascular membrane）が網膜表面に進展，これが収縮することで，高血糖によって脆弱となった網膜に裂隙が生じて網膜が剥離する病態である。増殖膜処理を伴う硝子体手術の適応であり，高度網膜疾患専門施設での対応が推奨される。

検査所見

眼底所見

- 当然のことながらDRは糖尿病と診断されてなくてはならないが，視力低下を訴えて眼科受診したところ，眼底に出血や白斑を認め，採血してみたら高血糖だったという症例もある。

図1　DR（HbA1c=6.4%）だが，高血圧（210/108）でもある症例の眼底とOCT所見

①治療前。視力（0.6）。

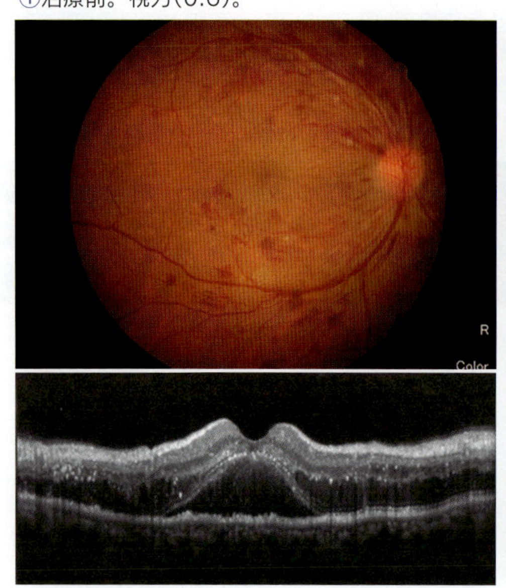

②血圧コントロール後。視力は回復，視力（1.0）。

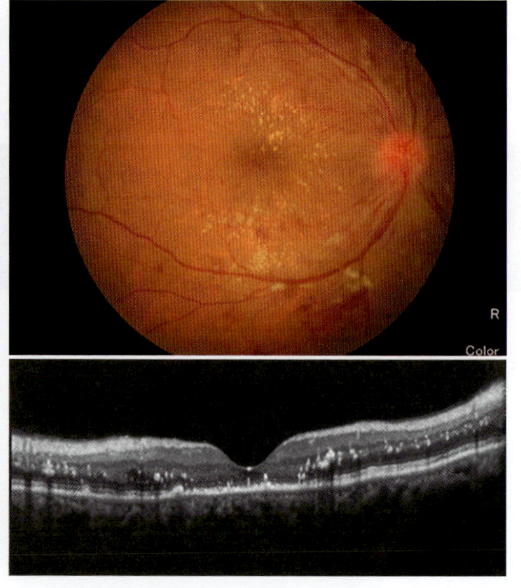

- SDRでは点状出血やしみ状出血，NPDRではさらにしみ状出血や軟性白斑を特徴とするが，高血圧網膜症でも類似の所見があるので注意を要する(図1)。
- DMEについては眼底所見では一見わかりづらいことが多い。

フルオレセイン蛍光造影(fluorescein angiography；FA)所見

- DRの早期所見である微小血管瘤(microaneurysm；MA）や網膜内細小血管異常(intraretinal microabnormalities；IRMA）は造影剤投与後1分以内の画像で著明に認められるが，5分を超えた後期像では漏出によるしみだし(woozing）が起こり，特定ができなくなる。
- 網膜組織の虚血を示す無灌流域(non-perfusion area；NPA）は造影剤投与3分後あたりの中期像で周囲とのコントラストが異なった低蛍光領域として認識される。
- 一方，新生血管は，その血管構造の脆弱性から旺盛な漏出(leakage）を認めるため，初期像〜中期像で著明である(図2)。

光干渉断層計(optical coherence tomography；OCT)所見

- OCTは基本的に黄斑部を測定する器械である。したがって，DME診断に威力を発揮する。
- 浮腫はさまざまな形態を取ることが知られているが，組織間質がびまん性に膨化する「スポンジ状膨化」や球状に膨化する「嚢胞様浮腫」，「漿液性剥離」などが組み合わされており，浮腫はさまざまな原因で引き起こされ，さまざまなステージが存在することが示唆される(図3)。

図2　汎網膜光凝固の適応となる症例のFA所見

①周辺部が虚血を呈している。

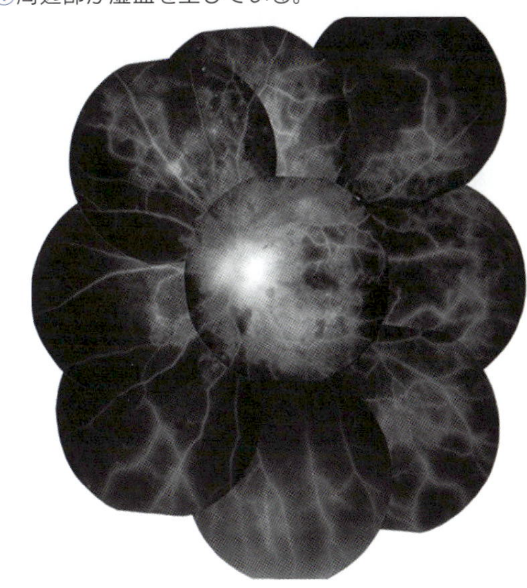

②新生血管からの漏出がびまん性に認められる。

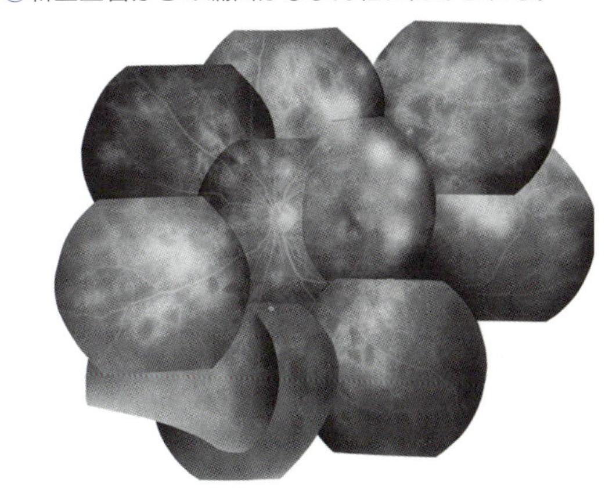

図3　DMEの眼底とOCT所見

①スポンジ状変化が主体の例。

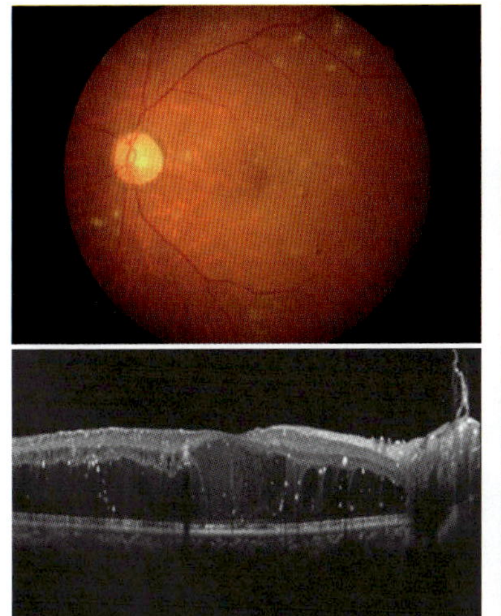

②嚢胞様変化が主体の例。

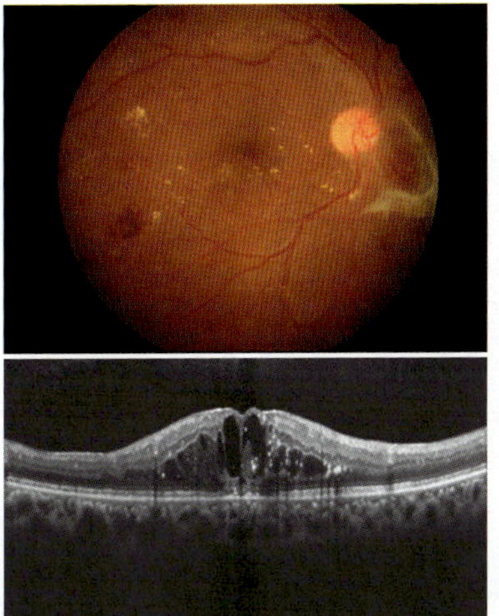

③漿液性剥離変化が主体の例。

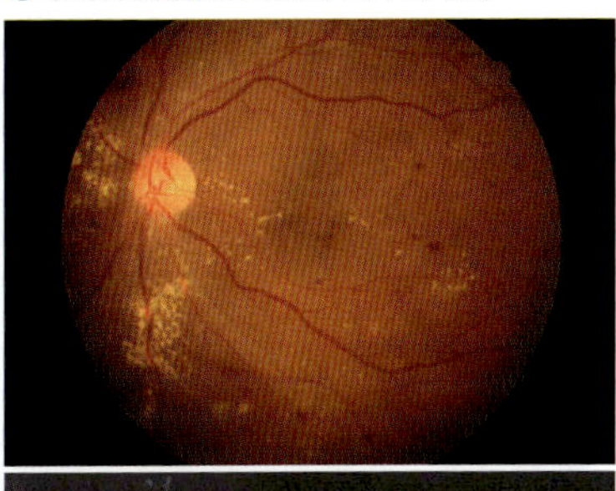

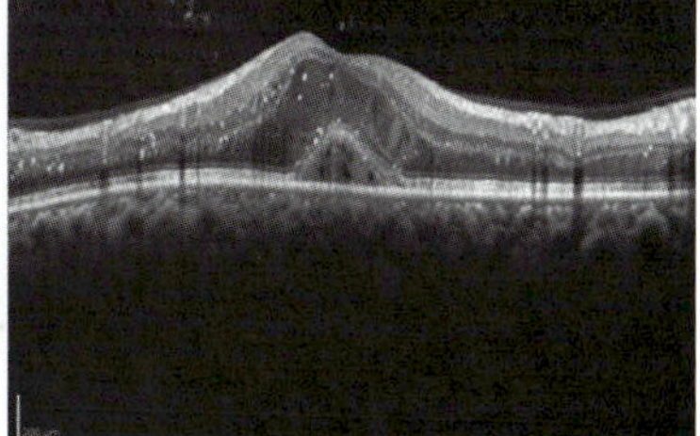

治療法

- 糖尿病による合併症であるため，根本的な治療法は血糖のコントロールである。
- 網膜血管の損傷に対する積極的な治療法は存在しないため，実臨床においては予防的，あるいは対症療法的な治療が主体となる。

糖尿病網膜症（DR）

- 組織虚血が進行するまでの段階においては，血糖コントロールが主たる治療であり，眼局所については経過観察である。
- 組織虚血が高度になった場合は網膜光凝固によって組織を選択的に破壊し，相対的に虚血を改善するが，この場合視野感度は低下し，炎症性の組織浮腫が生じることを念頭に置かなくてはならない。
- PDRまで進行した場合，出血や網膜剥離など局所の形態的な異常に対しては硝子体手術で対応する。
- 最近の研究結果ではVEGF阻害薬の硝子体への連続投与によって新生血管が退縮することが報告され，網膜症進行抑制治療の可能性が検証されている。

糖尿病黄斑浮腫（DME）

- DMEの病態は血管透過性の亢進に加えて異常血管（新生血管やMA）からの漏出，さらには組織間隙での膠質浸透圧上昇による漿液貯留といった慢性変化に加えて，黄斑硝子体牽引などの物理的要因もあり，すべてに対応することは難しい。
- 現在行われている治療法（というよりは対処法）は保存的な抗炎症ステロイドとVEGF阻害薬の局所投与，外科的な格子状光凝固と硝子体手術である。
- なお，MAに対する直接局所光凝固はDMEのみならず，浮腫性網膜疾患に有効な治療法である。
- VEGF阻害薬：硝子体内に直接注射する（図4①）。現在DMEに対する治療の第一選択といってよい。理由は著明な改善効果が高率で認められることと，投与手技が簡便なことである。現状使用できる薬剤は抗VEGF抗体であるルセンティス®（ラニビズマブ）と，不活性型遊離合成VEGF受容体とでもいうべき融合蛋白であるアイリーア®（アフリベルセプト）が保険適応を受けている。両薬剤とも臨床的薬理活性が1～2カ月と比較的短いため，連続的な投与を要する。
- 抗炎症ステロイド：現在使用できる薬剤は顆粒状のマキュエイド®（トリアムシノロン）であり，組織液に投入し懸濁液として使用する。硝子体内に直接注入して網膜に直接作用させる方法と，結膜を切開しTenon嚢を捌いて眼球後方に注入し経強膜的に作用させるTenon嚢下投与法がある。前者においては眼圧上昇と白内障進行，後者においては薬液漏れによる眼圧上昇という合併症があるが，適切な手技であればTenon嚢下投与は安全性が高い（図4②）。

鑑別診断

- 全身基礎疾患にDRがあることが前提であるが，DRでありながら高血糖による血管壁の障害以外の理由で網膜に出血や浮腫を起こす以下のような疾患が対象となる。
  - ・高血圧網膜症（DRとの鑑別）
  - ・網膜静脈閉塞症（DR/DMEとの鑑別）
  - ・I型黄斑部毛細血管拡張症（DMEとの鑑別）
  - ・インターフェロン網膜症（DRとの鑑別）
  - ・白血病（DRとの鑑別）
  - ・慢性腎不全（DMEとの鑑別）
- 特に高血圧網膜症やI型黄斑部毛細血管拡張症については治療選択において重要な鑑別疾患であり，前者は血圧コントロール，後者は局所光凝固である。

図4　DMEの治療

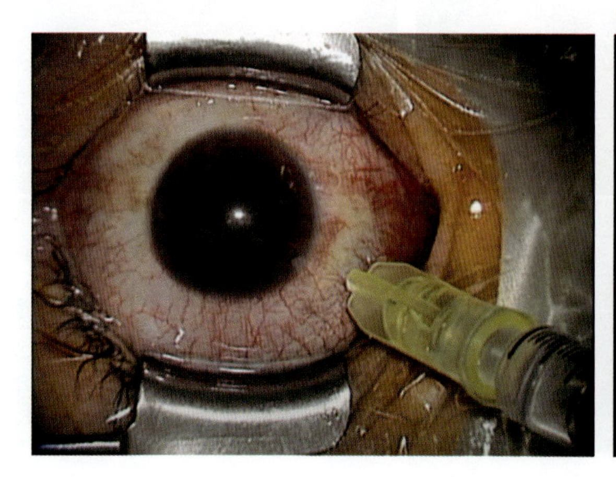

①VEGF阻害薬の硝子体注射。30G針を使用。

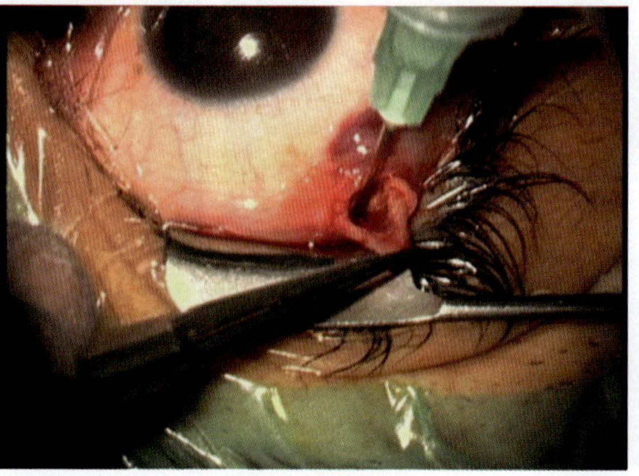

②抗炎症ステロイドのTenon嚢下投与。21Gカニューレ針を使用。

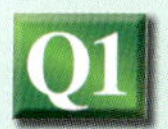

Q1 DR において NPA を認めたら早めに光凝固をすべきですか？

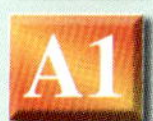

A1 NPAに対する光凝固は，視細胞を熱破壊して虚血を相対的に改善することを目的に施行します。当然視機能低下を伴うことになりますし，熱破壊に伴って組織浮腫を引き起こすこともありますので，最低限の照射に留めるべきです。わが国では一般的にNPAを発見すると光凝固を行いますが，グローバルには新生血管の発症を待ってから施行されています。さらに近年海外ではVEGF阻害薬の連続投与によって光凝固と同等以上の効果が報告されており，少なくとも過剰な光凝固は禁忌といってよいと思います。

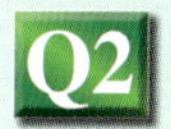

Q2 DR/DME において MA を局所凝固するコツはありますか？

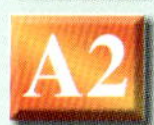

A2 MAの位置を特定するには造影検査が必要で，FA早期像でも描出できますが，微小なMAまで検出されて対応に困ることがあります。インドシアニングリーン蛍光眼底造影（IA）の後期像で描出できる比較的大きく漏出の旺盛なMAのみを凝固し，残存した小さなあるいは中心窩付近のMAはVEGF阻害薬の連続投与で縮小化させていくとよいでしょう（症例1）（図5）。

図5　症例1
63歳，男性。

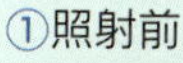

①照射前

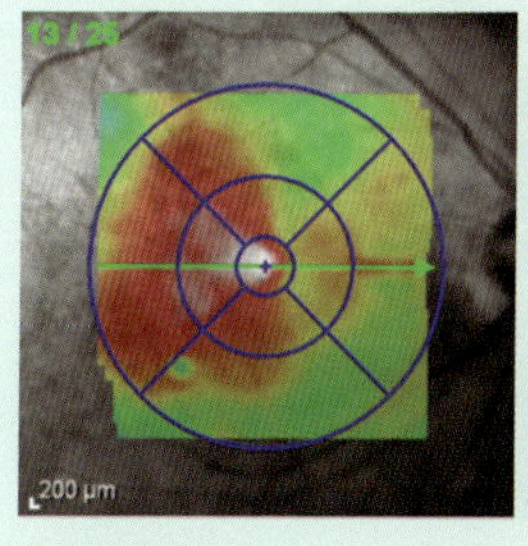

②FA後期像。毛細血管瘤（MA）からの漏出を認めるDME。

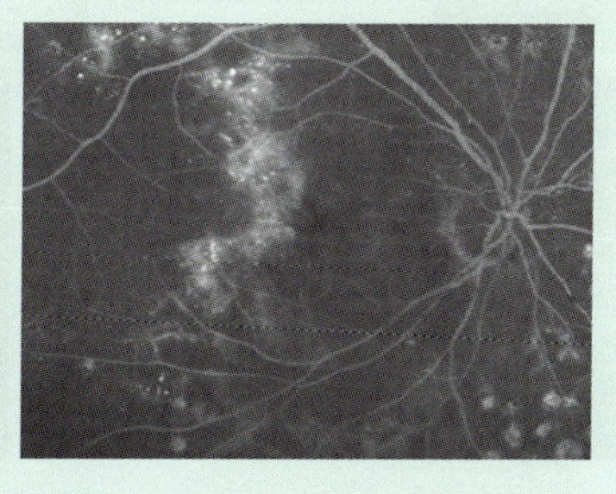

③FA早期像。多数のMAを認める。

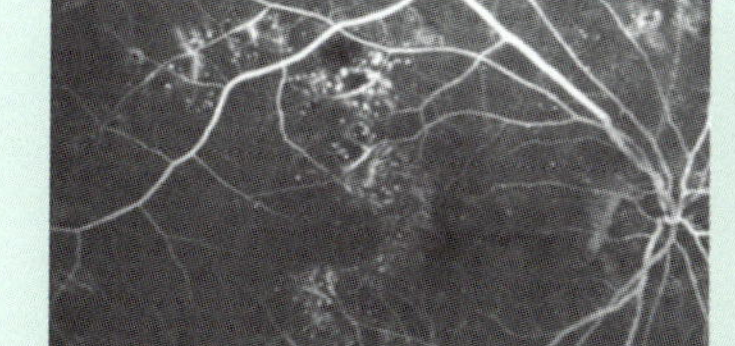

④IA後期像。主要なMAのみ描出。

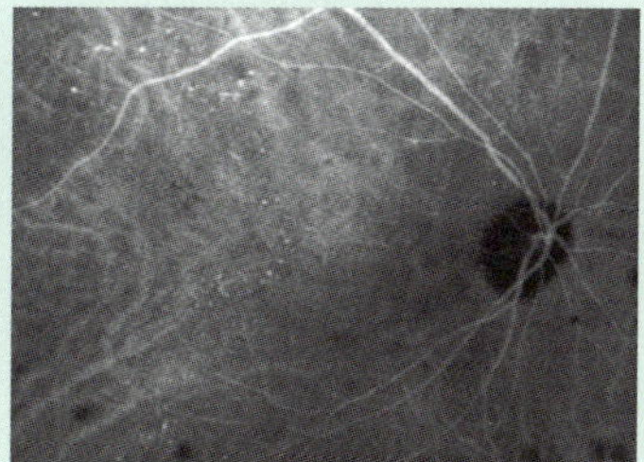

⑤照射1カ月後。IA後期像で描出されたMAを選択的に光凝固施行したところ，浮腫は消退した。

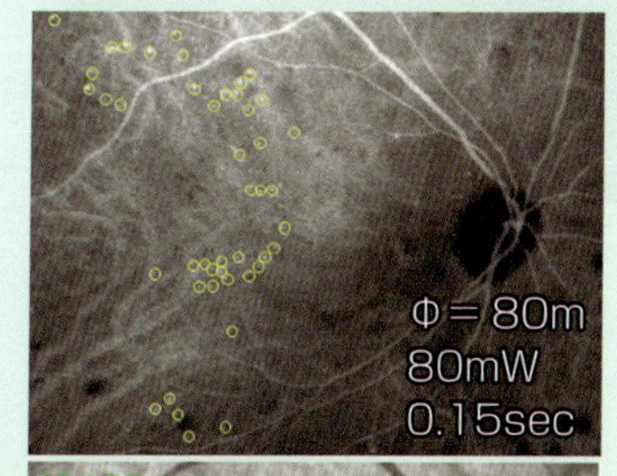

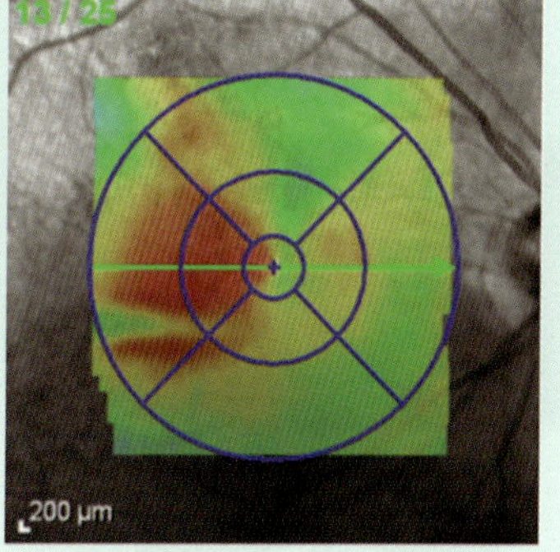

Q3 DMEに対するVEGF阻害薬治療のプロトコールを教えてください。また，治療が有効でなかったらどうしますか？

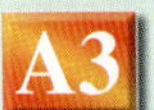

大規模スタディでは，初期投与として3回あるいは5回の毎月投与，維持投与として浮腫増悪時（ルセンティス®），あるいは2カ月おきの定期投与（アイリーア®）などが推奨されていますが，DMEは症例ごとに異なった複雑な病態を有することが多く，VEGF阻害薬の反応性も症例によってかなり異なります。したがって，まず1回投与して，効果がなければ3～6回の連続投与で反応性を確認します。有効の場合，再発時には積極的に再投与すべきでしょう。複数回投与しても効果がみられなかった場合は，抗炎症ステロイドのTenon囊下投与を併用し，さらに硝子体手術や格子状光凝固を検討します。

局所治療がまったく反応しない症例では全身状態，特に腎機能が悪化していることがあり，この場合は速やかに内科専門医と協議すべきでしょう（症例2）（図6）。

図6　症例2

58歳，男性。DM歴18年。右眼のDMEによる視力低下。初診時視力は右眼(0.8)，眼圧は左14mmHg。HbA1c 6.9 %，eGFR 19.6 mL/min/1.73m²。

①治療開始前。軽度のDME。

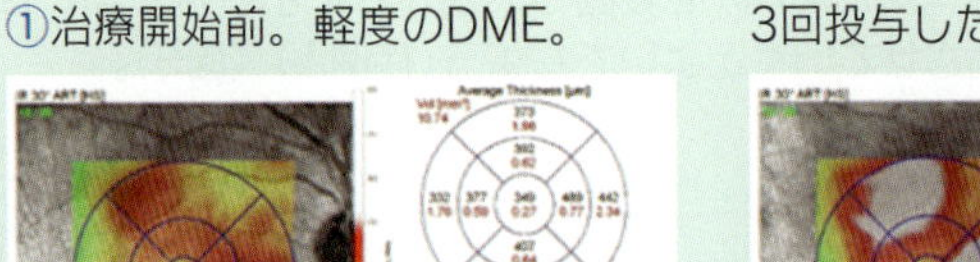

②抗VEGF抗体（ラニビズマブ）を3回投与したが浮腫が増悪。

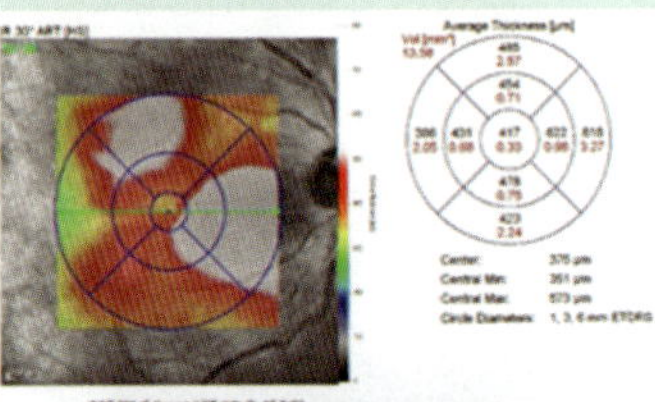

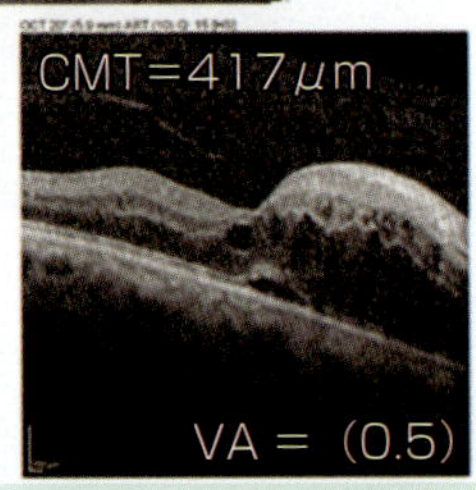

③さらにステロイド（トリアムシノロン）Tenon囊下投与も追加したが，増悪が止まらなかった。

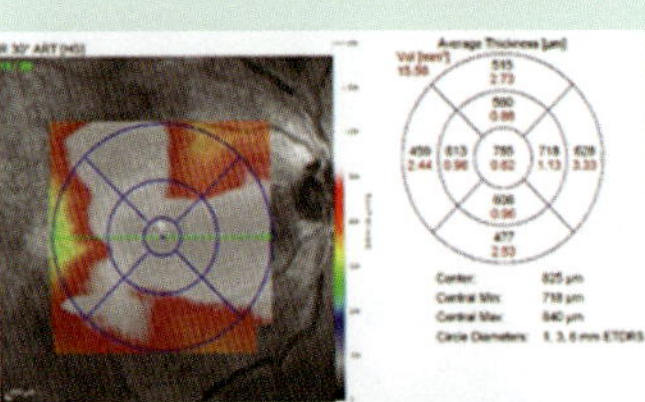

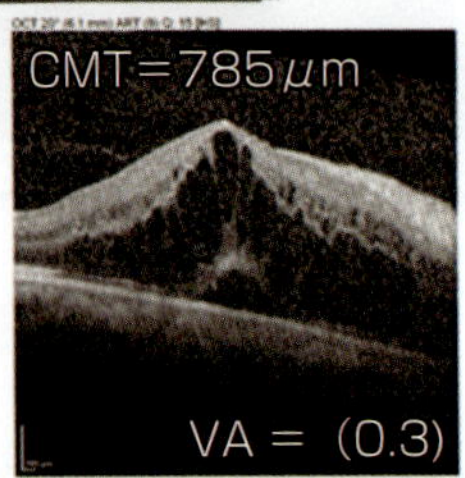

④緊急血液透析1週間後。腎機能が悪化していたため緊急血液透析を施行したところ浮腫が著明に改善。

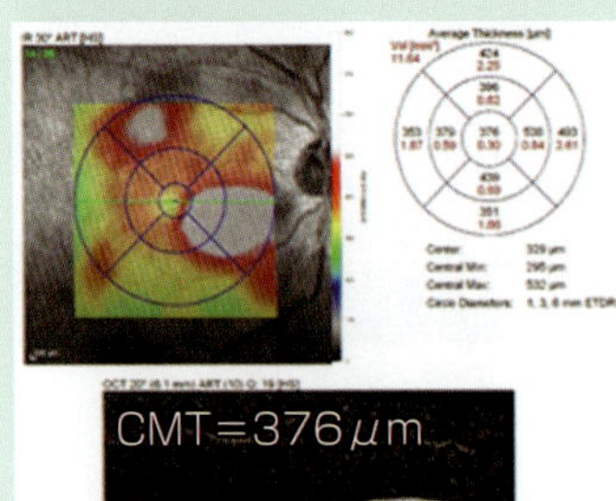

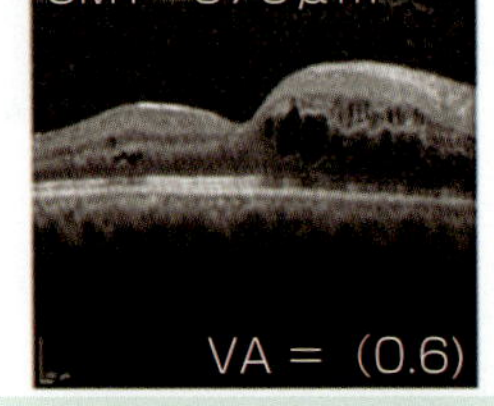

⑤生体腎移植1カ月後。浮腫は完全に寛解した。生体腎移植後HbA1c 6.3%，eGFR 64.8 mL/min/1.73m²。

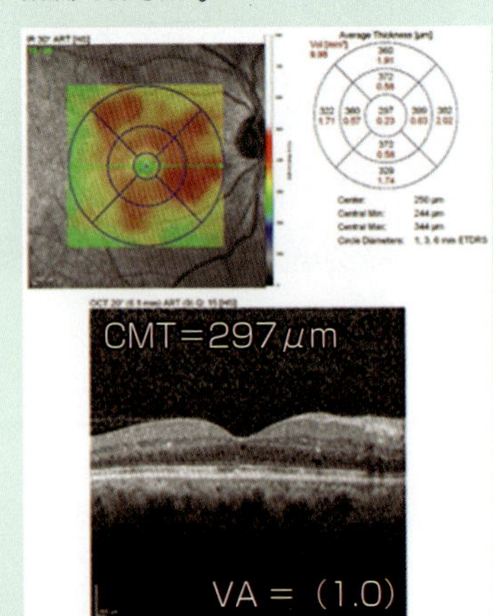

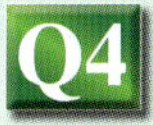

DRに対する硝子体手術のタイミングを教えてください。

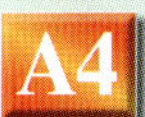

硝子体出血や増殖牽引によって視力低下した症例では，よほど全身状態が悪化していないかぎり積極的に施行してよいと考えます。

気をつけなければならないのは増殖膜の牽引がありながら視力が良好な症例です（図7）。術後の硝子体出血や増殖硝子体網膜症の発症という合併症を考えると，経過観察も選択肢に入れておくべきでしょう。

図7　比較的に視力が温存されている硝子体手術適応の重症PDR

これらの症例では，手術後の視力低下の可能性を十分説明すべきである。

①48歳，男性。視力は(0.2)。

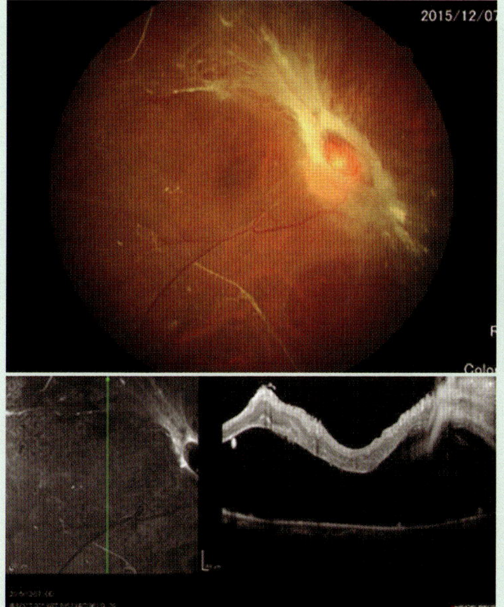

②59歳，男性。視力は(0.8)。

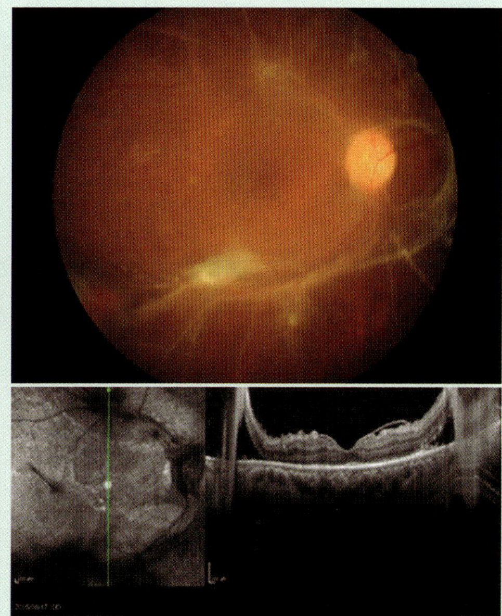

③52歳，男性。視力は(0.6)。

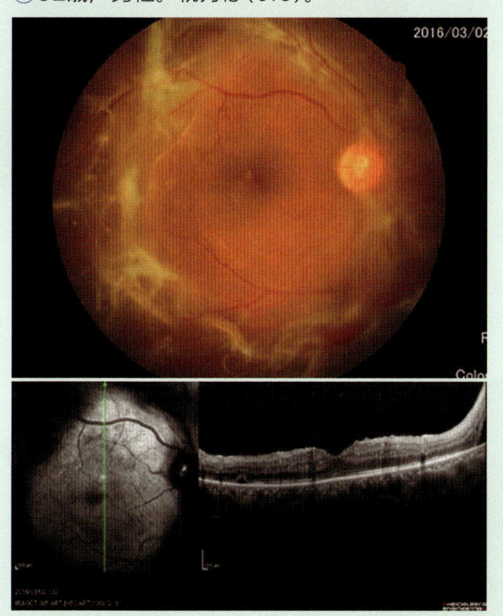

網膜静脈閉塞症

疾患の概要

- 網膜静脈閉塞症(retinal vein occlusion；RVO) はその閉塞部位によって網膜静脈分枝閉塞症(branch RVO；BRVO) と網膜中心静脈閉塞症(central RVO；CRVO) に分類される。
- BRVOは網膜動静脈交叉部で，CRVOは視神経乳頭篩状板付近で動脈による静脈圧排によって血栓が形成されることで網膜静脈が閉塞すると考えられ(図1)，高血圧などの動脈硬化などの生活習慣病患者に多くみられる。
- CRVOの若年発症例では乳頭血管炎が原因である場合が多い。

主な合併症

- RVOの主な合併症を表1に示す。
- 視力低下の原因として黄斑浮腫が最も多い。
- 静脈閉塞により血管透過性亢進作用をもつ血管内皮増殖因子(vascular endothelial growth factor；VEGF) の眼内濃度が上昇し，黄斑浮腫を生じる。
- 網膜の無灌流域(nonperfusion area；NPA) の範囲が広い場合には，BRVOでは新生血管からの硝子体出血，CRVOでは血管新生緑内障の発症リスクが高くなる。

検査所見

フルオレセイン蛍光造影 (fluorescein angiography；FA)

- 静脈閉塞部位の確認，閉塞静脈の充盈遅延の程度，蛍光漏出が旺盛な部位の確認などを行う。
- 網膜中心動脈の蛍光出現から静脈の完全充盈までの網膜内循環時間は正常眼では7秒前後であるが，RVOでは網膜内循環時間が延長する。
- 網膜血管の分枝は上下でほぼ対称的に分布しているため，BRVOでは上下の蛍光流入の速さを確認することによって網膜静脈の蛍光流入遅延を判定できる。
- NPAを評価する際には，蛍光漏出の影響を避けるためにFA早期の画像が適している。

図1　BRVOとCRVOの眼底所見

①BRVO。動静脈交叉部位での静脈閉塞(→)。

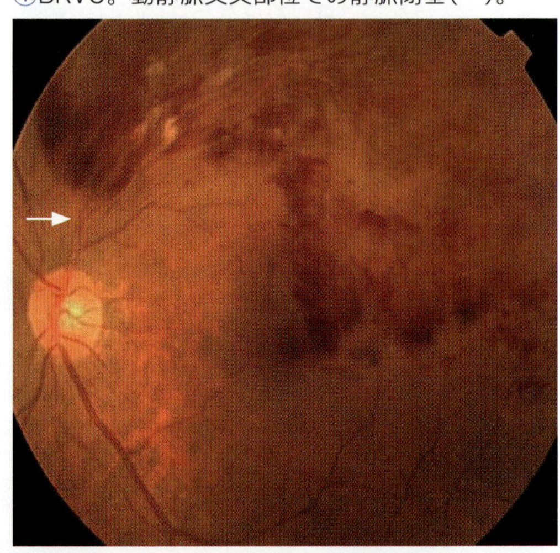

②CRVO。

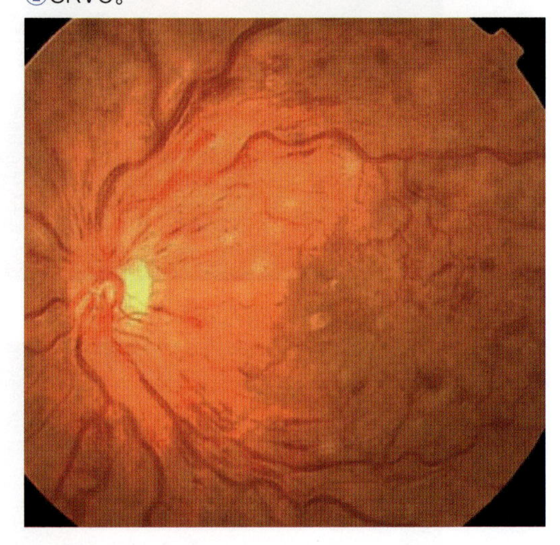

表1　RVOの主な合併症

	早期	晩期
BRVO	黄斑浮腫	硝子体出血
CRVO	黄斑浮腫	血管新生緑内障

図2　BRVOのOCT所見

主に外網状層，内顆粒層に嚢胞様腔を形成する。

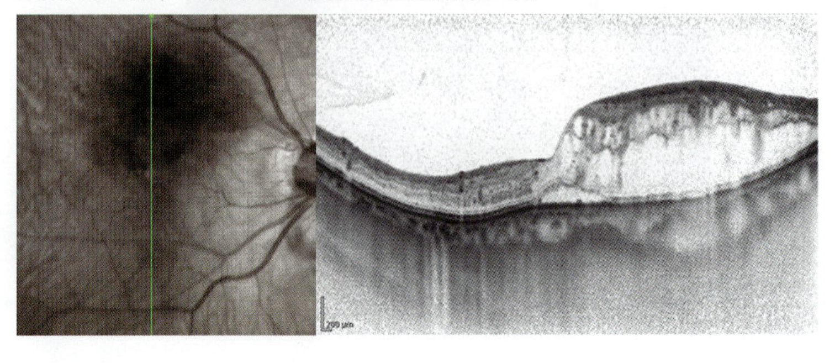

光干渉断層計
(optical coherence tomography；OCT)

- 黄斑浮腫では主に外網状層，内顆粒層に嚢胞様腔が観察される。
- 浮腫が強くなると漿液性網膜剥離(serous retinal detachment；SRD）を合併するようになり，滲出液は網膜内を経て網膜下に移動すると考えられる。7～8割の症例で嚢胞様黄斑浮腫にSRDが合併する。
- BRVOの場合は，縦スキャン画像のほうが，閉塞領域から中心窩にかけての浮腫の状態がわかりやすく，評価に適している(図2)。

治療法

黄斑浮腫

- BRAVO・CRUISE studyによってRVOに伴った黄斑浮腫に対する抗VEGF療法の有効性が確認された。
- 乳頭血管炎に伴ったCRVOではステロイドの局所または全身投与が行われる。

新生血管

- 虚血状態にあるNPAからはVEGFが産生され，新生血管が生じやすくなる。
- 網膜の酸素需要供給バランスを保つためにNPAに対する網膜光凝固術が必要となる(図3)。

鑑別疾患

BRVO

- 急性期で網膜出血が濃い場合には網膜細動脈瘤破裂との鑑別が必要になる場合がある。
  濃い網膜出血のためにFAの蛍光がブロックされてしまう場合にはインドシアニングリーン蛍光眼底造影検査を同時に行うことで出血下の病変部位を捉えることができる。
- 陳旧期では黄斑部毛細血管拡張症type 1，糖尿病黄斑浮腫との鑑別が重要である(図4)。

CRVO

- 糖尿病網膜症や血液疾患に伴った網膜出血との鑑別が必要である。
- CRVOでは網膜神経線維層の走行に沿った網膜表層出血がみられるのに対し，糖尿病網膜症では主に点状や斑状の網膜内出血が多くみられる。
- 血液疾患に伴った網膜出血は出血の中に白色病変が存在するRoth斑がみられる。
- 血管新生緑内障を生じて眼科を初診するような症例では眼虚血症候群との鑑別が重要である。
- FAで腕-網膜循環時間は正常眼では15秒前後であるが，内頸動脈などが狭窄している眼虚血症候群では腕-網膜循環時間の延長がみられる。

図3　NPAに対する網膜光凝固

①上耳側周辺部に広範なNPAが存在。

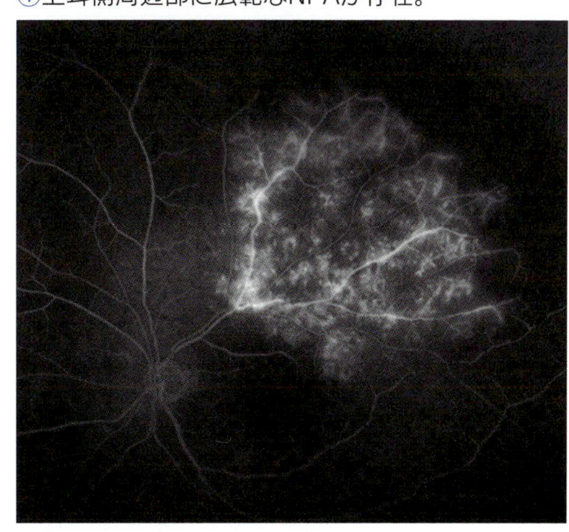

②NPAに網膜光凝固を施行。

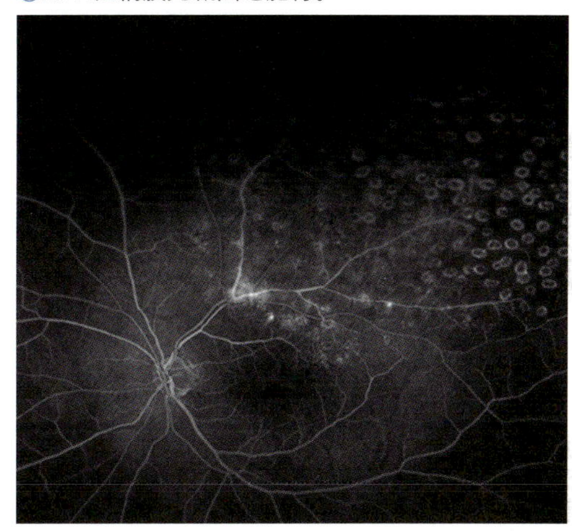

図4　陳旧期BRVO

毛細血管瘤などの血管変化が動静脈交叉部位を頂点とした分布をとる。

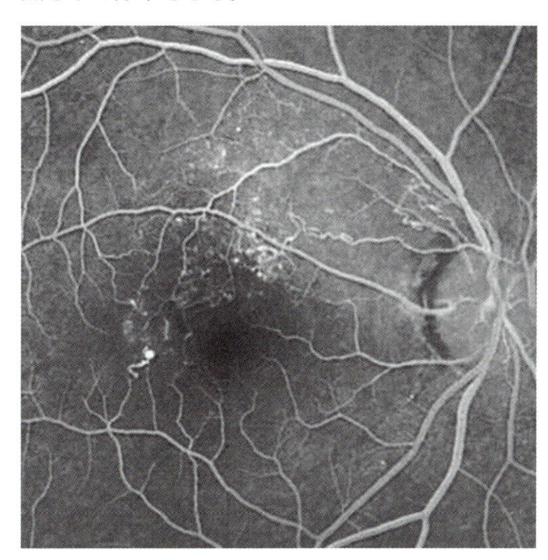

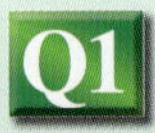

RVO 患者の問診で重要なことは何ですか？

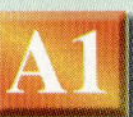

動脈硬化がリスクファクターであるため，高血圧や高脂血症，糖尿病の既往歴や喫煙歴などを問診します。特に血圧コントロールは非常に重要であり，内科と連携を取り治療にあたる必要があります。

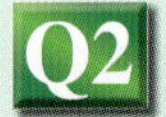

視力予後を考えるうえで重要な OCT 所見は何でしょうか？

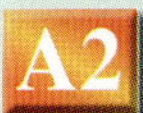

黄斑浮腫の丈の高さよりも外境界膜(external limiting membrane；ELM) やellipsoid zoneなどの網膜外層構造がどれだけ保持されているかのほうが重要な所見です。高分子物質に対してバリアの役割を果たすELMが不整になっていると，血管外に漏出したリポ蛋白と考えられるhyperreflective fociが視細胞層へ沈着しやすくなります(図5)。浮腫の増減のみに注目するのでなく，網膜外層構造を常にチェックする必要があります(図6)。

図5　中心窩ELM不整がある例

中心窩ELM不整があると，黄斑浮腫消失後に高反射ラインが出現することがある。この高反射ラインは嚢胞様腔内のリポ蛋白などを含んだ滲出液が通過した所見(track line) と考えられている。ラインの中にはhyperreflective fociが含まれていることが多く，その部位のellipsoid zoneは限局性に欠損しており，血管外に漏出したリポ蛋白による視細胞障害を表している所見と考えられる。

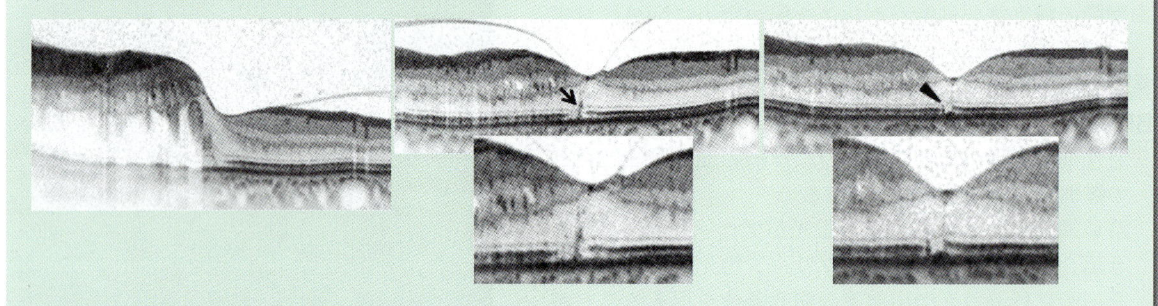

図6　視力予後を考えるうえで重要なOCT所見

①ellipsoid zoneの中心窩での隆起。foveal bulge (→)が保たれている症例は浮腫消失後の視力が良好。
②初診時ELMが不整。浮腫消失後もELMおよびellipsoid zoneが欠損。

①

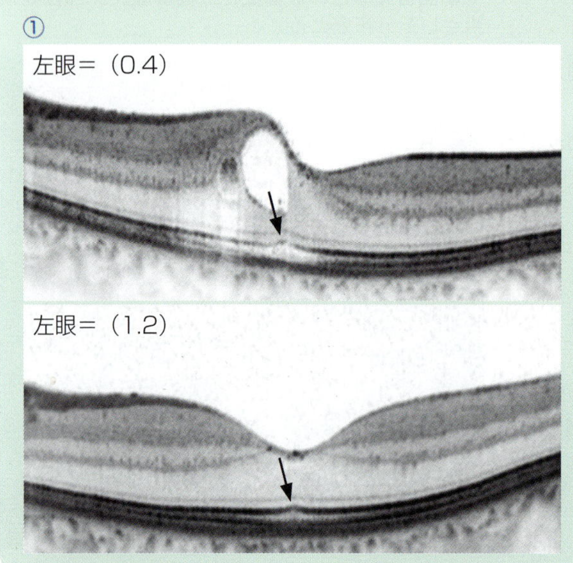

②

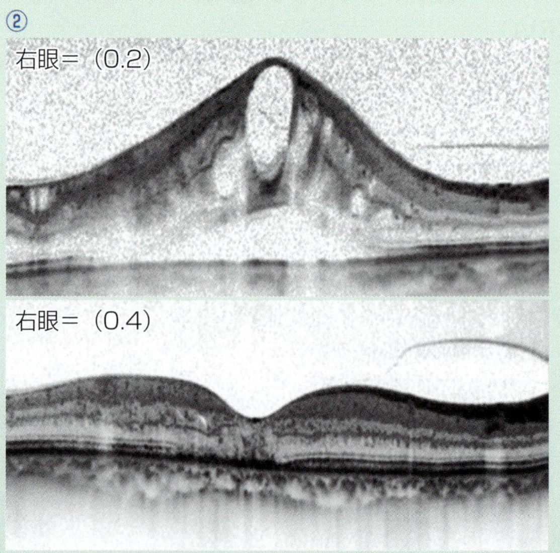

RVOに伴った黄斑浮腫には抗VEGF療法が有効なのでしょうか？

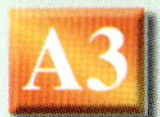

急性期RVOに合併した黄斑浮腫に対して抗VEGF療法は効果的です。しかし，約8割の症例で2～3カ月後に再発がみられ，反復的な抗VEGF療法が必要になります。一方，毛細血管瘤からの滲出が主な原因である陳旧期BRVOに合併した黄斑浮腫では，抗VEGF療法に抵抗を示す症例もあり，毛細血管瘤への直接網膜光凝固が有用です（図7）。

図7　抗VEGF療法に抵抗を示す症例の治療
①FA早期，②FA後期。

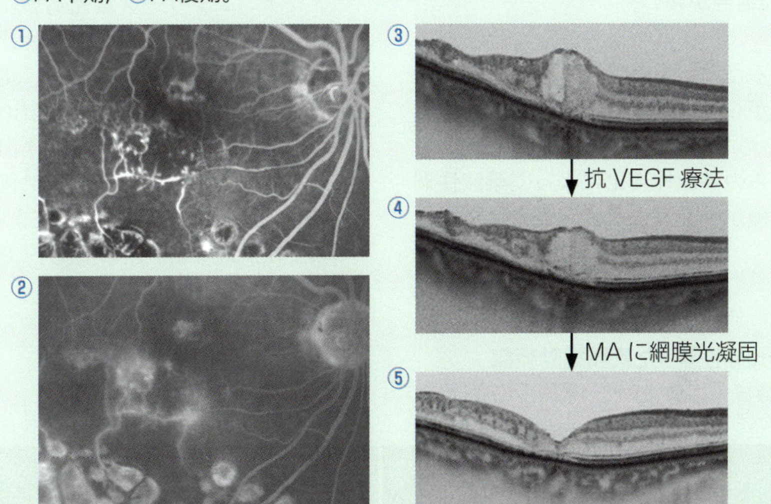

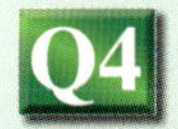

FAでの無灌流域の評価や網膜光凝固はいつ行えばよいですか？

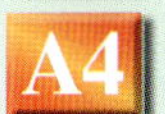

網膜出血が濃い急性期のFAではNPAと出血による蛍光ブロックを見分けづらく判断を誤る場合があります。また網膜出血が多い時期に網膜光凝固をすると，出血のある網膜内層にレーザー光が吸収され，網膜内層障害を引き起こします。BRVOに伴った硝子体出血の発生はBRVO発症6カ月以降に生じることが多いため，網膜出血がある程度吸収されてから撮影するFAでNPAの範囲を判定し，網膜光凝固の適応を判断するのがよいです。一方，CRVOでは発症後3カ月程度で血管新生緑内障が生じるので，発症後早期にFAを行い，汎網膜光凝固の適応を検討する必要があります。

一般的にBRVOではFAでNPAの直径が5乳頭径を超える場合，CRVOではNPAの面積が10乳頭面積を超える場合に虚血型と分類され，新生血管が発生しやすくなります。アメリカで行われたBVO Study，CVO Studyでは網膜や虹彩に新生血管が発生してから網膜光凝固術を施行することが推奨されていますが，わが国では広範なNPAが確認されれば新生血管の発生前に予防的に網膜光凝固術を行うことが一般的です（図4）。

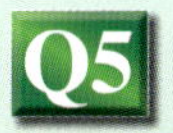

RVOに合併する新生血管発生は抗VEGF療法で抑制されますか？

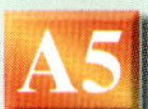

虚血型CRVOに抗VEGF療法を行ったRAVE studyの結果では，抗VEGF療法を施行しても血管新生緑内障の発生率を抑えることはできませんが，発生時期が遅くなることが明らかになりました。これまでCRVOに合併する血管新生緑内障は発症後3カ月程度で発症することが多かったですが，抗VEGF療法を行っていると平均24カ月後に発症することが示されました。黄斑浮腫に対して抗VEGF療法を行っている虚血型CRVO症例では，長期間経過しても血管新生緑内障の発生には十分に注意が必要です。

その他の網膜血管疾患

網膜細動脈瘤

疾患概念

- 網膜細動脈瘤は第3分枝以内の網膜動脈に生じる血管瘤をさす。
- 60歳以上の高齢女性に多く，全身疾患(高血圧，動脈硬化)を伴う場合が多い。

症状

- 動脈瘤が存在するだけであれば通常自覚症状は伴わない。動脈瘤から出血が生じると急激な視力低下を自覚する。
- また，動脈瘤からの滲出性変化によって漿液性網膜剥離や黄斑浮腫が中心窩に及ぶと視力低下を自覚する。

所見・検査

- 眼底検査では動脈瘤は赤〜橙色にみえるが，出血が多いと確認できないことも多い。
- 確定診断にはフルオレセイン蛍光造影(fluorescein angiography；FA)が一般的に用いられるが，インドシアニングリーン蛍光造影(indocyanine green angiography；IA)のほうが動脈瘤の検出力は高い。
- 網膜細動脈瘤は硝子体出血，網膜前出血，内境界膜下出血，網膜出血，網膜下出血など，種々のタイプ出血を伴う。特に内境界膜下出血は特徴的である。内境界膜下出血，網膜下出血の両者を伴う場合には，まず，網膜細動脈瘤と考えてよい。しかし，網膜色素上皮剥離などの色素上皮下の病変は伴わない。

図1　出血を伴った網膜細動脈瘤

①内境界膜下出血(白→)，網膜下出血(黄→)の両者を伴っている。

②FAでは動脈瘤が明瞭に確認できる。

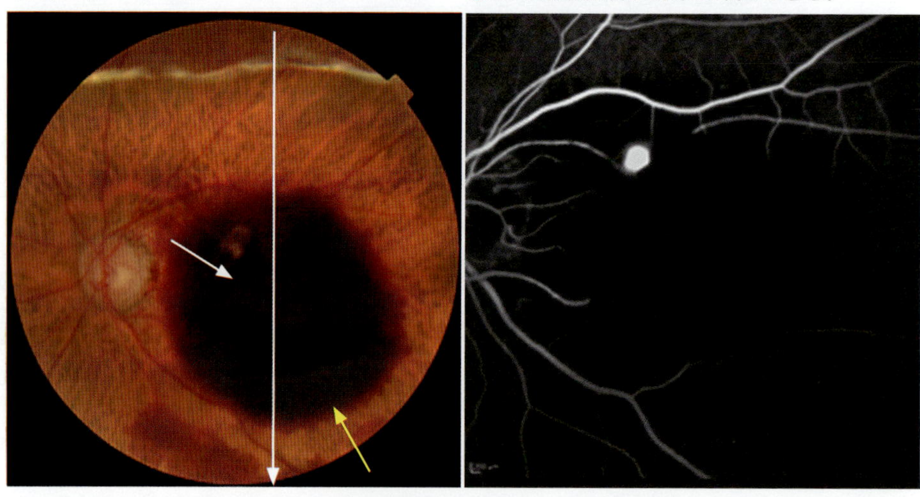

③OCTではニボーを形成している内境界膜下出血(白→)，網膜下出血(黄→)の両者が確認できる。内境界膜下出血，網膜下出血の両者を伴う場合には，まず，網膜細動脈瘤と考えてよい。

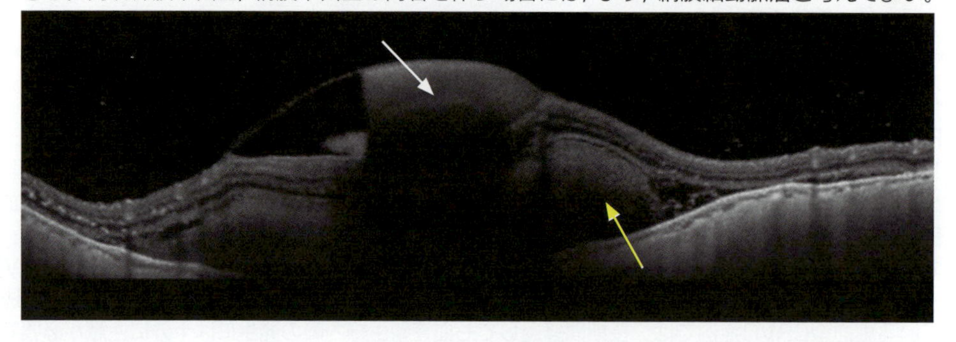

- 診断には光干渉断層計(optical coherence tomography；OCT）が非常に有用である。内境界膜出血は通常類円形で，ニボーを形成していることも多い。網膜下出血は内境界膜下出血周囲を取り囲むように認めることが多い。OCTは出血の存在範囲が判別するのに役立つ(図1)。また，一見，動脈瘤からの出血が疑われても，網膜下出血の下に網膜色素上皮剥離を伴っている場合には加齢黄斑変性・ポリープ状脈絡膜血管症からの出血である可能性が高い。
- 滲出性変化が強い症例においてもOCTは非常に有用である。動脈瘤が中心窩から離れて存在していても，滲出性変化が中心窩に及ぶと視機能は障害される(図2)。

治療

- 網膜下血腫は視細胞外層の障害や線維化の原因となり，中心窩下に血腫が遷延すると視機能の回復は期待できなくなる。中心窩下に厚い網膜下出血が存在する場合には，早急にガス注入・硝子体手術によって血腫を移動させることを目指す。最近ではt-PA（tissue plasminogen activator）を硝子体内や網膜下に注入することによって，血腫を効果的に移動させることができる。硝子体出血，網膜前出血，内境界膜下出血に対しては硝子体手術を行うことが多い。
- 動脈瘤からの滲出性変化により，網膜剥離や黄斑浮腫を生じることがある。また，滲出液の吸収過程で硬性白斑を認めることも多い。中心窩に滲出性変化が及ぶと視機能が障害されるので，動脈瘤に対してレーザー凝固を行う。視力予後は比較的良好であるが，中心窩下に硬性白斑が集簇すると，視力予後は悪くなる。

図2　滲出性変化を伴った網膜細動脈瘤

①動脈瘤からの出血はわずかである。

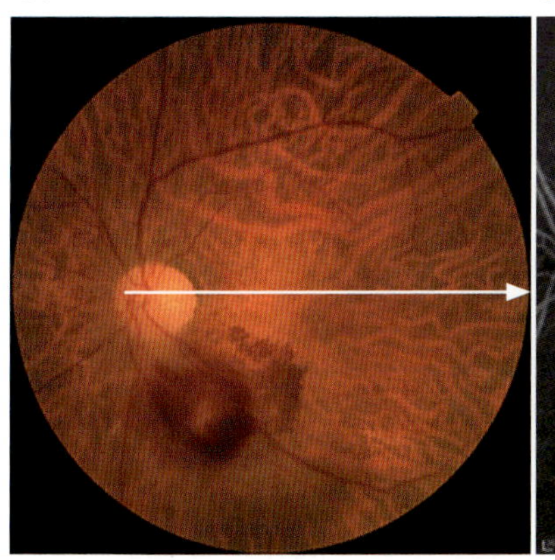

②FAで動脈瘤が確認できない。

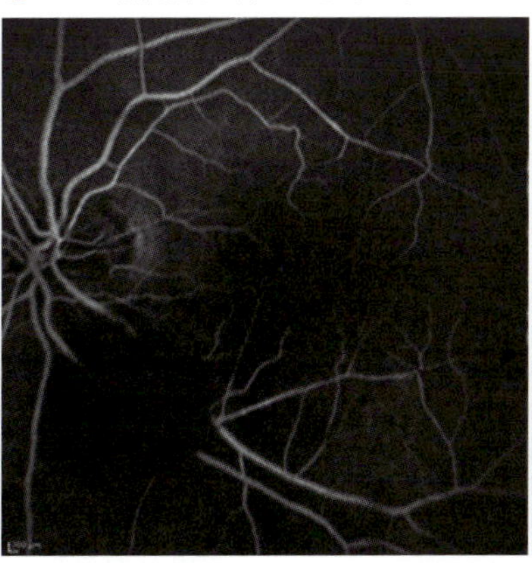

③IAでは動脈瘤(黄→）が明瞭に確認できる。

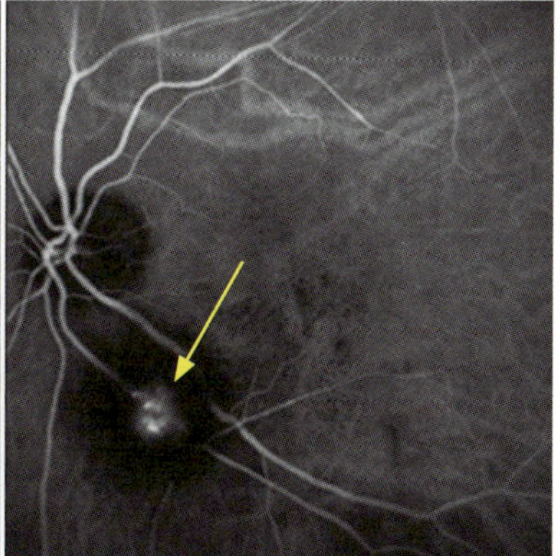

④OCTで網膜外層の膨化と中心窩下の漿液性網膜剥離(白→)が明瞭に観察できる。

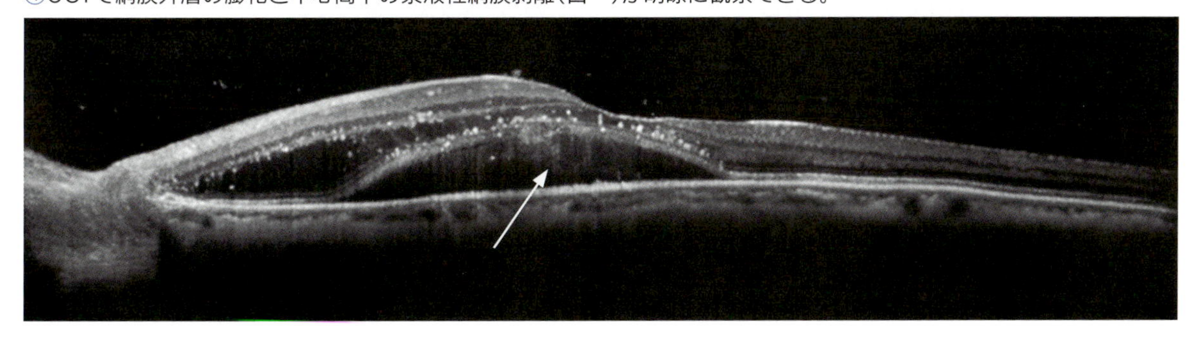

網膜動脈閉塞症

疾患概念

- 網膜中心動脈の循環障害によって生じる網膜中心動脈閉塞症と，網膜主幹動脈の循環障害で生じる網膜動脈分枝閉塞症に分けることができる。
- 網膜中心動脈閉塞症は動脈硬化などを伴った高齢者に多いが，血管炎などの全身疾患を伴った若年者に生じることもある。網膜動脈分枝閉塞症は塞栓が多く，高齢者に多い。
- 網膜中心動脈閉塞症は緊急対応を要する疾患であるが，頻度は高くない。

症状

- 網膜中心動脈閉塞症では片眼の無痛性の急激な視覚障害を伴う。完全閉塞では光覚弁程度にまで視力が低下するが，障害の程度によって自覚症状には差がある。いったん，見にくくなってから，再灌流することにより視機能が回復することもある。前駆症状として一過性黒内障を経験していることも多い。
- 網膜動脈分枝閉塞症は閉塞領域の視野欠損を自覚する。中心窩に及んでいないと自覚症状がないこともある。中心窩に及んでいる場合でも，一般に視力予後は良好であるが，視野欠損は残存する。

所見・検査

- 網膜中心動脈閉塞症では虚血に伴い，網膜内層が白濁する。その結果，中心窩のみが通常の色調を示す，いわゆるcherry red spotが特徴的である（図3）。網膜の白濁は後極部で目立つが周辺部網膜では目立たない。
- FAが行われることが多い。循環欠損，造影遅延がみられることが多い。しかし，普通に造影されることもある。
- 典型的なcherry red spotが形成されるには1日程度を要するため，発症から数時間程度での診断は難しい。その際には，OCTが最も有用である。眼底で網膜の白濁を確認できなくても，OCTでは網膜内層のみが高輝度になっている所見が捉えられる。
- 発症から1カ月も経過すると網膜の白濁は消失する。視力は極度に低下し，網膜動脈の狭細化，視神経萎縮のみを認めるようになる。この時点の診断にもOCTは有用である。網膜外層は健全だが，内層のみが非常に菲薄化している所見が特徴的である。
- 網膜動脈分枝閉塞症では閉塞領域のみに眼底・OCTの所見が認められる。

治療

- 虚血に陥ると網膜細胞は1時間半程度で不可逆な変化を生じると報告されている。したがって，網膜中心動脈が完全に閉塞している場合には治療できることは少ない。しかし，網膜中心動脈閉塞症は不完全閉塞が多く，発症から3日以内であれば治療を行うことも多い。
- 眼球マッサージ，前房穿刺，眼圧下降，循環改善剤の投与，ウロキナーゼ静脈内投与などを行うが，受診時の視力が不良な場合の視力予後は非常に悪い。
- 網膜動脈分枝閉塞症は塞栓による完全閉塞が多く，視力予後も比較的良いため，経過観察することも多い。

Coats病

疾患概念

- 片眼性に滲出性変化・出血を伴った網膜血管異常を示す疾患であり，若年男子に好発する。
- Leber粟粒血管種症と類縁の疾患であると考えられている。

症状

- 周辺部網膜に血管の拡張・蛇行・血管瘤を伴い，滲出性変化により硬性白斑，漿液性網膜剥離を示す（図4）。
- 変化が中心窩に及ぶと視力障害を伴うが，子供では，自覚症状を訴えないため，白色瞳孔で発見されることも多い。
- 滲出性変化，眼内の炎症，後部硝子体膜の牽引により黄斑浮腫を伴うこともある。

所見・検査

- 眼底検査で網膜周辺部に網膜血管の拡張・蛇行・血管瘤を認めた際にはCoats病の診断を行うことが多い。
- FAを行うと，眼底で認められる異常血管以外にも毛細血管の拡張などの異常を認めることが多い。
- OCTは漿液性網膜剥離に範囲・程度を評価するうえで有用である。

治療

- 異常血管部位に対して直接光凝固・冷凍凝固を行うが，繰り返し凝固を必要とすることも多い。滲出性変化が中心窩に及ぶまでに治療が奏効すれば予後は良好である。
- 全剥離に至ったような場合には硝子体手術を行うこともあるが，視力予後は不良である。

図3　網膜中心動脈閉塞症
①虚血に伴い網膜内層が白濁し，いわゆるcherry red spotを示している。
②急性期のOCTによる断面。網膜内層のみが高輝度を示している(白→)。中心窩は網膜内層がないため，通常の輝度を示している。
③慢性期のOCTによる断面。網膜外層は健全だが，内層のみが非常に菲薄化している(黄→)。

①

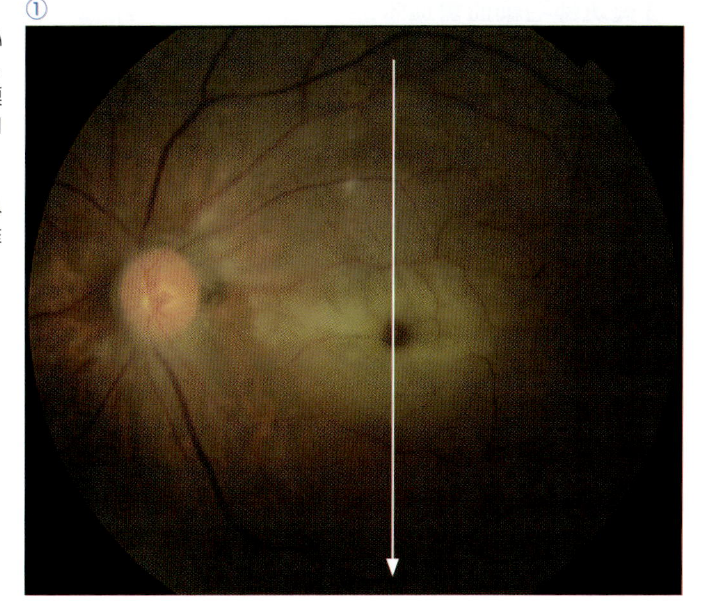

②

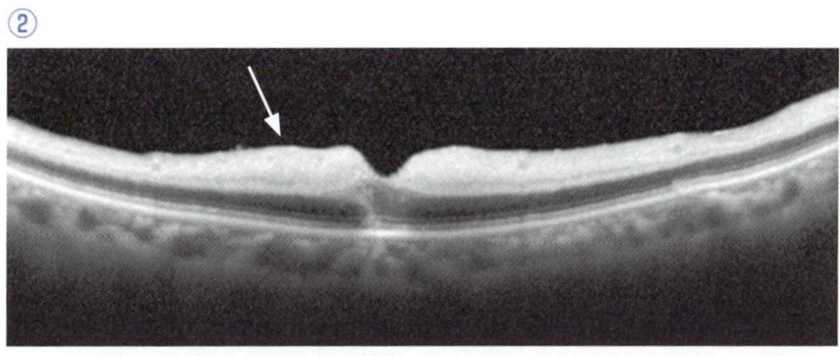

③

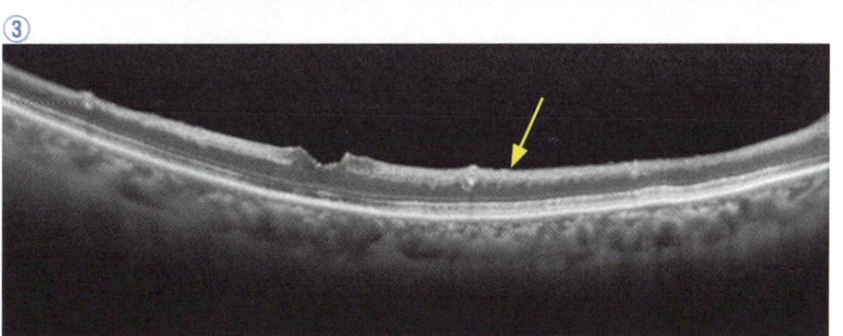

図4　Coats病
周辺部網膜に血管瘤を伴い，滲出性変化により硬性白斑，漿液性網膜剥離を示している。以前に行われたレーザー瘢痕を認める。

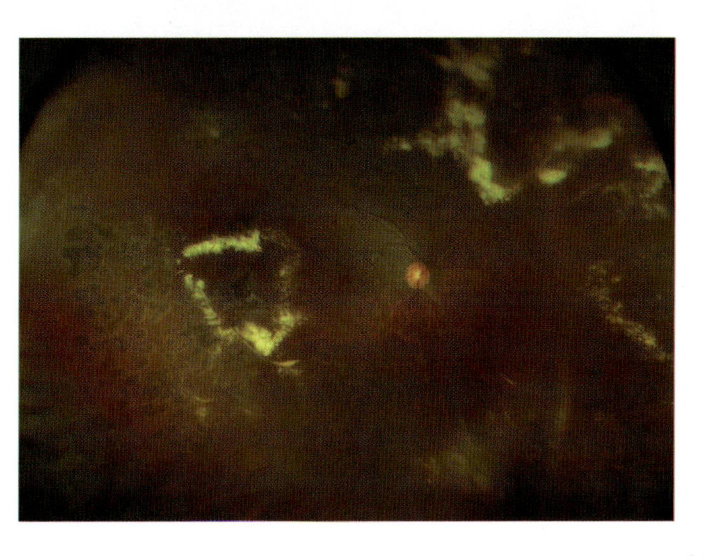

Type 1黄斑部毛細血管拡張症

疾患概念

- 傍中心窩毛細血管拡張症，黄斑部毛細血管拡張症，idiopathic juxtafoveal retinal telangiectasis，idiopathic macular telangiectasiaなど種々の名称でよばれている。
- 1993年GassとBlodiがgroup 1，group 2，group 3の3種類とさらにそのサブグループに分類した。
- 2006年，Yannuzziら がType 1，Type 2，Type 3の3種類に分類を簡略化した。
- 3種類は同じ疾患群として命名されているが，現在では原因はまったく異なると考えられている。
- YannuzziらのType 1黄斑部毛細血管拡張症は通常片眼性で中高年の男性に好発し，日本人にも多いタイプである。
- 中心窩の耳側の毛細血管が拡張し，毛細血管瘤を伴う(図5)。

症状

- 滲出性変化が生じると眼底には硬性白斑がみられ，中心窩に黄斑浮腫を形成すると視力障害などの自覚症状を伴うようになる。

所見・検査

- FAでは毛細血管の拡張・毛細血管瘤が明瞭に描出される。
- 黄斑浮腫の程度・治療効果の判定にはOCTは有用である。
- 陳旧性網膜静脈分枝閉塞症とは診断に迷うことがある。網膜静脈分枝閉塞症では1本の網膜静脈の灌流域に病変が限局している。黄斑部毛細血管拡張症では中心窩耳側に病変が広がっていることが多い。
- 糖尿病網膜症があると診断は難しい。

治療

- 滲出性変化がなければ経過観察を行う。
- 黄斑浮腫を伴い，視機能が低下した場合には治療を検討する。直接光凝固が第一選択であるが，再発も多く，治療に難渋することもある。
- 適応外治療ではあるが，トリアムシノロンの後部Tenon囊下注射，抗VEGF薬の硝子体注入も効果がある症例もある。

図5 Type 1黄斑部毛細血管拡張症

①中心窩の耳側に毛細血管瘤を認め，硬性白斑を伴っている。

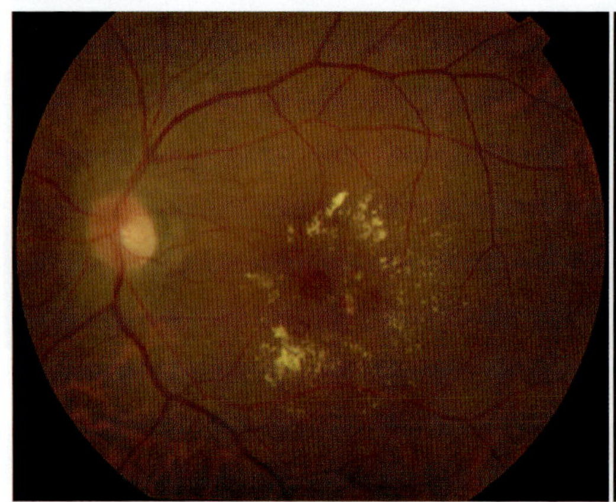

②FAでは毛細血管瘤が明瞭に認められる。

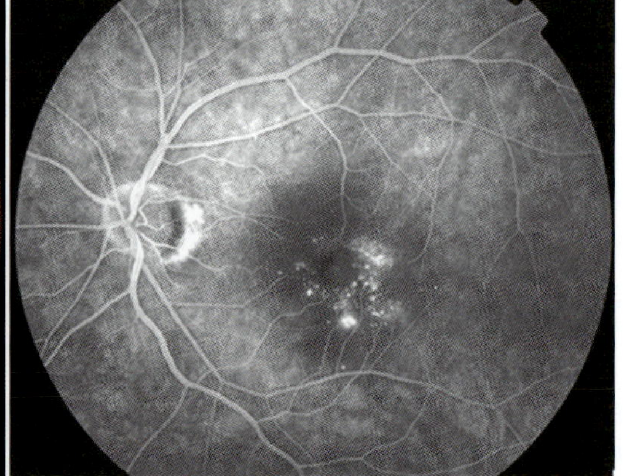

③OCTでは中心窩下に大きな囊胞様腔を認める。

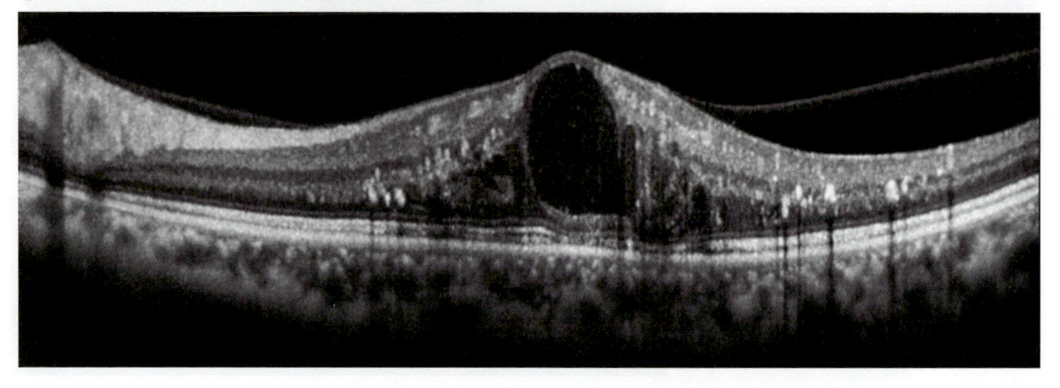

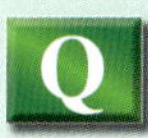

網膜下出血と硝子体出血を眼底に認めた場合に，加齢黄斑変性が原因なのか網膜細動脈瘤が原因なのか迷ったときの見分け方を教えてください。

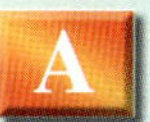

OCTは非常に役に立ちます。OCTで大きな内境界膜下出血が認めた場合には，まず，網膜細動脈瘤からの出血と考えてよいでしょう(図6)。OCTで後極部から血管アーケード外まで多くの断面を撮影して，少しでも網膜色素上皮下の病変を認めたら加齢黄斑変性と考えてよいでしょう。

硝子体出血が多くて情報が限られている場合には，出血前の情報を患者さんに聞くのも役に立ちます。発症前から変視症や中心暗点，視力低下を自覚していたら，加齢黄斑変性の可能性が高いでしょう。僚眼にドルーゼンが多発しているような場合も加齢黄斑変性の可能性は高まります(図7)。一方，まったく自覚症状がなく，視力も良好であったら，加齢黄斑変性の可能性は低くなります。

図6　出血を伴った網膜細動脈瘤

内境界膜下出血(白→)，網膜下出血(黄→)の両者を伴っている。

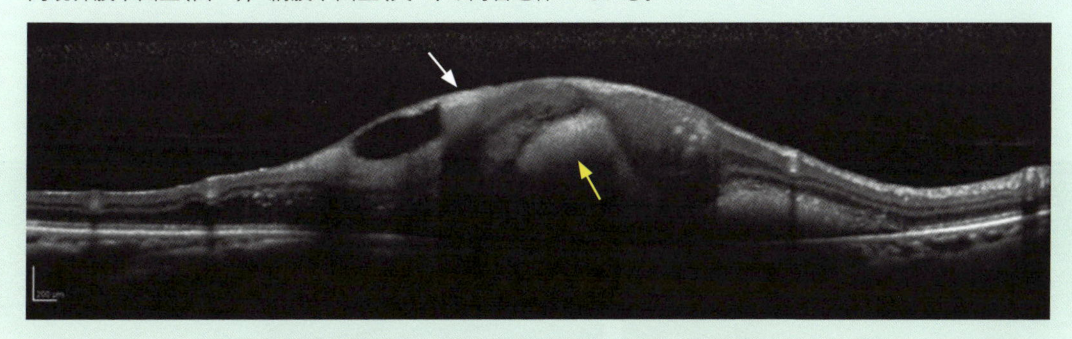

図7　多発した癒合性ドルーゼン

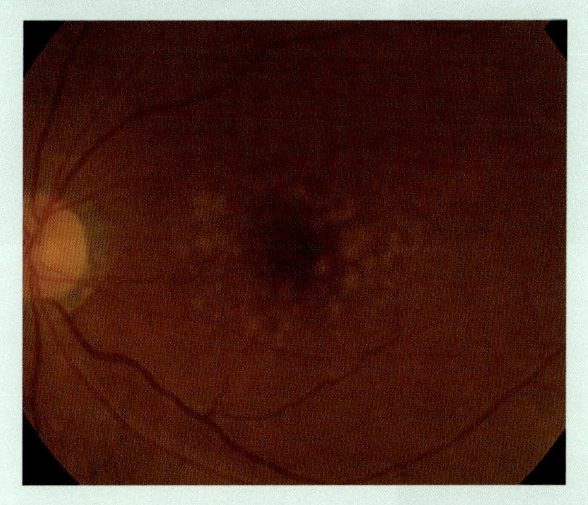

加齢黄斑変性と新生血管黄斑症

加齢黄斑変性(age-related macular degeneration；AMD)

疾患概念

- 加齢黄斑変性(age-related macular degeneration；AMD)は軟性ドルーゼンや網膜色素上皮(retinal pigment epithelium；RPE)異常といった前駆病変(図1)と，その進行形である網脈絡膜萎縮を特徴とする萎縮型AMD(図2)と脈絡膜新生血管(choroidal neovasularization；CNV)を伴う滲出型AMDに分類される。
- わが国における滲出型AMDは表現型の差異より脈絡膜血管由来の新生血管を有する典型AMD(図3)，ポリープ状脈絡膜血管症(polypoidal choroidal vasculopathy；PCV)(図4)，そして網膜血管由来の新生血管を有する網膜血管腫状増殖(retinal angiomatous proliferation；RAP)(図5)に分類してマネージメントが行われている。

図1 ドルーゼン

①眼底所見
黄斑部に多数の黄白色物質の沈着がみられる。

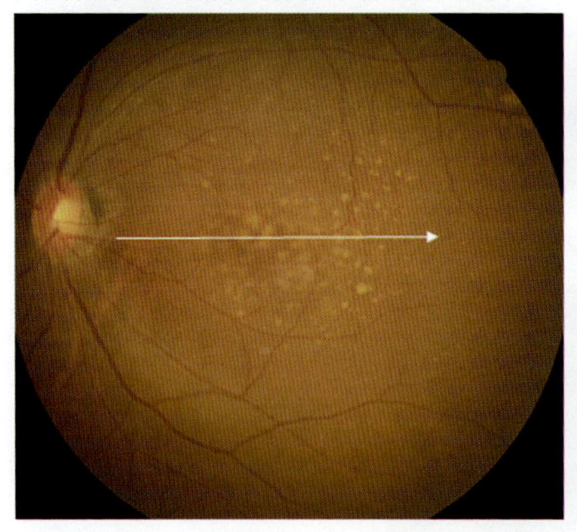

②OCT所見
RPEの隆起とその内部の中輝度反射を認める。

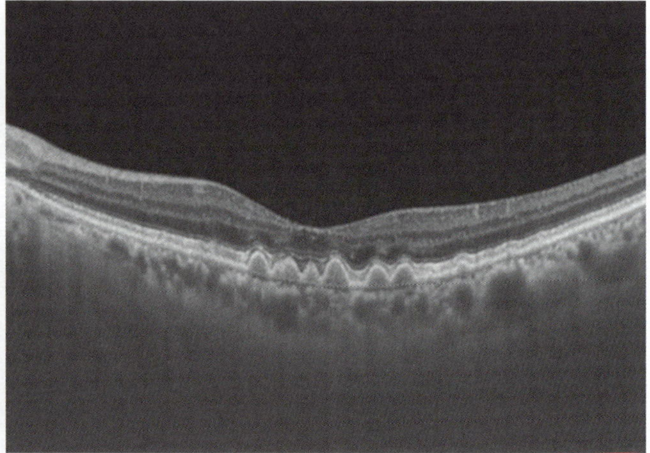

図2 萎縮型AMD

①眼底所見
黄斑部に境界明瞭な網脈絡膜萎縮を認め，脈絡膜中大血管が明瞭に描出されている。

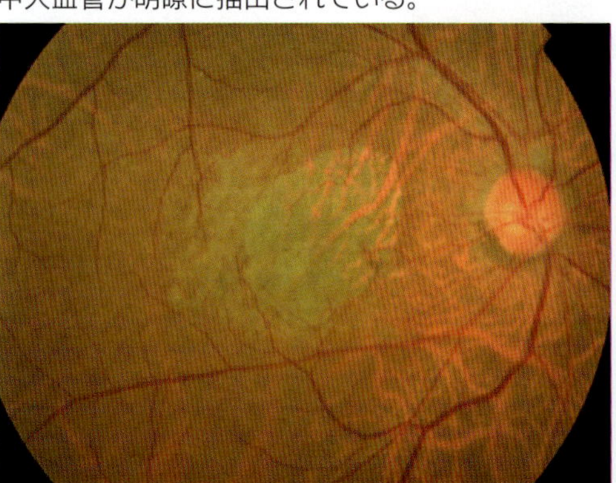

②OCT所見
網膜外層の著明な菲薄化と後方シャドーの増強がみられる。

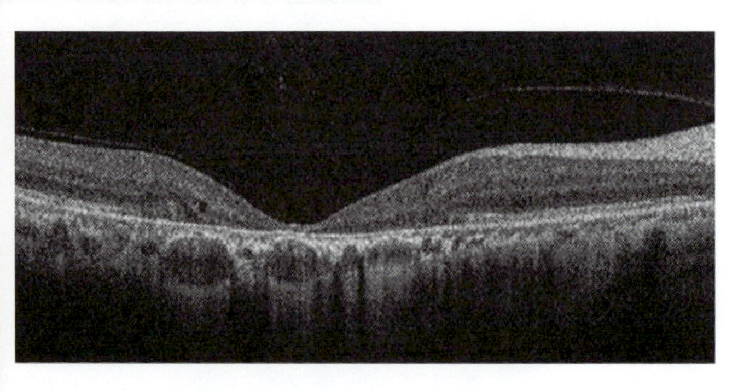

図3　典型AMD

①眼底所見
黄斑部に灰白色の新生血管病変がみられる。
②OCT所見
黄斑部に平坦なRPEの隆起と網膜剥離を認める。
③FA所見
occult CNVがみられる。
④IA所見
CNVの部位に過蛍光がみられる。

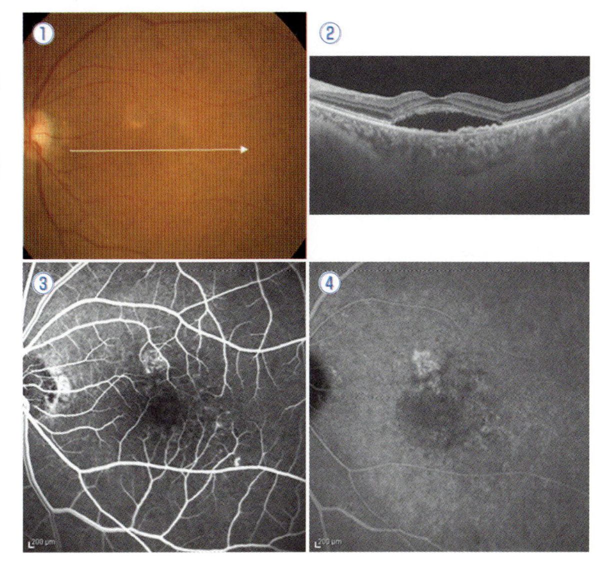

図4　PCV

①眼底所見
中心窩上方に橙赤色隆起病巣を認める(→)。
②OCT所見
ポリープ状病巣の部位にRPEの急峻な隆起(→)，ネットワーク血管の部位にdouble layer sign (▶)がみられる。
③FA所見
中心窩上方にoccult CNVの所見を認める。
④IA所見
ポリープ状病巣(→)とネットワーク血管(▶)がみられる。

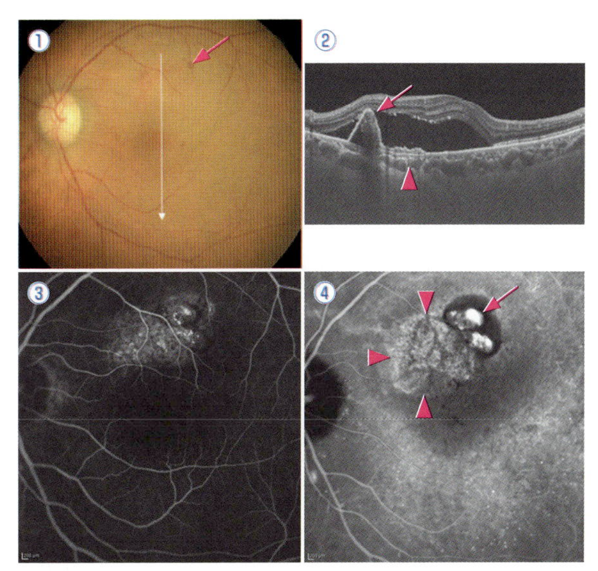

図5　RAP

①眼底所見
黄斑部に硬性白斑の沈着と網膜内出血(→)を認める。
②OCT所見
網膜内嚢胞，網膜剥離，網膜色素上皮剥離がみられる。網膜中層から外層にかけて新生血管を反映した中輝度反射がみられ，RPEが一部断裂している(→)。
③FA所見
嚢胞様黄斑浮腫を認める。
④IA所見
網膜内新生血管を認める。

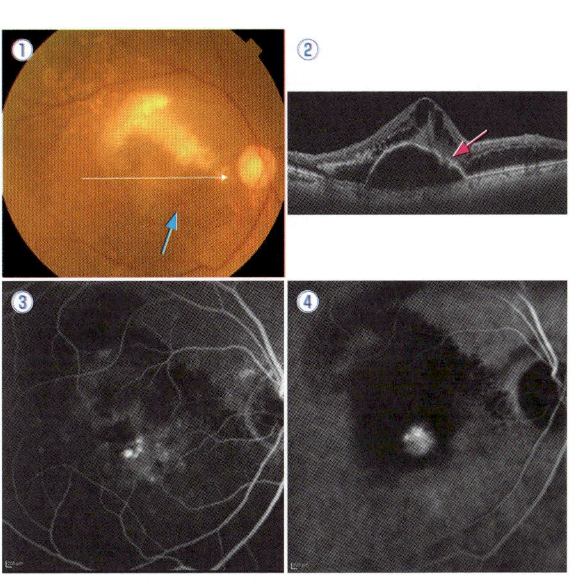

症状

- 前駆病変の段階でも軽度の変視症や視力低下を生じうる。
- 萎縮型AMDでは緩やかに進行する変視症，中心暗点，視力低下を生じる。
- 滲出型AMDでは病初期では変視症のみの場合もあるが，徐々に視力低下を生じ，ときに急激な進行がみられることがある。

検査所見

眼底検査

- 前駆病変ではドルーゼンに一致した黄白色物質やRPEの色素沈着，色素脱失がみられる。
- 萎縮型AMDでは境界明瞭なRPEの萎縮所見を認め，しばしば脈絡膜中大血管が透見される。
- 滲出型AMDではCNVからの滲出性変化に伴い，滲出性網膜剥離，網膜下およびRPE下出血，硬性白斑やフィブリンの沈着がみられる。
- 加えてPCVではポリープ状病巣の部位に橙赤色隆起病巣，RAPでは新生血管近傍に網膜内出血がみられることが多い。

フルオレセイン蛍光造影 (fluorescein angiography；FA)

- CNVの所見として2種類の造影パターンを示す。具体的には造影早期に網目状のCNVが描出され，造影後期に旺盛な蛍光漏出を示すclassic CNV，造影早期の顆粒状の過蛍光が造影後期にさまざまな程度の蛍光漏出・貯留を示すoccult CNVである。
- 解剖学的にclassic CNVはRPEを超えて網膜下に進展したType 2 CNV，occult CNVはRPE下にとどまるType 1 CNVに相当する場合が多い。classic CNVとoccult CNVが混在することも多い。
- しかし，FAのみでは典型AMD，PCV，RAPのサブタイプ診断は難しい。

インドシアニングリーン蛍光造影 (indocyanine green angiography；IA)

- 典型AMDでは網目状の過蛍光がみられる。
- PCVでは異常血管網(ネットワーク血管)とその先端の拡張したポリープ状病巣を認める。
- RAPでは網膜血管に吻合した網膜内新生血管がみられる。

光干渉断層計 (optical coherence tomography；OCT)

- 前駆病変ではRPE異常のみでも網膜外層構造に乱れが生じる場合がある。
- 軟性ドルーゼンではRPEの隆起の内部に均一な中輝度反射がみられる。
- 萎縮型AMDではRPE萎縮部位に後方シャドーの増強がみられ，網膜外層は菲薄化する。
- 滲出型AMDでは滲出性網膜剥離，RPE剥離がみられ，CNVの部位は中輝度から高輝度反射となる。
- PCVではポリープ状病巣の部位の急峻なRPE隆起，ネットワーク血管の部位のdouble layer signが高頻度にみられる。
- RAPでは網膜内新生血管に一致して中輝度反射がみられ，典型AMD，PCVと比較して病早期から網膜内の嚢胞様変化がみられることが特徴である。

眼底自発蛍光 (fundus autofluorescence；FAF)

- RPE萎縮の部位は境界明瞭な低蛍光斑となるため，萎縮型AMDの評価に有効である。

治療法

- 2012年に厚生労働省研究班がまとめた「加齢黄斑変性の治療指針」が推奨されている。
- 具体的には，前駆病変や萎縮型AMDに対しては現状では経過観察，ライフスタイルや食生活の改善，Age-Related Eye Disease Studyに基づくサプリメント摂取が推奨されている。
- 滲出型AMDに対しては，中心窩を含まないCNVに対しては通常のレーザー光凝固が推奨される。しかし，凝固部は絶対暗点となるのが欠点であり，傍中心窩CNVに対しては，治療者自身の判断で中心窩を含むCNVに準じて治療を選択するとの付記がある。中心窩を含むCNVに対しては，サブタイプにより推奨される治療が異なる。
- 典型AMDでは抗血管内皮増殖因子(VEGF) 薬の単独療法が推奨される。
- PCVでは視力により推奨される治療が異なり，視力(0.5) 以下の場合は光線力学的療法(photodynamic therapy；PDT) を含む治療法(PDT単独またはPDT－抗VEGF薬併用療法)，視力(0.6)以上では抗VEGF薬単独療法が考慮される。
- RAPに対してはPDTと抗VEGF薬の併用療法が推奨されているが，視力良好眼では抗VEGF薬単独療法も考慮してよいとされている。
- なお，この治療指針は2012年に発表されたものであり，それ以降に使用可能となったアフリベルセプトの治療成績などは勘案されていないことに注意が必要である。

鑑別疾患

- 萎縮型AMDでは黄斑部に網脈絡膜萎縮を呈する疾患との鑑別が必要となる。Stargardt病では萎縮型AMDと類似した境界明瞭な網脈絡膜萎縮を呈するが，若年発症であり，多くの症例で眼底全体に多数の黄色斑を生じること，FAでdark choroidがみられることで鑑別されうる。
- 滲出型AMDは他のCNVを生じる疾患，具体的には近視性CNV，網膜色素線条(angioid streaks；AS)に伴うCNV，点状脈絡膜内層症などの炎症性疾患に続発するCNV，特発性CNVなどとの鑑別が必要である。

- PCVでは広範な網膜下出血がしばしばみられるが，その際は網膜細動脈瘤との鑑別が必要である。
- RAPの初期では嚢胞様黄斑浮腫の所見しかみられないことがあり，糖尿病黄斑浮腫などとの鑑別が必要となる。

網膜色素線条（AS）に伴う脈絡膜新生血管（CNV）

疾患概念

- ASは弾性線維性仮性黄色腫などに伴うBruch膜の弾性線維の断片化，石灰化に伴い亀裂を生じ，しばしばCNVを生じる疾患である。

症状

- CNVに伴う滲出性変化により変視症，中心暗点，視力低下を生じる。

検査所見

眼底検査

- 視神経乳頭周囲から放射状に走行する線条病変が特徴である（図6）。
- また黄斑部耳側を中心に色素むらが存在することも特徴的であり，梨子状眼底（peau d'orange）とよばれる。

FA

- ほぼ全例でclassic CNVの所見を示す。

IA

- CNVによる過蛍光所見に加え，線条の部位は造影後期で強い過蛍光を示すため診断的意義が高い。

OCT

- Type 2 CNVを反映した網膜下の中輝度から高輝度反射を認める。

鑑別疾患

- 他のCNVを生じる疾患，具体的には滲出型AMD，近視性CNV，炎症性疾患に続発するCNV，特発性CNVなどとの鑑別が必要である。

治療

- 抗VEGF薬療法での治療成績の報告があるが，わが国では適応外使用である。

図6　ASに伴うCNV

①眼底所見
中心窩下に灰白色の新生血管病変と黒褐色の線条（→）を認める。黄斑部耳側の色調はやや粗造である。

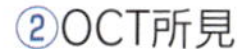

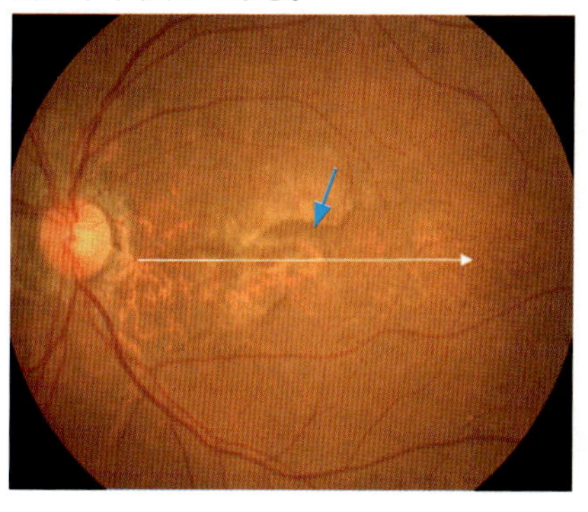

②OCT所見
中心窩下にCNVによる中輝度反射と網膜内嚢胞がみられる。

③FA所見
嚢胞様黄斑浮腫を認めるが，線条ははっきりしない。

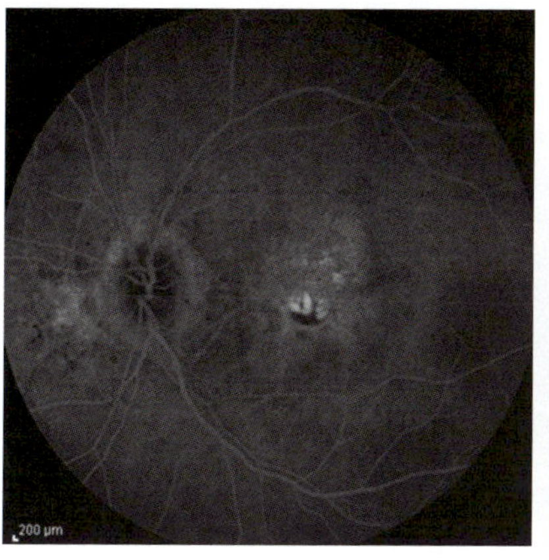

④IA所見
中心窩下のCNVと視神経乳頭から放射状に走行する線条による過蛍光が明瞭に描出される。

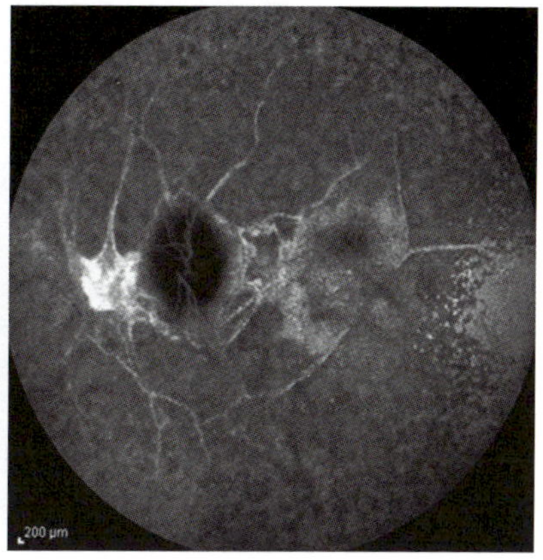

特発性脈絡膜新生血管（CNV）

疾患概念

- 黄斑部にCNVを生じるが，AMDや病的近視に伴うCNVやAS，炎症性疾患などに続発するCNVなどを除外したものを指す。
- 発症年齢は50歳未満のものと定義されている。

症状

- CNVに伴う滲出性変化により変視症，中心暗点，視力低下を生じる。

検査所見

眼底検査

- 黄斑部に灰白色のCNVと滲出性変化がみられる（図7）。
- AMDにみられるドルーゼンや病的近視に伴う網脈絡膜変化は伴わない。

FA

- ほぼ全例でclassic CNVの所見を示す。

IA

- CNVに一致した過蛍光がみられるが，ASでみられる線条や炎症性疾患に伴う変化はみられない。

OCT

- Type 2 CNVを反映した網膜下の中輝度から高輝度反射を認める。

鑑別疾患

- 特発性CNVの診断は他のCNVを生じる疾患を除外する必要があり，滲出型AMD，近視性CNV，AS，炎症性疾患に続発するCNVなどとの鑑別が必要である。

治療

- 抗VEGF薬療法での治療成績の報告があるが，わが国では適応外使用である。

図7　特発性CNV

①眼底所見
灰白色の新生血管病変とその周囲の滲出性網膜剥離を認める。

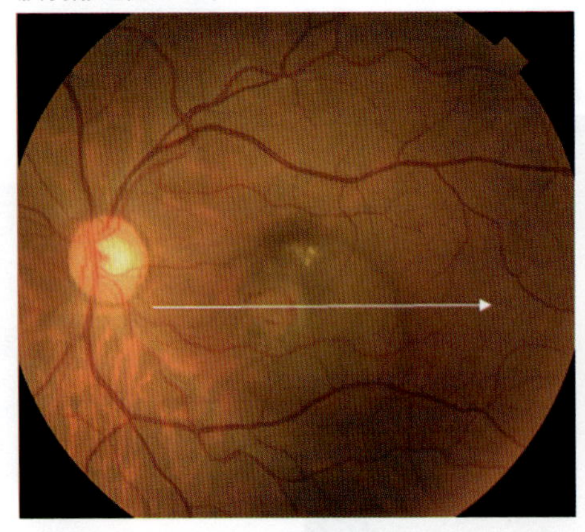

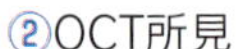

②OCT所見
CNVによる中輝度反射と網膜剥離がみられる。

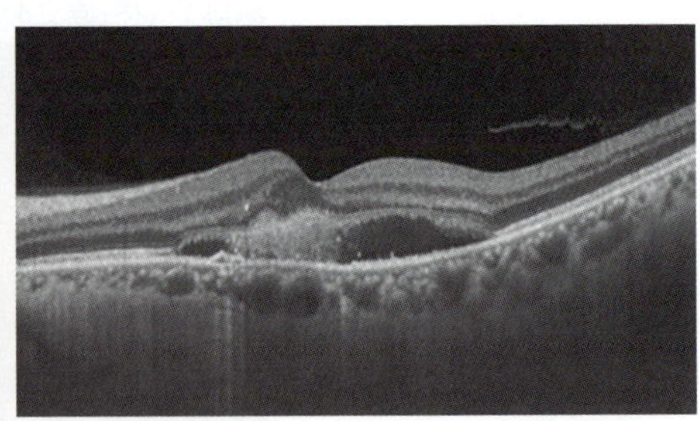

③FA所見
傍中心窩にclassic typeのCNVを認める。

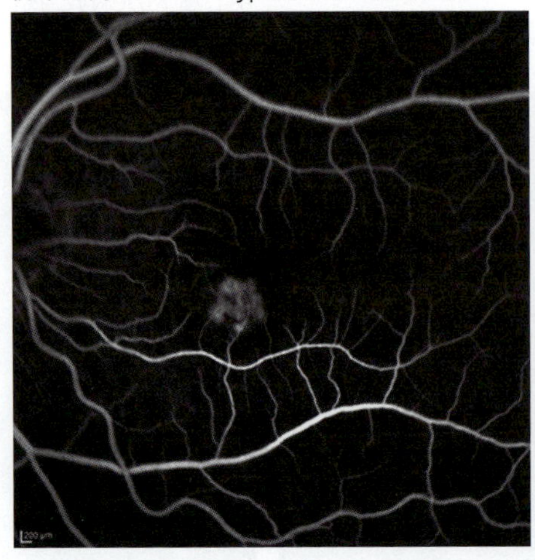

④IA所見
CNVに一致した過蛍光がみられる。

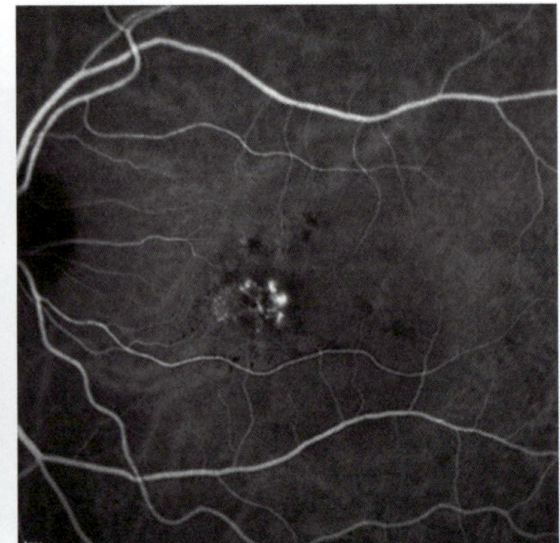

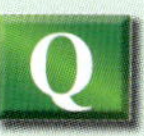

reticular pseudodrusen とは何でしょうか？

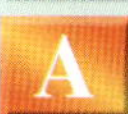

従来から報告されているドルーゼンはRPE下に局在しているのに対し，RPE上に存在するドルーゼンの一型として報告されています(図8)。AMDのなかでも特に萎縮型AMDやRAPで高頻度に認められ，黄斑部よりも上耳側網膜血管アーケード付近に網目状パターンとしてみられることが多いです。

図8　reticular pseudodrusen

①眼底所見
上方網膜血管アーケード近傍に網目状の黄白色沈着物(→)を認める。

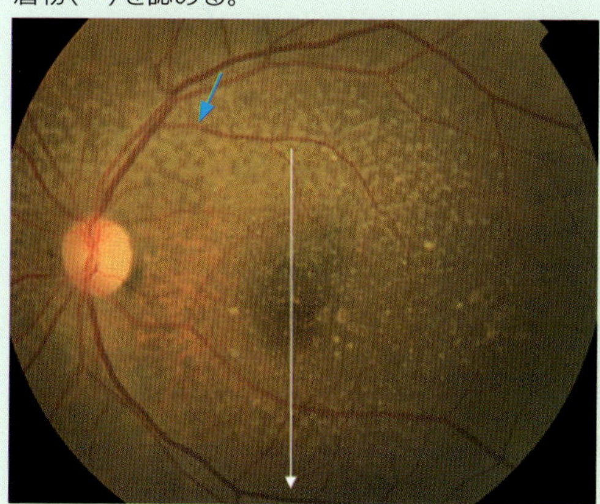

②OCT所見
通常のドルーゼンとは異なり，RPE上の突起様構造(→) がみられる。

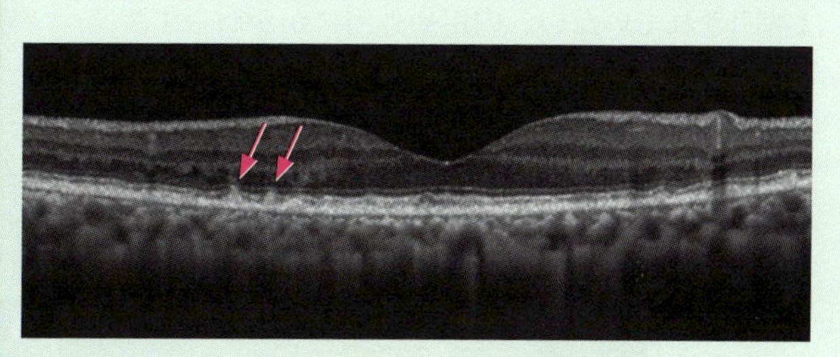

中心性漿液性脈絡網膜症

疾患の概要

- 中心性漿液性脈絡網膜症(central serous chorioretinopathy；CSC）は，典型例では30～40歳代の中年男性に多く，黄斑部を含んで同心円状の境界明瞭な漿液性網膜剥離(serous retinal detachment；SRD)を生じる疾患である。
- 初期には比較的視力が保たれていることが多い。
- 原因としては精神的または身体的ストレスやA型パーソナリティなどが指摘されているが，完全には解明されていない。内用や外用にかかわらずステロイドの既往との関連も指摘されている。
- 以前は網膜色素上皮(retinal pigment epithelium；RPE) の異常が疾患の本態と考えられていたが，近年では脈絡膜血管異常が疾患の一時的原因と考えられるようになっている。
- 脈絡膜血管異常，特に血管透過性亢進に伴い脈絡膜肥厚が指摘されている。

分類

- CSCは一般的に下記の3つに分類されている。

典型CSC（図1）

- 片眼性に中心窩を中心としたSRDを生じ変視や小視をきたす。

図1　典型CSC

①眼底所見。
中心窩を中心としたSRDがみられる。

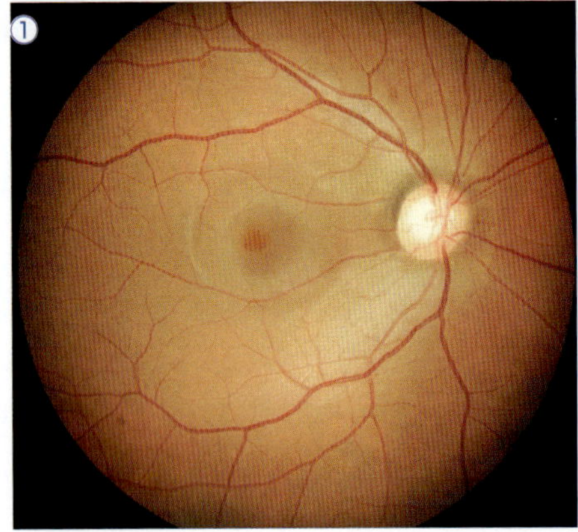

②FA。
中心窩やや鼻側に点状の蛍光漏出がみられる。

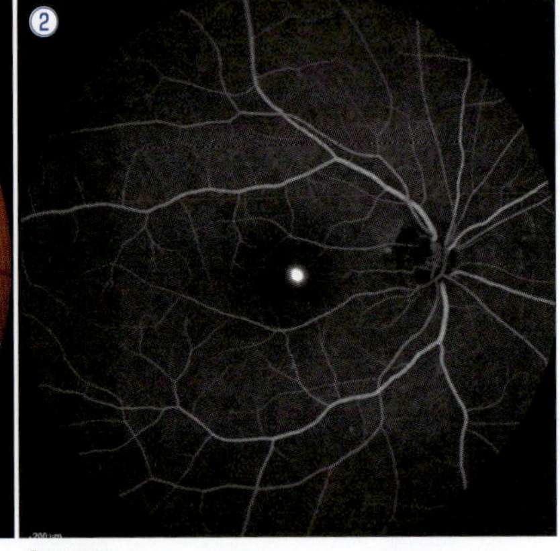

③IA。
FAでの蛍光漏出部位の過蛍光および黄斑上方・下方に血管透過性亢進を示す淡い過蛍光がみられる。

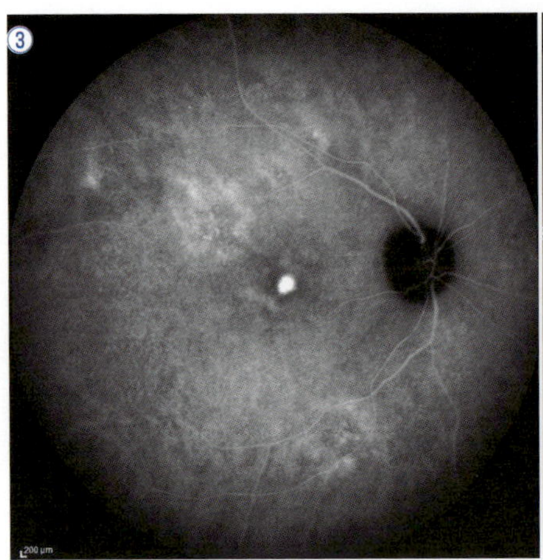

④OCT。
中心窩を含む網膜剥離および網膜色素上皮の不整がみられる。脈絡膜肥厚があり，深層の脈絡膜強膜境界ははっきり描出されていない。

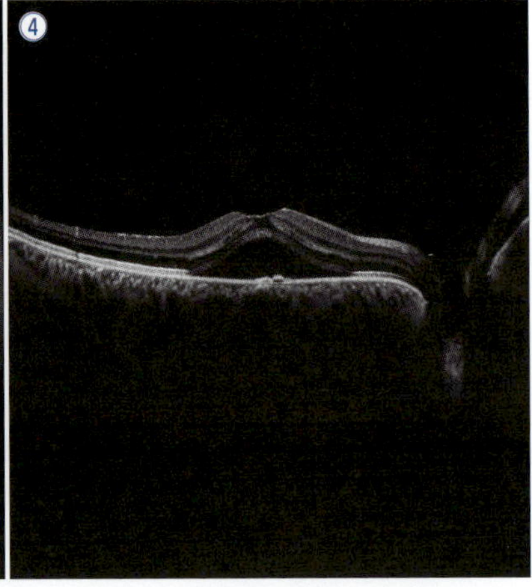

- 自然軽快例も多く，約6割の症例では後遺症もなく改善するとされる。
- フルオレセイン蛍光造影(fluorescein angiography；FA）での蛍光漏出点は1カ所または複数カ所であるが，初期像を捉えれば部位は特定可能である。

慢性CSC（図2）

- やや高齢者に多くみられ，両眼性に発症することもある。
- 再発を繰り返す。
- RPEの変性萎縮所見が多発し，FAでの蛍光漏出点がはっきりしないことが多い。
- 単純に6カ月以上SRDが遷延したものを慢性CSCと呼称することもあるが，病態で考えれば，時期とは無関係に分類可能である。
- 後述するが，慢性CSCはときにポリープ状脈絡膜血管症(polypoidal choroidal vasculopathy；PCV)と鑑別困難なことがある。

図2　慢性CSC

①眼底所見。
中心窩を中心にSRDがみられる。

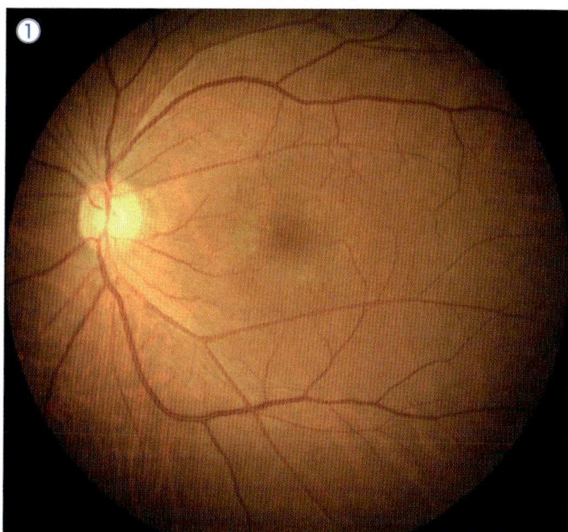

②FA。
中心窩鼻側から下方，耳側にかけて淡い過蛍光がみられるが，漏出部位ははっきりしない。

③IA。
中心窩の剥離部位に一致して顆粒状の過蛍光がみられる。それ以外にも中心窩の耳側や下方に血管透過性亢進を示す過蛍光がある。

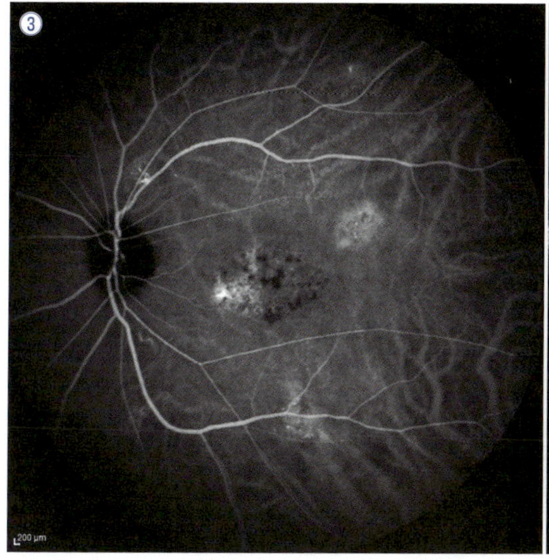

④OCT。
中心窩を含むSRDがみられる。網膜色素上皮の上に顆粒状の沈着物が観察できる。脈絡膜は剥離部位に一致するように肥厚している。

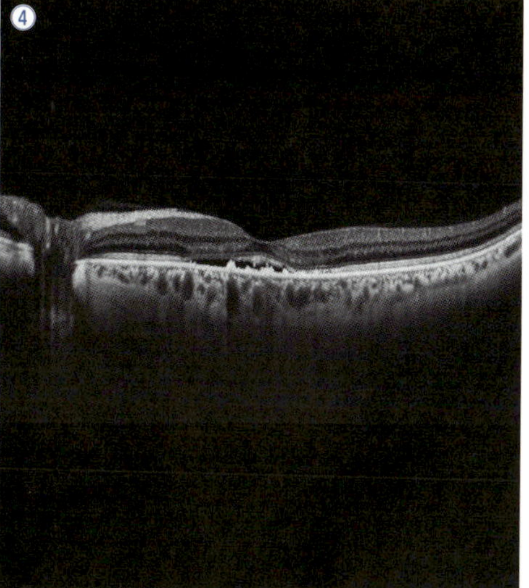

Bullous retinal detachment（胞状網膜剥離）（図3）

- わが国では以前，多発性後極部網膜色素上皮症（multifocal posterior pigmente epitheliopathy；MPPE）とよばれたこともあるが，現在ではCSCの劇症型と考えられている。両眼性にSRDが生じ，ときに胞状を呈することからこの名前がついた。
- フィブリン析出がみられることが多い。

図3　胞状網膜剥離

①合成眼底所見。
中心窩およびその耳側を含む黄斑部から下方にかけて滲出性の網膜剥離がみられる。黄斑部耳側の一部に白色病変があり，これはフィブリンと思われる。下方の剥離部位は網膜に皺が観察できる。

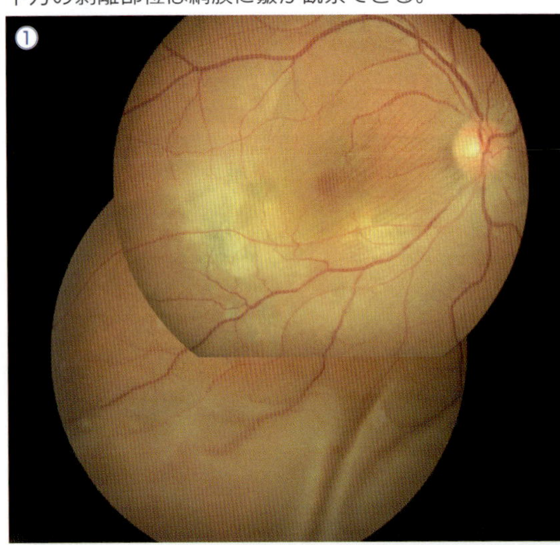

②FA。
黄斑部一帯，特に耳側を中心に点状の蛍光漏出が多数みられる。一部は視神経の鼻側にもある。

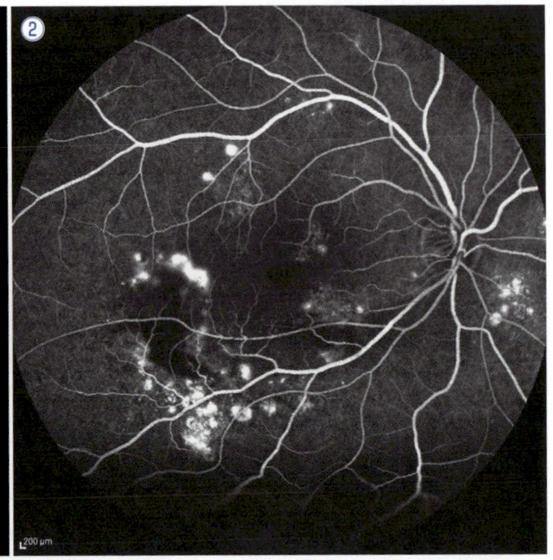

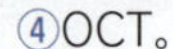

③IA。
黄斑部一帯に過蛍光点が多数みられ，一部はFAと一致している。広範囲に血管透過性亢進を示す過蛍光が観察できる。

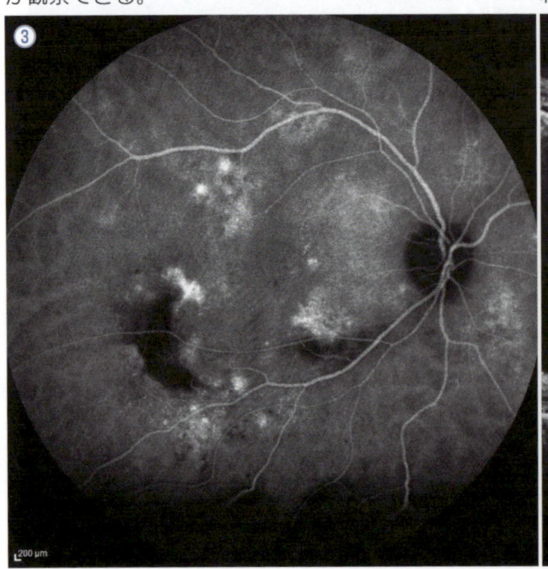

④OCT。
水平断(上)：中心窩を含んで黄斑部にSRDがみられる。耳側のフィブリンと考えられる白色病変部位に一致して網膜下に高反射帯がみられる。
垂直断(下)：中心窩から下方にかけて丈の高くなるSRDがみられる。一部にはフィブリンと考えられる網膜下の高反射帯が観察できる。

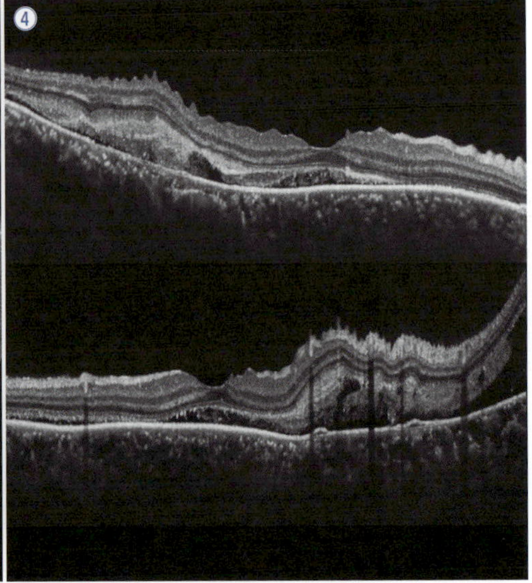

検査所見

検眼鏡的変化

- 発症初期には黄斑部を含む同心円状の境界明瞭なSRDがみられる。時間が経ってくると点状のプレシピテートやSRD内下方に蓄積した黄色沈着物が生じてくる。
- 陳旧例ではRPE萎縮を生じてくることもあり，古いSRDが下方にたれた跡(atrophic tract) がみられることもある。

フルオレセイン蛍光造影 (fluorescein angiography；FA)

- 初期像での漏出部位特定が最も大事であり，それを逃すと治療困難になる場合があるので注意を要する。
- 典型例では初期から中期にかけて1カ所または複数カ所でRPEレベルの蛍光漏出がみられ，徐々に拡大する。蛍光漏出のタイプとしては噴出(吹上)型や円形増大型等がある。
- 慢性例では漏出部位が特定できないことが多く，RPEの障害程度によって面状やびまん性に漏出が生じる。
- 胞状網膜剥離では漏出部位が多発しているが，漏出部位付近にフィブリン析出が著明な症例では特定できないこともある。

インドシアニングリーン蛍光造影 (indocyanine green angiography；IA)

- 脈絡膜の静脈拡張，充盈遅延，造影中〜後期の脈絡膜血管透過性亢進を示す過蛍光などの脈絡膜レベルでの異常所見がみられる。
- 特に脈絡膜血管透過性亢進を示す過蛍光はほぼ全例でみられ，片眼例でも約6割の症例では僚眼にも同様の所見がみられるとの報告もある。
- これらの所見が，CSCにおいては脈絡膜血管異常が疾患の本態であると考えられる根拠になった。

光干渉断層計 (optical coherence tomography；OCT)

- 急性期にはSRDが観察されるが，網膜の層構造自体は比較的保たれている。
- 剥離期間が長期化してくると，剥離裏面に顆粒状変化が観察され感覚網膜が肥厚してくるようになる。この顆粒状変化は貪食されなくなった視細胞外節の伸長(elongation)と考えられている。
- 検眼鏡的にみえるプレシピテートが高反射点として観察されるが，その部位は剥離裏面だけでなくRPE上や網膜内にも存在することが証明されている。
- さらに剥離が遷延化すると感覚網膜は菲薄化していく。
- 近年，OCTで脈絡膜を観察可能となりCSCにおける脈絡膜肥厚が証明された。中心窩下脈絡膜厚は正常眼が250 〜 300μmであるのに対してCSC眼では400 〜 500μmとする報告もある。
- 最近ではOCT上の脈絡膜の管腔領域と間質領域を2値化することでCSCの疾患の本態に迫る研究もなされている。

眼底自発蛍光 (fundus autofluorescence；FAF)

- FAFはRPEの機能評価に有用であり，RPE機能が低下すると低蛍光を示す。
- CSCでも遷延化した症例や先述のatrophic tractなどでは低蛍光が観察される。
- ただし，剥離裏面の視細胞外節の顆粒状変化がみられるCSCではSRD内でFAF過蛍光が観察されることがわかってきた。これはマクロファージによる視細胞外節の貪食が関与するとされ，やや時間が経ったCSC症例で観察されるためCSCの発症時期推定の助けになると考えられている。

治療法

- CSCは自然軽快傾向があり，通常は経過観察が基本である。
- またステロイド治療が行われている場合には主治医と相談のうえで減量・中止を検討する必要がある。しかし全身疾患の状態によっては中止できないことも多い。
- 遷延例や職業的に早期回復が望まれる場合などには下記のような積極的な治療が選択される。

レーザー網膜光凝固

- FAでの蛍光漏出部位に対して行う。
- 凝固条件は凝固波長が黄色，スポットサイズ200μm，凝固時間0.2秒，出力は80mW程度から開始し，凝固斑自体がかすかに見えるくらいの弱凝固にし，過凝固は避ける。
- 中心窩を含むSRDがあり自覚的にも視機能の低下があればすべての症例が適応となりうるが，漏出点が中心窩外にある場合に限られる。
- 中心窩外であってもレーザー部位は暗点を残す可能性があることから，十分な説明と同意が得られた場合にのみ実施する。
- 最近では閾値下凝固とよばれる低侵襲なレーザー治療も実施されている。

光線力学的療法(photodynamic therapy；PDT)

- 慢性CSCなどで蛍光漏出部位がはっきりしない場合に選択されることがある。
- 作用機序としては脈絡膜血管透過性亢進を抑制すると考えられている。
- OCTによる脈絡膜観察でPDT後は脈絡膜厚が減少することが証明されている。
- 合併症としてRPE障害が一部で指摘されていることから，薬剤またはエネルギーを通常の半分にするなどの対策がなされることが多い。

●わが国では保険適用になっていないことからその施行には注意を要する。専門施設であっても倫理委員会における承認と患者への十分な説明と同意が必要であり，積極的に行うものではない。

鑑別診断

加齢黄斑変性（AMD）

●加齢黄斑変性（age-related macular degeneration；AMD）は50歳以上で黄斑部に脈絡膜新生血管を生じる疾患であるが，occult型AMDやPCVにおいてはFAでは新生血管とRPE萎縮の鑑別が困難な場合がある。特に出血が存在しない場合には鑑別が難しい。

●PCVではときに自然経過でポリープ病巣が閉塞する場合があるが，その場合には滲出が減少していることや異常血管網が残存しているため造影検査での鑑別が困難となる。

●IAでの血管透過性亢進所見が鑑別に役立つとされるが，PCVにおいても約30％でみられるとの報告もあり，容易ではない。

pachychoroid pigment epitheliopathy（PPE）

●PPEはCSCやAMDに近く，眼底の豹紋状変化の減少，RPE変性，FAF異常，脈絡膜肥厚があるがSRDがないものと定義されている。

●ただし，実際にはPPEはCSCやoccult型AMDおよびPCVを含んでいる可能性があるとされている。

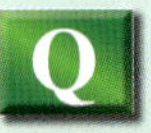

CSCにおける治療のタイミングを教えてください。

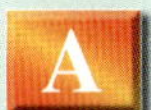

FAFは主にRPE機能を評価する検査ですが，CSCにおけるFAFは前述のとおりそれだけではありません。発症直後（図4）は，SRD部位のFAFは網膜下液によるブロック（遮断）のため低蛍光として観察されます。次に，数カ月経ってくる（図5）と剥離部位はFAF過蛍光を呈してくるようになります。OCTで剥離網膜裏面の顆粒状変化が観察されるようになるときFAFは，プレシピテートや黄色沈着物の一部で過蛍光を呈します。これは剥離網膜内に遊走したマクロファージ等が視細胞外節を含む老廃物を貪食・代謝することで形成され，それが自発蛍光を示すと推察されています。このSRD内の自発蛍光物質は細胞傷害性をもつとされ，同部位では視機能障害を引き起こす可能性があることから，積極的な治療が必要です。通常発症から3～6カ月の時点でFAF過蛍光を呈してくるので，FAFおよびOCT所見から治療のタイミングを検討することが重要となります。

図4　CSC発症直後症例

①FAF。中心窩を中心に低蛍光が観察できる。
②OCT。中心窩を含む網膜剥離およびRPEの不整がみられる。

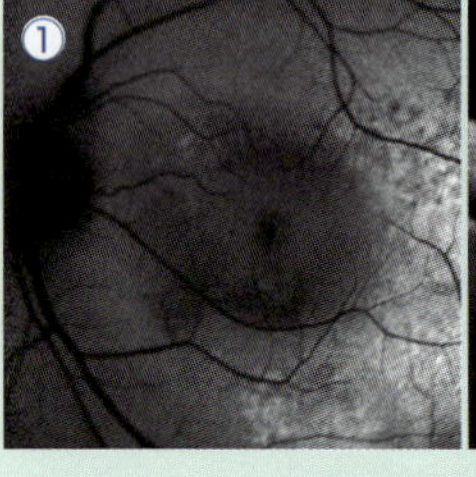

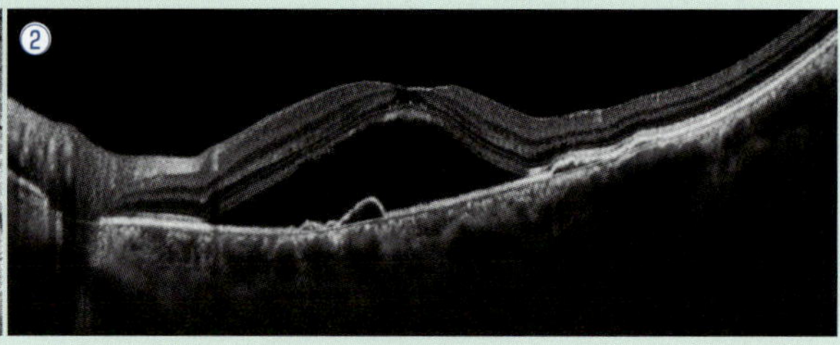

図5　CSC発症から半年後の症例

①FAF。中心窩を含んで下方にかけて顆粒状の過蛍光が観察できる。
②OCT。中心窩を含む丈の低いSRDがみられる。剥離網膜裏面には視細胞外節延長による変化であるが顆粒状の高反射帯が観察される。

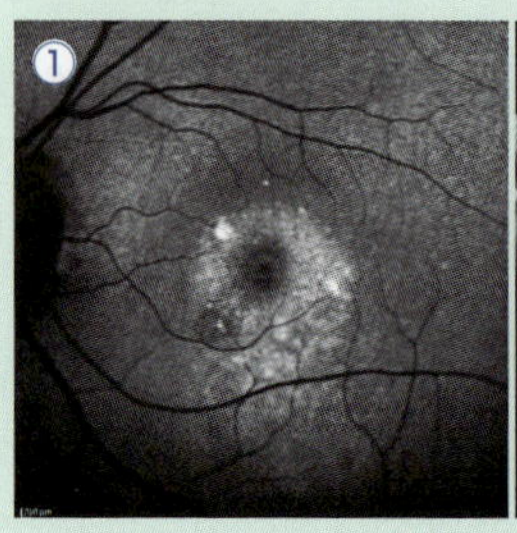

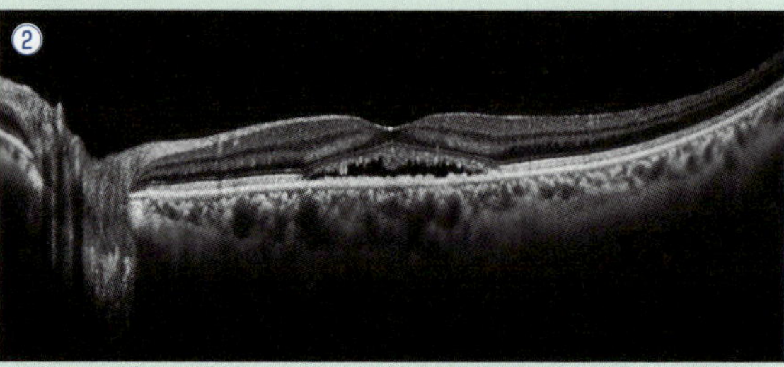

強度近視と類縁疾患

疾患の概要

- 強度近視にみられる合併病変は多彩である。
- 近視性脈絡膜新生血管や単純型出血，近視性牽引黄斑症や黄斑円孔網膜剥離，緑内障性視神経症や近視性視神経症がまず挙げられる。
- その他，びまん性や限局性の近視性網膜脈絡膜萎縮，dome-shaped macula，傾斜乳頭症候群，固定内斜視などが合併する。

近視性脈絡膜新生血管

- 屈折度－8ジオプトリー（D）を越える，または眼軸長26.5mm以上の近視眼に生じた脈絡膜新生血管を，原則的に近視性脈絡膜新生血管（図1）としている。
- 自然経過では，活動期，瘢痕期，萎縮期という経過をたどり，瘢痕による視力低下を招く。
- 単純型黄斑部出血との鑑別はフルオレセイン蛍光造影(fluorescein angiography；FA）や光干渉断層計(optical coherence tomography；OCT)により行う。
- 治療は血管内皮増殖因子(VEGF）の抗体の硝子体注射が行われている。

Lacquer crack，単純型出血

- Bruch膜の機械的断裂とされているlacquer crackが生じた際に，脈絡膜毛細血管の損傷とともに認められる出血(図2)をいう。
- 無治療で自然に吸収し，視力がある程度回復することが多い。
- 出血時に，OCTで出血が外境界膜を超えて網膜内層に及ぶような症例では，出血吸収後にも視細胞層の損傷が残存し，視力予後が不良である。

図1　近視性脈絡膜新生血管の画像所見

①眼底写真。傍中心窩にわずかな出血を伴う灰白色隆起性病変を認める。

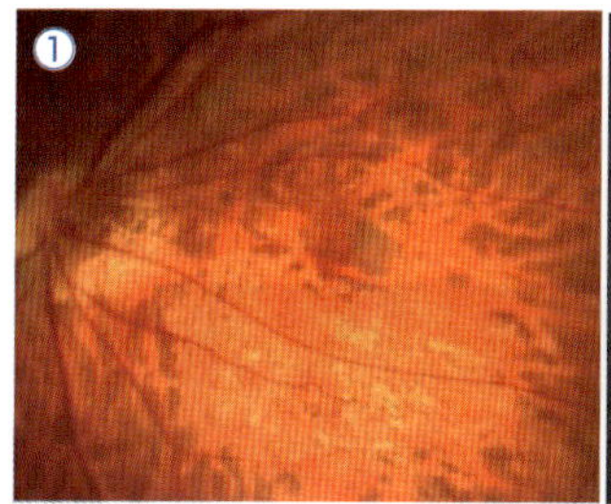

②FA。旺盛な色素漏出を認める。

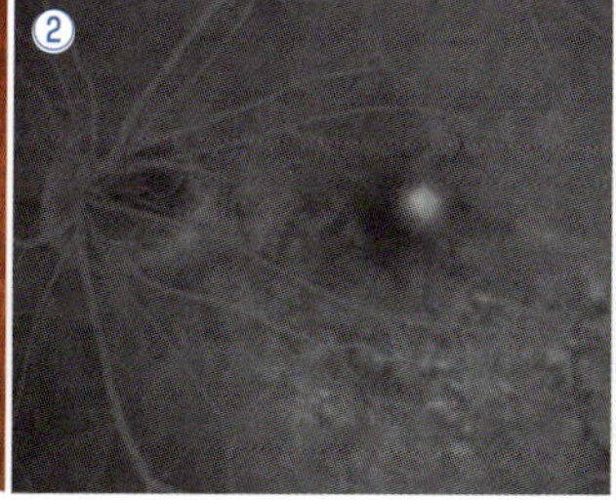

③OCT。網膜色素上皮上の隆起性病変として認められ，周囲に軽度の網膜浮腫を伴う。

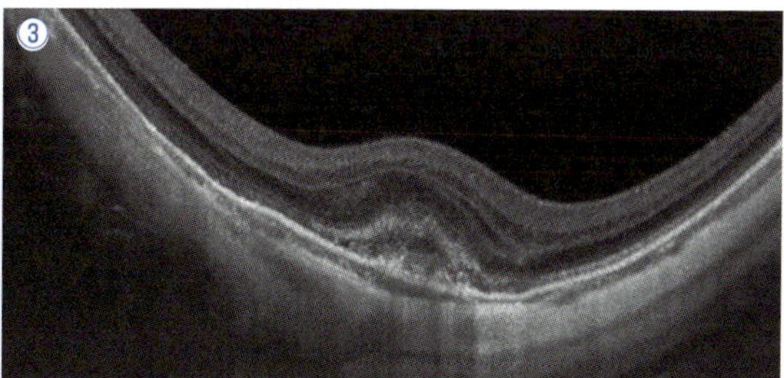

図2　単純型黄斑部出血の画像所見

①眼底写真。中心窩に網膜出血を認める。

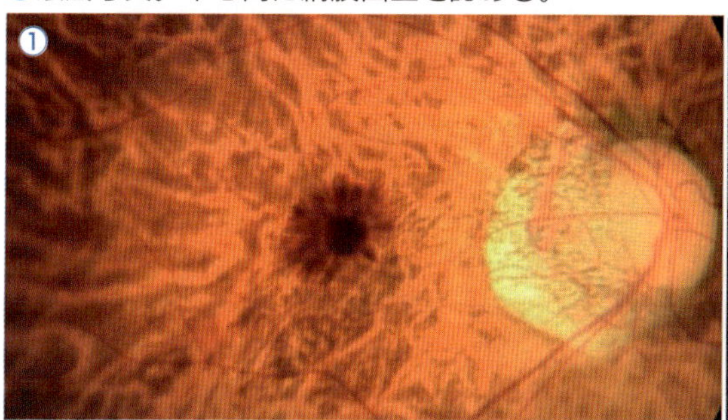

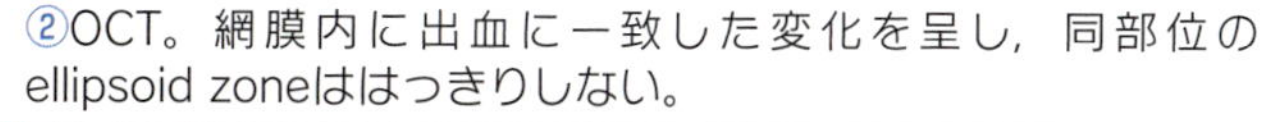

②OCT。網膜内に出血に一致した変化を呈し，同部位のellipsoid zoneははっきりしない。

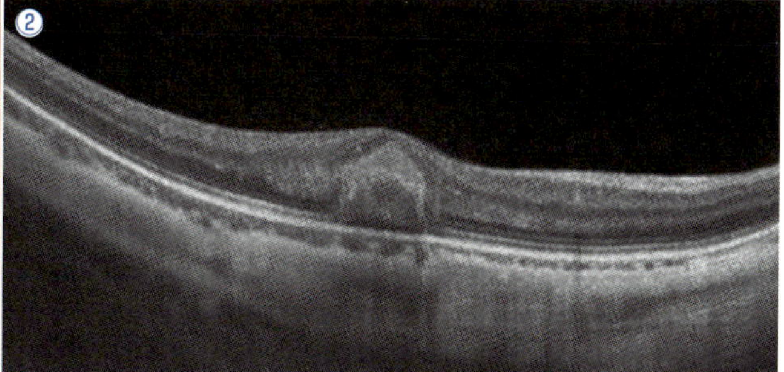

近視性牽引黄斑症

- 近視性牽引黄斑症は，強度近視眼にみられる牽引に伴った黄斑部網膜の障害を示す総称である。
- 黄斑円孔網膜剥離の前駆病変として重要である。
- 診断は病的近視眼底に加えて，黄斑前膜，硝子体黄斑牽引，200μmを超える中心窩網膜の肥厚，網膜分離(図3)，網膜剥離，黄斑分層円孔の6つのうち，いずれか1つを認めることによる。
- 東京医科歯科大学分類(表1)では網膜分離の有無または範囲と合併病変の有無で分類し，さらに網膜剥離はstage 1から4に分類する。
- 治療は硝子体切除に加えて，内境界膜剥離やfovea-sparing法による内境界膜剥離が広く行われ，おおむね良好な成績が報告されている。

黄斑円孔網膜剥離

- 強度近視眼の黄斑円孔は非強度近視眼に比べ黄斑円孔の発症後に網膜剥離を生じ，黄斑円孔網膜剥離(図4)となりやすい。
- 治療は，硝子体切除ならびに内境界膜を剥離した後，ガスタンポナーデやシリコーンオイルタンポナーデを行う方法や黄斑バックルが従来から行われてきた。
- inverted flap法やautologous transplantation法，lens capsular flap transplantation法を用いることで予後を改善できる可能性がある。

表1　近視性牽引黄斑症の東京医科歯科大学分類

網膜分離の有無または範囲によりS0からS4に分類，また合併病変の有無を記載し，さらに網膜剥離はstage 1から4に分類する。

網膜分離の範囲による分類
S0　分離なし
S1　分離が中心窩外のみ
S2　分離が中心窩内のみ
S3　分離が中心窩含むが黄斑全体を含まない
S4　分離が黄斑全体に広がっている
合併病変
(M)網膜前膜
(V)硝子体黄斑牽引
(L)黄斑内層分層円孔
(D)網膜剥離(1～4)
(A)網膜萎縮
(H)全層黄斑円孔
網膜剥離(D1～4)
(1) ellipsoid zoneの不整や挙上
(2)外層分層黄斑円孔(OLMH)
(3) OLMH周囲の網膜剥離
(4) OLMH周囲の網膜分離の消失

図3　近視性牽引黄斑症の画像所見

①眼底写真。黄斑部網膜の浮腫様変化を認めることがあるが，この症例でははっきりしない。

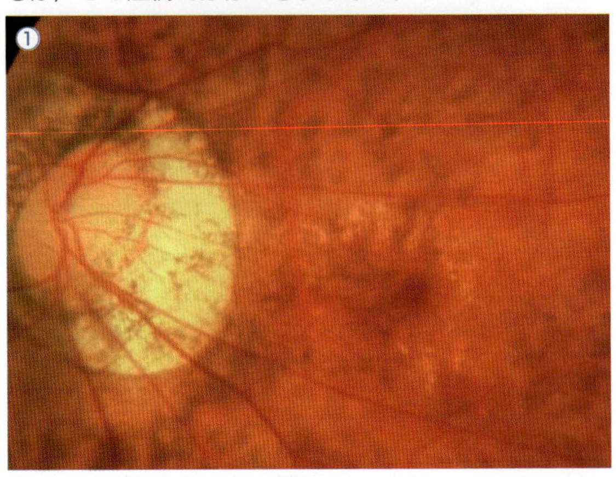

②OCT。網膜分離を広く認める。

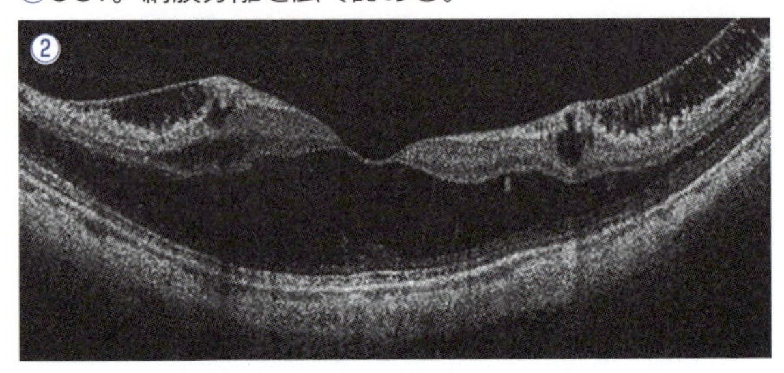

図4　黄斑円孔網膜剥離の画像所見

眼底写真(①)とOCT(②)ともに黄斑円孔と網膜剥離が認められる。

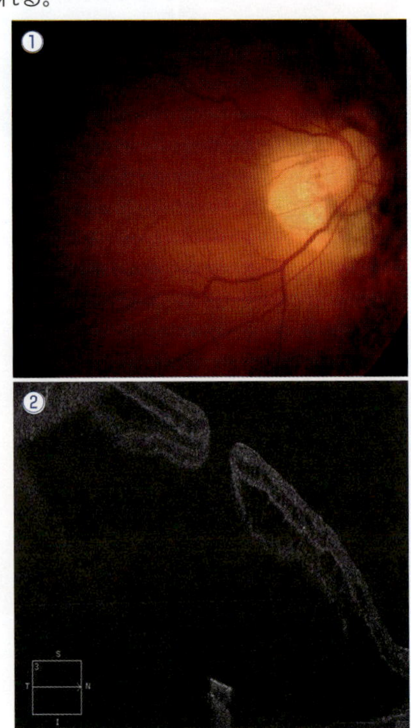

緑内障性視神経症や近視性視神経症

- 近視眼では屈折度が大きいほど緑内障を合併する割合が増えてくる。
- 強度近視眼では変形した視神経乳頭に視野異常が合併している症例も多く近視性視神経症とよんで対応している。
- 強度近視眼では，近視性視神経症と緑内障性視神経症の病態を併せ持つと考えられる。
- 近視性視神経症では緑内障性視神経症の視野変化であるBjerrum領域の暗点や鼻側階段に加えて，耳側欠損や盲点中心領域の欠損が生じやすい(図5)。intrachoroidal cavitationを伴う眼では視野障害を認める比率が高く，ときにピット黄斑症候群様の網膜剥離(図6)を生じる。
- 近視性視神経症はその病態の解明があまり進んでおらず，現時点では緑内障性視神経症と同様の治療を行うが，新たな治療開発が望まれる。

図6　Intrachoroidal cavitationに合併した黄斑部網膜剥離の画像所見
眼底写真(①）とOCT（②）で，乳頭周囲のintrachoroidal cavitationと黄斑部網膜剥離が認められる。

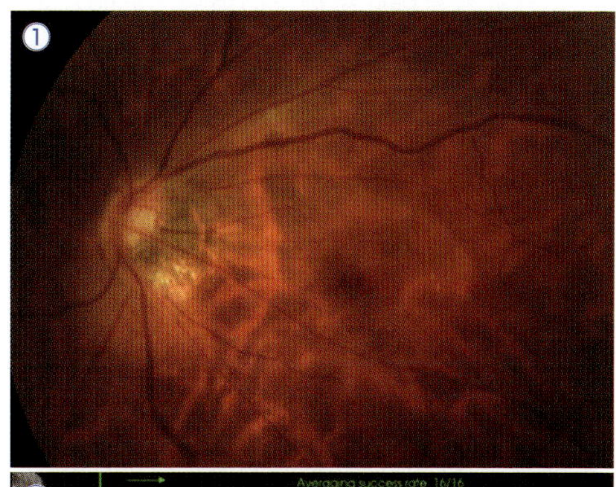

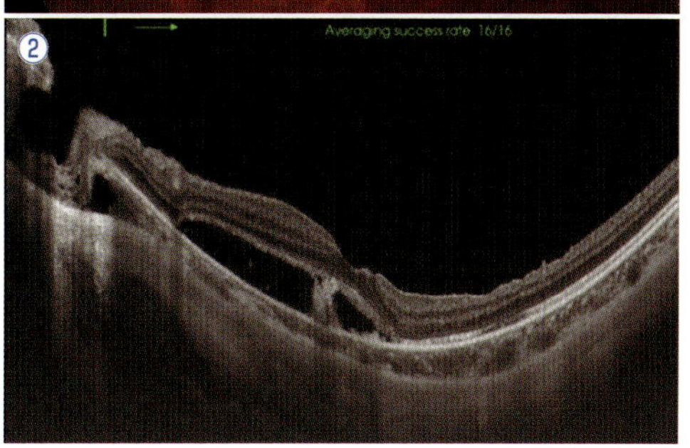

図5　近視性視神経症の視神経乳頭と視野
①の症例では乳頭陥凹拡大と乳頭傾斜が認められる。

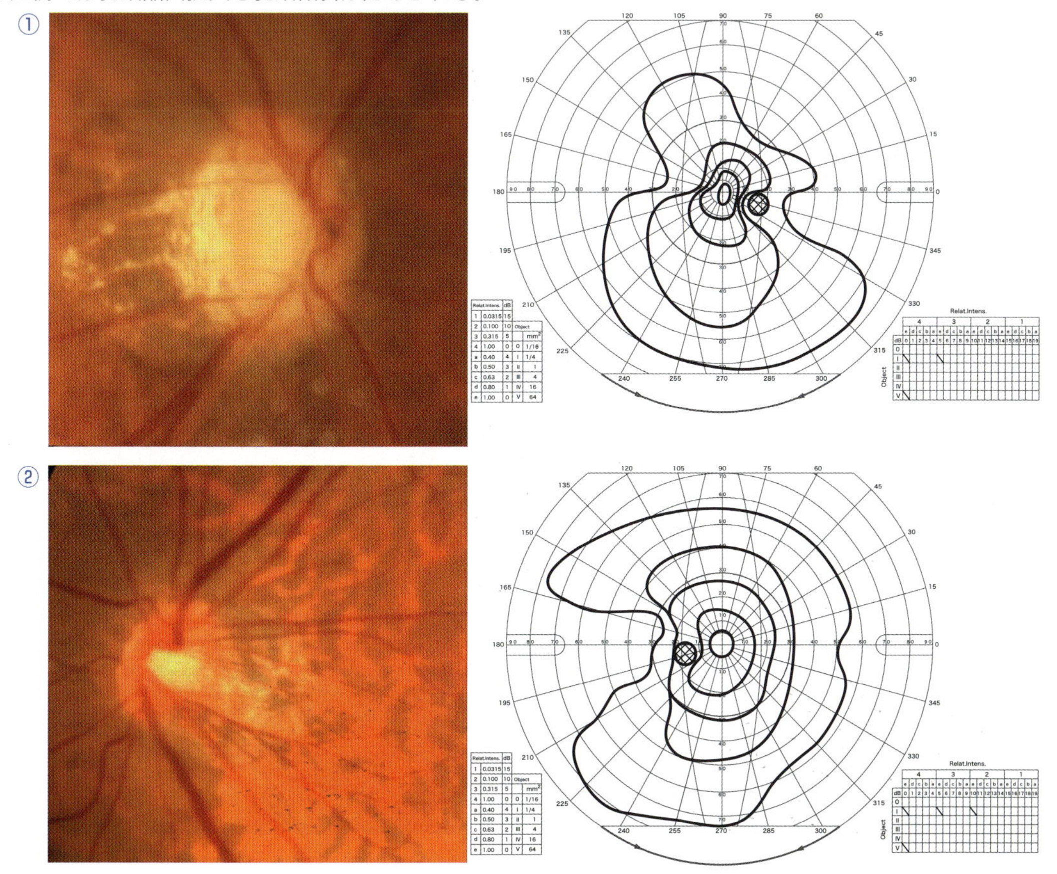

近視性網膜脈絡膜萎縮

- 近視性網膜脈絡膜萎縮は，びまん性萎縮病変と限局性萎縮病変（図7）とに分けられる。
- びまん性病変は眼底後極部の境界不鮮明な黄色の萎縮病巣としてみられる。びまん性病変では，網膜外層や網膜色素上皮は比較的保たれており，視力が良好に保たれることが多い。
- 限局性萎縮病変はコーヌスと同程度の灰白色の色調を有する境界明瞭な病変であり，病変内は絶対暗点を呈する。

dome-shaped macula（DSM）

- 強度近視眼の黄斑部がドーム状に硝子体側に突出した状態をいう。
- 合併症として，漿液性網膜剝離や近視性脈絡膜新生血管を合併することがある。
- DSMの症例では中心窩下強膜厚が肥厚しており，強膜の局所的な肥厚のためにDSMが生じている。
- DSMは多くの症例では中心窩を通る垂直スキャンにおいて，水平スキャンよりも明瞭である。

傾斜乳頭症候群

- 傾斜乳頭症候群は眼球の胎生裂の閉鎖不全から生じる先天的な異常であり，乳頭下方傾斜と下方眼球の伸展を特徴とする。
- 黄斑部に傾斜がかかる症例ではDSM同様に漿液性網膜剝離や近視性脈絡膜新生血管を合併することがある。

図7　近視性網膜脈絡膜萎縮

①びまん性萎縮病変。

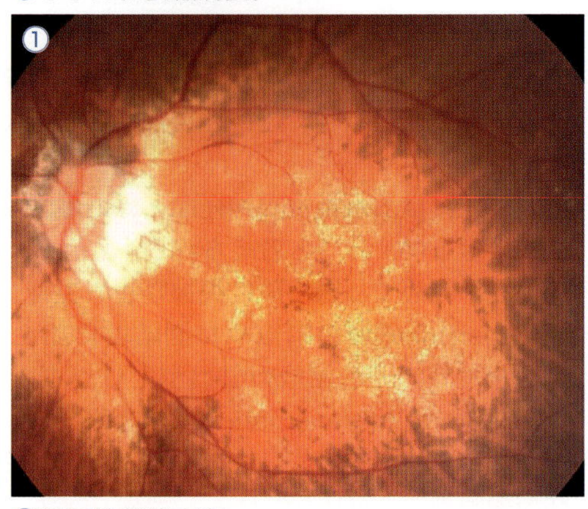

②限局性萎縮病変。

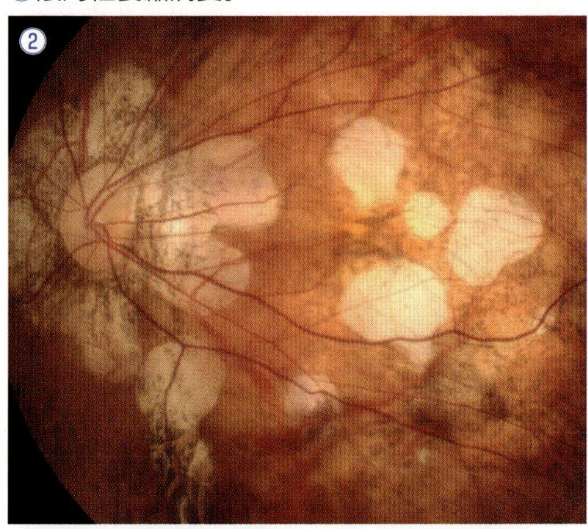

Q1 近視性牽引黄斑症はいつ手術を行えばよいのでしょうか？

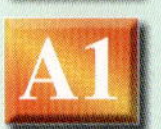

A1 一定の見解はありませんが，①stage 2以上の進行性網膜剝離を伴っているもの（図8），②収縮した黄斑前膜が中心窩に強く癒着し，歪視や視力低下に影響していると考えられるもの，③硝子体中心窩牽引により，全層の黄斑円孔もしくは黄斑円孔網膜剝離への進行の危険が迫っているもの，④全層黄斑円孔を伴っているものについて手術を検討しています。

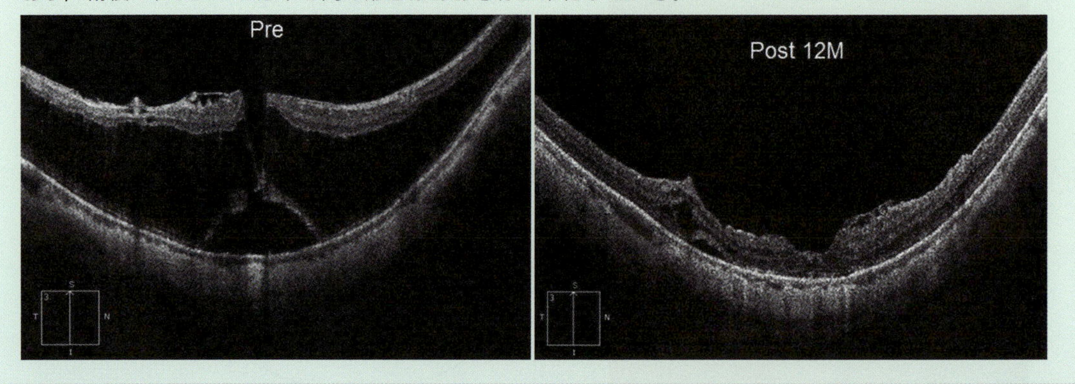

図8　Fovea-sparing法による内境界膜剝離を併用した硝子体手術を行った症例

手術前のOCTでは網膜剝離上方の外層分層黄斑円孔と内層分層黄斑円孔により中心窩網膜が菲薄化しており，術後1年のOCTでは中心窩の形態はおおむね正常化している。

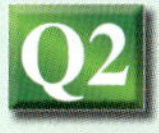

近視性牽引黄斑症で手術する場合，どのような症例にfovea-sparing法による内境界膜剥離を行うのでしょうか？

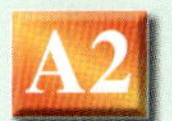

外層分層黄斑円孔を伴う網膜剥離や内層分層黄斑円孔により中心窩の残存網膜が菲薄化したもの（図8）に対しては，術後の黄斑円孔を抑制する目的で中心窩の内境界膜は残して内境界膜剥離を行います（fovea-sparing法）。

dome-shaped macula（DSM）の症例ではどのような注意が必要でしょうか？

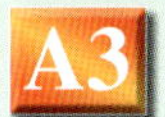

DSMでは，盛り上がった部位の脈絡膜の菲薄化と網膜色素上皮の障害が高頻度に認められます。その他DSM周囲の網膜分離，DSM上の黄斑円孔，脈絡膜新生血管，漿液性網膜剥離に注意が必要です（図9）。

図9　dome-shaped maculaのOCT

①DSM周囲の網膜分離。

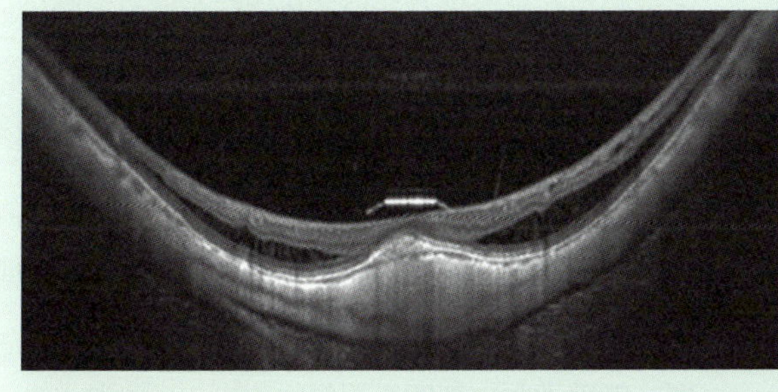

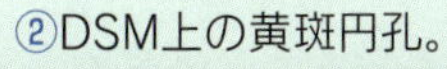

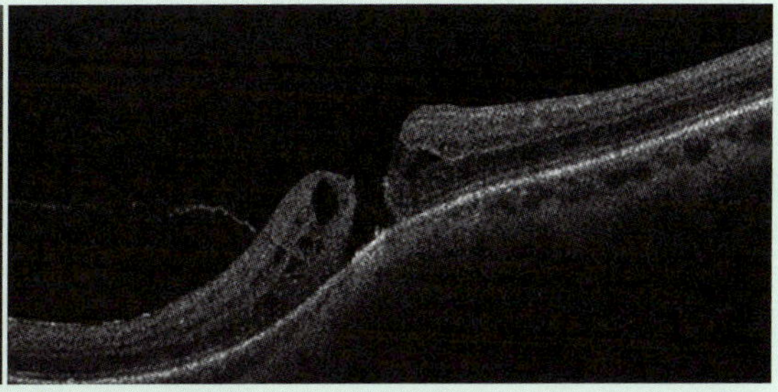

③脈絡膜新生血管。

④漿液性網膜剥離。

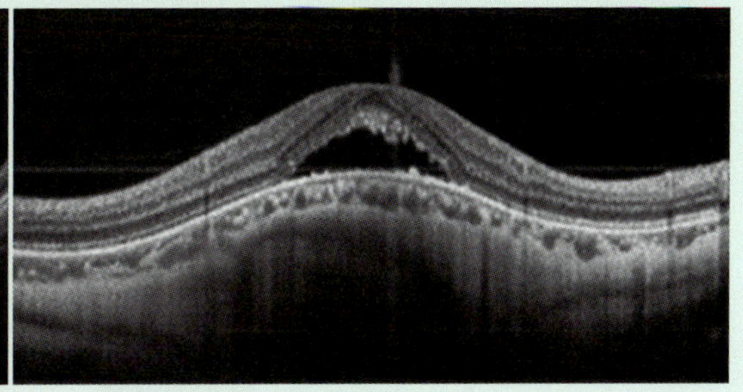

裂孔原性網膜剥離

疾患の概要

- 裂孔原性網膜剥離は網膜裂孔が生じて感覚網膜と網膜色素上皮細胞層が分離することをいう。
- 感覚網膜と網膜色素上皮細胞が分離をすると，視細胞の外節が再生されなくなり光に対する感受性が低下する。そのため網膜剥離になった部分は視野欠損として自覚される。
- 網膜剥離になると24時間以内に視細胞に障害が始まる。視細胞が集中して酸素需要が高い黄斑部が剥離すると網膜の外層の障害が早急に起こり，治療によって網膜を復位させたとしても変視症や視力障害が残る。
- そこで網膜剥離の治療のポイントとしては黄斑部に及ばないうちに治療を行うこと，黄斑部に及んでいればできるだけ早急に治療を行うことである。
- 一方で黄斑部剥離となって長期に経過してしまった場合には早急に手術を行っても治療成績に差がない。
- 網膜剥離が好発する年齢分布には二峰性があり，その発症年齢によって網膜剥離のタイプが異なる[1,2)]。
- 1つ目のピークは20～30歳代であり，後部硝子体剥離がなく網膜格子状変性内の萎縮性円孔によって生じている網膜剥離が多い。格子状変性の境界では網膜と硝子体が垂直方向に癒着している。その周囲に起こる硝子体の液化で萎縮性円孔に接線方向への硝子体牽引が起こって網膜剥離が生じると考えられている。
- 2つ目のピークは50～60歳代で後部硝子体剥離に伴う弁状裂孔によって生じる。格子状変性周囲や網膜血管では硝子体癒着が強いため，格子状変性周辺や網膜血管を巻き込んで弁状裂孔が生じることが多い。網膜血管をまたいで網膜裂孔ができる場合には硝子体出血を伴う。

検査所見

- 裂孔原性網膜剥離の診断において，まず網膜裂孔を検出することが重要である。
- 細隙灯顕微鏡による前部硝子体の観察において，網膜色素上皮細胞由来のtobacco dustがみられると網膜裂孔を合併している可能性が極めて高い。

双眼倒像鏡

- 裂孔原性網膜剥離の眼底観察には患者をリクライニングシートに移動させ，仰臥位にして双眼倒像鏡を用いて観察することが基本である（図1）。
- まず視神経乳頭や網膜の主要血管などの眼底の大まかなスケッチを行う。網膜血管の描出は網膜裂孔のオリエンテーションに有用である。
- 周辺部に変性巣や萎縮巣があればその深さや範囲，網膜剥離の範囲を記録する。

図1　仰臥位での眼底観察
眼底チャートを上下逆さまにおいて観察されるままをスケッチする。

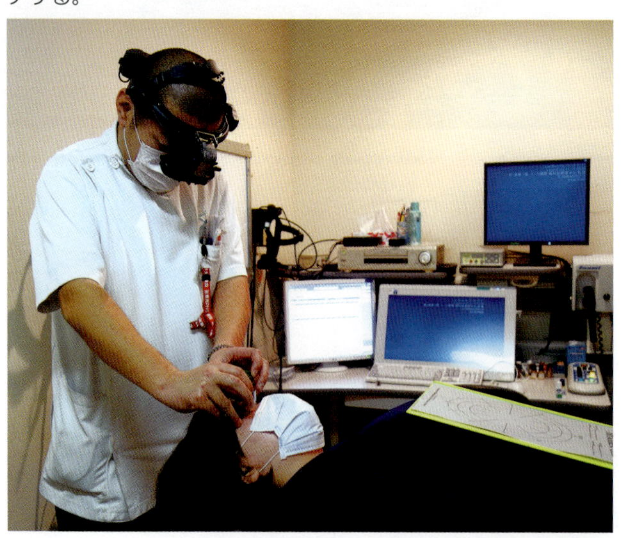

- 網膜剥離の丈が最も高い場所に原因裂孔が存在することも多い。
- 渦静脈の膨瘤部は赤道部に位置するので，網膜裂孔や変性巣の深さを判定するのに有用である。渦静脈膨瘤部近傍では脈絡膜の中大血管が分布する確率が高いので，網膜下液穿刺を避ける部位としての認識も重要である。
- 周辺部の観察には，検者が頭部を左右に振って体を傾けながら周辺部を観察する。
- 周辺部が観察できたら強膜圧迫子を用いて眼瞼上から周辺部強膜を圧迫して最周辺部である鋸状縁まで観察する(図2)。
- アトピー性皮膚炎に伴う網膜剥離や外傷性網膜剥離などでは毛様体扁平部や皺襞部に裂孔が存在する場合がある。毛様体扁平部の裂孔であれば強膜圧迫で観察されるが有水晶体眼では毛様体皺襞部裂孔は観察できず隅角鏡面による観察が有用である。

細隙灯顕微鏡

- 倒像鏡による眼底スケッチができれば，次に前置レンズを用いて細隙灯顕微鏡で観察する。
- 前置レンズには非接触型と接触型がある(図3)。
- 一般診療では非接触型前置レンズが簡便だが，周辺部の詳細な眼底観察は接触型前置レンズのほうが優れている。接触型広角レンズタイプは低倍率ではあるが，双眼倒像鏡と見え方が同じであるため，全体像を把握しやすい。
- 片手で前置レンズを支えながら，もう一方の手で眼底チャートに周辺部網膜変性や網膜裂孔への硝子体牽引を記載する。
- 原因裂孔となる網膜裂孔を発見しても1つではないことも多い。網膜剥離がない部位の網膜裂孔があっても術後に網膜下液の移動によって裂孔が開通し，網膜非復位の原因になることもある。そこで網膜のすべての裂孔を把握することが網膜剥離手術を1回で成功させるには重要である。

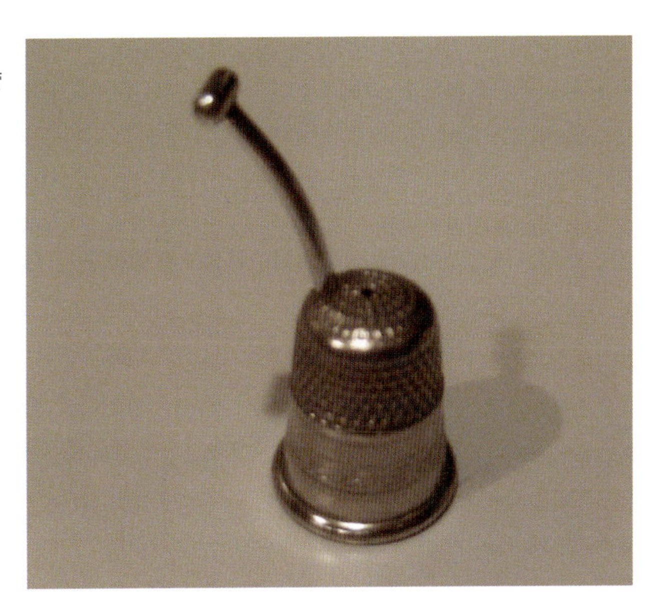

図2 強膜圧迫子
眼瞼上や結膜上から周辺部強膜を圧迫して鋸状縁まで観察する。

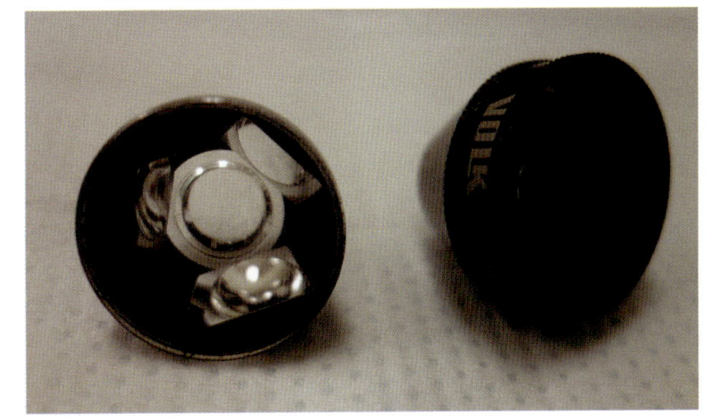

図3 接触型前置レンズ

網膜剥離の形による原因裂孔の位置の推測

- 有水晶体眼では網膜剥離の形と原因裂孔の間で一定の関係がある（図4）[1,2]。
- 一見して網膜剥離の原因裂孔が不明であった場合，裂孔が発見されても原因裂孔かどうか自信がない場合はこの法則が参考となる。
- 下方の網膜剥離の場合，剥離の上縁の耳側と鼻側の高さが同じである場合には6時に裂孔がある（図4①）。
- それぞれの高さが異なる場合には裂孔は剥離が高いほうの象限にある（図4②）。しかし高齢者などでは上方の硝子体基底部付近に小さな弁状裂孔があり，その周辺部の扁平な剥離から下方の胞状の剥離へとつながっている場合がある（図4③）。
- 下方から上方まで伸びた網膜剥離があり上縁の高さが異なる場合には，剥離上縁の高いほうの象限に裂孔がある（図4④）。片側の上方網膜剥離であれば裂孔は剥離の上縁にある（図4⑤）。
- 上方網膜剥離の下縁が鼻側耳側ともに同じ高さにあれば裂孔は12時にある（図4⑥）。また剥離網膜の下縁の高さが異なる場合には裂孔は剥離網膜の下縁が低い象限にある（図4⑦）。
- 無水晶体眼では眼内で水晶体の体積がないので，硝子体が前方へ移動して虚脱する。そこで有水晶体眼での法則が成り立たない。水晶体後嚢破損例，外傷や先天白内障術後などでも無水晶体眼に相当するような硝子体の前部虚脱がある。これらの場合で網膜裂孔が圧倒的に多いのは11時から1時の上方に位置する硝子体基底部後縁の小さな弁状裂孔である（図4⑧）。無水晶体眼に伴う網膜剥離と判断した場合には，水晶体嚢の混濁で周辺部が見づらく下方の網膜剥離であっても上方の小さな弁状裂孔に注意する。
- 強度近視では眼軸の延長に伴い網膜が伸展し硝子体腔の液化も進行しており，後部ぶどう腫をしばしば合併する。強度近視で好発する黄斑円孔網膜剥離は女性に多い。網膜が全剥離して黄斑円孔が明らかでなくても周辺部に網膜裂孔がなく強度近視であれば黄斑円孔網膜剥離を疑う。周辺部網膜裂孔から生じた網膜剥離に黄斑円孔を合併する場合があるが，このときは強度近視でない場合が多い。強度近視眼では後部ぶどう腫のすぐ外側で傍網膜血管部に小裂孔（paravascular micro-break）を合併する場合がある。

図4　網膜剥離の範囲と網膜裂孔（赤い部分）の位置関係

①下方の網膜剥離で剥離の上縁の耳側と鼻側の高さが同じ場合。

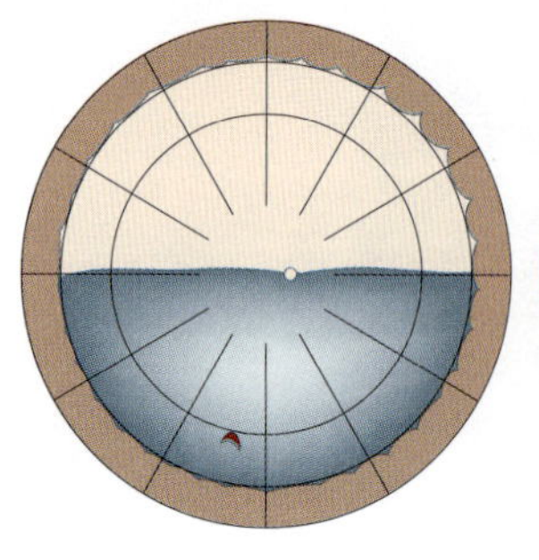

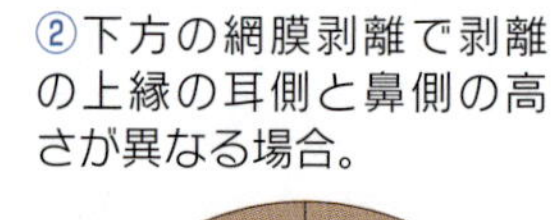
②下方の網膜剥離で剥離の上縁の耳側と鼻側の高さが異なる場合。

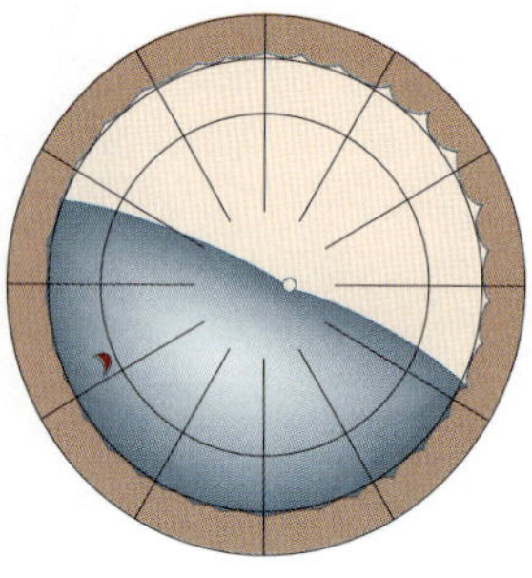

③扁平な剥離から下方の胞状の剥離へとつながっている場合。

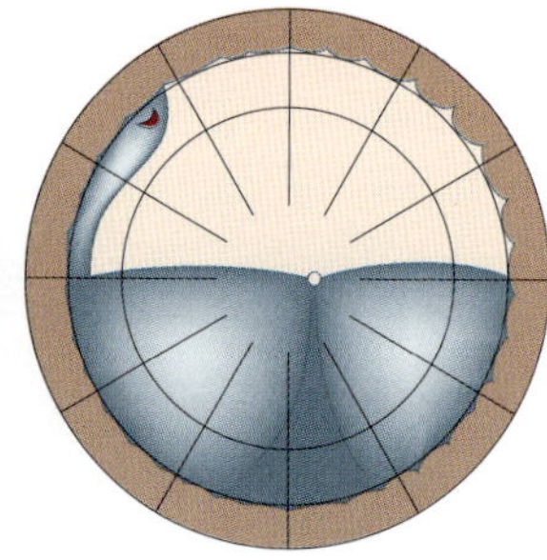

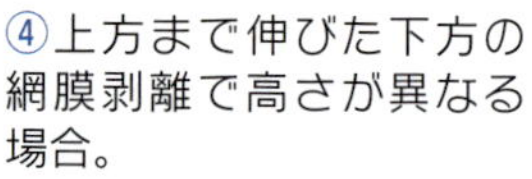
④上方まで伸びた下方の網膜剥離で高さが異なる場合。

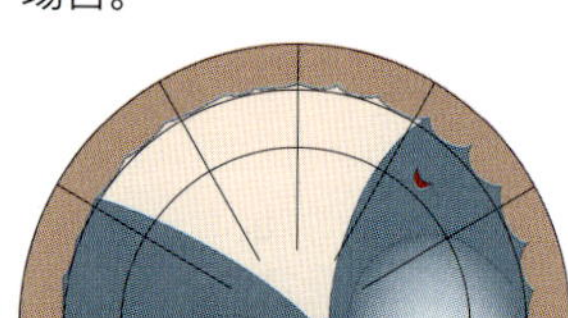

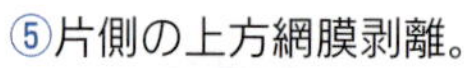
⑤片側の上方網膜剥離。

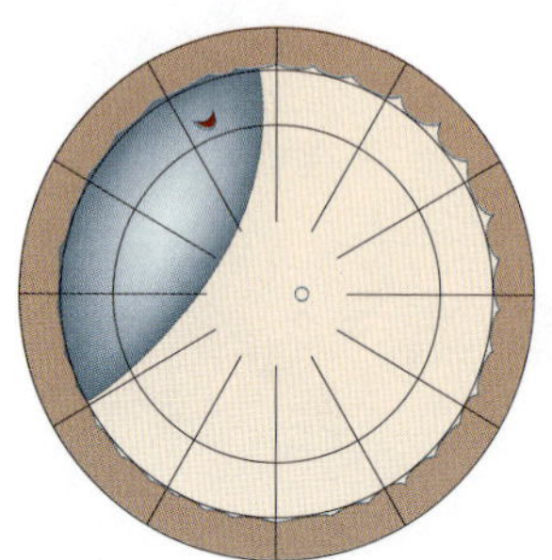

⑥上方の網膜剥離で下縁が鼻側耳側ともに高さが同じ場合。

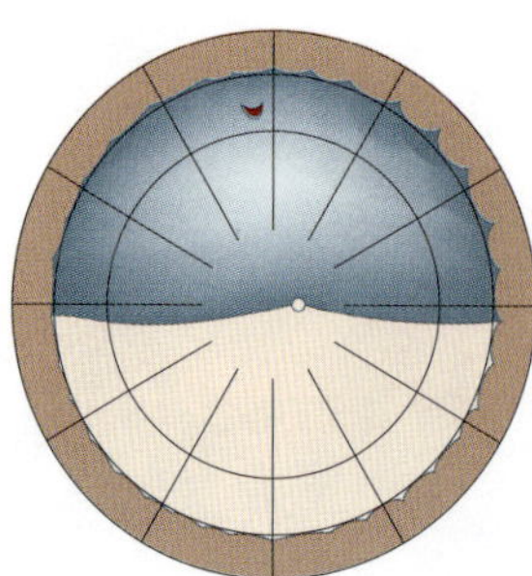

⑦上方の網膜剥離で下縁が鼻側耳側で高さが異なる場合。

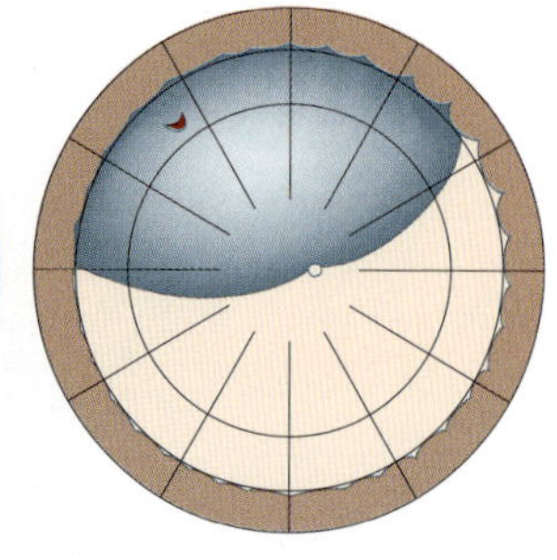

⑧無水晶体眼や後嚢破損後の網膜剥離では11時から1時の硝子体基底部に位置する小さな弁状裂孔が多い。

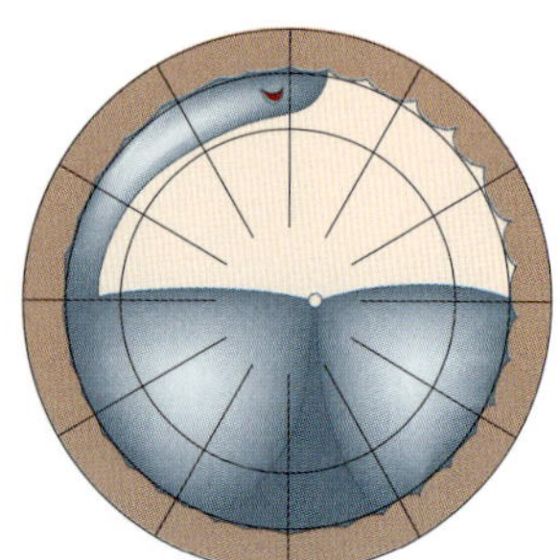

- 患眼の眼圧が高い場合はSchwartz症候群を疑う。Schwartz症候群では前房内細胞を伴い若年者に多く，外傷の既往がある場合が多い。裂孔は網膜最周辺部か毛様体にあり発見しづらく，扁平な網膜剥離を伴う。網膜剥離になると通常眼圧は低下するが，前房内細胞は剥離網膜から流出した視細胞外節が隅角につまって眼圧が上昇する。網膜が復位すると眼圧が正常化する。
- 陳旧性の網膜剥離で裂孔が小さい場合には裂孔がよくわからない場合がある。網膜剥離があった境界線が何重かあると，それをたどっていくと裂孔が発見できる。小さい裂孔から網膜剥離が起こり，境界線で停止し，それを越えて徐々に網膜剥離が進行した歴史をたどるように原因裂孔をたどっていく。また最初に剥離した網膜は菲薄化していることが多く，その中に原因裂孔があることが多い。

鑑別疾患

- 裂孔原性網膜剥離の診断には網膜裂孔の検出が必須である。
- 網膜裂孔を伴わない滲出性網膜剥離との鑑別が重要である。患者を体位変換させて網膜下液の可動性をみるか，蛍光眼底造影を行い漏出の有無を調べる。
- 腫瘍性疾患では超音波検査，CT，MRIなどの検査を行う。
- 非裂孔原性網膜剥離の治療は，その原因疾患を突き止め薬物療法や光凝固治療を行う。

主な合併症

増殖硝子体網膜症

- 網膜剥離が進行して網膜の表面に増殖膜が生じた状態である。
- 増殖膜は主に硝子体腔中に散布された網膜色素上皮細胞がさまざまな硝子体中のサイトカインによって刺激され線維芽細胞様に変化して網膜の表面で収縮する。

脈絡膜剥離

- 網膜剥離が進行して全剥離になると眼圧が低下して脈絡膜剥離が生じる。
- 脈絡膜剥離が生じるとより血液網膜柵が破綻するため増殖硝子体網膜症になりやすい。

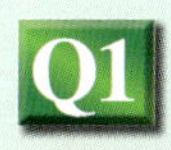
裂孔原性網膜剥離の鑑別診断のコツを教えてください。

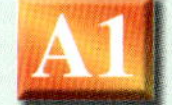
網膜裂孔が発見されればまず裂孔原性網膜剥離と考えていいですが，網膜裂孔が発見できないときが診断に苦慮します。細隙灯顕微鏡で水晶体後方の前部硝子体にtobacco dustが観察されると網膜裂孔を高率に伴っています。また患者を坐位や仰臥位にさせて体位変換したときに網膜下液が移動するかを観察します。ところが網膜裂孔が小さく陳旧性の網膜剥離であった場合には非裂孔原性網膜剥離のように体位変換による網膜下液の移動がみられるときがあります。蛍光眼底検査で漏出があると漿液性網膜剥離の可能性が高くなりますが，同様に小さい網膜裂孔による陳旧性の網膜剥離であれば網膜剥離の二次的な変化で周辺部網膜が無血管野になったり血管からの漏出がみられたりします。最終的には総合的な判断が必要です。網膜裂孔の検出には有水晶体眼であれば網膜剥離の形によって好発する裂孔の位置の法則があるので参考にしましょう。

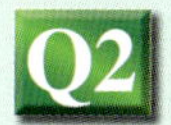
アトピー性皮膚炎に伴う網膜剥離での原因裂孔を見つけるポイントを教えてください。

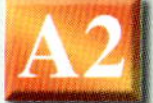
アトピー性皮膚炎に伴う網膜剥離では鈍的外傷でみられる網膜剥離のように鋸状縁近傍の網膜裂孔が圧倒的に多いです。特に毛様体扁平部，しばしば毛様体皺襞部に裂孔がみられます。これは皮膚症状による掻痒感を緩和するため，眼瞼や顔面を叩打することによる慢性の反復性外力の影響と考えられています。子午線方向の網膜裂孔がしばしばみられますが，これが原因裂孔というより毛様体扁平部などの周辺部に裂孔がある網膜剥離があり，そこに叩打が加わることで剥離網膜と非剥離網膜にずれが起こって子午線方向に裂孔が生じると考えられています。網膜復位には両方の裂孔閉鎖が必要です。

●文献

1) 眼科 Surgeons の会：網膜剥離の手術─確実な復位をめざして，医学書院，1986.
2) 眼科 Surgeons の会：網膜剥離の手術─さらなる復位率の向上をめざして，医学書院，1996.

網膜色素変性と網膜変性疾患

- 網膜色素変性をはじめとする網膜変性疾患は比較的まれな疾患である。
- しかし，失明の原因として，網膜色素変性だけで13.7%（第3位）を占める。さらに，就労人口に限定すると，24.9%（第1位）である（厚生労働省報告書2006）。
- 本稿で取り上げる遺伝性網膜疾患は，すべて厚生労働省により指定された難病であり，医療費助成の対象となるものばかりである。そのため，これらの疾患を十分に理解することは重要である（表1）。

網膜色素変性

疾患の概要

- 有病率は5,000人に1人程度であると推測されている。
- 家族歴のない孤発例が多く，50以上の病因遺伝子が同定されている。
- 杆体視細胞の機能障害・変性が病気の本態であるが，進行性の錐体視細胞変性が視覚障害の重要な原因となる。
- 病初期より夜盲があるが，進行すると視野狭窄，視力低下，羞明なども起こる。これらの症状を主訴として受診する症例がある一方，自分の視覚異常にまったく気づかず，偶然診断されるケースも珍しくない。
- 晩期まで中心視機能は比較的良く保たれているケースが多い。変性が黄斑部に及び，中心視機能が低下した状態で受診すると，錐体杆体ジストロフィとの鑑別が容易ではないこともある。

検査所見

- 最も特徴的なのは眼底検査所見である。典型的には，赤道部を中心に骨小体様色素沈着が散在し，視神経乳頭は蝋様萎縮をきたし，網膜動静脈が狭小化する（図1①②）。
- 網膜電図（electroretinogram；ERG）で著明な振幅低下を認める（図1④）。
- 光干渉断層計（optical coherence tomography；OCT）で視細胞層の菲薄化がみられる。
- Goldmann視野では，輪状暗点，弓状暗点，求心性視野狭窄などが検出される（図1③）。視野異常が軽度な場合でも，ERGで著明な振幅低下が認められることがある。

鑑別疾患

- 錐体杆体ジストロフィ，コロイデレミア，腫瘍随伴網膜症。

主な合併症

- 浅前房・緑内障発作，白内障，黄斑浮腫。

表1　網膜変性疾患の臨床像のまとめ

	遺伝形式	発症時期	主訴	ERG異常*
網膜色素変性	AD，AR，XL	若年～高齢	夜盲，視力低下，視野狭窄	杆体－錐体型
錐体杆体ジストロフィ	AD，AR	若年～中年	羞明，夜盲，視力低下	錐体－杆体型
若年性網膜分離症	XL	若年	視力低下	陰性型
Stargardt病	AR	若年～中年	視力低下	錐体－杆体型～軽度
卵黄状黄斑ジストロフィ（Best病）	AD	若年～中年	視力低下	なし～軽度
錐体ジストロフィ	AR	中年～高齢	羞明，視力低下	錐体型
オカルト黄斑ジストロフィ	AD	中年～高齢	視力低下	なし
中心性輪紋状脈絡膜ジストロフィ	AD	中年～高齢	視力低下	なし～軽度
腫瘍関連網膜症	—	中年～高齢	羞明，視力低下，夜盲	杆体－錐体型，陰性型

＊杆体－錐体型：錐体よりも杆体の機能異常が顕著。
錐体－杆体型：杆体よりも錐体の機能異常が顕著。
陰性型：暗順応下の強い光刺激に対する反応でa波よりもb波が微弱。
錐体型：錐体反応のみが低下。

X連鎖性若年性網膜分離症

疾患の概要

- X染色体性劣性遺伝。患者はほとんどのケースで男性である。*RS1*遺伝子の変異による。
- 通常，患者の母親および娘は変異のキャリアであり，さまざまな眼底異常をきたしうる。

図1　網膜色素変性の症例
①眼底所見。骨小体様色素沈着，視神経乳頭は蝋様萎縮，網膜動静脈の狭小化がある。
②FAF。黄斑部の過蛍光がある。
③Goldmann視野。求心性視野狭窄を認める。
④ERG（暗順応下200cds/m^{2}の白色光）。消失型を示す。

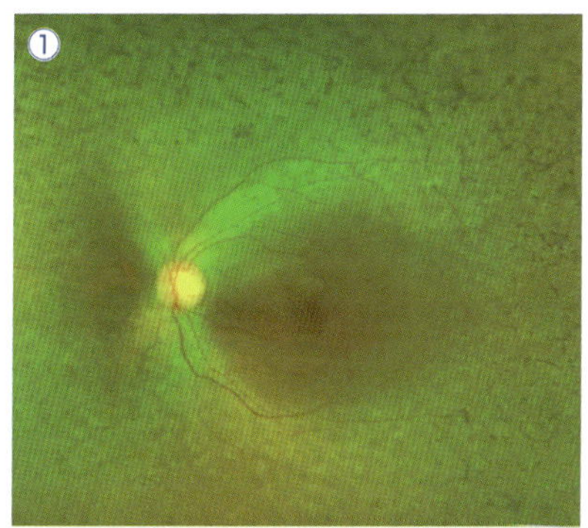

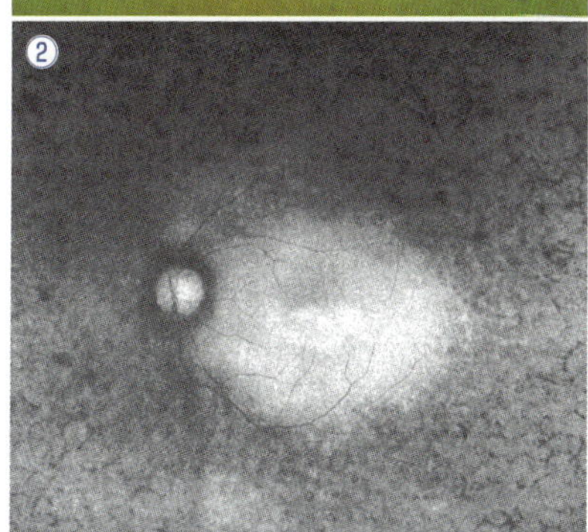

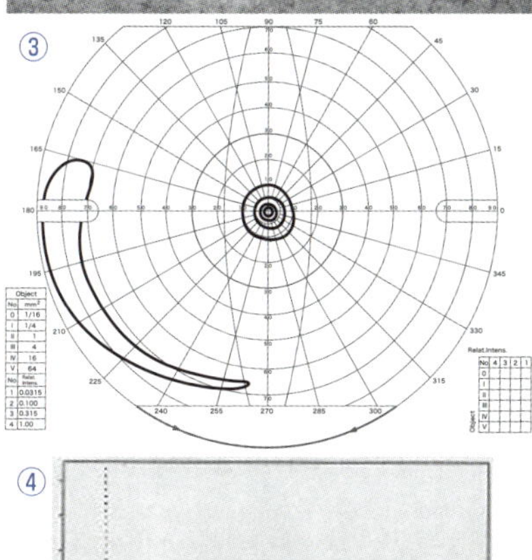

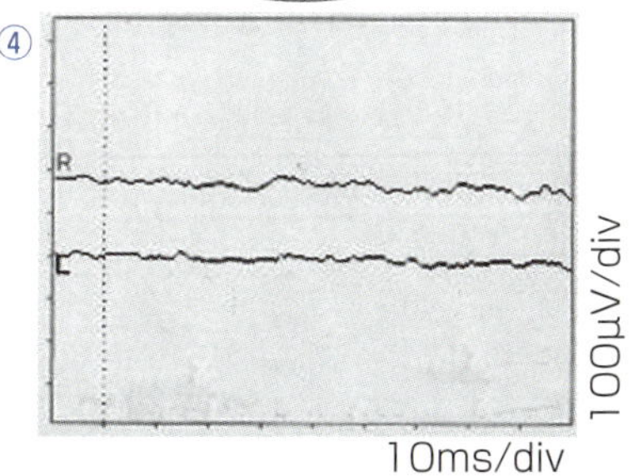

- 若年発症で緩徐進行性の疾患で，視力低下で学童期に診断されることが多い。初期は視力が良好なケースでも，加齢とともに視力が低下していくことは珍しくない。
- 周辺部網膜分離に全層性の網膜裂孔が生じた場合網膜剥離を合併し，手術治療を要することがある。

検査所見

- ほぼ全例で，黄斑部に車軸状もしくは嚢胞様の網膜分離が認められるのが大きな特徴である（図2①②）。同病変は加齢とともに萎縮性変化をきたし，黄斑変性や黄斑ジストロフィとの区別が難しくなることがある。眼底検査，OCTが診断に有用である。
- 周辺部網膜分離，硝子体変性，周辺網膜の反射異常を伴うことがある。
- 暗順応下のbright flash ERGが病徴的な陰性型（b波がa波よりも小さい：図2③）を示し，診断に非常に有用な手掛かりとなる。

図2　X連鎖性若年性網膜分離症の症例
①眼底所見。黄斑部に嚢胞様の網膜分離がある。
②OCT。広い範囲で網膜分離を認める。
③ERG（暗順応下200cds/m^{2}の白色光）。陰性型を示す。

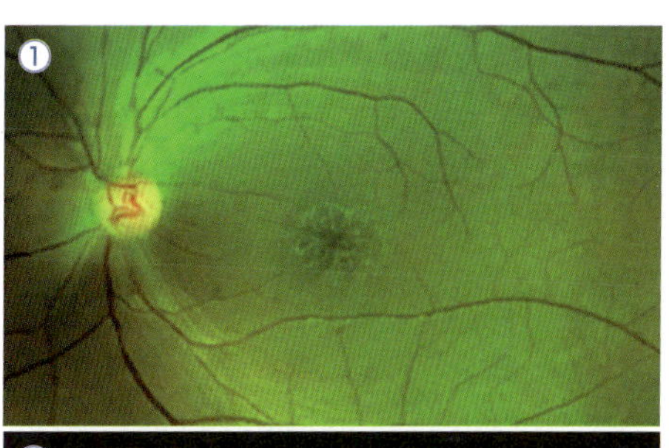

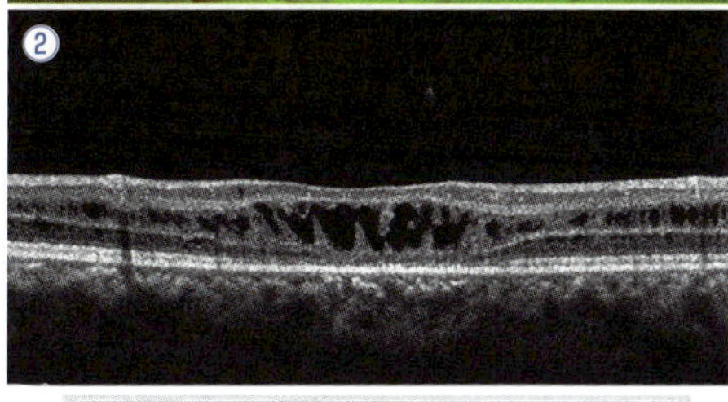

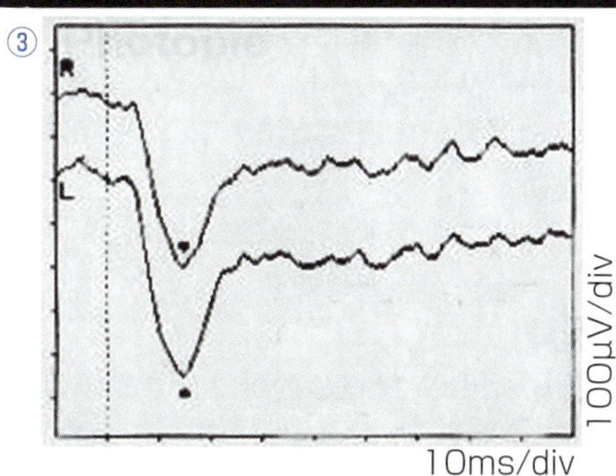

Stargardt病

疾患の概要

- 若年発症の黄斑ジストロフィで両眼の高度な視力低下をきたしうる。
- 常染色体劣性遺伝。主に*ABCA4*遺伝子異常による。
- ビタミンAサイクルの異常により，毒性のある中間代謝物が蓄積し，網膜変性が起こる。

検査所見

- 両黄斑部の神経網膜・網膜色素上皮細胞の変性(図3)。
- 特徴的な不定形黄白色沈着物が黄斑内外に散在していることが多い(図3)。
- フルオレセイン蛍光造影(fluorescein angiography；FA）で，網膜色素上皮細胞に異常に蓄積したリポフスチンにより脈絡膜背景光がブロックされ，網膜血管以外が背景が異常に暗くみえること(dark choroidという)が多く，病徴的な所見とされる。
- 眼底自発蛍光(fundus autofluorescence；FAF）で過剰に蓄積したリポフスチンにより背景が過蛍光を示す。

卵黄状黄斑ジストロフィ（Best病）

疾患の概要

- 若年発症の黄斑ジストロフィである。
- 常染色体優性遺伝。主に*BEST1*遺伝子変異による。
- 家族内患者の臨床表現型が多様なケースもある。
- 病気の初期は卵黄状の黄斑病変を認めるが，加齢とともに徐々に網膜色素上皮の萎縮・脱落を伴った黄斑変性に移行していく。
- 黄斑部病変があっても視力が比較的良好なケースも多い。

検査所見

- ERGは正常。
- 眼球電図(electro-oculogram；EOG）ではArden（アーデン）比が1.5以下を示し，同所見は診断的価値が高い。

オカルト黄斑ジストロフィ

疾患の概要

- わが国の三宅らにより報告された，黄斑部機能異常に起因する視覚障害を呈するが，検眼鏡的検索，FAで異常が検出されない疾患である。
- 常染色体優性遺伝の症例もあるが，実際は孤発例も多い。常染色体優性遺伝の場合は，*RP1L1*遺伝子変異による。
- 眼底が正常で画像所見が軽微なため，心因性視覚障害との鑑別が重要になる。

検査所見

- 黄斑部局所ERGおよび多局所ERGで黄斑部の機能異常が検出される一方，全視野ERGは正常波形を示す。
- OCTでは中心窩のIS/OS lineの異常を示す。
- FAFで中心窩に限局した軽微な異常がみられることが多い。

中心性輪紋状脈絡膜ジストロフィ

疾患の概要

- 常染色体優性遺伝，孤発例。主に*PHPR2*遺伝子変異による。
- 成年以上で進行性の視力低下を呈することが多い。

検査所見

- 比較的若年者では黄斑部の網膜色素上皮の異常は軽度であるが，加齢とともに病変が境界明瞭な網脈絡膜萎縮に移行する(図4)。
- ERGは正常・もしくは軽度低下。
- OCTでは中心窩網膜の菲薄化やIS/OS lineの障害を示す。

図3　Stargardt病の症例
眼底所見。黄斑変性と不定形黄白色沈着物が黄外に散在している。

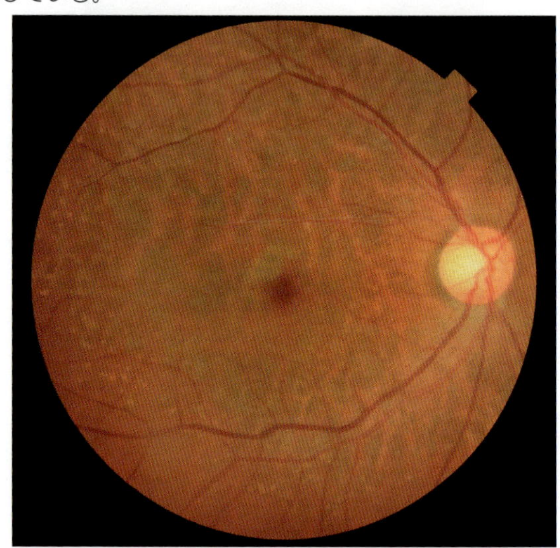

図4　中心性輪紋状脈絡膜ジストロフィの症例
眼底所見。境界明瞭な網脈絡膜萎縮がある。

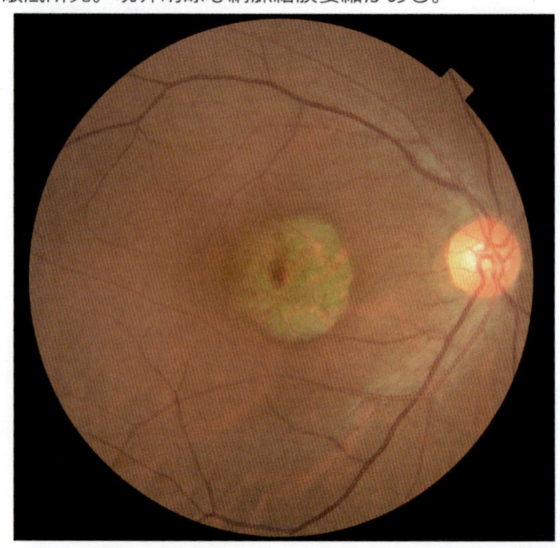

●FAFでは黄斑部の過蛍光や低蛍光の異常を呈する。

腫瘍関連網膜症

疾患の概要

●患者は比較的高齢で，進行の早い夜盲，羞明，視力低下，周辺視野狭窄をきたす。

●家族歴がない一方，悪性腫瘍の既往があることが多い。

●後眼部組織に対する自己抗体により網膜変性が生じる。

●視細胞，双極細胞，網膜色素上皮細胞，メラノサイトに対する自己免疫疾患があり，それぞれ表現型が異なる。

検査所見

●網膜血管の狭細化と網膜色素沈着を伴わない広範な網膜変性を呈する(図5①)。

●ERGは著明な振幅低下を示し，陰性型の波形(b波がa波よりも小さい)を呈することが多い(図5②)。

●抗リカバリン抗体が検出されることがある。

図5　腫瘍関連網膜症の症例
74歳，男性。進行胃がん治療中。2年前から夜盲出現。その後急速に視力低下。抗リカバリン抗体陽性。
①眼底所見。無色素性の網膜変性。
②ERG（暗順応下200cds/m^2の白色光）。a波の減弱を伴った陰性型の波形を示す。

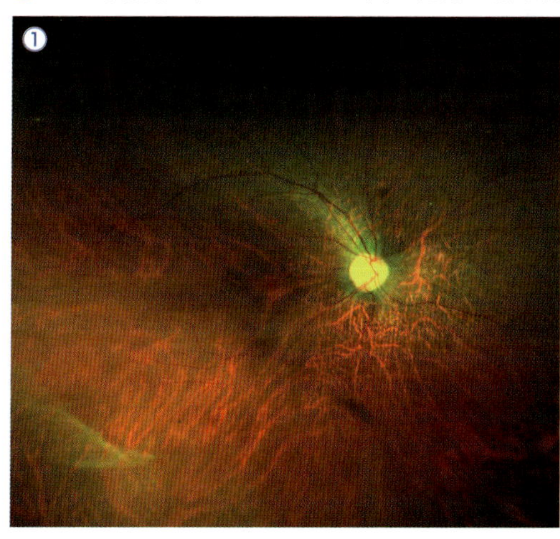

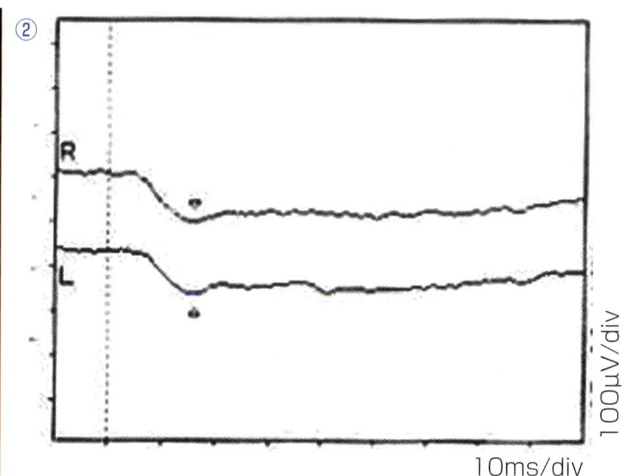

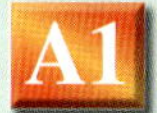

Q1 網膜色素変性に対する白内障手術で注意することはありますか？

A1 網膜色素変性の白内障手術では，術後視力が向上しないこともしばしば経験しますが，そういう場合でも，患者は視界が明るくなったことを嬉しく感じることが多いです。過度の期待を持たせないように術前にきちんと説明しましょう。
網膜色素変性では，浅前房やZinn小体脆弱などがあり，術中合併症が起こりやすく，そのため，手術に十分習熟してから執刀するべきです。
術後，挿入した人工レンズの偏位，前嚢収縮，後嚢混濁なども起こりやすいです。

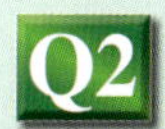

Q2 網膜色素変性に合併した黄斑浮腫はどう対処しますか？

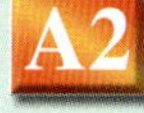

A2 網膜色素変性で黄斑浮腫をきたす症例は珍しくありません。治療として，アセトゾラミドなど炭酸脱水素酵素阻害薬の内服や点眼が有効な症例があるので試してみましょう。

acute zonal occult outer retinopathy (AZOOR) complex

疾患の概要

- 急性帯状潜在性網膜外層症(acute zonal occult outer retinopathy；AZOOR)とは1992年にGassによって提唱された疾患概念で，網膜外層障害を原因とする急性の局所性視野障害のうち，発症初期には検眼的異常がみられない病態を指す[1]。
- 一般的に，若い(20～40歳)女性の，片眼に，急性に発症し，多くの症例で発症前後に光視症を伴う。
- 視野障害はMariotte盲点拡大，中心暗点，その複合型などさまざまであり，中心窩に及ぶ場合には視力低下を伴う。
- 患者の多くは全身的に問題がなく，近視眼に多くみられる。
- 自然経過として自覚症状は数カ月の単位でゆっくりと改善する場合が多いが，半数以上の症例では長期的に軽度の症状が残存する。一部ではまったく症状の改善がみられないケースもみられる。また，半数ほどの症例で，経過中，あるいは数年の期間を置いて僚眼に発症する。
- 初診時の訴えが片眼のみの場合でも，画像診断によって僚眼に軽度の障害が確認できる症例も多い。

図1　AZOOR典型例の検査所見および自然経過

35歳，女性。右眼の光視症に続いて急な視力低下を自覚。
初診時矯正視力は右眼0.3，左眼1.2。経過観察中に視力，視野ともに徐々に改善し，12カ月後の矯正視力は右眼0.8となった。

①Goldmann視野。
右眼のMariotte盲点が黄斑部まで拡大している。12カ月後には暗点が著明に縮小している。

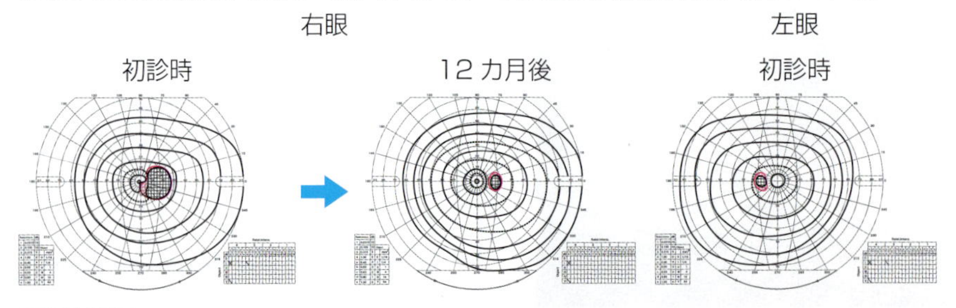

②眼底所見。
初診時，回復時ともに眼底所見に明らかな異常はみられない。

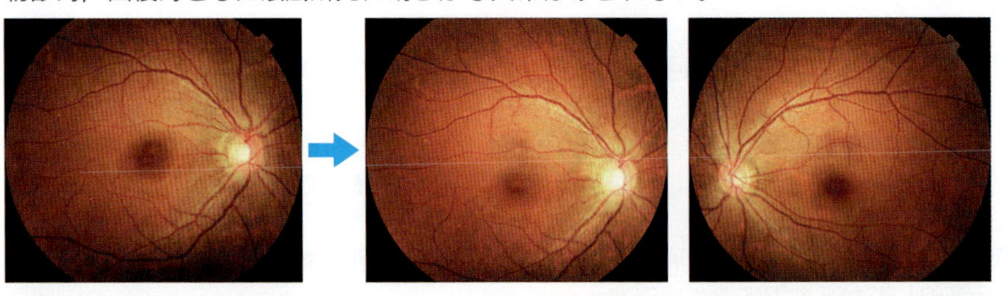

③FAF（HRA2，Heidelberg Engineering）。
初診時には視野障害部位にほぼ一致した過蛍光領域を認める。過蛍光領域は自然に消退し，12カ月後の所見は正常となった。

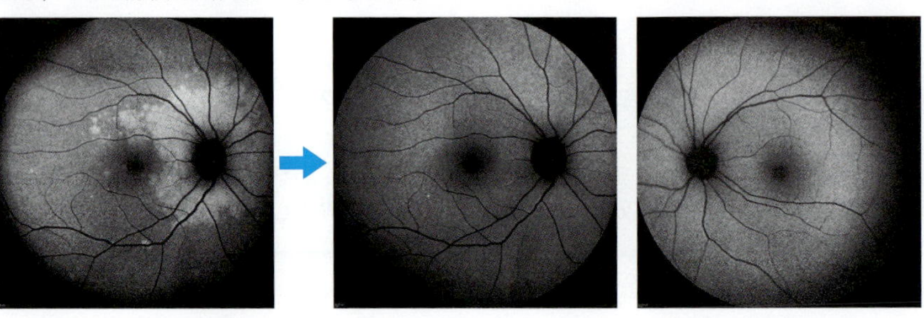

●眼底所見は長期にわたって正常な症例もあれば，病変部に軽度の網膜萎縮，あるいは強い局所性の網脈絡膜萎縮が進行する症例もある。

●ときに発症初期に軽度の硝子体炎症がみられることがある。

●上記に挙げたものは狭義のAZOORとしての特徴であるが，網膜外層障害を原因とする急性の視野障害，すなわちMariotte盲点拡大症候群(blind spot enlargement syndrome)，多発消失性白点症候群(multiple evanescent white dot syndrome；MEWDS)，多巣性脈絡膜炎(multifocal choroiditis；MFC)，急性黄斑神経網膜症(acute macular neuroretinopathy；AMN)などにはAZOORと共通の特徴をもつ症例や合併例がみられ，一連の疾患スペクトラムとしてAZOOR complexと呼称されている。

●ただし，AZOORおよびAZOOR complexの定義にはまだ不確定な部分が多く，発症原因についての統一した見解も得られていない。

●本稿では，日常診療で遭遇する機会が比較的多く，また眼底所見が正常のため初期に誤診される機会の多い狭義のAZOORについて解説をする。

検査所見

●AZOORの診断には，視野検査，画像検査[眼底所見，光干渉断層計(optical coherence tomography；OCT)，眼底自発蛍光(fundus autofluorescence；FAF)，フルオレセイン蛍光造影(fluorescein angiography；FA)，インドシアニングリーン蛍光造影(indocyanine green angiography；IA)など]および電気生理学的検査(多局所網膜電図(electroretinogram；ERG)，全視野ERG)を同時に行い，それらの障害部位に一致がみられることが非常に重要である(図1)。

●特にAZOORの進行状況を正確に判断するためには，視野検査，OCTおよびFAFを定期的に測定することが有効な手段とされている。

④多局所ERG。
右眼の視野障害部位に一致して反応低下を認める(赤楕円内)。＊はMariotte盲点に対応した部位である。

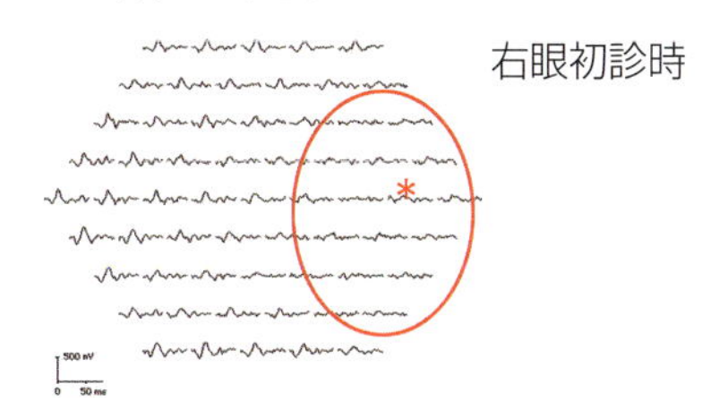

右眼初診時

左眼

⑤スペクトラルドメインOCT。
中心窩を含む縦スキャンの画像。視野障害部位(黄色矢印の間)の視細胞層で，EZの不明瞭化とIZの消失が観察される。病変部ではEZと網膜色素上皮層が接近し，視細胞外節が短縮していることがわかる。回復期にはEZ，IZがともに正常に近い状態で観察されている。

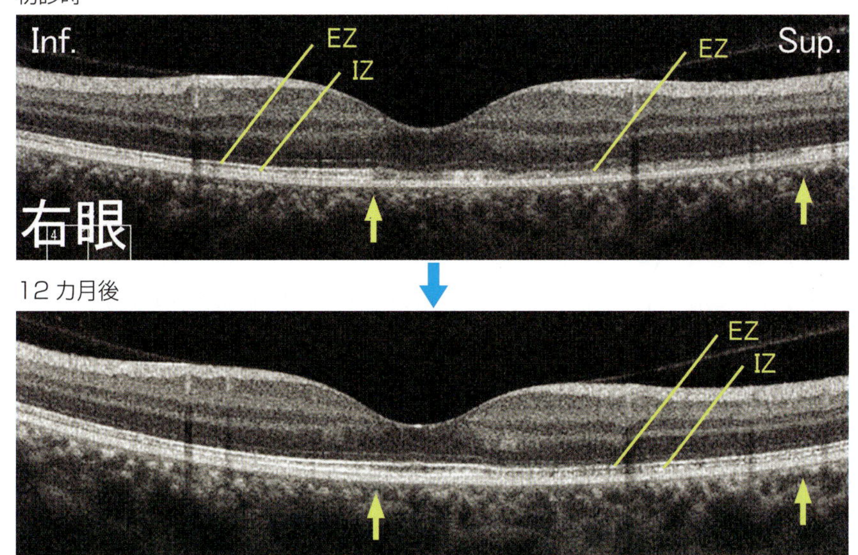

視野（図2）

- 視野欠損はMariotte盲点から周辺に拡大していくタイプが最も多い。
- それ以外に，黄斑部を中心とした障害，後極全域の障害など視野障害のパターンは多彩である。
- 視野異常は発症から6カ月程度で改善あるいは安定化する場合が多いが，なかには数年間にわたって徐々に進行する症例もみられる。

眼底

- 初期には明らかな異常はみられない。なかにはMEWDSにみられる白点が消失して不明瞭となり，眼底が一見正常にみえているケースもある。
- 眼底所見に長期的に異常がみられない例がある一方で，長期間経過すると障害部位に網膜血管の狭細化や強い網脈絡膜変性が出現する例もある（図3）。このパターンは欧米人での報告では一般的であるものの，日本人にはそれほど多くはみられない。
- 欧米では長期罹患後に脈絡膜新生血管が出現したという報告もある。

OCT

- 視野障害部位に一致して視細胞層，すなわちellipsoid zone（EZ）およびinterdigitation zone（IZ）の消失，不明瞭化がみられ，診断には極めて重要である（図1）。
- また同部位に一致して，外顆粒層の菲薄化がみられることがある。
- 初期には網膜色素上皮層に異常はみられない。網膜内層はすべて正常に保たれている。
- 初期に消失したEZおよびIZは視野の回復とともに再び出現し，正常に近く観察されるようになるが，完全に明瞭な正常所見に戻ることはまれである（図1）。
- また，中心部が障害されるタイプのなかには，foveal bulge（中心窩におけるEZのドーム状隆起）が消失するもののEZの消失はみられず，IZの消

図2　AZOORにおけるさまざまな視野障害パターン

AZOORではさまざまな視野障害のパターンがみられるが，Mariotte盲点を中心に視野欠損が拡大していくのが一般的である。

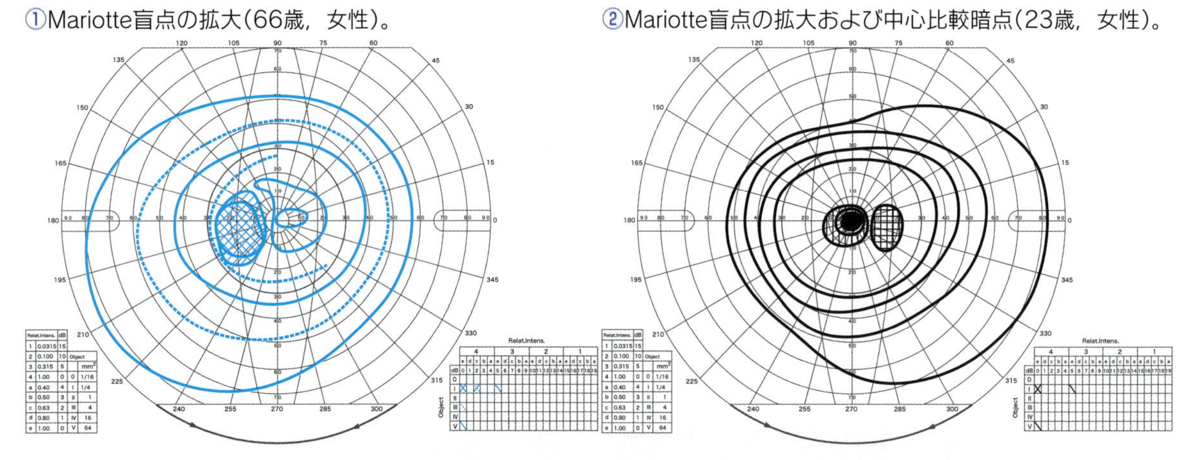

①Mariotte盲点の拡大（66歳，女性）。

②Mariotte盲点の拡大および中心比較暗点（23歳，女性）。

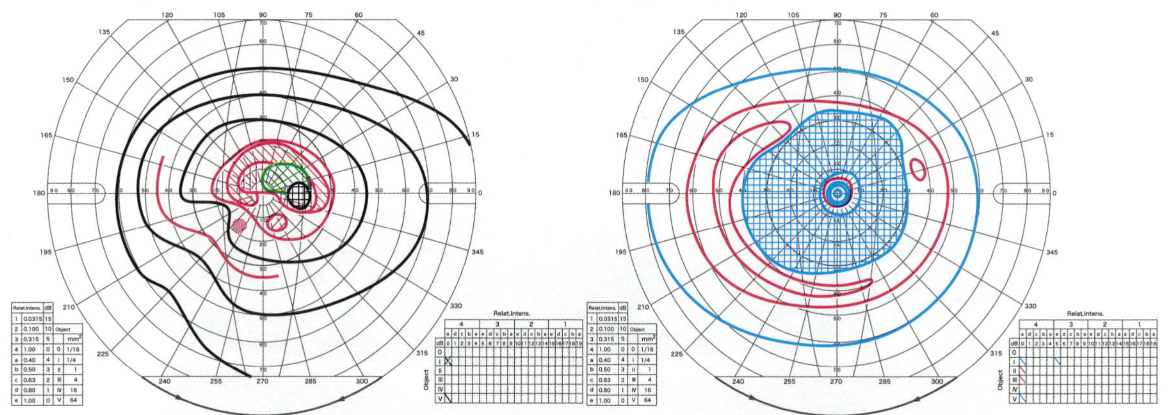

③Mariotte盲点が血管アーケードに沿って拡大し黄斑部を含む（28歳，女性）。

④黄斑部の回避された後極部全域の視野障害（31歳，女性）。

失のみが観察される症例もある。

FAF

- AZOORの初期には正常であることが多いが，眼底所見に異常がないにもかかわらず，点状〜斑状，あるいは広範囲の過蛍光領域が視野の障害部位に一致してみられることがあり，診断に有用である（図1）。
- これらの異常所見は経過観察中に消失することもあるが，逆に網膜色素上皮変性の出現とともに境界明瞭な過蛍光所見，およびそれに囲まれた低蛍光，蛍光消失領域が拡大していくケースもみられる（図3）。

FA, IA

- AZOORの初期にはフルオレセイン蛍光眼底造影（FA），インドシアニングリーン蛍光眼底造影（IA）ともに正常であることが多い。
- ときにMEWDSに特有な斑状のFAの過蛍光およびIAの低蛍光がみられることがあるが，これは眼底白点が早期に消失したMEWDSに近い病態と考えられる。
- また，進行に伴い網膜色素上皮層の変性が生じると，変性部位に応じてさまざまな異常所見がみられる。

ERG

- 多局所ERGにおいて視野障害部位に一致した局所の反応低下がみられ，AZOORの診断には非常に重要である（図1）。
- 全視野ERGにおいても，視野障害が広範囲の症例では杆体系，錐体系の反応がともに低下する。
- 視野障害の領域が狭い症例でも，罹患眼において錐体系反応の潜時が遅延していることが多く，診断には有用である。

治療法

- AZOORに対してはこれまでにステロイド全身投与，免疫抑制薬，抗ウイルス薬などによる治療が試みられてきたが，治療効果についてはいずれも否定的というのが一般的な意見であった。

図3 AZOORの長期経過後にみられる網脈絡膜変性

①28歳，女性。初発から9年後の眼底およびFAF所見。
19歳時に右眼に初発，21歳時に左眼に初発。27歳時に右眼に再発した。経過とともに，乳頭周囲に強い網脈絡膜萎縮が拡大している。

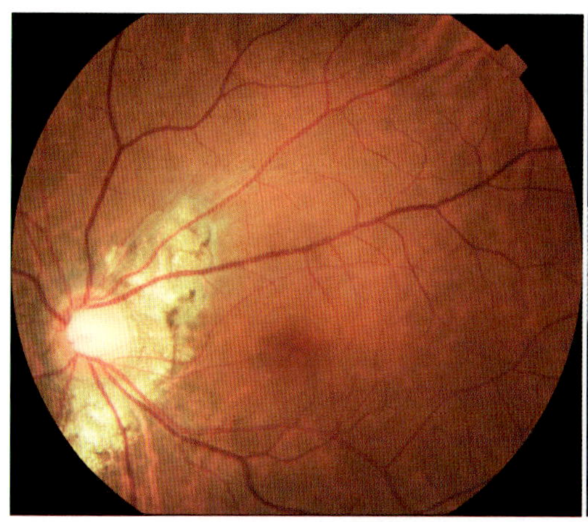

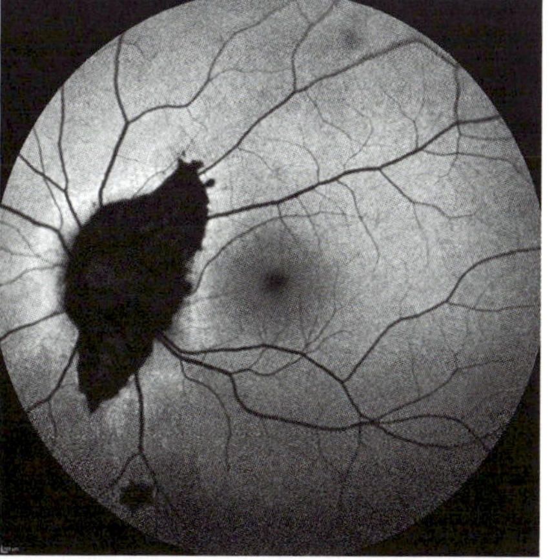

②31歳，女性。初発から5年後の眼底およびFAF所見。血管アーケードの外側に軽度の網膜萎縮が生じ，周辺網膜血管が狭細化している。

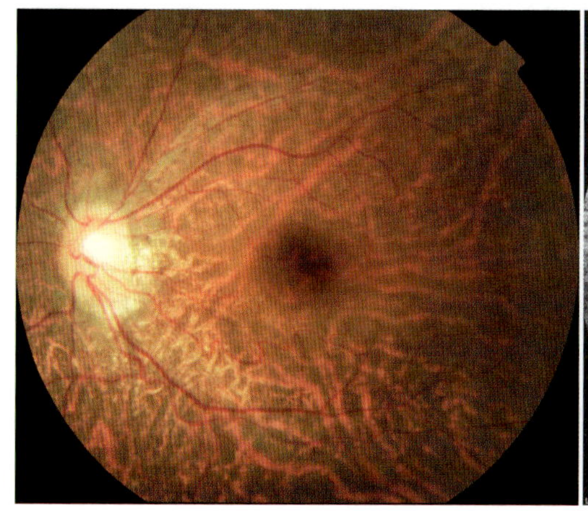

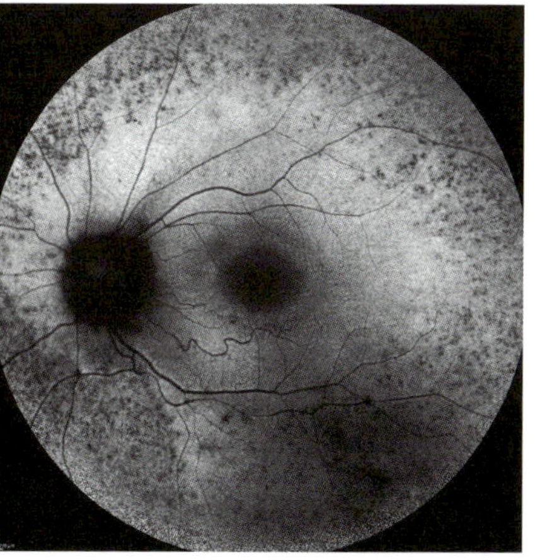

- 視野障害は自然経過においても改善する症例が多くみられるため，視力が極端に低下する場合を除いて積極的に治療を行わないケースが多い。
- 近年，視力経過が不良のAZOORに対してステロイドパルス療法（メチルプレドニゾロン1,000mg点滴静注×3日間を2クール）を行い，有意な視力改善が得られた例が報告されている[2)]。
- 日本人のAZOORにはいくつかの点で欧米人との違いがあることも報告されており，視力不良例に対する対処法として注目されている。

鑑別診断

- 本疾患の典型例では女性の片眼に急性の視野障害や視力低下をきたし，眼底所見が正常であるため，球後視神経炎と診断されている症例が多くみられる。片眼性のAZOORにおいては視神経炎と同様に相対的求心性瞳孔障害（relative afferent pupillary defect；RAPD）が陽性であることが多い。しかし，AZOORにおいては光視症の出現が特徴的であり，また視神経炎に特有の眼球運動痛もみられない。またスペクトラルドメインOCTを用いると網膜外層の障害が明瞭に観察されるため，視神経疾患との鑑別は容易である。
- 他の網膜疾患については，特に自己免疫網膜症（腫瘍性および非腫瘍性）との鑑別が困難であるケースがみられるが，通常AZOORでは自己免疫網膜症に比べて発症が急性で，視野障害が限局的に留まるケースが多い。しかし特に高齢者の場合には鑑別の困難な症例も多く，血中抗網膜抗体および全身の腫瘍検索を含めた包括的な検査が必要となる。
- AZOOR complexと称される疾患のなかにはぶどう膜炎，網膜血管炎等の病態が関与する症例もみられるため，これらを念頭に置いた診断が必要である。

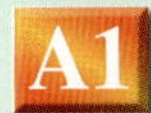

Q1 AZOORを見逃さないためのOCT撮影のコツはありますか？

A1 AZOORは眼底所見に異常がないため視神経疾患との鑑別が重要といわれますが，OCT撮影が正しく行われればその鑑別は容易です（図1）。ただしAZOORの場合は網膜外層，特に視細胞層のみにおいて特徴的なOCT所見がみられるため，撮影にあたっては以下の点が重要になります。

①各機種の最高解像度で撮影するために，マップ画像（3D画像）だけでなく必ずラインスキャンでの撮影を行うようにします。マップ画像のみでは解像度が落ちるため，異常所見が見逃されることが多いです。

②病変部と健常部をまたぐ部位で横断的にスキャンをします。病変部と健常部の境界では，OCTにおける視細胞構造に明瞭な違いがみられます。もし，視野障害部位が黄斑部から離れている場合には，スキャンラインを病変部まで移動させて撮影します。

③視細胞層の詳細な構造を判定するため，ラインスキャン画像は必ずグレースケールで表示します。疑似カラーマップは判定が困難になるため使用しないでください。

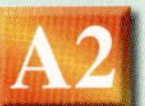

Q2 AZOOR complexとよばれる疾患にはどのようなものが含まれますか？

A2 ①多発消失性白点症候群（MEWDS）

通常，若年女性の片眼に急性の視力低下を生じます。前駆症状として感冒様症状がみられることが多いです。眼底に散在する白色斑が特徴的ですが，数週間のうちに白色斑は消失し，視力も自然回復します。

②Mariotte盲点拡大症候群

AZOORが提唱される以前に報告された疾患概念であり，現在ではMariotte盲点拡大型のAZOORと同様の病態と考えられています。

③多巣性脈絡膜炎（MFC）

若年女性の両眼に発症し，多数の白色斑が眼底の広範囲に散在します。前房炎症，硝子体炎症を伴うことが多いです。白色斑は進行に伴い瘢痕巣となります。白色斑が細かく後極部に限局し，前房・硝子体炎症のみられないものは点状脈絡膜内層症（punctate inner choroidopathy；PIC）とよばれます。

④急性黄斑神経網膜症（AMN）

若年女性に多く，両眼に急性の視力低下が生じます。黄斑部に暗赤色の花弁状病変がみられますが，病変部は特に近赤外光（IR）撮影で明瞭に観察されます。視力予後は良好で，通常数カ月以内に自然回復します。

●文献
1) Gass JD, et al: Acute zonal occult outer retinopathy: a long-term follow-up study. Am J Ophthalmol 2002, 34(3): 329-339.
2) Saito S , et al: Acute zonal occult outer retinopathy in Japanese patients: clinical features, visual function, and factors affecting visual function. PLoS One 2015, 10(4): e0125133.

白色斑を生じる疾患の鑑別

眼底にあらわれる白色斑のみかた

- 眼底に急性，亜急性に白色斑を生ずる疾患にはさまざまなものがある。
- 初診時の診察で重要なことは，白色斑が網脈絡膜のどの深さのレベルに存在するかを確認することである。
- まず細隙灯顕微鏡を用いて白色斑を示す病変がどの深さにあるかを確認する。その際には，非接触型眼底観察用レンズではなく，必ず接触型レンズを用いて立体的に白色斑を直接観察することが重要である。
- その後，蛍光眼底造影検査[fluorescein angiography（FA），indocyanine green angiography（IA）]や光干渉断層計(optical coherence tomography；OCT)を行い，すべての所見を総合して病態把握と診断，治療方針の決定を行う。
- 白色斑の病変の深さの確認には，最近OCTの役割と重要性が増しているが，OCTをみる前にまずは自分の目で見て確認するトレーニングを積むことが重要である。
- 感覚網膜は血管を除いて本来透明な組織であり，白色斑の原因となる組織の混濁や物質沈着，細胞浸潤などは網脈絡膜のさまざまな深さに現れる。
- 白色斑を生ずる深さのレベルは大きく分けて網膜内層，網膜外層，網膜下，網膜色素上皮(retinal pigment epithelium；RPE）レベルにある。特に，網膜内層と外層の白色斑(混濁）は網膜の2重支配において，それぞれの血流障害によって異なる所見を示すので注意が必要である。

網膜内層に生ずる白色斑

- 網膜内層(表層)に現れる白色斑の代表は軟性白斑である。
- 軟性白斑は糖尿病，高血圧・動脈硬化，膠原病など全身疾患のバックグラウンドを持った患者の眼底に出現する(図1)。
- 軟性白斑は網膜神経線維層の微小梗塞(毛細血管前細動脈の閉塞）によって生ずるため，眼底後極部の神経線維層が厚い部位で特に明瞭にみられる。
- 組織学的には，微小梗塞に陥った局所の網膜神経線維(無髄）が極端に膨化してcytoid bodyとよばれる混濁した組織に変化し，検眼鏡的に比較的濃い白色の混濁として観察される。
- フルオレセイン蛍光眼底造影(FA)を行うとその部の毛細血管が閉塞しているのが判明する。
- OCTでは高反射を示す神経線維層の結節状肥厚として観察される。
- 慢性期になると白斑は消失し，視神経線維の限局性萎縮を伴う神経線維束欠損として残存する。

図1　皮膚筋炎患者にみられた軟性白斑
①眼底所見。神経線維層の厚い眼底後極部に軟性白斑がみられた(→はOCTのスキャンライン)。
②OCT。軟性白斑の部分は高反射を示す神経線維層の結節状肥厚が検出される。

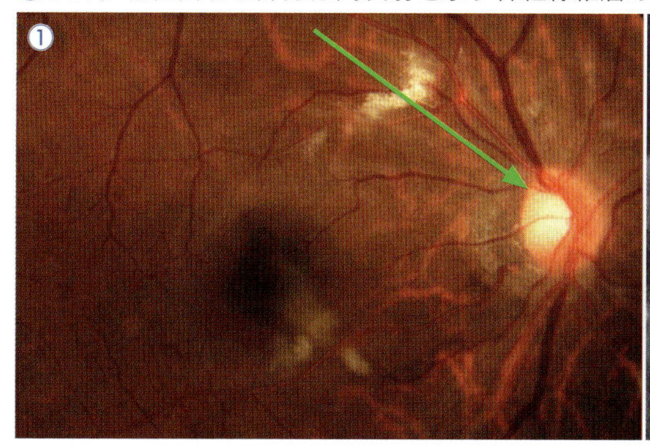

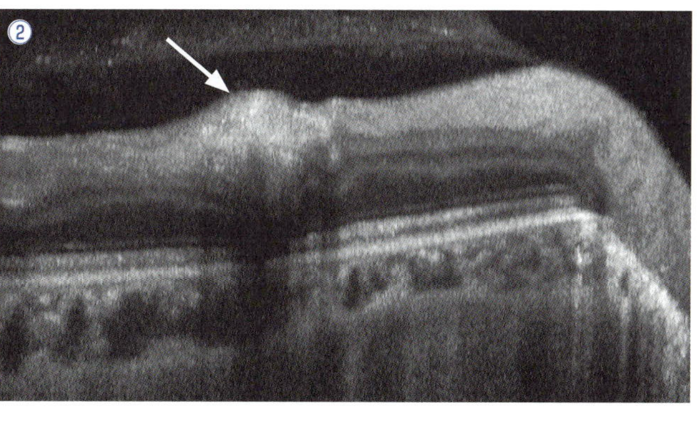

網膜外層に生ずる白色斑

多発消失性白点症候群(multiple evanescent white dot syndrome；MEWDS)(図2)

- MEWDSでは視細胞層，RPEを中心とした感覚網膜外層の混濁が現れる。
- 近視をもつ若年女性の片眼に発症しやすい。眼底後極部を中心に中間周辺部まで広範囲に網膜深層からRPEレベルに灰白色の混濁を示す白色斑が急性に多数現れる。
- FAでは白色斑の部位は造影早期から淡い過蛍光を示し，後期にも過蛍光を示す。蛍光の逆転現象はみられない。
- インドシアニングリーン蛍光眼底造影(IA)では，白色斑の部位は造影早期から後期まで低蛍光を示す。
- 発症初期に視野計測を行うとMariotte盲点の拡大を示すのが特徴である。急性帯状潜在性網膜外層症(acute zonal occult outer retinopathy；AZOOR)の類縁疾患と考えられている。
- 自然経過(1～2カ月)で消失することが多い。

急性後部多発性斑状網膜色素上皮症(acute posterior multifocal placoid pigment epitheliopathy；APMPPE)(図3)と地図状脈絡膜症(geographic choroidopathy)(図4)

- 感覚網膜外層，RPEがともに強い障害を受け，白色斑が現れる代表的疾患として，APMPPEと地図状脈絡膜症がある。
- この2疾患はともに，脈絡膜循環障害が主病態であり，脈絡毛細血管板に血流を供給する輸入細動脈に発生した閉塞性血管炎が原因と考えられている。脈絡毛細血管が限局性に閉塞すると，脈絡毛細血管の機能的小葉単位の範囲でRPEと網膜外層に虚血を生じ，その部に網膜混濁(白色斑)が発生する。
- この白色斑は両疾患とも網膜血管アーケード内を中心にみられる。
- 検眼鏡的に灰白色から白色の網膜外層の混濁としてみられ，APMPPEでは比較的単一な大きさの円形の白色斑が出現し，強い萎縮を残さず消失する。地図状脈絡膜症では不規則な形の多数の濃い白色斑が発生し，それが癒合して匐行性に拡大し，最終的に地図状を示す強い萎縮を残す。再燃を繰り返すのが特徴である。

図2　多発性消失性白点症候群(MEWDS)，25歳，女性の中等度近視眼
①眼底所見。後極部から中間周辺部にかけて網膜深層の淡い多発性白斑(黄矢印)が多数みられる。
②③FA。白色斑部は早期から過蛍光を示し，蛍光の逆転現象はみられない。
④IA。白色斑部は軽い低蛍光(白矢印)を示す。
⑤発症早期の視野。盲点拡大が特徴的である。視力0.4。

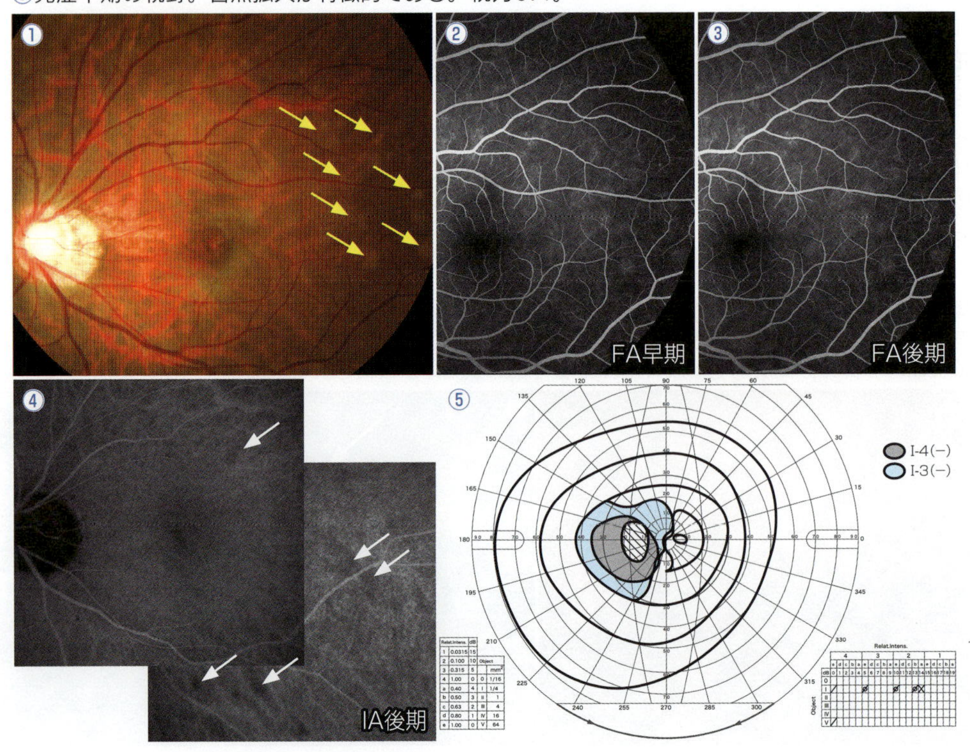

図3　急性後部多発性斑状網膜色素上皮症（APMPPE）
①眼底所見。後極部の網膜深層にほぼ同一大の淡い白斑（→）を認める。
②③FA。白色斑部に蛍光の逆転現象と視神経乳頭の過蛍光を認める。
④IA。白色斑部は早期から後期まで斑状低蛍光を認める。

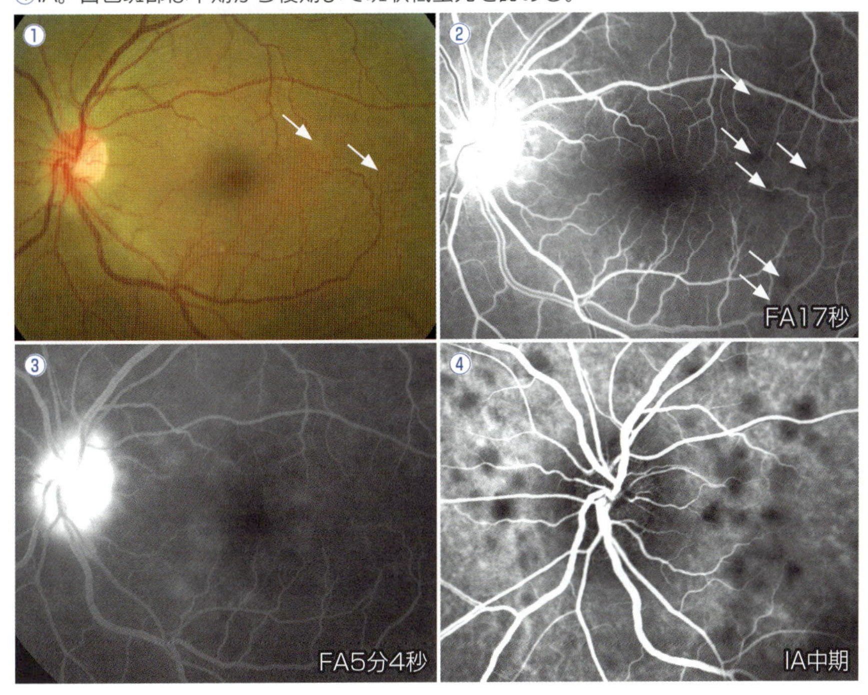

図4　地図状脈絡膜症
①眼底所見。黄斑部を中心に癒合した明瞭な網膜深層の白色斑がみられる。
②③FA。白色斑部は明瞭な蛍光の逆転現象を認める。
④⑤IA。白色斑よりやや大きめの低蛍光斑が造影早期から後期まで持続してみられる。
⑥本症の発症機序のシェーマ。脈絡毛細血管の輸入細動脈に発生した炎症性閉塞が主因と考えられている。

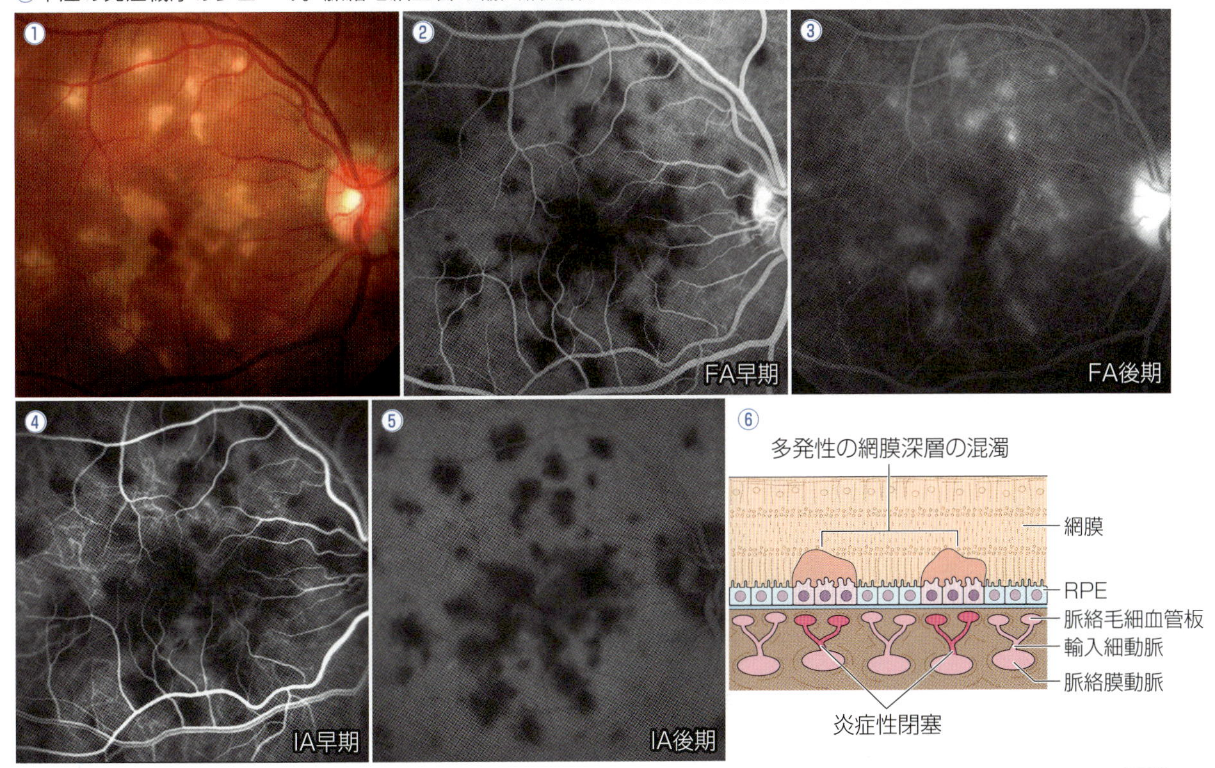

- この白色斑部のFA所見として，造影早期は脈絡毛細血管の閉塞のため低蛍光，後期は強いRPE障害のため過蛍光を示す「蛍光の逆転現象」が特徴である。
- IAでは病変部は，脈絡毛細血管の閉塞のために造影早期から後期まで一貫して低蛍光を示す。

網膜下へのフィブリン沈着

- 網膜下へのフィブリン沈着も白色斑の原因として鑑別が必要である。
- その代表として多発性後極部網膜色素上皮症(multifocal posterior pigment epitheliopathy；MPPE)とVogt－小柳－原田病(原田病)がある。

MPPE（図5）

- 中心性漿液性脈絡網膜症の激症型として分類されている。
- 脈絡膜血管の透過性亢進によってRPEがもつ外側血液網膜関門が障害され，網膜下への血漿の激しい漏出が多発性に起こり，強い滲出性網膜剥離を起こす疾患で，血漿中のフィブリンが網膜下に沈着すると網膜下に白色斑を生ずる。
- 検眼鏡的な特徴は，周囲に漿液性網膜剥離を伴うやや黄色がかった円形の白色斑で，中央に抜けたような透明部がみられることから，ドーナツ状滲出斑とよばれている。
- FAではドーナツ状滲出斑中央の透明部に一致してピンポイントに始まる強い網膜下蛍光漏出点がみられ，それが眼底後極部に多発する。
- IAでは，脈絡膜血管透過性亢進による脈絡膜のびまん性過蛍光と網膜下へのICG色素の漏出がみられる。
- EDI-OCTでは，漏出点付近の網膜下に比較的均一な高反射を示す物質(フィブリン）が検出される。また脈絡膜の極端な肥厚と脈絡膜外層の血管(静脈)拡張をあらわす所見がみられる。

図5　多発性後極部網膜色素上皮症(MPPE)
①眼底所見。多発性のドーナツ状滲出斑(網膜下フィブリン，白矢印)と下方周辺部の胞状網膜剥離がみられる。
②FA。多発性の激しい網膜下漏出点がみられる。
③IA。脈絡膜血管透過性亢進による脈絡膜のびまん性過蛍光と網膜下への蛍光漏出点がみられる。
④EDI-OCT。微小な多発性網膜色素上皮剥離と網膜下フィブリン，網膜剥離による感覚網膜の挙上と網膜外層萎縮が認められる。脈絡膜は著明に肥厚している(中心窩下脈絡膜厚727 μm)。

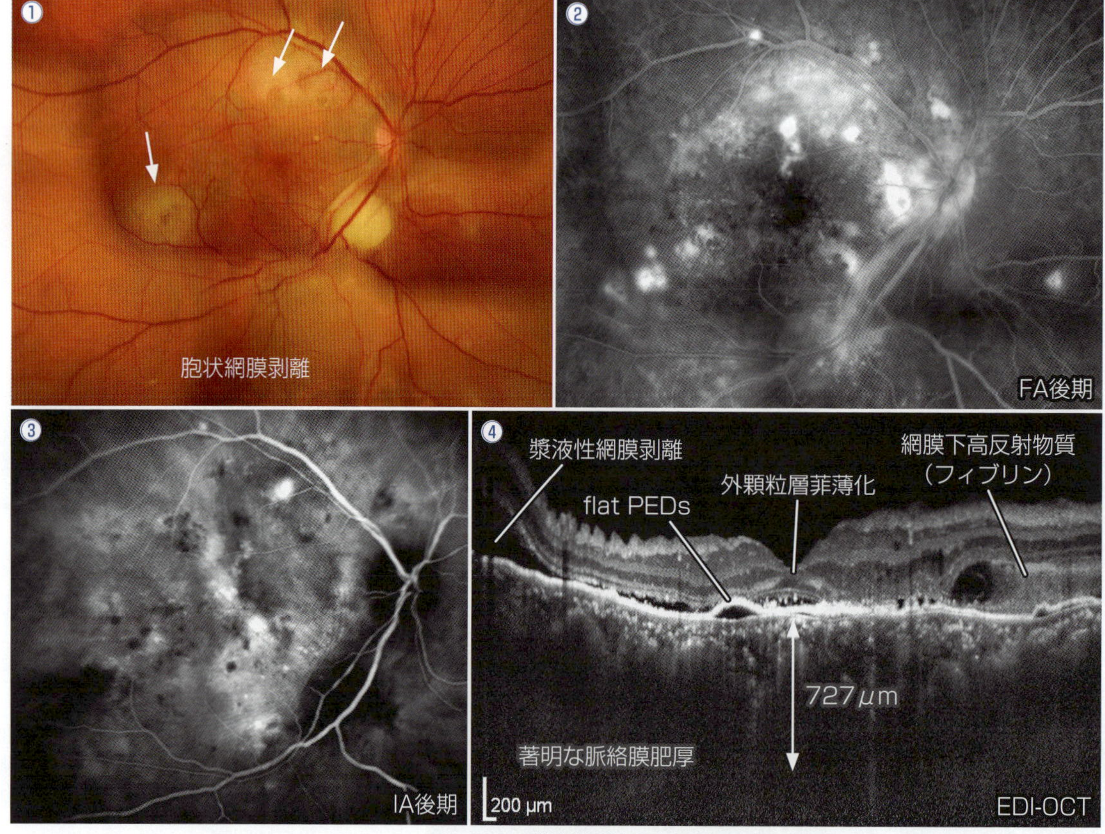

PEDs：漿液性網膜色素上皮剥離

原田病（図6）

- 感冒様前駆症状を伴ってMPPEよりもより急性に発症する。眼底所見として，両眼性の視神経乳頭の充血，眼底後極部の多胞性（クローバー状）網膜剥離が特徴である。多胞性の網膜剥離内の網膜下に白色斑がみられる。
- FAではRPEの関門破壊により，網膜下へのさまざまな強さの蛍光漏出がみられ，IAでは造影早期の充盈遅延と脈絡膜血管の見えかた不鮮明が特徴的である。
- OCTでは網膜下フィブリンは多胞性網膜剥離の存在部に網膜下の高反射物質として検出され，ときとして網膜外層がその部に架橋を起こすように落ち込んでいる所見がみられる。EDI-OCTでは脈絡膜皺襞や脈絡膜の前方凸の著明な肥厚がみられる。脈絡膜内の血管反射は脈絡膜内に起こったびまん性肉芽腫のためOCTでは観察困難となる。

図6　Vokt-小柳-原田病（急性期）
①眼底所見。漿液性網膜剥離を伴った多発性白色斑（白矢印）が眼底後極部にみられる。
②FA。早期点状過蛍光から滲むように蛍光漏出が網膜下に生じ，後期には網膜下の蛍光貯留を示している。
③IA（他眼）。早期の充盈遅延によるびまん性低蛍光と脈絡膜血管の見え方不鮮明が特徴的である。
④EDI-OCT。網膜剥離と網膜下フィブリンの高反射のほか，著明な脈絡膜肥厚（中心窩下脈絡膜厚800μm以上）と脈絡膜血管検出不良がみられる。

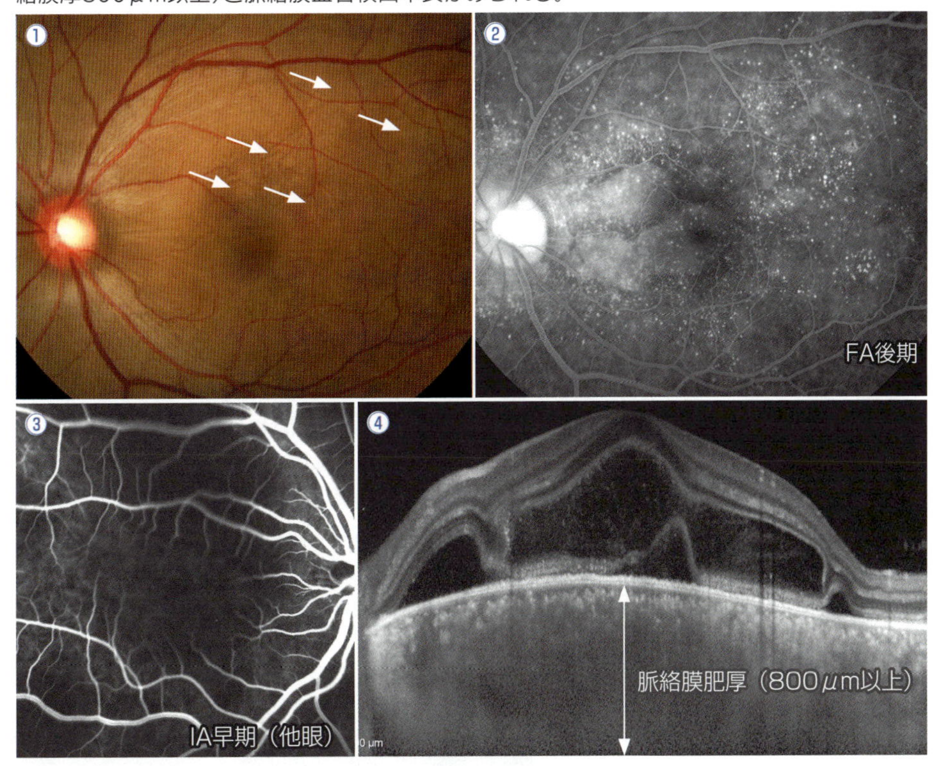

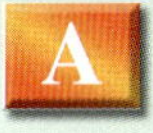

Q 炎症，循環障害などのほかに白色斑を生じる疾患がありますか？

A 忘れてはならないのが腫瘍性疾患です。眼内腫瘍の1%未満と非常にまれですが，RPE下への細胞浸潤によって白色斑を生じる疾患として，生命予後にかかわる可能性の高い眼内リンパ腫（intraocular lymphoma）（図7）があります。眼底には多発性白点状あるいは半球形のRPE隆起を示す白色斑がみられ，その領域の網膜剥離や視細胞障害をきたします。造影所見では異常を示しにくい半面，OCTが診断に重要で，腫瘍細胞のRPE下浸潤のためドーム状に隆起したRPE下に均一な高反射を認めます。ぶどう膜炎との鑑別のため診断に時間を要する場合も多く，中枢神経系リンパ腫の合併を認めた場合，5年生存率は5%未満と生命予後がきわめて悪いため，鑑別診断の1つとして重要です。

図7　眼内リンパ腫
①眼底所見。
②OCT。

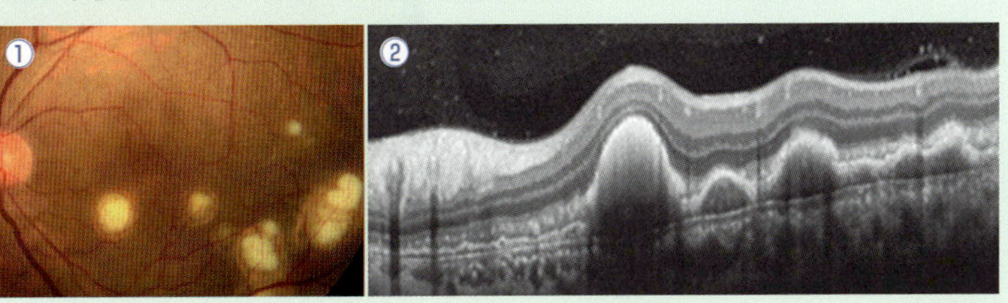

網膜剥離を合併する視神経乳頭異常

病態の概念

- 視神経乳頭の先天異常のうち，乳頭ピット(小窩)や朝顔症候群，乳頭コロボーマ，乳頭周囲ぶどう腫などを有する眼に，小児あるいは若年成人期に，乳頭近傍から始まる網膜剥離が生じることがある。
- それぞれの先天異常が重複したり，組織学的類似性などから，眼杯裂閉鎖不全という共通の発生異常に関係していると推測されている。

視神経乳頭ピット(図1～7)

- 乳頭内に円形あるいは楕円形の陥凹を示す先天異常である。
- 白色，灰白色あるいは黒色の乳頭内の陥凹で，乳頭内のどの位置にも存在しえるが，耳側縁，耳下側縁にみられることが多い。

臨床所見

- 25～75%の症例で漿液性黄斑剥離を合併し，変視症や視力低下などをきたし，乳頭ピット黄斑症候群あるいは乳頭ピット黄斑症といわれる。
- 黄斑剥離の好発年齢は20～40歳代で，多くの症例でピットに隣接して網膜分離様所見が発生し，それが黄斑に及んで黄斑の外層裂孔が生じて黄斑の網膜剥離をきたす。
- フルオレセイン蛍光造影(fluorescein angiography; FA)で，ピットは早期に低蛍光，後期に過蛍光を示す。漿液性剥離部位は後期に淡い過蛍光を呈することもあるが明瞭ではない。
- 黄斑剥離の進行経過や視力予後はさまざまであるが，長期に黄斑剥離が存在して，全層黄斑円孔，網膜色素上皮萎縮などを合併し，80%以上の症例で視力0.1以下になると報告されている。
- 後部硝子体剥離が発生して網膜剥離が自然軽快したり，若年者で自然復位し視力改善した報告もみられる。
- 光干渉断層計(optical coherence tomography；OCT)所見は，乳頭ピットに伴う網膜分離や黄斑剥離の診断と経過観察に必須である。乳頭ピットから網膜の層間に液体が流入するので，その部位や分離状態を細かく観察する。分離部位は網膜外層に位置すること多いが，ピット隣接部位では網膜の浅層や内境界膜剥離がみられることもある。黄斑剥離の有無や剥離部位の視細胞外節の配列に注目する。
- 乳頭ピットから液体が流入する機序は確立していないが，ピット部位では篩状板が欠損し，陥入した脆弱な網膜組織の後方にはくも膜下腔が存在する。またピットの深くまで後部硝子体線維が侵入し脆弱な網膜に癒着している。OCTでこれらの所見が観察されることもある。
- 網膜剥離部位に黄色いプレチピテートの散在がみられることがある。自発蛍光でこれらは過蛍光を示し，硝子体手術などで網膜が復位する過程で自発蛍光が増強する。

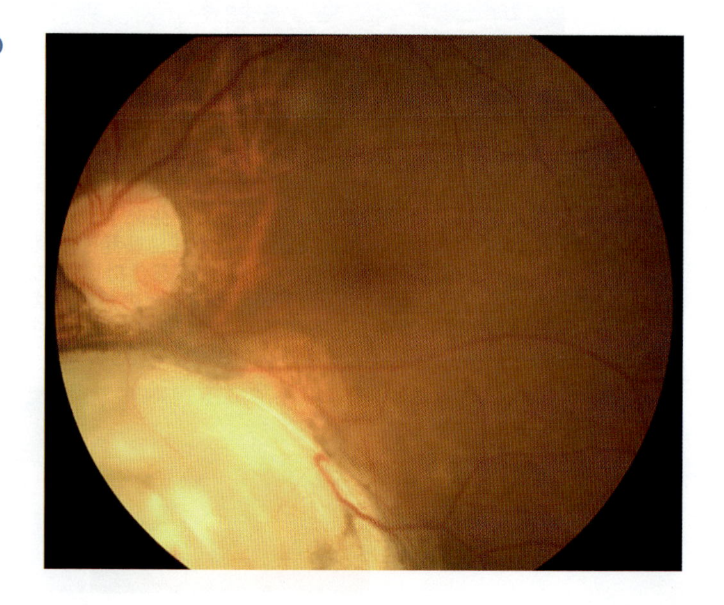

図1　乳頭ピットの下方の脈絡膜コロボーマの合併例
69歳，女性。

図2　乳頭ピットに伴う網膜剥離例

①眼底所見
乳頭ピットに合併する黄斑漿液性剥離（▶）

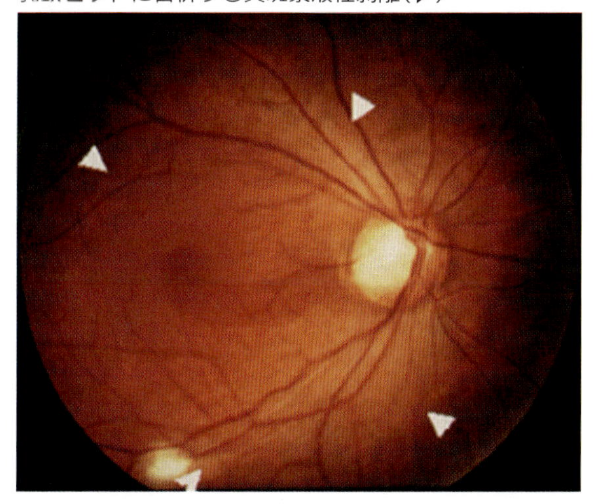

②乳頭ピットの走査レーザー検眼鏡（SLO）所見
ピットが明瞭に描出される。

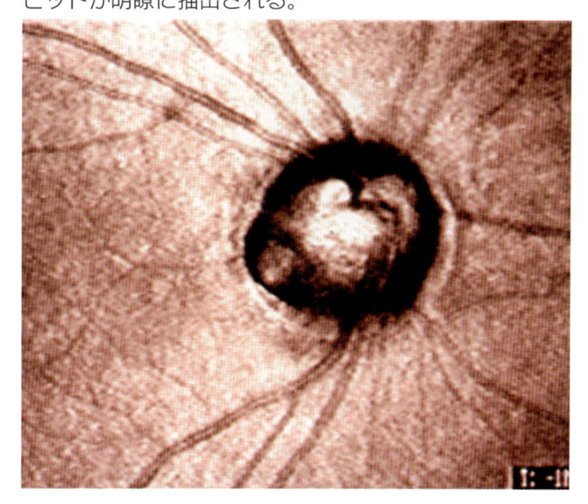

③FA早期（動脈相）
ピットは低蛍光を示す。

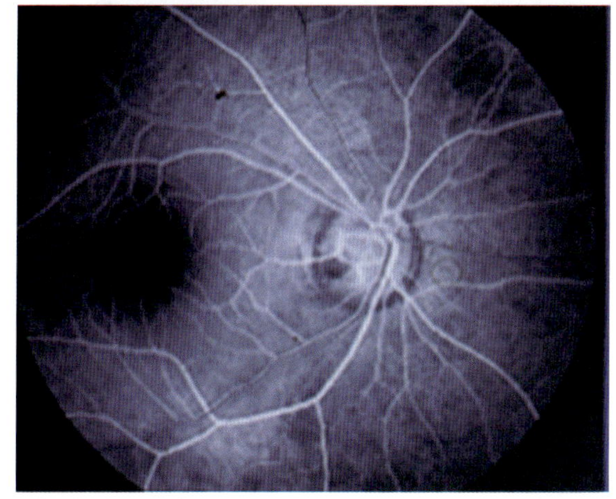

④FA後期
ピットは過蛍光を示す。乳頭に隣接した漿液性剥離部でやや過蛍光を示すが，漏出は明瞭ではない。

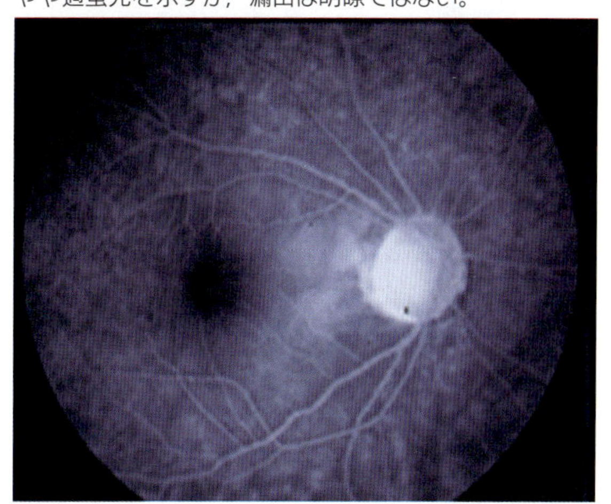

（平形明人: 乳頭ピット黄斑症候群. 眼科プラクティス21　眼底画像所見を読み解く(田野保雄編)，文光堂，東京，p298-305，2008. より引用改変）

図3　乳頭ピットに伴う網膜剥離の1例

後極の網膜剥離は乳頭周辺に広がる浅い剥離と黄斑周囲のやや隆起した剥離の2段になっているようにみえる。
大きい矢印：網膜分離様変化
小矢印：網膜剥離
青矢印：外層黄斑裂孔

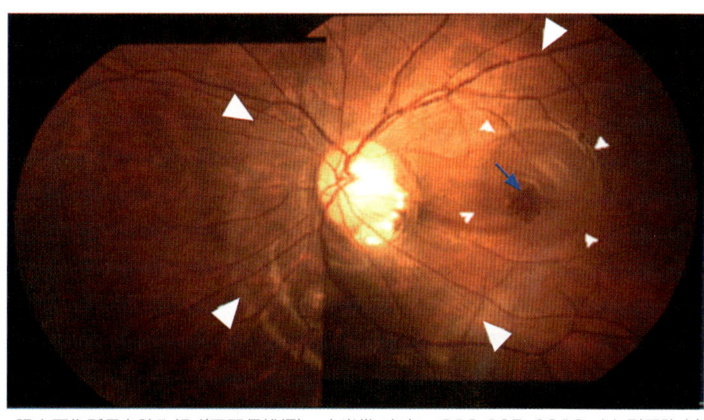

（平形明人: 乳頭ピット黄斑症候群. 眼科プラクティス21　眼底画像所見を読み解く(田野保雄編)，文光堂，東京，p298-305，2008. より引用改変）

図4　乳頭ピットの黄斑剥離例

8歳，女児の乳頭小窩に伴う黄斑剥離。

①術前眼底とOCT所見
視力0.08に低下していた。

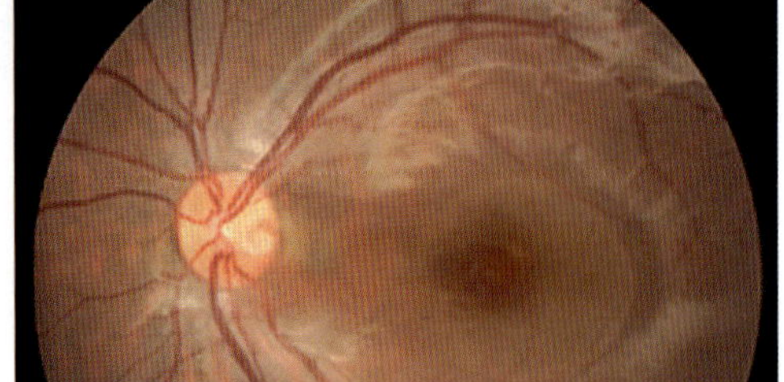
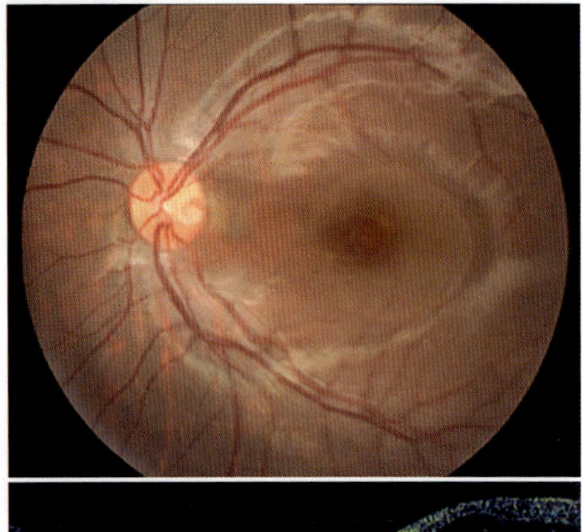

②後部硝子体剥離作成の硝子体手術後約1年の眼底とOCT所見
視力1.2。約1年経過してゆっくり網膜は復位する。

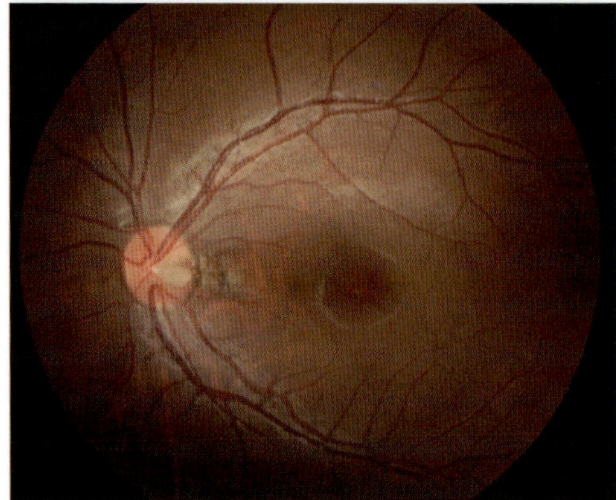
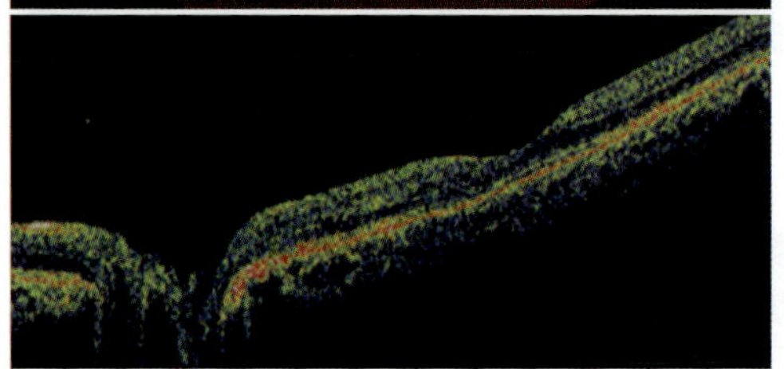

（平形明人：乳頭ピット黄斑症候群．眼科プラクティス21　眼底画像所見を読み解く（田野保雄編），文光堂，東京，p298-305，2008．より引用改変）

図5　乳頭ピット黄斑症候群のOCT所見

38歳，男性。網膜の内層，外層ともに数層に分離様変化がみられ，中心窩に外層裂孔が生じ，黄斑剥離を呈していた。硝子体手術後，まず分離が改善し黄斑剥離は徐々に復位した。黄斑剥離が完全復位する前に自覚症状と視力は改善してきた。

①右眼術前＝(0.07)

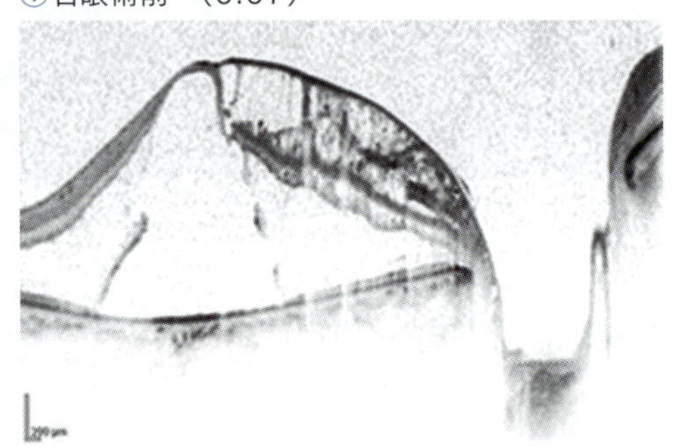

②右眼術後3カ月＝(0.1)

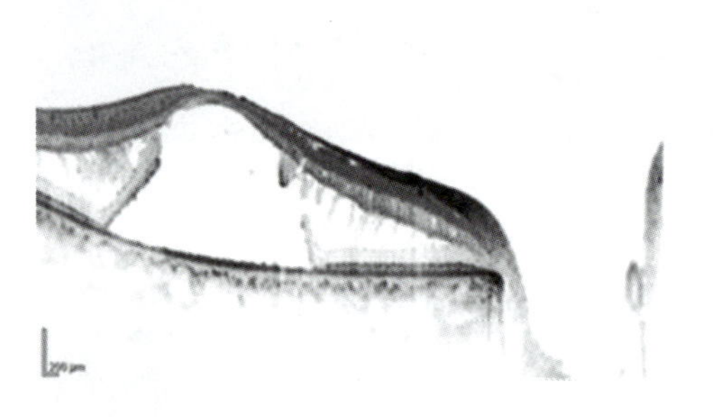

③右眼術後10カ月＝(0.2)

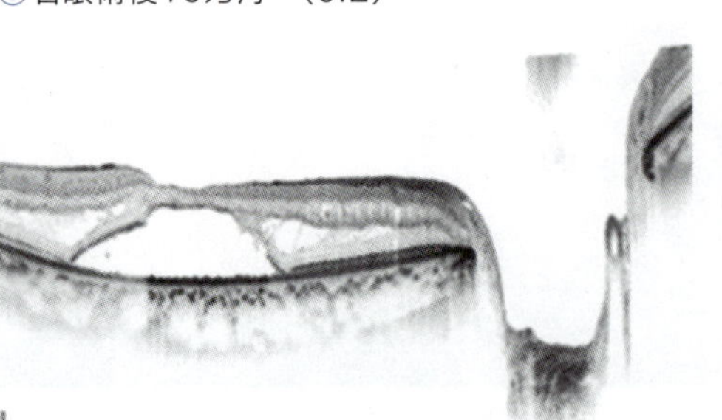

④右眼術後2年＝(0.5)

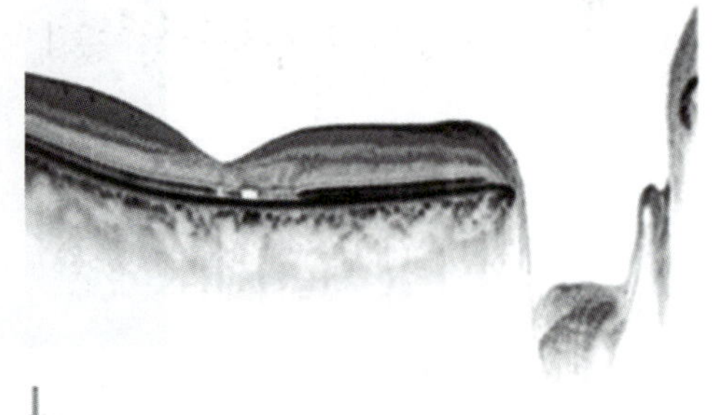

(Hirakata A: Retina 2015 Upping the Ante AAO 2015 Subspeciality Day, p159-161, American Academy of Ophthalmology. より引用改変)

治療

- 網膜剥離の治療は確立していないが，視力低下が進行する場合に治療を適応する。
- 従来は乳頭縁に網膜光凝固が施行されたが，治療成績は不安定で視力回復も芳しくなかった。
- 最近は，ピットに連なる後部硝子体を剥離することを目的とした硝子体手術で多くの症例で復位が得られることが報告されている。
- そのほかにピット付近の内境界膜を切除して流入する水分を切除部位から流出させる方法や難治例にピットに強膜片や切除した内境界膜を埋没させる方法も報告されている。

図6　乳頭ピット黄斑症候群

10歳，女児。視力1.2であるが変視症で来院。

①OCTで乳頭から黄斑への分離様所見と中心窩剥離があった。

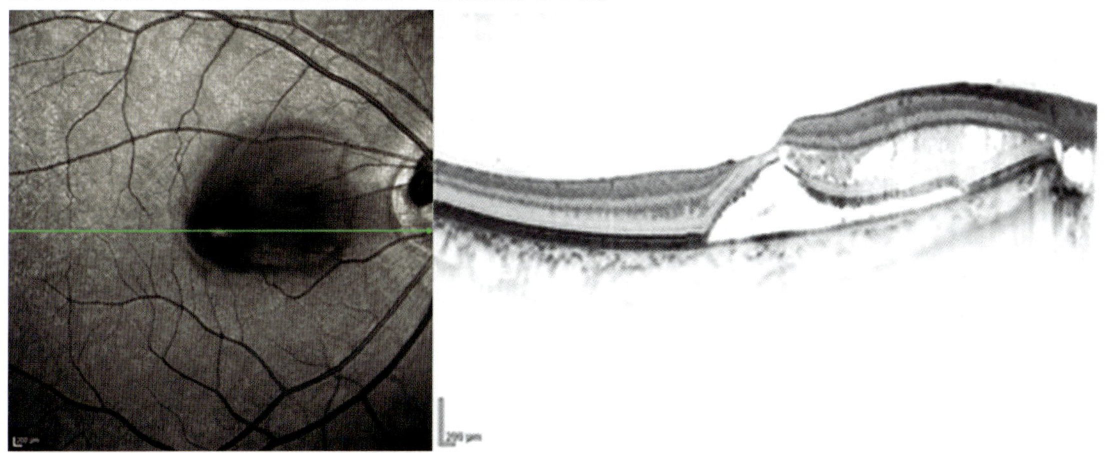

②3カ月後，自覚症状もOCT所見も自然に改善した。

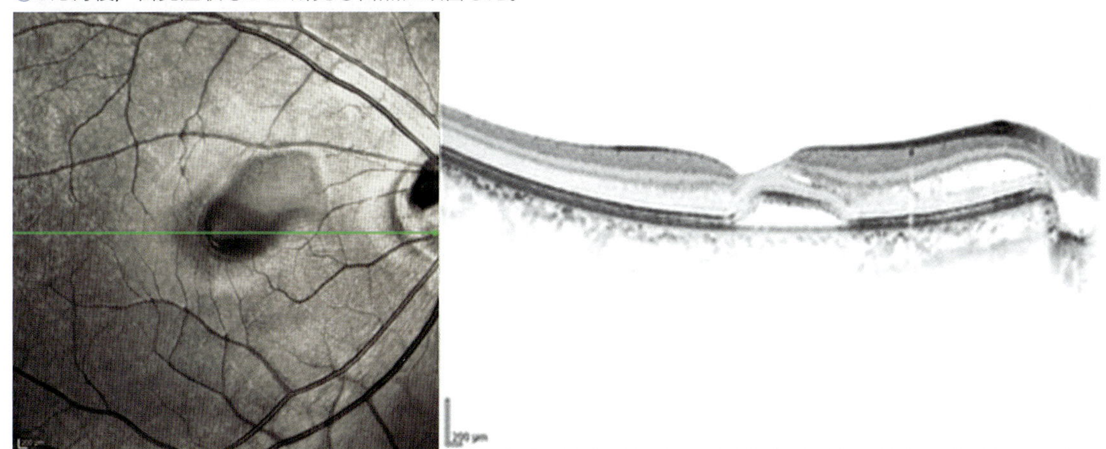

（平形明人：乳頭ピット黄斑症候群. 眼手術学8網膜・硝子体Ⅱ（小椋祐一郎，門之園一明編），文光堂，東京，p187-196，2012．より引用改変）

経過観察

- 硝子体手術後の経過観察で大切なことは，網膜剥離の完全復位まで平均約1年と長期間を要することである。
- 手術後，まず網膜分離が改善し，ときに一過性に黄斑剥離が増強し，数カ月かかって黄斑剥離が復位していく。
- 黄斑剥離が復位する過程で視細胞外節は整列し自発蛍光も増強して，視力や自覚症状が改善してくることが多い。

図7　乳頭ピット黄斑症候群の眼底写真，赤外光写真，自発蛍光写真

①眼底所見
乳頭耳側縁にピットが存在し，2段の漿液性剥離が存在する。中心窩上方の剥離部位に小さい黄色プレチピテートが散在している。

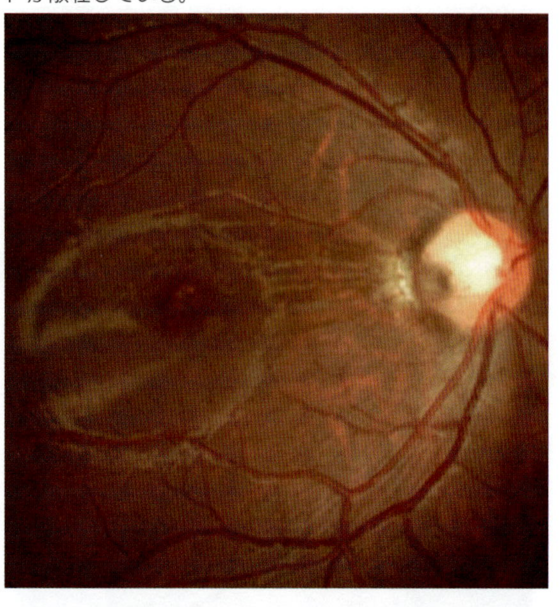

②赤外光写真
赤外光による観察で，網膜剥離部位と外層裂孔が明瞭となる。

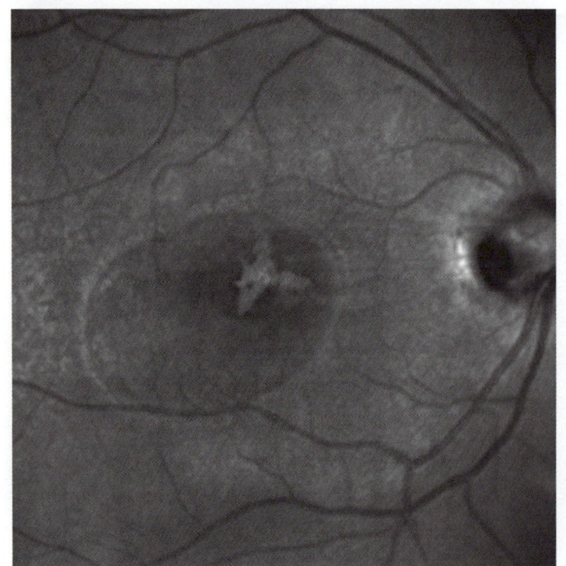

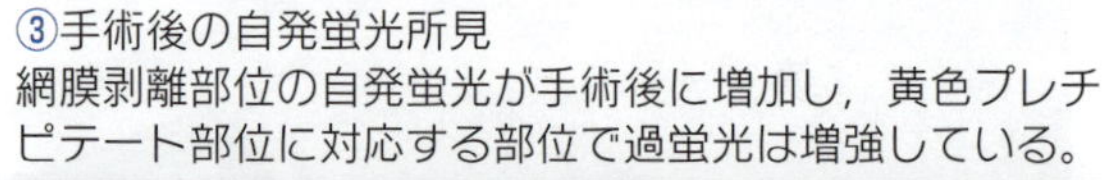
③手術後の自発蛍光所見
網膜剥離部位の自発蛍光が手術後に増加し，黄色プレチピテート部位に対応する部位で過蛍光は増強している。

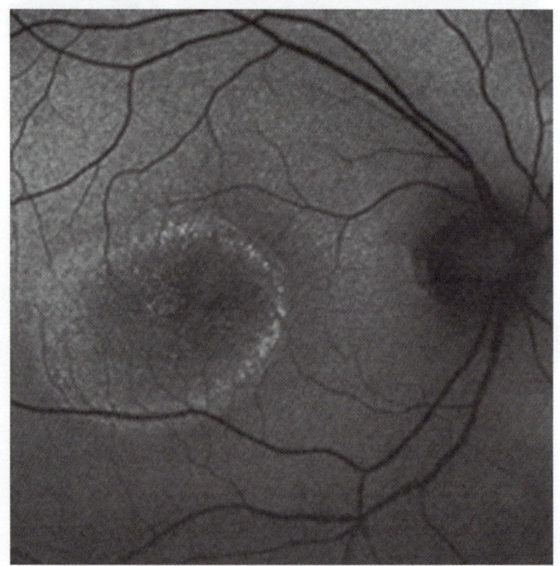

（平形明人：乳頭ピット黄斑症候群．眼手術学8網膜・硝子体Ⅱ（小椋祐一郎，門之園一明編），文光堂，東京，p187-196，2012．より引用改変）

朝顔症候群(図8～10)

- 灰白色を呈した乳頭領域の拡大と漏斗状陥凹，陥凹底の乳頭前白色組織，乳頭周囲の網脈絡膜色素異常，網膜血管の異常走行を特徴とする乳頭の先天異常である。
- 眼杯裂閉鎖異常に加えて，後部強膜の形成不全の関与も考えられている。陥凹底の白色組織はグリアの増殖とも第一次硝子体過形成遺残ともいわれている。

臨床所見

- 乳頭形態は白色組織に覆われて眼底検査では判定できない。網膜血管は白色組織の下から始まり，狭細で，放射状，直線状に走行している。黄斑がみられるものと，陥凹方向に牽引されてみられないものがある。
- しばしば乳頭近傍から始まる網膜剥離を合併し，乳頭周囲に限局して進行しないことも多く，自然復位例もある。進行して胞状網膜剥離や裂孔原性網膜剥離になることもある。
- 網膜剥離の原因は，陥凹部の異常血管からの漏出，髄液由来，乳頭縁または乳頭陥凹内の乳頭前白色組織による牽引，陥凹内の乳頭前白色組織周辺の網膜裂孔などが鑑別となる。

治療

- 網膜剥離の治療法は確立していない。
- 限局して進行しないこともあり，手術治療も難治なことが少なくない。したがって，手術適応は，発症年齢やそれまでの視機能程度，他眼の状態などを考慮して慎重に検討する。

図8　朝顔症候群の1例
3歳，女児。左眼打撲で来院。両眼に乳頭領域の拡大と陥凹，陥凹底の白色組織がみられる。その周囲には網脈絡膜萎縮，細い網膜血管が直線状，放射状に走行する。

①右眼。中心窩(▶)が陥凹から外れて，視力0.6。

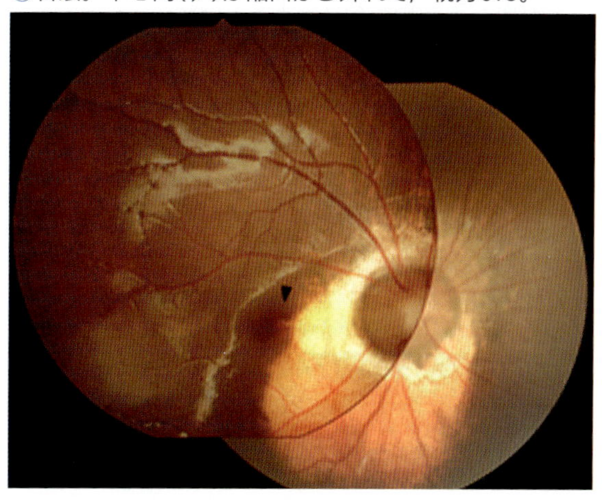

②左眼。黄斑は陥凹内で明瞭ではなく黄色組織が乳頭耳側(▶)に存在し，乳頭周囲から下方に浅い網膜剥離があり(★)，視力は0.01程度であった。

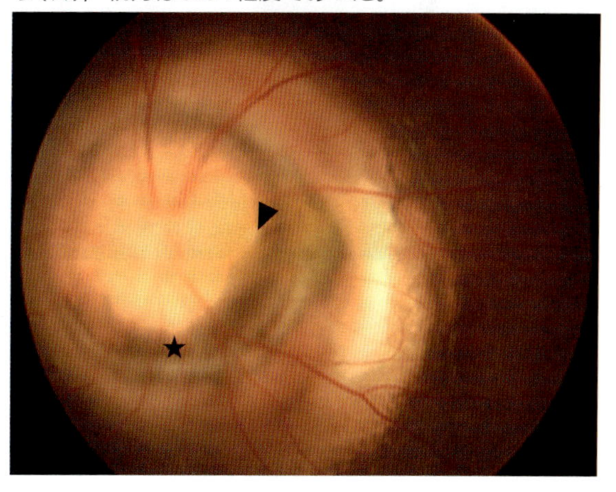

図9　胞状網膜剥離を合併した朝顔症候群の1例

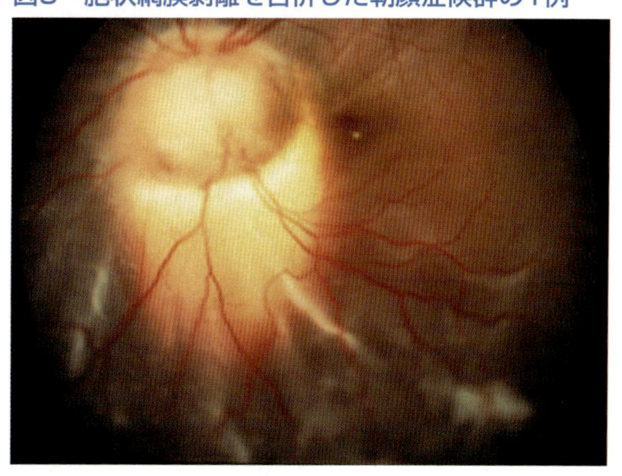

- 網膜全剥離に向かって進行する症例では，乳頭前組織の牽引除去，裂孔の有無の鑑別などのために硝子体手術を行う。シリコーンオイルタンポナーデを施行することもあるが，くも膜下腔への迷入も考慮して経過観察する必要がある。
- 裂孔が陥凹部に存在すると裂孔周囲の凝固は難しく陥凹周囲をレーザー凝固することになる。
- 10歳以下の小児網膜剥離例では，乳頭周囲の陥凹程度も重篤なことが多く，特に予後は不良である。

乳頭コロボーマ（図11）

- 乳頭がないか乳頭内に辺縁明瞭な光沢のある白色陥凹として観察される。乳頭網膜面の全欠損あるいは部分欠損で，下方の脈絡膜コロボーマに合併することも多い。
- 視力は正常から光覚(－)まで多様である。
- 両眼性の頻度は朝顔症候群や乳頭ピットなどよりも高く，Dandy-Walker症候群などの全身異常の合併もある。

図10　朝顔症候群の超音波検査
乳頭陥凹と網膜剥離が判定できる。乳頭陥凹が逆フラスコ形を呈している方(①)が，なだらかな陥凹を呈する症例(②)より，網膜剥離の硝子体手術成績は不良であった。

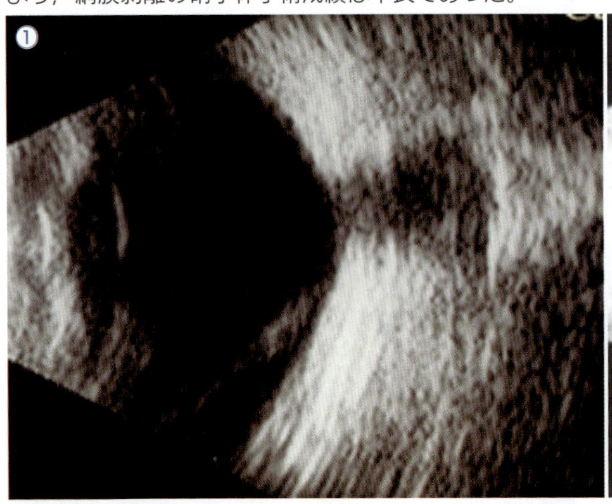

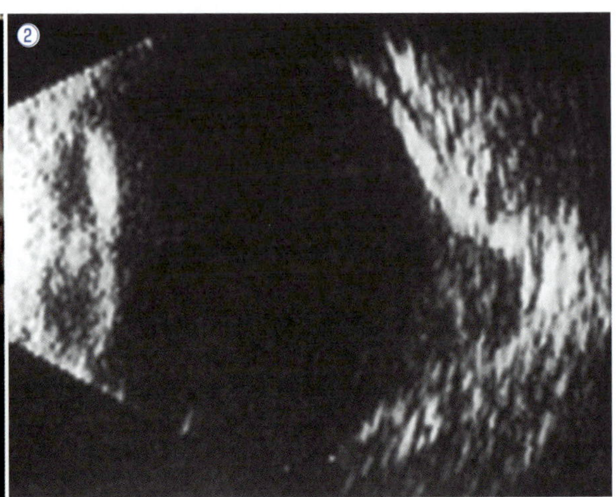

図11　乳頭コロボーマと脈絡膜コロボーマに網膜剥離を合併した1例
乳頭に接して浅い漿液性剥離，黄斑に伏せた椀状の黄斑剥離が観察される。本例のOCTで乳頭周囲の分離様変化と黄斑部の網膜剥離を示した。

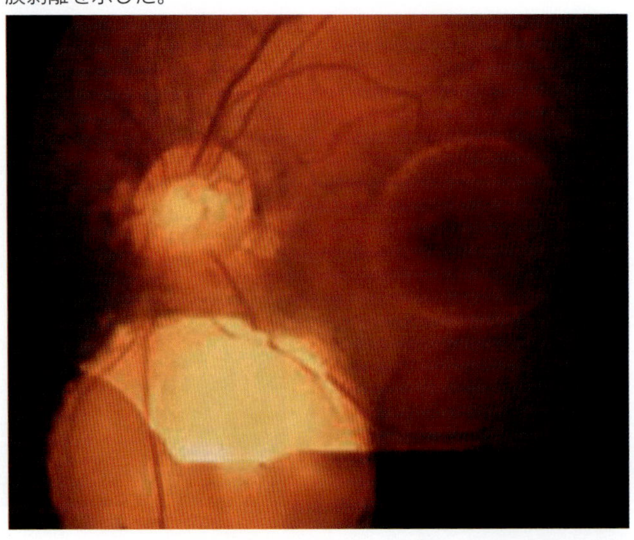

臨床所見

- 乳頭コロボーマに合併する網膜剥離は20～30歳代に多く，乳頭コロボーマに連結して発生する。
- 乳頭ピット黄斑症と類似の網膜分離と黄斑剥離を呈することも眼底写真やOCTで観察されている。
- 脈絡膜コロボーマも合併した網膜剥離は，脈絡膜コロボーマ内の裂孔に由来する裂孔原性網膜剥離も鑑別となる。

治療

- 乳頭ピット黄斑症に類似した形態の網膜剥離の治療は，乳頭ピット黄斑症の治療に準じる。
- 脈絡膜コロボーマ内の裂孔に由来する網膜剥離は，コロボーマ内の裂孔や裂孔を疑い脆弱な網膜を牽引する硝子体索や変性網膜を切除して，コロボーマ辺縁に沿ってレーザー凝固を施行する。

乳頭周囲ぶどう腫

- 乳頭周囲が陥凹しているが朝顔症候群と異なり乳頭前白色組織がないため乳頭の形態が観察できる。

臨床所見

- 後部硝子体剥離が生じる際に陥凹部位に裂孔が生じて乳頭周囲の網膜剥離が生じることがある。

治療

- 進行する場合は硝子体手術であるが，朝顔症候群よりも陥凹程度が軽度で，乳頭前組織もなく，網膜復位が得られる可能性は高い。

乳頭ピットに隣接して網膜分離と網膜剥離が観察されますが，視力も良好で自覚症状もありません。手術適応はどのように考えたらよいでしょうか？

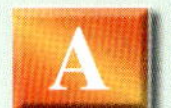

乳頭ピット黄斑症の治療法は確立していないうえに，網膜分離や黄斑剥離が自然に改善することもあります。OCTを提示して病態を説明し，ときどき罹患眼の視機能チェックをすることと定期検査を勧めます。OCTで改善傾向，自発蛍光で剥離部位の過蛍光の増強などがあると自然復位する可能性が高くなります。OCTで剥離が広がり，視機能も低下する場合に治療を検討します。

●文献

1) 平形明人：視神経乳頭の先天異常に伴う網膜剥離．日眼会誌 2010, 114: 643-656.

2) Hirakata A: Macular surgery secondary to optic nerve disease. In: Macular Surgery (Quiroz-Mercado H, et al eds). Lippincott Williams & Wilkins, Philadelphia, 310-324, 2000.

3) 平形明人：乳頭ピット黄斑症候群．眼手術学 8 網膜・硝子体II（小椋祐一郎，門之園一明編）． p187-196, 文光堂，東京，2012.

脈絡膜腫瘍

- 脈絡膜に生じた腫瘍性増殖を示す病変を脈絡膜腫瘍とよぶが，炎症性腫瘤や血腫は診断の早い段階で鑑別すべきであるし，腫瘍であったら転移性病変の可能性は必ず検討する必要がある。
- 眼底検査でみられた「眼底腫瘤」は，何に注目して診断を進めればよいか，腫瘍専門家の観点からまとめてみる。

眼底腫瘤鑑別の着目点

- 部位，大きさ，色調，そして疾患頻度を確認する。これらの評価は検眼鏡的な見た目だけではなく，multimodal imagingを駆使して行う。
- 部位（原発組織）：広角眼底写真で多発病変や毛様体に連続する病変ではないか確認，光干渉断層計（optical coherence tomography；OCT）や超音波断層検査（US）で脈絡膜病変であることを同定。USで眼球外への連続性を確認し，必要に応じてCT，MRIを追加。
- 大きさ（直径と厚み）：OCT，USで最大径と脈絡膜全層の厚みを計測。カラー写真やインドシアニングリーン蛍光造影（indocyanine green angiography；IA）でのキャリパー機能も有用。
- 色調（メラニン色素の多寡）：メラニンは網膜色素上皮（retinal pigment epithelium；RPE）と脈絡膜に存在。RPE障害の程度によって腫瘍の色調は変化。RPE障害はフルオレセイン蛍光造影（fluorescein angiography；FA）と青色光眼底自発蛍光（fundus autofluorescence；FAF）で評価。メラニンの検出は，赤外光眼底写真と赤外光FAFが有用。しかし現実的には，大きな病変には眼底画像検査が不向きであり，脈絡膜悪性黒色腫のメラニン色素多寡を推定する黄金律はない。
- 頻度：悪性腫瘍は悪性黒色腫と転移性腫瘍，良性腫瘍は母斑，血管腫，骨腫が重要。非典型的な所見を呈する場合には，注意深く鑑別を進める必要がある。
- 脈絡膜腫瘍と鑑別を要する隆起性病変：サルコイド結節，結核結節，IgG4関連疾患，反応性リンパ過形成，異物，脈絡膜剥離，脈絡膜出血，加齢黄斑変性，強膜バックル，結節性後部強膜炎，眼窩腫瘍，渦静脈，外眼筋圧痕など。

代表的な脈絡膜腫瘍

脈絡膜悪性黒色腫/脈絡膜母斑（図1）

- ぶどう膜メラノサイトが悪性化したもののうち，腫瘍中心が脈絡膜に位置するものをいう。
- 発症は*de novo*のほか，脈絡膜母斑，先天性眼メラノーシスおよび太田母斑などが母地となる場合がある。
- 悪性黒色腫全体のうちで眼部に生じる頻度は5%未満であるが，成人の原発性眼内悪性腫瘍のなかでは最も高頻度である。
- 小さな悪性黒色腫と大きな母斑の鑑別診断は，臨床所見からの危険因子による推定で行う（表1）。
- TNM分類，腫瘍細胞の3番染色体欠失，腫瘍遺伝子発現プロファイルと遠隔転移/生命予後には強い相関がある。
- 母斑は母斑細胞が先天的に脈絡膜内に存在するものであるが，約1/8,000の確率で悪性化することが知られる。
- 漿液性網膜剥離や脈絡膜新生血管を合併することがあり，黄斑に生じると意外に視力予後は不良である。

表1　小さな脈絡膜悪性黒色腫の診断に有用な危険因子

覚え方	所見	意味
To	Thickness>2mm	腫瘍厚2mm未満
Find	Fluid	網膜剥離
Small	Symptoms	自覚症状
Ocular	Orange pigment	オレンジ色素
Melanoma	Margin≦3mm to disc	腫瘍辺縁が乳糖近傍
Using helpful	Ultrasonographic hollowness	超音波で内部低反射
Hints	Halo absence	腫瘍周辺部の変性なし

危険因子の数→脈絡膜悪性黒色腫となるハザード比：1～2→3，3～4→5，5～6→9，7→21
（Shields CL, et al: Choroidal nevus transformation into melanoma. Analysis of 2514 consecutive cases. Arch Ophthalmol 2009, 127: 981-987. より引用）

図1　小さな脈絡膜悪性黒色腫(①〜④)と大きな脈絡膜母斑(⑤〜⑧)

①左眼中心窩下耳側の乏色素性腫瘍。視力は(0.8)で視力低下を自覚。
②FAFでオレンジ色素は強い過蛍光(▲)。
③USで腫瘍内低反射(▲)，厚さ2.8mm。
④OCTで網膜下にオレンジ色素の沈着と漿液性網膜剥離。RPE障害が強く，病変の色素が少ない部位(▲)で腫瘍内血管あり。
⑤右眼鼻側の色素性腫瘍。視力は(1.0)で無症候性。
⑥FAFで腫瘍下部の網膜剥離があった部位に過蛍光(#)。腫瘍上RPE萎縮のため過蛍光なし(＊)。
⑦USで腫瘍内高反射(▲)，厚さ2.2mm。
⑧OCTで網膜嚢胞様変性と菲薄(▲)。

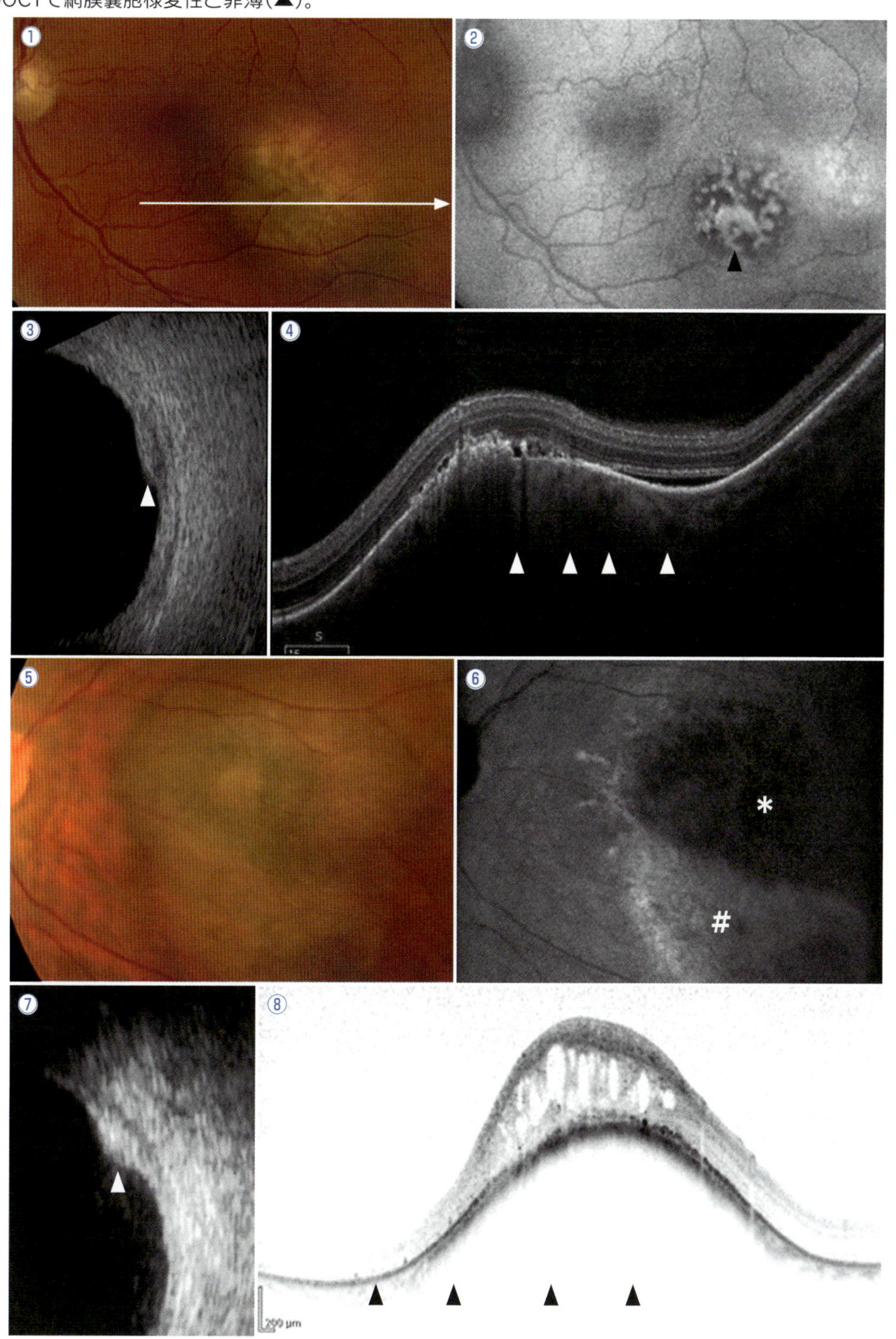

転移性脈絡膜腫瘍(図2)

- 悪性腫瘍の遠隔転移が脈絡膜に生じることはまれではなく，血管構築の特殊性のためと考えられている。
- 原発巣は，男性では肺(40～60%)と前立腺，女性では乳腺(70～80%)と肺である。
- 単発もしくは多発性に生じ，約25%は両眼性にみられる。
- 原発病変にもよるが，腫瘍の厚みは多くは3～4mmであり，腫瘍頂点が平坦化することも多い。
- 新鮮例では太い腫瘍内血管はなく，早期から脈絡毛細血管板や色素上皮障害，混濁した網膜下液を伴った網膜剥離が生じる。

限局性脈絡膜血管腫(図3)

- 脈絡膜血管腫は脈絡膜に生じる過誤腫で，発症頻度は不明である。
- 病変内血管には平滑筋はなく，血管成分は成熟した内皮細胞をもつ海綿状血管が主体である。
- 脈絡膜の橙赤色ドーム状隆起性病変を呈し，黄斑部や視神経乳頭周囲に好発し，平均的な大きさは直径6mm，厚さ3mmである。
- 網膜剥離をきたし，遷延化する場合には視力予後が不良である。
- IAで早期に顕著な過蛍光を呈することは鑑別上重要である。

図2　転移性脈絡膜腫瘍
46歳，女性。乳がんの脈絡膜転移。視力(0.5)。
①視神経乳頭耳上側の黄白色脈絡膜病変。胞状網膜剥離あり。
②OCT。混濁した網膜下液。小さな病変でも脈絡毛細血管板障害。腫瘍頂点の不整や平坦化。

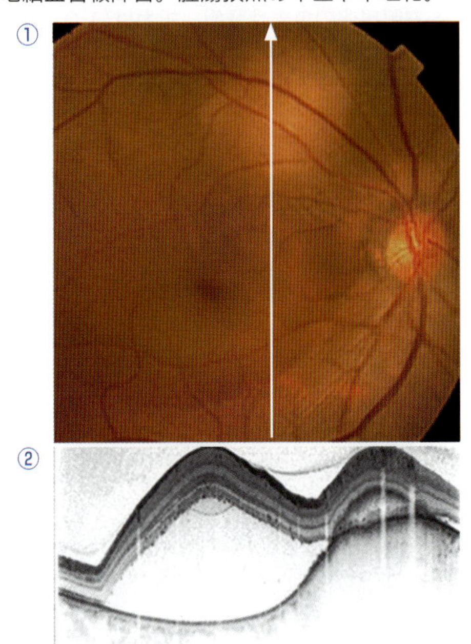

図3　限局性脈絡膜血管腫
54歳，男性。視力(0.6)。
①左眼上方の橙色脈絡膜病変。中心窩に漿液性網膜剥離あり。
②IA早期。強い過蛍光を呈し，境界は鮮明。
③US。内部高反射を示し，厚みは3.8mm。
④OCT。病変はドーム状で平坦化や不整なし。網膜下液は漿液性。RPEの破綻なし。

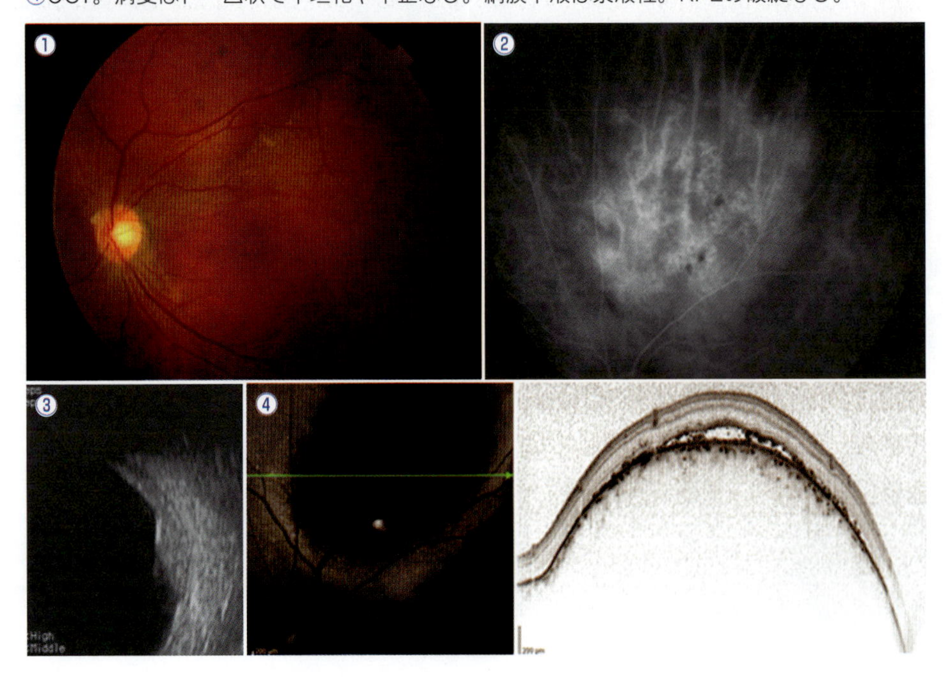

脈絡膜骨腫(図4)

- 脈絡膜骨腫は脈絡膜の骨性分離腫であり，若い女性の片眼もしくは両眼性に生じる。
- 病変内に骨新生，成熟骨，骨吸収期病変が混在し，境界明瞭な地図状病変が視神経乳頭・黄斑に好発する。
- 超音波Bモード検査とX線CT検査で石灰化病変が確認できる。
- 腫瘍拡大，3段階以上の視力低下，0.1以下への視力低下は10年間で各々50%の頻度で生じる。
- 脈絡膜新生血管の発症は10年間で30%に生じる。

診断にチャレンジしよう

- 脈絡膜隆起性病変の診断は，診断学としてとても興味深いものがある。治療や予後に関しては専門家に任せて，診断にチャレンジしていただきたい。

図4　脈絡膜骨腫
44歳，女性。視力(0.15)。
①左眼視神経乳頭を中心とした黄白色-橙色脈絡膜病変。中心窩に漿液性網膜剥離あり。
②眼窩単純CT。左眼後極に石灰化所見あり。
③OCT。橙色の部分はRPEが健常で病変内血管あり(▲)。下方の黄白色部分はRPEがなく病変内血管ほとんどなし。

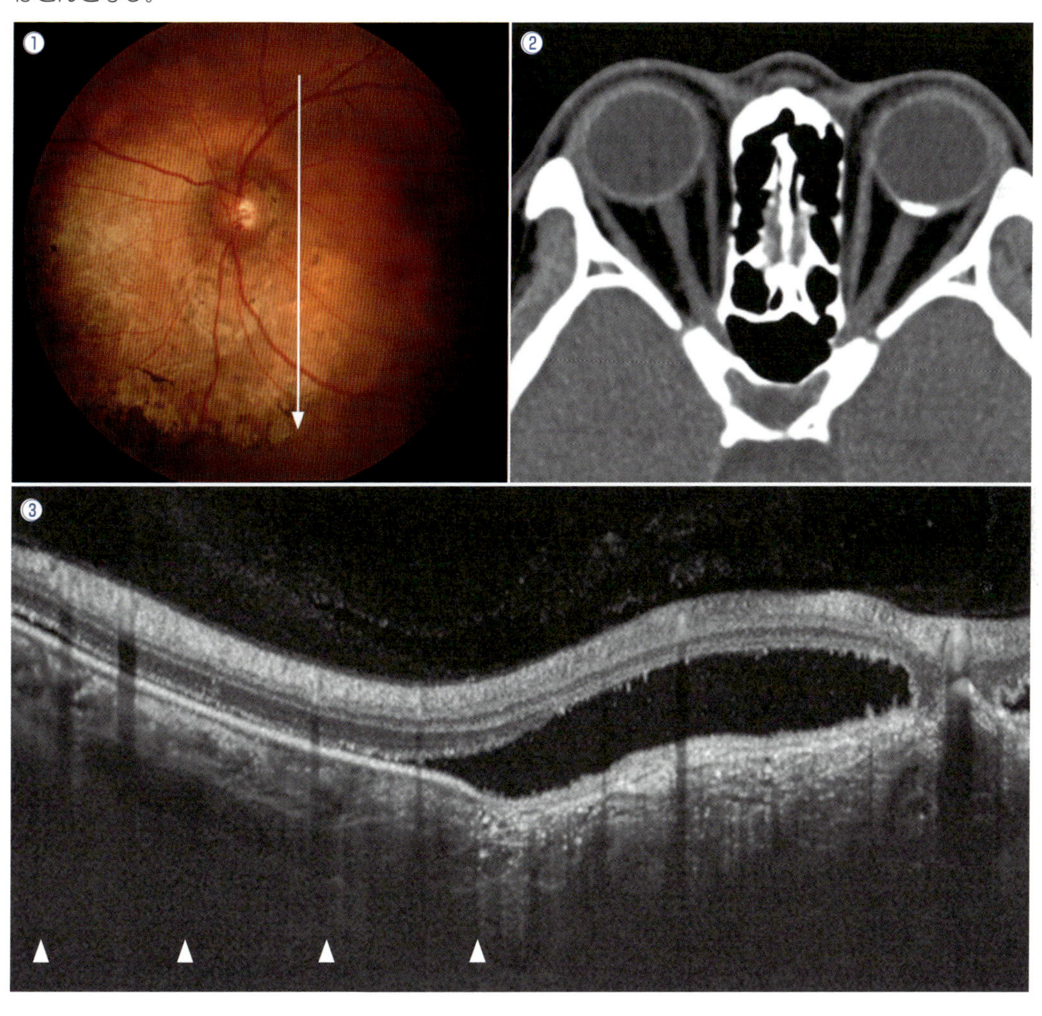

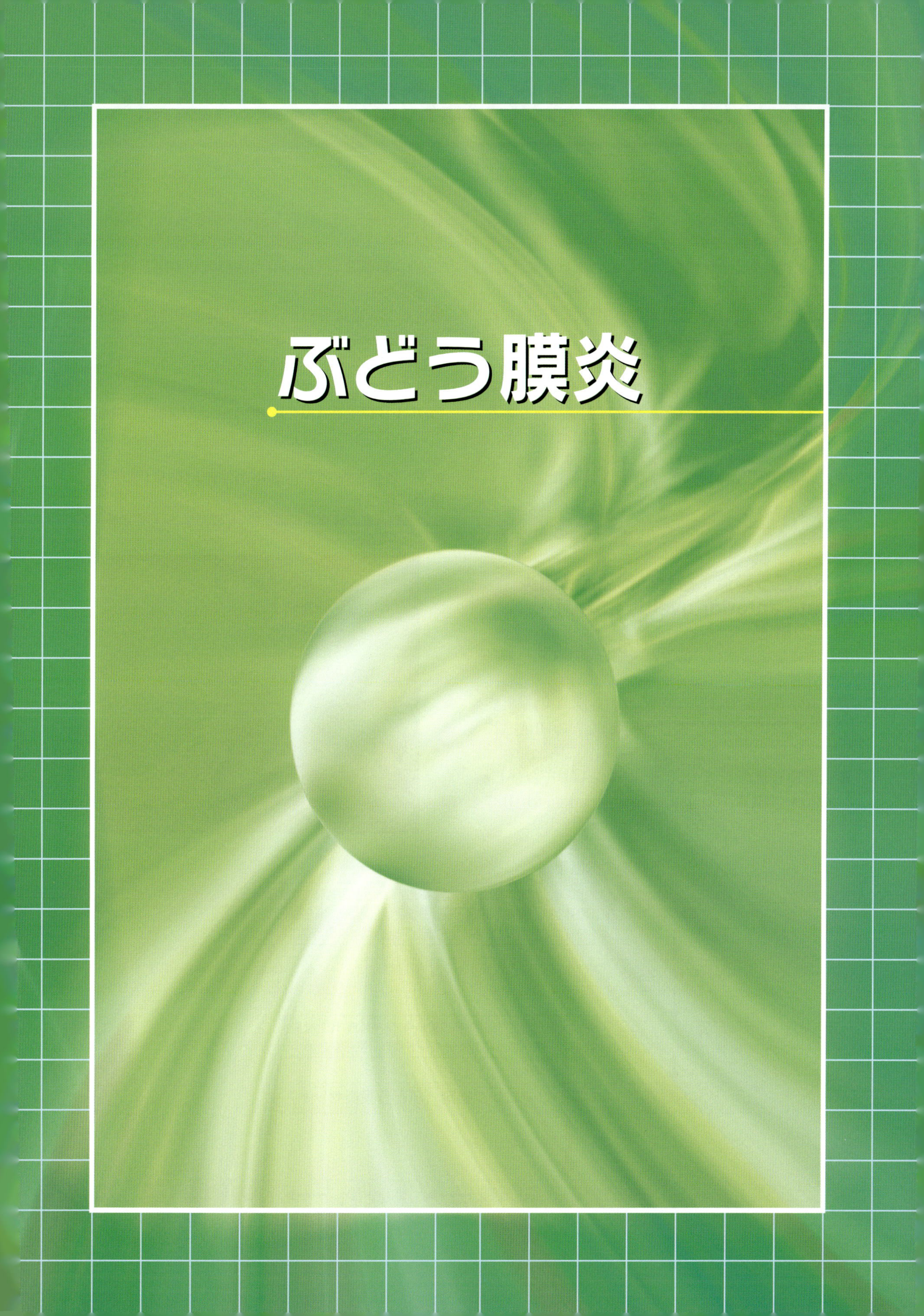
ぶどう膜炎

非感染性ぶどう膜炎（眼内悪性リンパ腫除く）

- ぶどう膜炎，特に非感染性（内因性）ぶどう膜炎は他の眼科疾患と異なり，その原因が全身疾患であることが多い。そのため，問診，眼外症状，眼所見，眼科検査，全身検査で得られた所見を総合し，診断を絞り込んでいくことが必要である（図1）。
- 特に問診では診断に直結する有用な情報が得られることが多く，診察のたびに繰り返し聞くことが大切である。
- また，全身検査では，スクリーニング検査を全例で行い，問診や眼所見とあわせて鑑別診断をある程度絞り込み，必要と考えられる追加検査を行う。その際は内科，皮膚科など他科との連携で効率よく検査を進めていくことが，確定診断にたどり着く近道である。
- 以下，非感染性ぶどう膜炎の代表的な疾患について概説する。

前部ぶどう膜炎：急性前部ぶどう膜炎（acute anterior uveitis；AAU）

疾患の概念

- 片眼に急性に激しい前眼部炎症を起こす疾患の一群である。
- 強直性脊椎炎のほか，乾癬（乾癬性関節炎），炎症性腸疾患（Crohn病，瘍性大腸炎）などのHLA-B27関連疾患と合併することがある。
- 強直性脊椎炎患者の30～40％にAAUを合併し，約90％がHLA（human leukocyte antigen）-B27抗原を保有している。

眼所見

- 強い毛様充血，微細な角膜後面沈着物，線維素析出と強いフレアを認め，虹彩後癒着が高頻度でみられる（図2）。Descemet膜皺襞や前房蓄膿（図2）をきたすことがある。
- 後眼部病変はないが，視神経発赤や軽度の硝子体混濁がみられることが多い。
- 数カ月～数年おいて再発がみられたり，反対眼に発症することがある。
- HLA-B27陽性AAUは陰性AAUと比較して重症であり，両眼性，再発性であることが多い。

図2　急性前部ぶどう膜炎の前眼部所見（強直性脊椎炎に伴う）
強い毛様充血，線維素析出と強いフレア，虹彩後癒着，粘稠な前房蓄膿

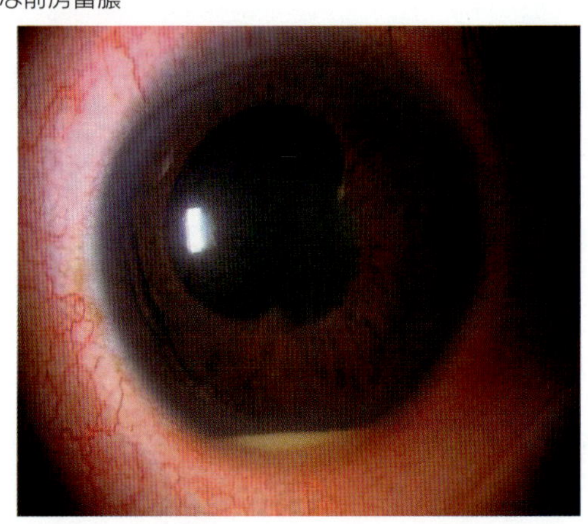

図1　ぶどう膜炎の診断手順

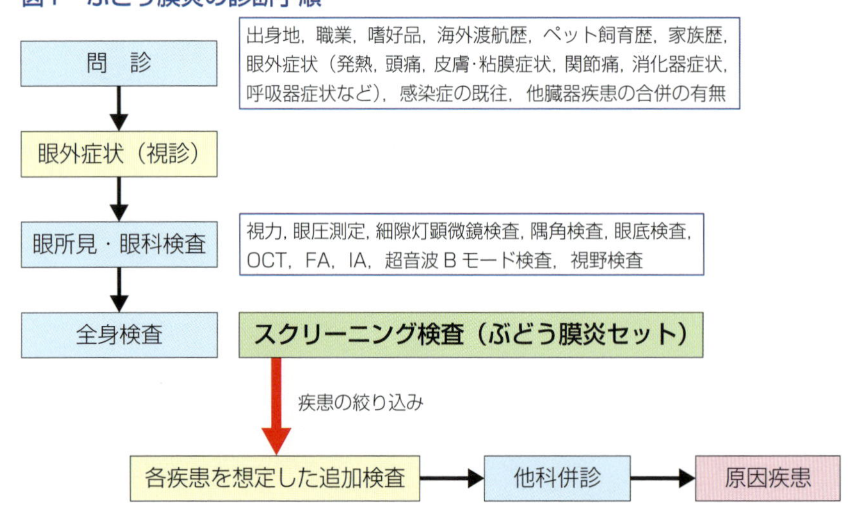

検査所見

●発症早期には，光干渉断層計(optical coherence tomography；OCT）で網膜厚の肥厚がみられ，しばらく続くことがある。

●血液検査でCRPや赤沈亢進がみられることがある。

●腰部X線写真で仙腸関節炎や脊椎の変化(bamboo spine)がみられることがある。

鑑別診断

●Behçet病や，糖尿病虹彩炎，細菌性眼内炎など前房蓄膿を伴う非肉芽腫性ぶどう膜炎が鑑別となる。

●前房蓄膿はBehçet病と比べると，粘稠であり，体位変換で移動しない。眼底所見やフルオレセイン蛍光造影(fluorescein angiography；FA）所見で鑑別できることが多いが，強い前眼部炎症のため眼底透見不能の場合は，超音波Bモード検査や網膜電図(electroretinogram；ERG）などの検査を行う必要がある。

治療

●副腎皮質ステロイド(以下，ステロイド)と散瞳薬の頻回点眼を行う。虹彩後癒着に対しては複数の散瞳薬を頻回点眼する。ステロイド(デキサメタゾン）の結膜下注射も行うが，発症初期には治療に反応しないことが多い。

●眼痛が強いときには非ステロイド性抗炎症薬(NSAID)内服を用いるが，無効な場合はプレドニゾロン0.5mg/kg/日を短期で内服することもある。

前部ぶどう膜炎：Fuchs虹彩異色性虹彩毛様体炎

疾患の概念

●虹彩異色，虹彩毛様体炎，白内障を3主徴とする疾患である。

●原因として，風疹ウイルスとの関連性が報告されている。

眼所見

●慢性に経過する軽度から中等度の前眼部炎症であり，白色小型の角膜後面沈着物が角膜全体に付着するのが特徴的である。虹彩後癒着を作らない。

●日本人のような濃褐色虹彩では虹彩異色はみられず，虹彩紋理の不明瞭化(平坦化)がみられ，びまん性の萎縮となる(図3)。通常片眼性であるが，両眼性の場合は虹彩の左右差は不明となる。

●軽度の硝子体混濁や，眼底周辺部に網脈絡膜瘢痕病巣がみられることがある。

●眼圧上昇や後嚢下白内障がみられることがある。

鑑別診断

●Posner-Schlossman症候群が鑑別に挙がるが，本疾患にくらべ眼圧上昇は高度かつ一過性であり，治療によく反応する。

●ほかにサルコイドーシス，ヘルペス性ぶどう膜炎などが鑑別となる。

治療

●ステロイド点眼に反応しないため，無治療で経過をみてもよい。

前部ぶどう膜炎：Posner-Schlossman症候群

疾患の概念

●片眼性で再発性の眼圧上昇を伴う虹彩毛様体炎の総称である。

●サイトメガロウイルスなどの感染症との関連が報告されている。

眼所見

●炎症期には，小～中型の白色の角膜後面沈着物が角膜下方にみられ，患眼の隅角色素は健眼より少ないのが特徴である(図4)。

図3　Fuchs虹彩異色性虹彩毛様体炎の前眼部所見
患眼では健眼とくらべて虹彩紋理の平坦化がみられる。
①患眼，②健眼

①
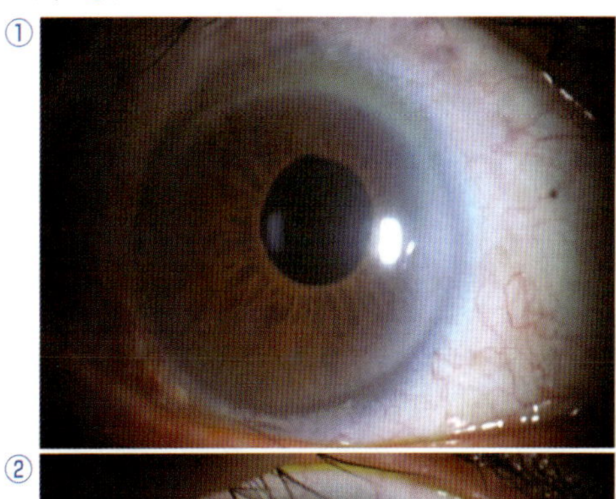

②
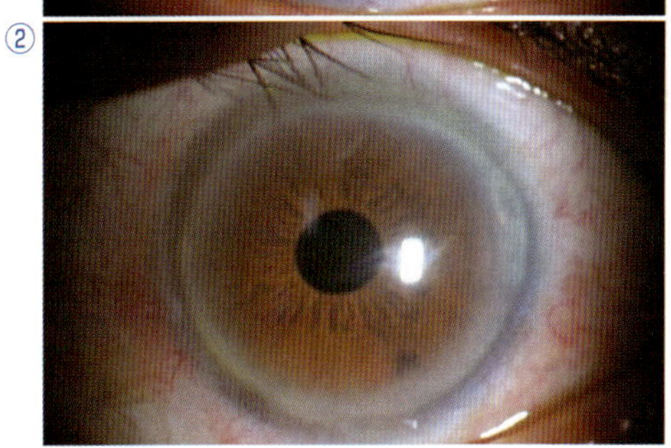

図4　Posner-Schlossman症候群の隅角所見
患眼では健眼とくらべて隅角色素が少ない。
①患眼，②健眼

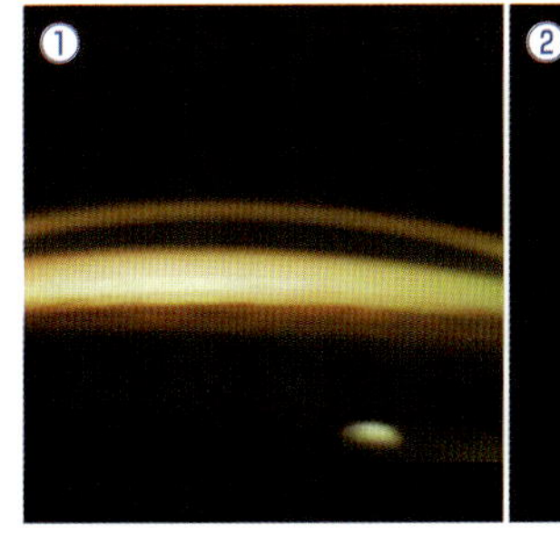

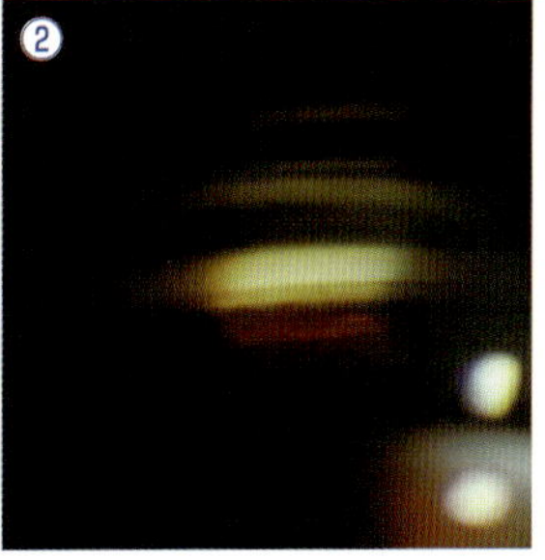

- 眼圧上昇は高度なこともあるが，眼痛などの自覚症状が軽く，寛解期には健眼より眼圧が低い傾向がある。
- 発作を長期に繰り返す症例では緑内障性視神経陥凹がみられ，びまん性の虹彩萎縮をきたすことがある。

鑑別診断

- ヘルペス性ぶどう膜炎が鑑別に挙がるが，本疾患より炎症所見が強く，患眼には隅角色素が多くみられる。
- ほかにFuchs虹彩異色性虹彩毛様体炎，サルコイドーシスなどが鑑別となる。

治療

- 発作期にはステロイド点眼と眼圧下降薬点眼(ときに内服や点滴)を用いる。治療によく反応し，1～2週間で軽快することが多い。
- 眼圧コントロールが不良な例や視野異常が進行する症例では，緑内障手術を要する場合がある。
- 寛解期には治療の必要はない。

後部・汎ぶどう膜炎：Behçet病

疾患の概要

- Behçet病は眼，皮膚・粘膜，消化管，血管，神経に炎症を起こす全身疾患であり，「再燃と寛解を繰り返す」ことが特徴である。
- 口腔内再発性アフタ性潰瘍，皮膚症状，眼症状，外陰部潰瘍を4主症状とし，これがそろえば「完全型」と診断される。口腔内アフタ性潰瘍は9割以上でみられる。「不完全型」は①3主症状，あるいは2主症状＋2副症状が出現したもの，②経過中に典型的眼症状とその他の1主症状，あるいは2副症状が出現したものである。
- 患者の50～60％がHLA-B51抗原陽性であるが，近年HLA-A26抗原も疾患感受性遺伝子であることが報告され，両抗原のどちらかを保有している患者は全体の80％弱である。
- 近年，患者数の減少や，症状の軽症化がみられている。

眼所見

- ぶどう膜炎は患者全体の70～80％にみられ，20～40歳代の男性に多い。
- 眼発作は通常1～2週間で自然に寛解する。黄斑部を含む後極部に発作を繰り返せば，不可逆性の視機能障害を生じる。
- 前眼部発作時には，白色微細な角膜後面沈着物を伴った前房炎症がみられる。AAUと違い，ニボーを形成するサラサラした前房蓄膿(図5)が特徴で，体位変換で移動する。前房蓄膿がみられなくても，隅角蓄膿を確認できれば診断的価値が高い。
- 発作時には微塵状の硝子体混濁の出現，または増加がみられ，眼底周辺部や後極部に網膜出血を伴った網膜滲出斑が複数みられる(図6)。黄斑部を含む後極部に強い網膜滲出病巣をきたせば視力低下の原因となる。また，閉塞性網膜血管炎により，網膜静脈分枝閉塞症様の出血を生じることがある。

検査所見

- FAで，網膜毛細血管レベルの炎症を示唆するシダ状蛍光漏出(図7)がほぼ全象限にみられ，本病に特徴的である。発作期でなくても，また眼炎症がないと思われる症例でもみられるため，診断的

図5　Behçet病の前眼部所見(前房蓄膿を伴う虹彩毛様体炎型眼発作)
ニボーを形成するサラサラした前房蓄膿。

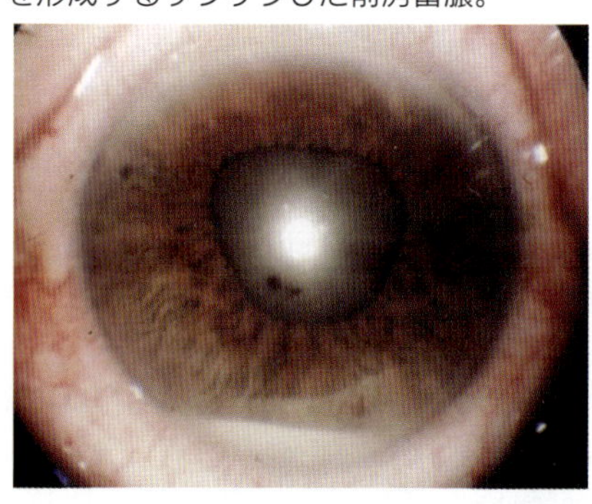

図6　Behçet病の眼底所見(網膜ぶどう膜炎型眼発作)
びまん性硝子体混濁，網膜出血と滲出斑，視神経乳頭発赤と乳頭周囲の増殖膜

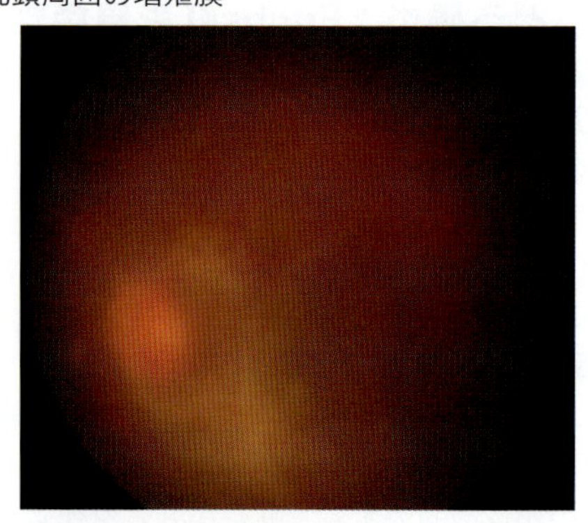

図7　Behçet病の蛍光眼底造影所見
毛細血管からのシダ状の蛍光色素漏出

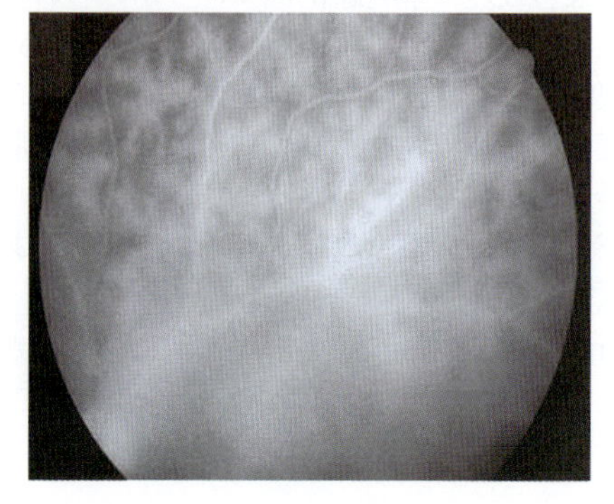

価値が高い。閉塞性網膜血管炎による網膜無血管野や，網膜新生血管からの蛍光色素漏出がみられることがある。
- OCTでは網膜のびまん性浮腫や囊胞様黄斑浮腫がみられることがある。
- 血液検査で，白血球数や好中球分画の上昇，赤沈やCRPなどの炎症性マーカーの上昇がみられることがある。

鑑別診断
- AAUとの鑑別が問題になることがある。
- 診断に迷う症例に関してはHLA検査が診断の補助になる場合がある。

治療
発作抑制治療（寛解期治療）
- 眼発作が頻発する症例では通常コルヒチン(0.5～1.5mg/日) から導入し，効果不十分と判断されればシクロスポリン(3～5mg/kg/日)，またはインフリキシマブの点滴静注による治療を検討する。
- 重症例(網膜ぶどう膜炎型の眼炎症発作を頻発する症例，後極部に眼炎症発作を生じる症例，これまでの眼炎症発作により視機能障害が懸念される症例)ではインフリキシマブの早期導入を検討する。

消炎治療（発作期治療）
- 軽度の前眼部発作時はステロイドと散瞳薬の点眼を用いる。
- 前房蓄膿が生じるような重度の前眼部発作時には点眼治療に加え，ステロイド(デキサメタゾン)の結膜下注射を行う。
- 網膜ぶどう膜炎型には水溶性ステロイド，もしくはステロイド懸濁液の後部Tenon囊下注射を行う。またステロイドの全身投与を(プレドニゾロン30～40mgを7日間程度)行う場合もある。

後部・汎ぶどう膜炎：サルコイドーシス
疾患の概要
- サルコイドーシスは全身性肉芽腫性疾患である。肺，眼，あるいは皮膚病変で発症することが多く，心臓，神経系(中枢および末梢神経)，筋肉，肝臓，脾臓，リンパ節，骨など多臓器が侵される。日本人患者では眼病変と心病変の合併が他人種より多い。
- 眼病変からサルコイドーシスを疑った場合，いずれかの臓器で非乾酪性類上皮細胞肉芽腫が証明されれば「組織診断群」である。
- 一方，「臨床診断群」とは，眼病変のほかに，呼吸器病変または心臓病変を認め，かつ特徴的な検査所見(表1)の5項目中2項目以上が陽性のものである。
- 全国主要大学病院におけるぶどう膜炎の原因別統計では，最も多い原因疾患である。

眼所見
- ぶどう膜炎は疾患全体の50～70%以上にみられる。男女とも発症年齢のピークは若年層と中高齢層にあるが，特に高齢女性にぶどう膜炎の合併が多い。
- 診断基準の「サルコイドーシスを強く示唆する眼病変」に記載されている6つの眼所見のうち，2所見以上があればサルコイドーシスを疑うが，他臓器病変や検査所見を満たさなければサルコイドーシスと診断できないことに留意すべきである。
- 豚脂様角膜後面沈着物を伴う両眼性肉芽腫性前部ぶどう膜炎を呈する。
- 発症初期に，虹彩や隅角に肉芽腫(結節)がみられ，眼圧上昇をきたすことがある。
- 隅角にみられるテント状の周辺虹彩前癒着(peripheral anterior synechia；PAS) (図8)は，炎症が沈静化した時期においても診断的価値が高い。
- 血管周囲に小さな結節を伴った網膜静脈周囲炎や，塊状(雪玉状)硝子体混濁は比較的特徴的である。

図8　サルコイドーシスの隅角所見
テント状周辺虹彩前癒着

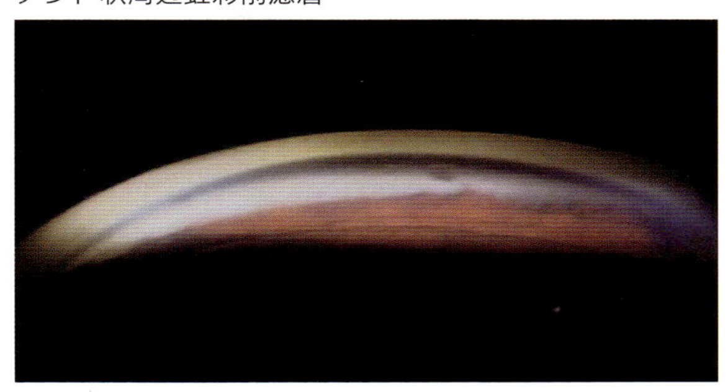

表1　サルコイドーシス診断のための検査所見(2015年改訂)

①両側肺門リンパ節腫脹
②血清アンジオテンシン変換酵素(ACE)活性高値または血清リゾチーム値高値
③血清可溶性インターロイキン-2受容体(sIL-2R)高値
④gallium-67 citrateシンチグラムまたはfluorine-18 fluorodeoxyglucose PETにおける著明な集積所見
⑤気管支肺胞洗浄検査でリンパ球比率上昇，CD4/CD8比が3.5を越えて上昇

●慢性に経過するため，滲出性網脈絡膜炎と陳旧病巣(網脈絡膜萎縮病巣)が混在していることが多い。

検査所見

●FAでは，網膜静脈周囲炎は蛍光色素の漏出や血管壁染として描出され，血管周囲結節や網脈絡膜滲出斑は過蛍光を呈する(図9)。視神経乳頭の過蛍光や，周辺部に網膜無血管野がみられることがある。

●OCTでは，合併症である嚢胞様黄斑浮腫や網膜前膜がみられることが多い。

鑑別診断

●結核性ぶどう膜炎，ヘルペス性ぶどう膜炎，HTLV-I関連ぶどう膜炎，肉芽腫性ぶどう膜炎を示す種々の感染性ぶどう膜炎，Behçet病，Posner-Schlossman症候群，原田病の再発・遷延例などが鑑別疾患として挙げられる。全身検査所見で鑑別する。

●高齢者の場合は，眼内悪性リンパ腫との鑑別が重要である。ステロイド抵抗性であれば積極的に硝子体生検を行い，細胞診，遺伝子再構成，硝子体液中のIL-10/IL-6濃度測定などにより両者を鑑別する。

治療

●前眼部炎症や軽度の後眼部病変の場合，ステロイドと散瞳薬点眼を用いる。

●点眼治療で効果が不十分な場合，ステロイド懸濁液の後部Tenon嚢下注射を行う。

●上記の局所療法で治療効果が不十分な場合や，視機能障害をきたすような重症の硝子体混濁や後眼部病変に対しては，プレドニゾロン0.5mg/kg/日から(重症の場合は1mg/kg/日)ゆっくり減量していく。

●内服治療に反応しない硝子体混濁や嚢胞様黄斑浮腫に対し，硝子体手術が行われるようになり，一定の効果が得られている。しかし，慢性に経過する疾患のため，炎症の再燃や黄斑浮腫が再発する症例も少なくない。

後部・汎ぶどう膜炎：Vogt-小柳-原田病

疾患の概念

●Vogt-小柳-原田病は髄膜，皮膚，ぶどう膜，内耳，頭髪などのメラノサイトを標的とする全身性自己免疫疾患である。

●日本人を含む有色人種に多く，日本人ではほとんどの患者がHLA-DR4 (DRB1*04:05および*04:10)抗原陽性である。

●前駆症状，特徴的な眼所見，髄液所見があればほぼ診断できる。

眼所見

●前駆期：頭痛，感冒様症状，頭髪の違和感，耳鳴り，難聴などがあり，その1 ～ 2週間後に眼症状が出現する。

●眼病期：豚脂様角膜後面沈着物を伴う前眼部炎症がみられる。ときに毛様体浮腫による近視化，浅前房をきたし，眼圧上昇を認めることがある。両眼の後極部に滲出性網膜剥離が多発し，一部は融合して胞状網膜剥離としてみられる(図10)。網膜剥離がなく，視神経乳頭の発赤腫脹のみで発症する「視神経乳頭炎型」も数%存在する。

図9　サルコイドーシスの蛍光眼底造影所見
網膜静脈からの蛍光漏出と壁染(網膜静脈周囲炎)，過蛍光を示す血管周囲結節，視神経からの蛍光漏出。

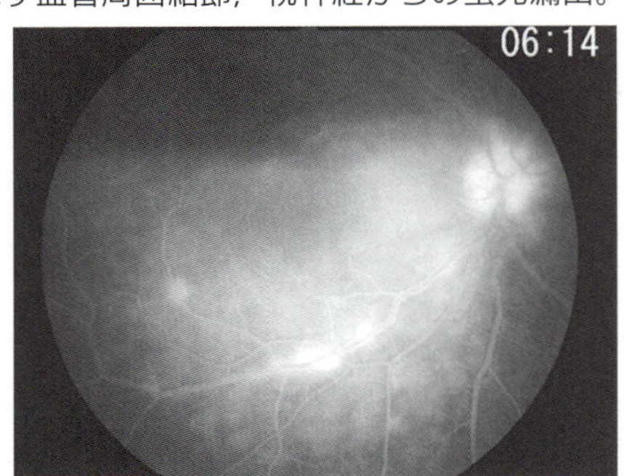

図10　Vogt-小柳-原田病の眼底所見(①)と蛍光眼底造影所見(②)
①後極部に多発する漿液性網膜剥離
②漿液性網膜剥離に一致した蛍光漏出の貯留と視神経乳頭の過蛍光(後期相)

①
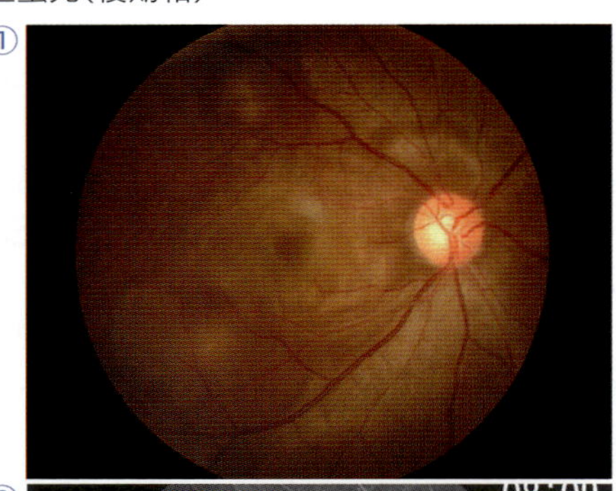

②
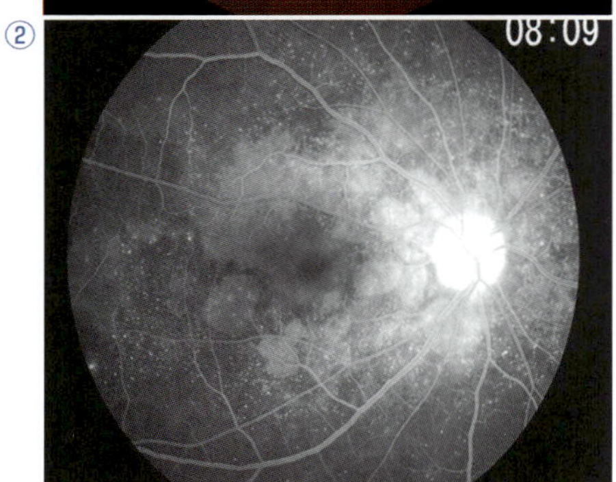

- 回復期：数カ月経過すると，網脈絡膜の脱色素により「夕焼け状眼底」，角膜輪部色素が脱色する「杉浦徴候」を呈する。同時期に白髪化，脱毛，皮膚白斑がみられることがある。

検査所見

- 髄液検査にて，リンパ球主体の細胞増多を認める。
- 聴力検査で感音性難聴がみられる。
- FAでは，造影初期からの点状，顆粒状過蛍光が時間とともに拡大・融合し，滲出性網膜剥離に一致した蛍光色素貯留としてみられる（図10）。インドシアニングリーン蛍光眼底造影（IA）では脈絡膜の肉芽腫形成部位や血流低下部位が斑状低蛍光として描出される。
- OCTでは，多胞性の隔壁を伴った滲出性網膜剥離（図11）がみられ，脈絡膜厚はときに測定不可能なほどの肥厚がみられる。

鑑別診断

- 鑑別疾患として，後部強膜炎，急性後部多発性斑状色素上皮症，急性緑内障発作や特発性視神経炎が挙げられる。前駆症状の確認，髄液検査を施行することで鑑別は可能である。
- 遷延例や再発例で，典型的な滲出性網膜剥離を伴わず，両眼性肉芽腫性前部ぶどう膜炎を示す症例や「視神経乳頭炎型」の場合，サルコイドーシスと鑑別が困難なことがある。

治療

- 原則的にステロイドのパルス療法（メチルプレドニゾロンの点滴静注を3日間施行し，その後は50～80mgのプレドニゾロン内服に切り替え漸減する）を行う。前眼部炎症に対してはステロイドと散瞳薬点眼を用いる。
- 難治例や再燃例には，ステロイドのパルス療法を再度行うか，プレドニゾロン内服にシクロスポリン（3mg/kg/日程度）内服を併用する場合もある。

小児に多いぶどう膜炎：若年性慢性虹彩毛様体炎（juvenile chronic iridocyclitis；JCI）

疾患の概念

- JCIは小児の代表的なぶどう膜炎である。若年性特発性関節炎（juvenile idiopathic arthritis；JIA）に伴うものと，眼所見はJIAに類似しているが，関節症状を呈さないchronic iridocyclitis in young girls（CIC）とをあわせた呼称である。
- JIAは，①1～4カ所の関節に限局する少関節型，②5カ所以上に関節炎が及ぶ多関節型（リウマトイド因子陽性多関節型/リウマトイド因子陰性多関節型），③全身型に分類される。
- 虹彩毛様体炎を合併するのは少関節型に多い。少関節型は特に女児が多く，5歳以下で発症することが多い。

眼所見

- 毛様充血や眼痛を伴わず（white uveitis），自覚症状を訴えない。
- 小型の角膜後面沈着物，強いフレアを伴う非肉芽腫性虹彩毛様体炎であるが，前房蓄膿はみられない。
- ときにびまん性硝子体混濁や視神経乳頭発赤がみられるが，眼底病変は通常みられない。
- 初診時に虹彩後癒着，帯状角膜変性（図12）や併発白内障があることが多い。
- 虹彩後癒着が全周にわたると，虹彩膨隆（iris bombe）となる。また，瞳孔膜を形成し，瞳孔閉鎖に至る場合もある。

図11　Vogt-小柳-原田病のOCT所見
多胞性の隔壁を伴う著明な漿液性網膜剥離。

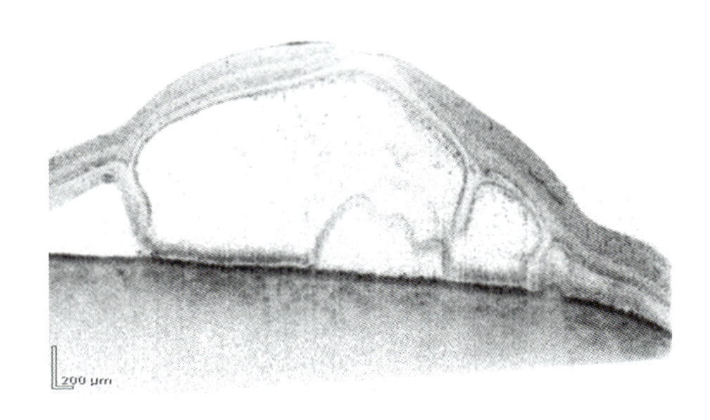

図12　特発性慢性虹彩毛様体炎の前眼部所見
虹彩後癒着，帯状角膜変性（白内障術後）。

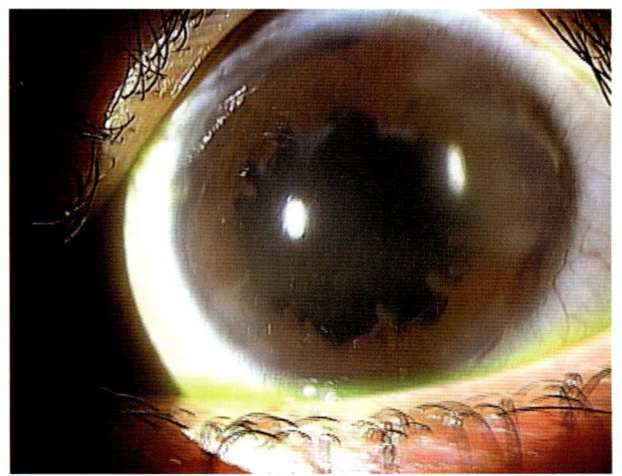

検査所見

- JIAの少関節型では関節外症状がみられることは少ない。
- 抗核抗体(antinuclear antibody；ANA）の陽性率は，少関節型(虹彩毛様体炎を合併した場合はさらに高率）とCICで高い。ANAが160倍以上を示す場合に虹彩毛様体炎の発症が高いといわれている。
- 一方，リウマトイド因子(rheumatoid factor；RF)の陽性率は低い。

鑑別診断

- 乳幼児では，若年発症サルコイドーシスまたはBlau症候群(遺伝性のあるもの）が鑑別となるが，これらは特有の皮膚症状を呈し，後眼部に炎症所見がみられることが多い。
- 年長者ではサルコイドーシス(成人型)や間質性腎炎ぶどう膜炎症候群が鑑別となる。

治療

- ステロイド点眼が基本であるが，継続による眼圧上昇や，白内障の進行に注意を要する。複数の散瞳薬を使用し虹彩後癒着の予防に努める。
- 帯状角膜変性はEDTAや希塩酸，エキシマレーザーで治療することがある。
- メトトレキサートやTNF阻害薬などの全身投与で，眼炎症のコントロールが可能となることがある。
- 白内障手術や瞳孔ブロックに対する周辺虹彩切除などの術後に，炎症の増悪をみることが多い。特に眼内レンズを挿入した場合，レンズ周囲に強い線維膜が形成されることが多く，眼内レンズ挿入するか否かは個々の症例でよく検討すべきである。

小児に多いぶどう膜炎：間質性腎炎ぶどう膜炎症候群

疾患の概要

- 間質性腎炎ぶどう膜炎症候群(tublointerstinal nephritis and uveitis syndrome；TINU症候群)は特発性の急性尿細管間質性腎炎にぶどう膜炎を合併した疾患をいう。
- ぶどう膜炎は間質性腎炎発症の前後2 ～ 12カ月に発症したもので，間質性腎炎の診断に先行する症例が20％・同時期発症15％・後発65％という報告がある。
- いずれの年齢および，性にも発症しうるが，思春期前後の女児に多くみられる傾向がある。
- 全身症状(発熱・易疲労や倦怠感・体重減少・食思不振・腰背部痛）が眼症状や腎症状に先行する場合が多い。

眼所見

- 微細な角膜後面沈着物を伴う両眼性の非肉芽腫性前部ぶどう膜炎を呈することが多い。発症時片眼性であっても両眼性になることが多い。
- 再燃例や遷延例では豚脂様角膜後面沈着物(肉芽腫性ぶどう膜炎）や，フィブリンの析出，虹彩後癒着，前房蓄膿を呈することがある。
- 硝子体混濁を伴う場合はびまん性にみられることが多いが，塊状混濁を呈することもある。
- 眼底所見としては視神経乳頭発赤・腫脹，後極部網膜血管の蛇行や拡張，周辺部に滲出斑を認めることがある。

検査所見

- FAで視神経乳頭からの蛍光漏出と中間部～周辺部の毛細血管からの蛍光漏出がみられることが多い。
- 腎生検により尿細管間質性腎炎を証明することが確定診断であるが，尿中β2ミクログロブリンやN-アセチルグルコサミニダーゼ(NAG）が上昇すれば，臨床的に診断がつけられる。
- ほかに尿所見として軽度の蛋白尿・尿糖・白血球尿を認めることが多いが，腎機能(BUN，血清クレアチニン)は正常なことが多い。

鑑別診断

- 最も鑑別が必要な疾患はサルコイドーシスであるが，他に若年性特発性関節炎，Behçet病，結核，梅毒，トキソプラズマ症などが挙げられる。腎生検や尿検査により尿細管間質性腎炎を証明することにより除外可能である。

治療

- 眼症状はステロイド点眼や局所注射，散瞳薬といった局所治療で速やかに改善することが多いが，しばしば再燃・増悪を繰り返す。
- 間質性腎炎に関しては自然寛解する例も多いとされるが，急性腎不全を呈することもあるため，プレドニゾロンの全身投与(1mg/kg/日程度）を行うことがある。反応性は良好で速やかに腎機能は改善するが，漸減・中止が早すぎる場合，腎炎の再燃を招くことがある。

ぶどう膜炎の鑑別診断のコツを教えてください。

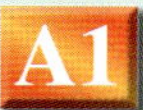

ぶどう膜炎は他の眼科疾患と異なり，その原因が全身疾患であることが多いため，詳細な問診に加え，眼外症状(皮膚・粘膜所見，関節炎の有無など)を実際に確認することから始めます。そして，診察にあたり，年齢(小児，高齢者)や性別，片眼性か両眼性か，急性発症か慢性に経過しているのか，肉芽腫性か非肉芽腫性か，炎症の主座はどこか(前部，後部，汎ぶどう膜炎)など系統的に考えていくことが大切です(表2)。

表2　ぶどう膜炎のみかた

年齢別	小児に多いぶどう膜炎	・間質性腎炎ぶどう膜炎症候群(TINU) ・若年性慢性虹彩毛様体炎(JCI) ・サルコイドーシス ・川崎病
	高齢者に多いぶどう膜炎	・サルコイドーシス ・眼内悪性リンパ腫 ・感染性ぶどう膜炎(急性網膜壊死，転移性内因性眼内炎など) ・(Vogt-小柳-原田病)
性　別	男性に多いぶどう膜炎	・Behçet病 ・HLA-B27陽性急性前部ぶどう膜炎
	女性に多いぶどう膜炎	・サルコイドーシス ・JCI

片眼性/両眼性	片眼性	・Fuchs虹彩異色性虹彩毛様体炎 ・Posner-Schlossman症候群 ・急性前部ぶどう膜炎 ・感染性ぶどう膜炎(ヘルペス性ぶどう膜炎，トキソプラズマ症，結核性ぶどう膜炎など)
	両眼性	・サルコイドーシス ・Vogt-小柳-原田病 ・JCI ・Behçet病
急性/慢性	急性	・Behçet病 ・急性前部ぶどう膜炎 ・Posner-Schlossman症候群 ・Vogt-小柳-原田病 ・ヘルペス性ぶどう膜炎
	慢性	・サルコイドーシス ・Fuchs虹彩異色性虹彩毛様体炎 ・JCI ・Vogt-小柳-原田病(遷延例)

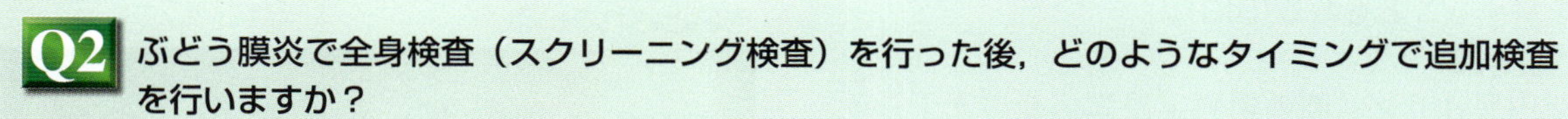

Q2 ぶどう膜炎で全身検査（スクリーニング検査）を行った後，どのようなタイミングで追加検査を行いますか？

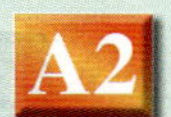

似たような眼所見を呈するぶどう膜炎の鑑別にあたり，初診時(副腎皮質ステロイドなどによる全身治療前)にスクリーニング的な全身検査(検査項目をセットにしておくとよいでしょう)を行うことは必須です。

問診，眼科検査，全身検査からある程度疾患を絞り込んだうえで，各疾患の診断に必要と考えられる特殊検査を追加していきます。例えば，肉芽腫性ぶどう膜炎で，血清ACEまたはIL-2R高値がみられれば，サルコイドーシスを疑って胸部CTやGaシンチグラフィーを施行します。IL-2R高値の場合は，悪性リンパ腫を鑑別するために，頭部CTまたはMRIを施行します。特にステロイド治療に反応の悪い硝子体混濁の場合は，両疾患の鑑別のために硝子体生検を行うようにします。

眼内悪性リンパ腫

疾患の概念

- 眼内悪性リンパ腫は，B細胞型がほとんどで，眼・中枢神経系原発(原発性眼・中枢神経系悪性リンパ腫，約70～80%）と，その他の臓器原発の悪性リンパ腫が眼に播種したもの(続発性眼内悪性リンパ腫，約20～30%)に分類される。
- ぶどう膜炎に似た眼所見を呈するため，ぶどう膜炎と誤診されやすく，仮面症候群ともよばれる。
- 悪性度は高く，特に脳中枢神経系へ高率に播種するため,眼科疾患のなかでも生命予後の悪い疾患である。
- 眼内悪性リンパ腫症例の50～80%は，診断時またはその後数年以内に脳播種を起こす。脳播種を起こすと生命予後は著しく悪化する。
- 元来まれな疾患とされていたが，近年は世界的に発症率の増加が報告されており，わが国においても基幹病院に初診するぶどう膜炎患者の2.5%を占めている[1)]。

眼所見

- 高齢者(50歳以上）に多く，両眼性が50～80%。ステロイドに抵抗性の硝子体混濁を主体としたぶどう膜炎の様相を呈することが多い。
- 眼所見としては，硝子体混濁(91%)，網膜下浸潤病変(57%)，虹彩炎(31%)，角膜後面沈着物(25%)，網膜血管炎(10%)などがみられる。
- 硝子体混濁は周辺ほど混濁が強い濃淡のある微塵様の混濁で，いわゆる「オーロラ状」を呈することが多い(図1)。
- 網膜病変は多発性・癒合性の黄白色の網膜下の浸潤病変を呈することが多い(図2）が，網膜内浸潤を呈することもある(図3)。

検査所見

- 眼内悪性リンパ腫の網膜下浸潤病変の光干渉断層計(optical coherence tomography；OCT）では，腫瘍細胞は網膜色素上皮(retinal pigment epithelium；RPE)層とBruch膜の間に浸潤し，RPE層のこぶ状の隆起や波打ち像として観察されることが多い(図2)。網膜内浸潤をきたすこともある(図3)。
- 眼底自発蛍光(FAF）では，網膜下浸潤部位は過蛍光あるいは過蛍光のなかに顆粒状の低蛍光斑の混在を示す(図4)。
- 眼内悪性リンパ腫の診断時点で既に頭蓋内病変を認めることも約20%ある。頭蓋内病変の発見が遅れないためにも，眼内悪性リンパ腫を疑った時点で頭部MRIを撮ることが推奨される。

診断法

- 眼内悪性リンパ腫の診断は眼内液中の悪性細胞の証明(図5）が基本である。多くの細胞数を得るためには，硝子体混濁のあるときに硝子体生検を行う。硝子体混濁に乏しく，網膜下浸潤病巣がみられる場合には網膜下生検を行うこともある。
- わが国での眼内悪性リンパ腫の多施設研究では，細胞診の陽性率(クラス4以上）は44.5%と高くなかった[2)]。そのため，補助診断として硝子体中のIL-10/IL-6濃度比(>1)，IgH遺伝子再構成，フローサイトメトリー（FACS)によるγ鎖・λ鎖の偏位も同時に行う。

図1　眼内悪性リンパ腫の硝子体混濁

①周辺ほど混濁が強い濃淡のある微塵様の混濁で，いわゆる「オーロラ状」を呈することが多い。

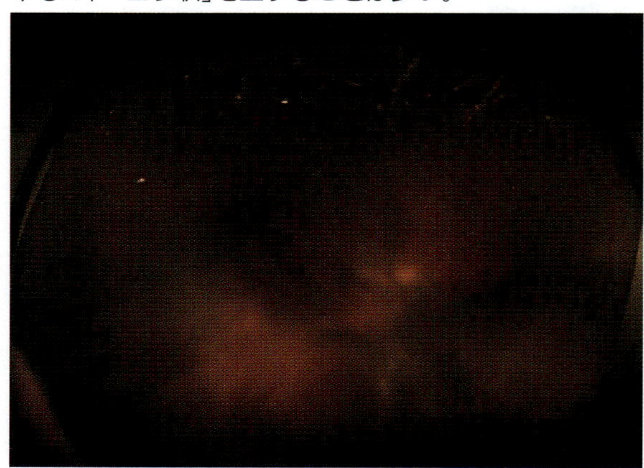

②細隙灯顕微鏡では硝子体中に大型の白色細胞を多数認める。眼内悪性リンパ腫細胞は炎症細胞よりも直径が大きいとされている。

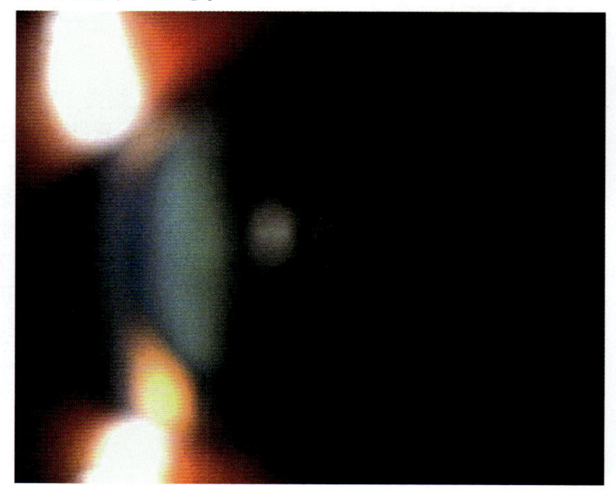

図2　眼内悪性リンパ腫の網膜下浸潤病変

後極部（①，②），周辺部（③，④）にみられた眼内悪性リンパ腫の網膜下浸潤病変。眼内悪性リンパ腫の眼底病変は網膜膜下浸潤病変であることが多い。

①③ 網膜病変は多発性・癒合性の黄白色の網膜下の浸潤病変を呈することが多い。

②④ OCT像でRPE層(R)の波打ち像やRPE層(R)とBruch膜(B)の分離像がみられる。

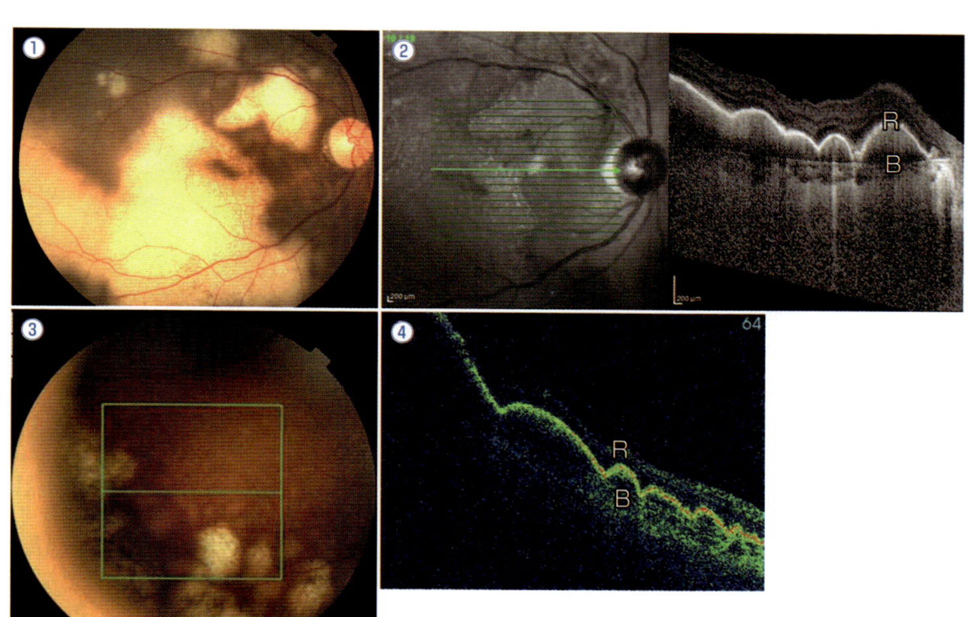

図3　眼内悪性リンパ腫の網膜内浸潤病変

①この症例では網膜内浸潤を起こしている。

②OCT像で網膜内への細胞浸潤，網膜層構造の破壊や網膜浮腫がみられる。また網膜下浸潤病変もあり，RPE層(R)とBruch膜(B)の分離像がみられる。

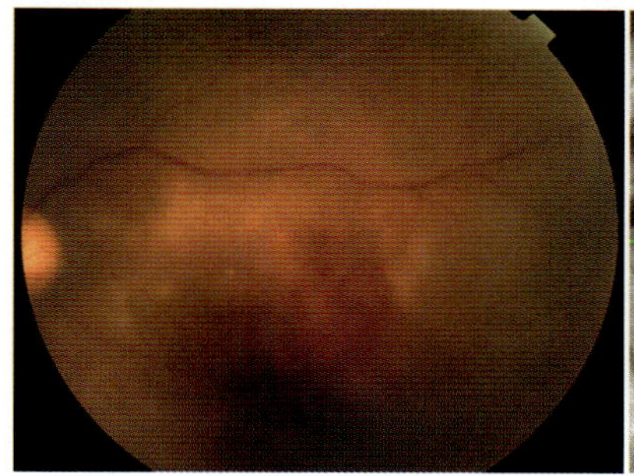

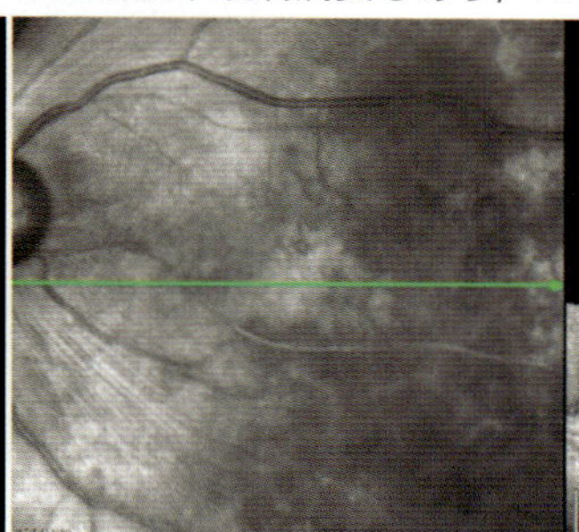

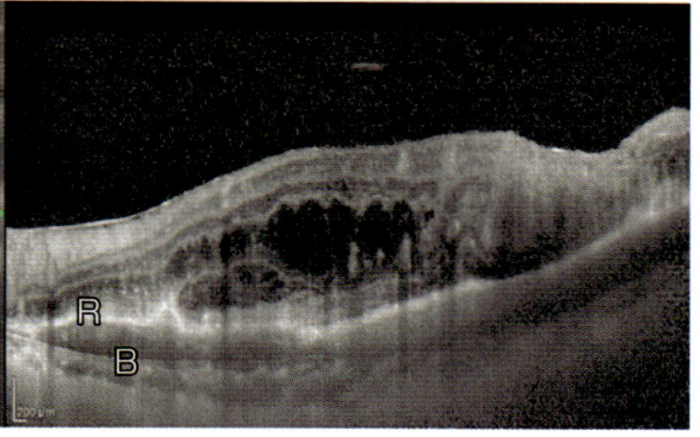

図4　眼内悪性リンパ腫のFAF

①眼内悪性リンパ腫の網膜下浸潤病変のOptos像。

②同一患者のOptosで撮影したFAF。網膜下浸潤部位は過蛍光を示す。過蛍光の中に顆粒状の低蛍光斑が混在することもある。

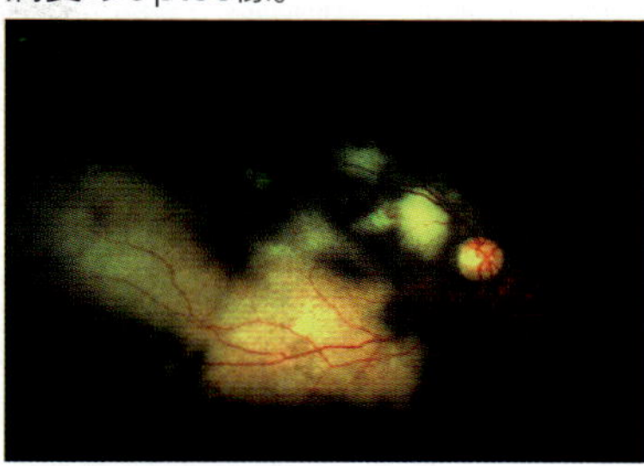

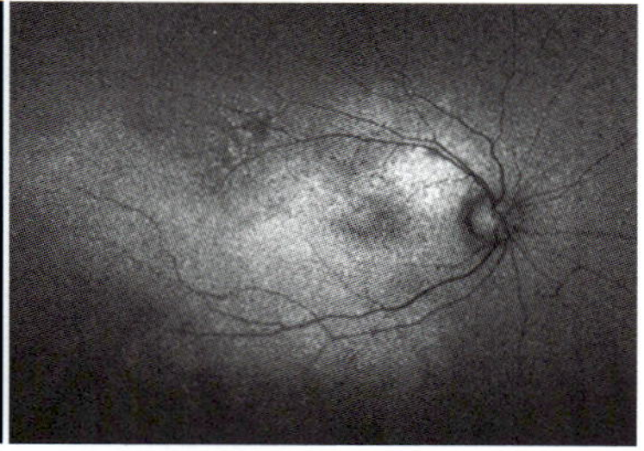

図5　眼内悪性リンパ腫の硝子体液の病理細胞診

ギムザ染色による硝子体細胞診。大型で核の濃染がみられ細胞質が乏しい悪性リンパ腫細胞が観察される。

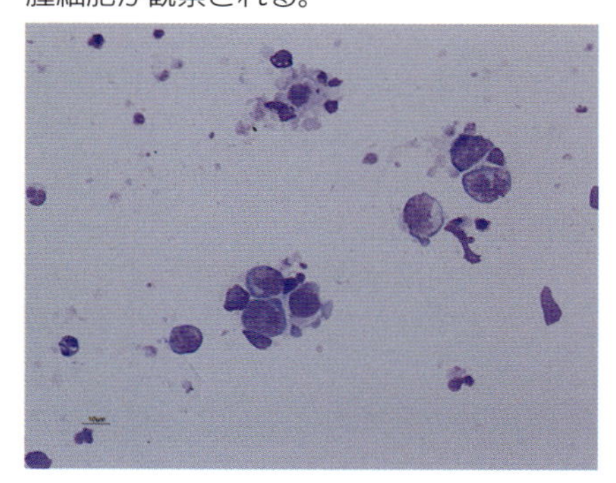

- 硝子体生検の際には，硝子体カッターの吸引ラインの途中にあるコネクターを外し，そこに三方活栓を挿入して5mL（または10mL）のシリンジを接続しておく（図6）。
- まず無灌流下で硝子体カッターを眼内に挿入し，低カットレート（400～500cpm）で眼球を徐々に綿棒圧迫して眼圧を保ちながら無希釈の硝子体液を1mL以上採取する。その後，通常の硝子体手術を行うが，低カットレート（800～1,200cpm）のほうが細胞障害は少ない。手術終了時に廃液カセットにたまった希釈硝子体液も回収する。
- 無希釈硝子体サンプルは，細胞診とIL-10/IL-6濃度比の測定に用いる。希釈硝子体液はIgH遺伝子再構成，FACSに用いるほか，遠心・沈殿させてホルマリン固定し，セルブロックとして細胞診に用いる。

治療法

- 眼内悪性リンパ腫の治療法のゴールドスタンダードは確立されていない。
- メトトレキサートの硝子体注射を基本として，全身化学療法および放射線治療を行うかどうかを，両眼性・片眼性，年齢，全身状態，再発の既往，他臓器病変の有無などを考慮したうえで，症例ごとに血液内科医と相談して決める。
- 近年，脳播種の予防を目的とした全身化学療法の有効性が報告されている[3]。

メトトレキサート硝子体注射

- メトトレキサートを生理食塩水に溶解し，400 μg/0.1mLを硝子体注射する。週1回を8回，月1回を2回，合計10回行う。
- 10回目の硝子体注射の際に前房水を採取し，IL-10濃度を測定して，測定限界以下になっていれば，眼内悪性リンパ腫は寛解と判定する。
- 10回目の硝子体注射の時点で，眼底の白色滲出病変が瘢痕化（茶褐色に変色）しきっていない場合には，瘢痕化するまで硝子体注射を追加して施行する。
- 硝子体注射の副作用は角膜びらんと白内障の進行である。角膜びらんは高度の角膜上皮障害となることがある。硝子体注射終了時に眼表面を生理食塩水100mLで洗浄すること，適宜ヒアルロン酸点眼液を用いることが重要である。

全身化学療法

- 比較的血液脳関門を通過しやすいメトトレキサートの大量療法をベースとした化学療法が通常行われる。
- 副作用や免疫力低下による感染症の管理が重要となるため，血液内科医に依頼して施行してもらう。

図6　硝子体生検の硝子体カッターの準備
硝子体カッターの吸引ラインの途中に三方活栓を取り付け，三方活栓の空いている部分に5mL（または10mL）のシリンジを接続する。

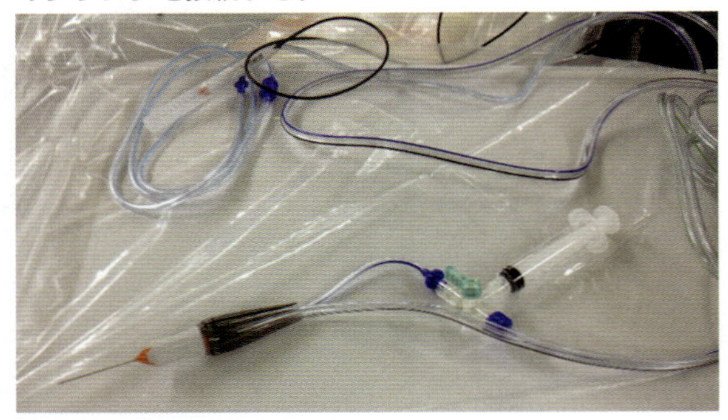

図7　眼内悪性リンパ腫の再燃
①眼内悪性リンパ腫の再燃例の細隙灯顕微鏡撮影像。前房内細胞浮遊が増加し，新しい白色の角膜後面沈着物が出現する。

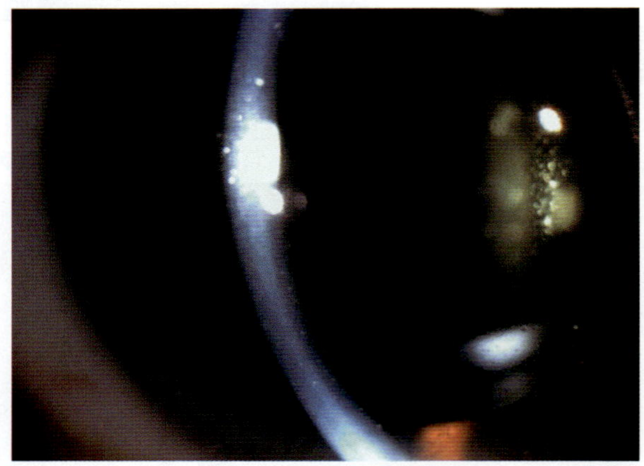

②同一患者の強拡大での撮影像。角膜後面沈着物は微塵様、白色小型あるいは星型（樹枝状の突起を持つ）を呈する。

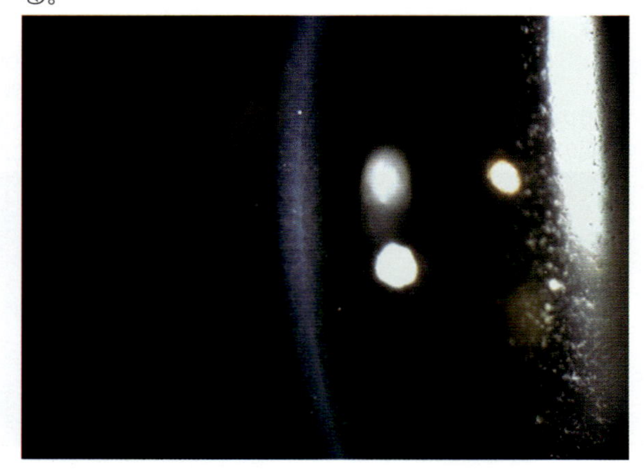

放射線治療

- 眼局所照射または中枢神経病変の予防目的の全脳照射が行われる。
- 対向2門照射で23.4～40Gyを1回2Gy以下に分割して，眼球および視神経管も含め照射する。
- 放射線治療のみでは再発率が高いため，高齢者で全身化学療法が行えない場合や全身化学療法と組み合わせて施行されることが多い。

眼内悪性リンパ腫の再燃

- 眼内悪性リンパ腫が再燃すると，前房内細胞浮遊が増加し，角膜後面沈着物が増加してくる（図7）。
- 前房穿刺して前房水中IL-10濃度を測定し，上昇していれば再燃と判定する。

鑑別疾患

- サイトメガロウイルス網膜炎や細菌性・真菌性眼内炎などの感染性ぶどう膜炎のほか，サルコイドーシスやFuchs虹彩異色性虹彩毛様体炎などの硝子体混濁をきたしやすいぶどう膜炎が鑑別診断に挙がる。
- 全身に悪性リンパ腫の既往歴のある患者では，特に眼内悪性リンパ腫を疑う必要がある。

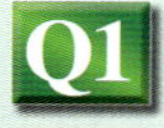
Q1 どのような所見から眼内悪性リンパ腫を疑い，いつ手術（生検）に踏み切るのですか？

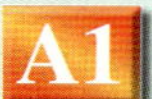
A1 高齢者で硝子体混濁が主体のぶどう膜炎の場合は，眼内悪性リンパ腫の可能性を少しは考える必要があります。眼内悪性リンパ腫は「ステロイド治療に抵抗性」といわれますが，実際には反応したようにみえることもあります。しかし，悪性リンパ腫であれば，いずれ再燃してくる可能性が高いです。再燃を繰り返す場合には硝子体生検を考えてよいと思われます。また経過中に図2で示した網膜下浸潤像がみられるようであれば，眼内悪性リンパ腫の可能性は非常に高くなります。早急に硝子体生検を行うべきです。

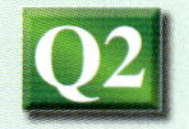
Q2 メトトレキサート硝子体注射のほかに，全身化学療法も必要ですか？

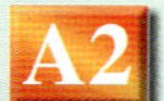
A2 眼内悪性リンパ腫の治療法のゴールドスタンダードはいまだ確立されていません。メトトレキサート硝子体注射は眼内病変に対しては非常に有効性が高いのでまず行うべきですが，脳などの他臓器への播種を抑制する効果はないと考えられています。眼内悪性リンパ腫では脳播種を起こしやすく，一度脳播種を起こすと生命予後が悪くなるため，予防的な全身化学療法を行うべきであるという説があります。近年その有効性が少数例で報告されてきていますが，まだ十分なエビデンスが確立されているとはいえません。全身化学療法には副作用や長期入院が必要などの問題点も多いため，眼内悪性リンパ腫症例に対して他臓器への播種の抑制を目的として行うべきかどうかはいまだ議論があり，現時点では患者の希望を考慮したうえで，血液内科医と相談して症例ごとに決めるべきてあろうと思います。

●文献

1) Ohguro N, et al. The 2009 prospective multi-center epidemiologic survey of uveitis in Japan. Jpn J Ophthalmol. 2012 Sep;56(5):432-435.

2) Kimura K, et al; Japanese Intraocular Lymphoma Study Group: Clinical features and diagnostic significance of the intraocular fluid of 217 patients with intraocular lymphoma. Jpn J Ophthalmol. 2012;56:383-389

3) Ma WL, Hou HA, Hsu YJ, et al. Clinical outcomes of primary intraocular lymphoma patients treated with front-line systemic high-dose methotrexate and intravitreal methotrexate injection. Ann Hematol. 2016, 95:593-601

感染性ぶどう膜炎

疾患の概要

- 感染病原体は細菌，真菌，ウイルス，寄生虫などさまざまあり，多彩な臨床像を示す。
- 副腎皮質ステロイドにより，典型的な臨床像が“マスク”される。
- 感染性ぶどう膜炎はぶどう膜炎全体の約20％とまれで，日常遭遇する可能性が低いが，不可逆性の視機能障害をきたすため，常に疑いの目をもち，見逃さないよう留意する。
- 内眼手術後や外傷後，化学療法や中心静脈栄養(intravenous hyperalimentation；IVH)，糖尿病や副腎皮質ステロイド長期投与により易感染性を呈する患者については，まず感染性ぶどう膜炎を疑う。
- 内因性眼内炎および急性網膜壊死を見逃さない。
- 不可逆性の視機能障害に陥る可能性があるため，早期診断・早期治療が重要である。

診断

- 原因となる感染病原体を突き止めることが重要である。
- 片眼性の豚脂様角膜後面沈着物や高眼圧を呈した場合，まずは感染性ぶどう膜炎を除外する。
- 高眼圧であっても，隅角が閉塞していなければ，散瞳して検査する。
- サイトメガロウイルス網膜炎，梅毒，結核は両眼性の場合も多い。
- 前房水あるいは硝子体液を採取し，培養，細胞診，PCR (polymerase chain reaction)検査，あるいは病原体抗体検査により，感染病原体を直接あるいは間接的に検出する。しかし，結核，トキソカラ，梅毒は眼内液から検出されない場合が多いことに留意する。

細菌・真菌性眼内炎

- 肉芽腫性ぶどう膜炎でみられるような豚脂様角膜後面沈着物があるにもかかわらず，非肉芽腫性ぶどう膜炎に特徴的な前房蓄膿やフィブリンの析出をきたしている場合は，細菌や真菌による内因性眼内炎をまず考える(図1)。
- 高齢者で基礎疾患のあるぶどう膜炎患者が末梢血中の白血球数(好中球数)の上昇や血清CRP (C反応性蛋白)，赤沈の高値を伴う場合は内因性眼内炎を疑う。
- 真菌性眼内炎(図2)では，血清あるいは硝子体液中のβ-D-グルカンが上昇する。

ヘルペス性虹彩毛様体炎

- 単純ヘルペスウイルス(herpes simplex virus；HSV)，水痘・帯状疱疹ウイルス(varicella zoster virus；VZV)，サイトメガロウイルス(cytomegalovirus；CMV)により起こる。
- それぞれのヘルペスウイルスは，特徴的な前眼部所見を呈することが多い。
- HSVによる虹彩炎では，小型で円形の虹彩萎縮がみられることが多い。

図1　内因性細菌性眼内炎
結膜に顕著な浮腫と前房蓄膿がみられる。

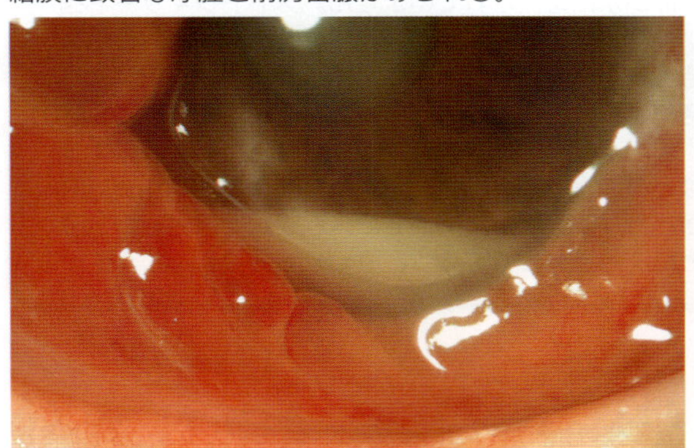

図2　内因性真菌性眼内炎
びまん性および塊状の硝子体混濁がみられる。

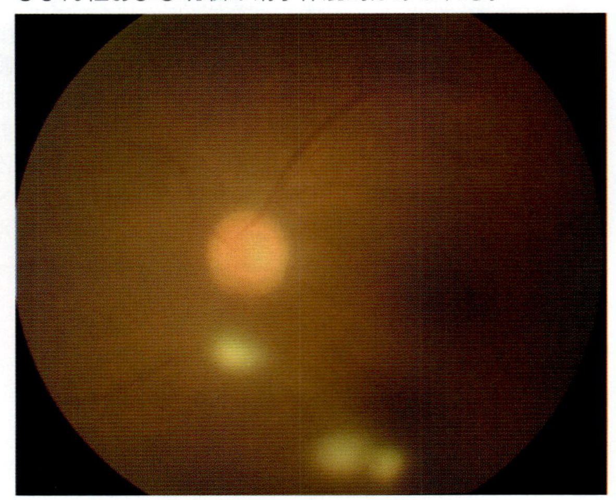

●VZVによる虹彩炎では色素を伴った角膜後面沈着物がみられることが多い。三叉神経第一枝の支配領域に，皮疹を伴う眼部帯状疱疹が引き続き発生する場合が多い(図3) が，皮疹を伴わない場合もある(zoster sine herpete)。

●CMVによる虹彩炎では小型で白色の角膜後面沈着物が円形に集簇する所見がみられることがある(coin lesion) (図4)。角膜内皮細胞数が顕著に減少することがある。

●前房水からウイルスDNAをPCR法で検出することにより確定診断できる(保険適用外検査)。

図3　眼部帯状疱疹に伴うVZV虹彩毛様体炎

①三叉神経第一枝領域に一致して発赤，浮腫，一部水疱を認める。

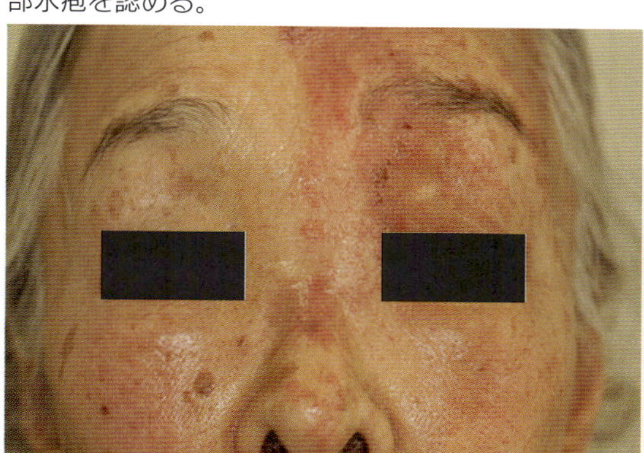

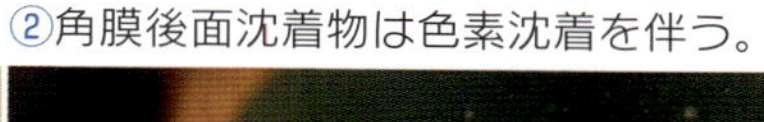

②角膜後面沈着物は色素沈着を伴う。

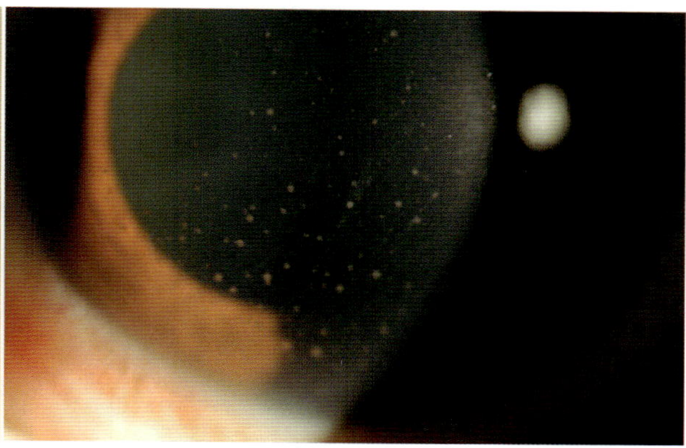

図4　CMV虹彩毛様体炎

①coin lesionとよばれる小型・白色の角膜後面沈着物の集簇がみられる。

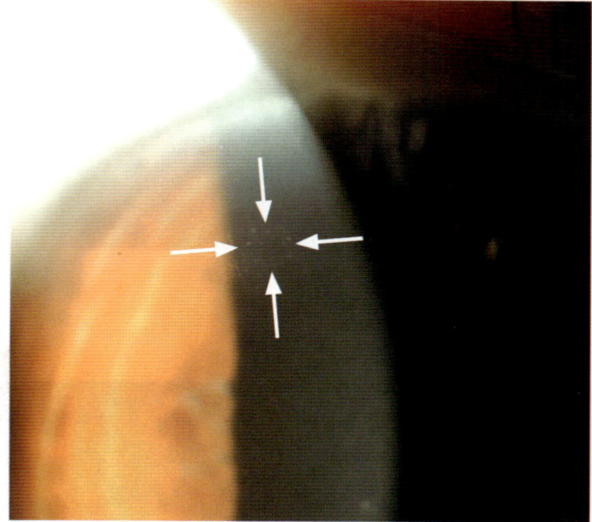

②角膜内皮細胞数が著明に減少している。

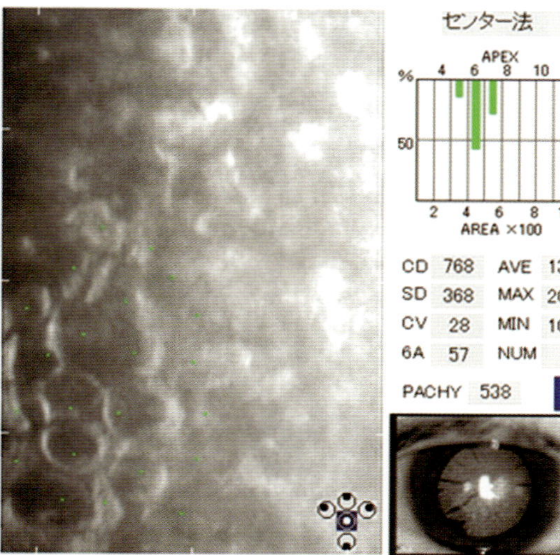

急性網膜壊死

- 発症後早期に，角膜後面沈着物を伴う前眼部炎症とともに，網膜周辺部に顆粒状あるいは斑状の黄白色病変がみられることが診断上重要となる(図5)。
- 約半数の症例に高眼圧が認められるが，長期化はせず短期間で正常化する。
- 黄白色顆粒状病変は，癒合しながら拡大する(図6)。短期間に融合し境界明瞭な壊死病巣へと変化する。壊死病巣は一見正常にみえても，顕著な網膜の非薄化が認められる(図7)。
- 前房水や硝子体液を用いたPCRやreal-time PCR法は発症早期に眼内ウイルスを証明することができ，病因ウイルス診断に有用である。約80～90％はVZVによる。

サイトメガロウイルス網膜炎

- human immunodeficiency virus(HIV)感染による後天性免疫不全症候群(acquired immunodeficiency syndrome；AIDS)を代表とする免疫力低下の状態にあるものに発症する日和見感染症。
- 顆粒状の滲出斑を伴う周辺部腫瘤型と，後極部の血管に沿った網膜出血および浮腫を伴い，黄白色滲出斑を生じる後極部血管炎型に大別される(図8)。
- 治療の反応性は良好であるが，滲出病巣をきたしたところは網膜が非薄化しているため，将来的に網膜剥離の危険性がある。

図5　急性網膜壊死の前眼部および眼底所見(病初期)
病初期に豚脂様角膜後面沈着物を伴う急性虹彩毛様体炎と黄白色顆粒状病変がみられる。

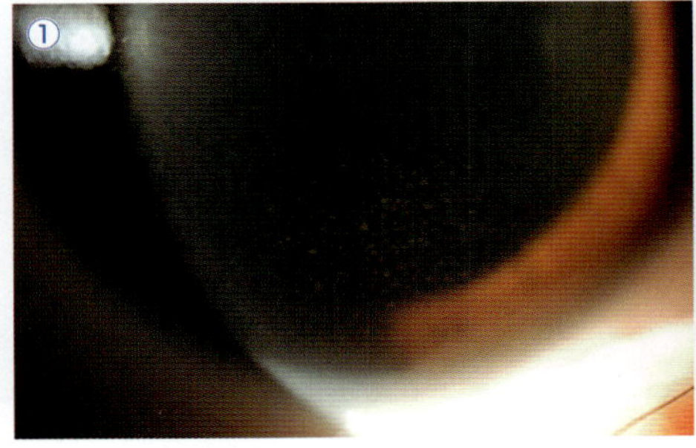

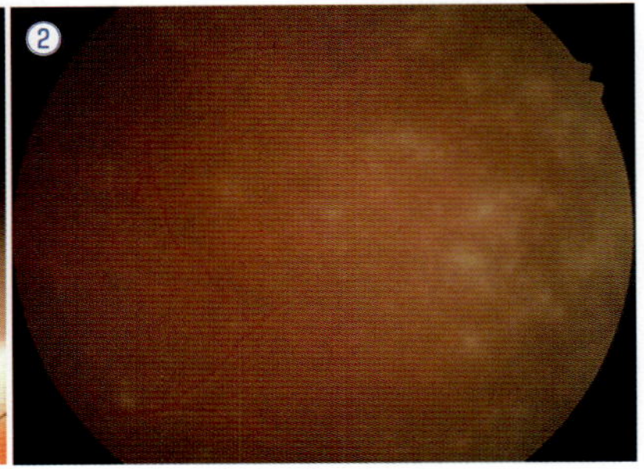

図6　急性網膜壊死(進行期)
黄白色顆粒状病変の融合および境界明瞭な拡大した壊死病巣がみられる。

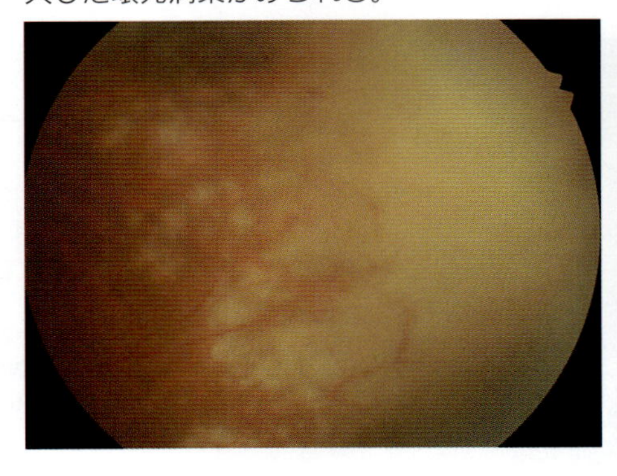

図7　急性網膜壊死の周辺部におけるOCT所見
壊死領域より著しく菲薄化した網膜がみられる。

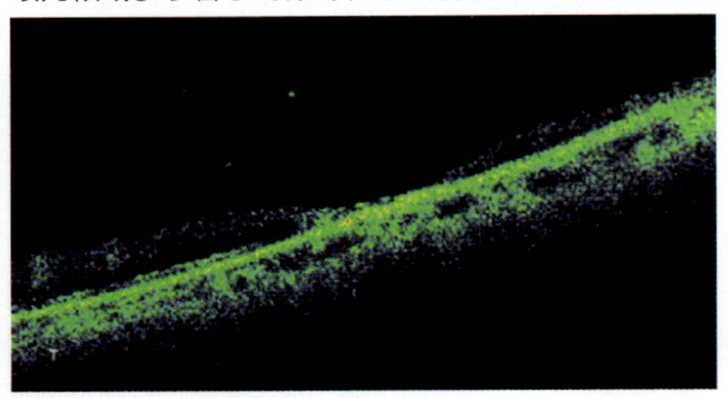

図8　サイトメガロウイルス網膜炎
①後極部血管炎型
②周辺部腫瘤型

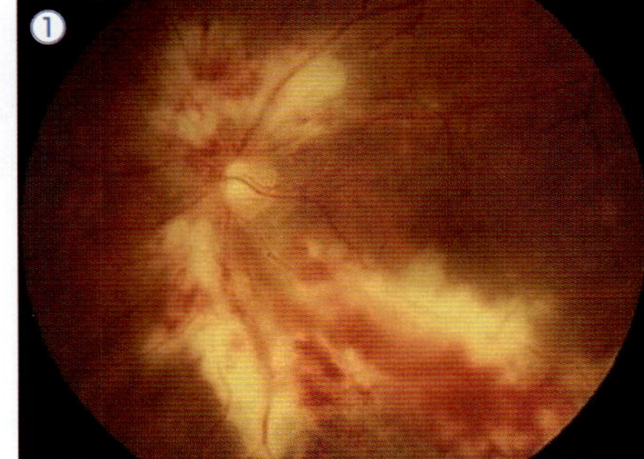

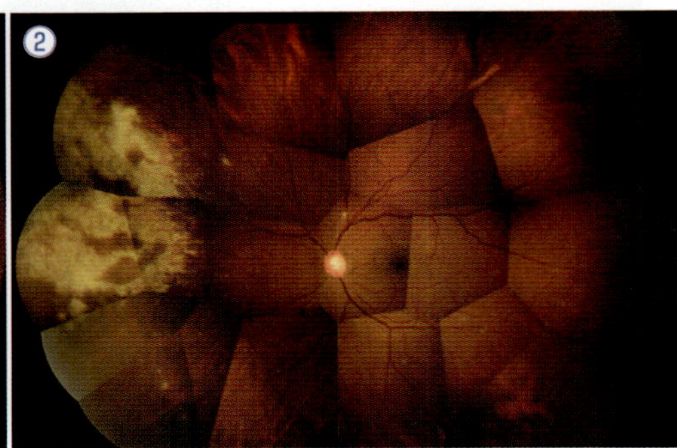

結核性ぶどう膜炎

- われわれが遭遇することが多い網膜静脈炎を主とする結核性ぶどう膜炎の病態メカニズムは，結核菌の構成蛋白によるアレルギー反応であることから，結核菌が眼内液から直接検出されることはまれである。
- 感染性ぶどう膜炎は通常片眼性だが，結核性ぶどう膜炎は両眼性の場合も多い。
- 網膜静脈炎は，白鞘化を伴った網膜静脈周囲炎で，通常その周囲に出血を伴う(図9)。フルオレセイン蛍光造影(fluorescein angiography；FA)では，比較的大きな網膜血管で区画化された無血管野を形成する。
- ツベルクリン反応による発赤・硬結が10mm以上で，臨床所見により結核性ぶどう膜炎が疑われる場合は，ツベルクリン反応よりも特異度の高いcord factorに対する血清抗体やインターフェロンγ放出試験(interferon γ releasing assays；IGRA)であるクオンティフェロン(QuantiFERON®)やT-SPOTアッセイにより診断を行う。

梅毒性ぶどう膜炎

- 結核性ぶどう膜炎と同様に両眼性の場合も多い。
- 虹彩毛様体炎，網脈絡膜炎，網膜血管炎，視神経炎など多彩な病像を呈する(図10)。
- 梅毒性ぶどう膜炎をみた場合は，皮膚所見があれば第2期のため，眼以外にも気をはらう(図11)。
- HIV感染が隠れていることもある。
- STSやTPHA法などの梅毒血清反応により診断をする。

図9　結核性ぶどう膜炎
網膜静脈周囲炎，網膜血管の白鞘化，網膜出血がみられる。

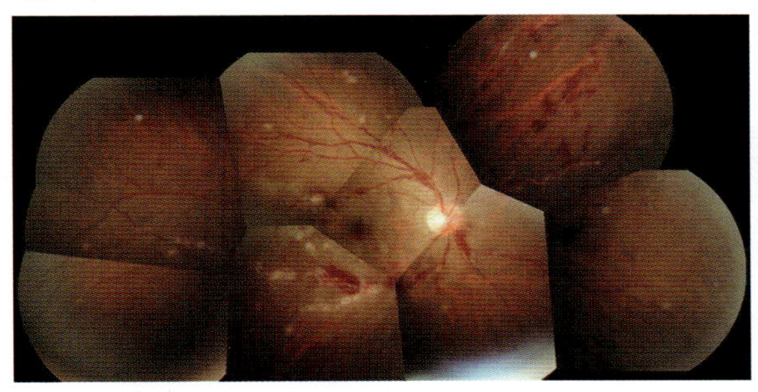

図10　梅毒性ぶどう膜炎
視神経乳頭の発赤がみられる。

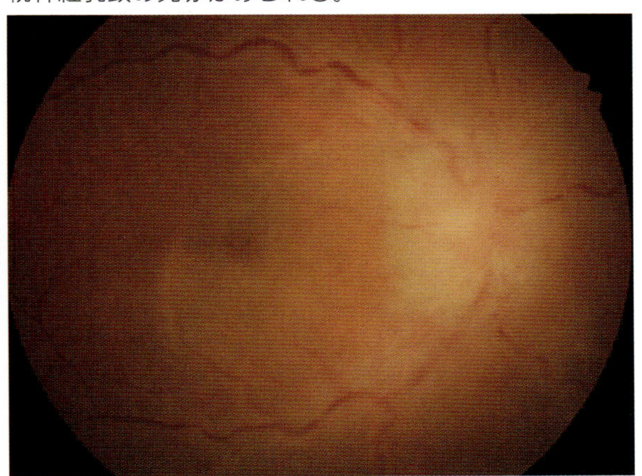

図11　梅毒性ぶどう膜炎患者にみられた皮疹
バラ疹とよばれる特徴的な全身性発疹がみられる。

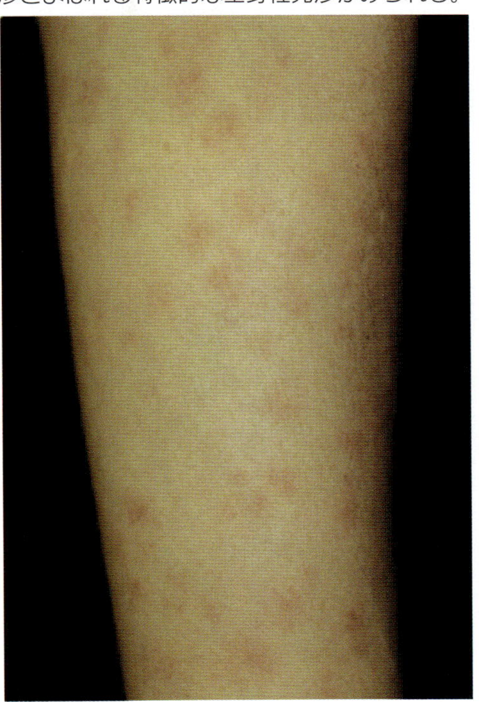

寄生虫感染症(トキソプラズマ，トキソカラ)

- 眼トキソプラズマは，トキソプラズマ原虫(*toxoplasma gondii*)により生じる。
- 眼トキソカラは，イヌ回虫(*Toxocara canis*)もしくはネコ回虫(*Toxocara cati*) の幼虫や虫卵が網脈絡膜に侵入することにより生じる。
- 眼トキソカラは，後極部肉芽腫型と周辺部腫瘤型に大別され(図12)，病初期に境界不鮮明な白色の孤立性隆起性白色病変と硝子体混濁が認められる。病巣周囲の網膜血管は拡張して直線状となり，網膜血管炎を伴うことが多い。腫瘤表面には新生血管がみられ，それに一致してFAでは血管からの蛍光漏出が認められる(図13)。
- 眼トキソカラの診断は，問診，臨床所見および免疫学的検査(血清や眼内液のトキソカラ幼虫分泌排泄抗原に対する抗体検査)により行う。
- 眼トキソカラ症では，眼内液からDNAが検出されにくいため，典型的な臨床所見であってもトキソカラDNAが陰性になるケースもあることに注意が必要である。

治療法

総論

- 感染性ぶどう膜炎に対しては，病原微生物に対する治療およびそれに付随した炎症反応の抑制を行う。
- トキソカラのように副腎皮質ステロイドのみで改善する感染性ぶどう膜炎もあるが，必ず眼外病変の検索も行い，必要であればそれらの病原体に対して有効かつ特異的な治療法も行う。
- 細菌・真菌性眼内炎を代表とする感染性ぶどう膜炎は，高齢者に発症することが多いが，高齢者は骨粗鬆症，糖尿病，高血圧，循環器系および呼吸器系の全身合併症を有していることが多いので，薬剤の投与量や投与期間について十分検討を行い，投与中の副作用の出現に注意を払う必要がある。

図12　眼トキソカラ

①後極部肉芽腫型

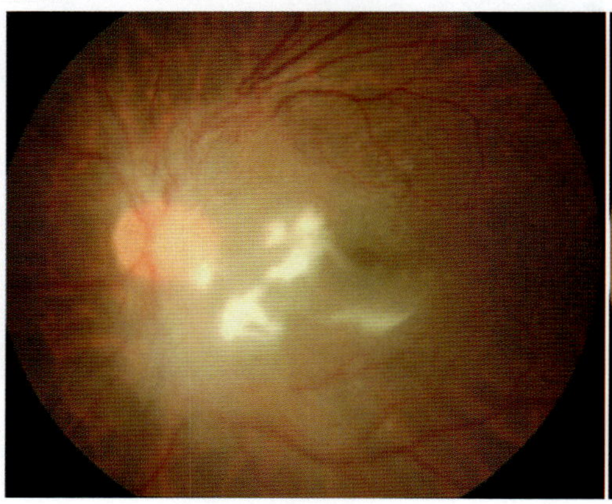

②周辺部腫瘤型

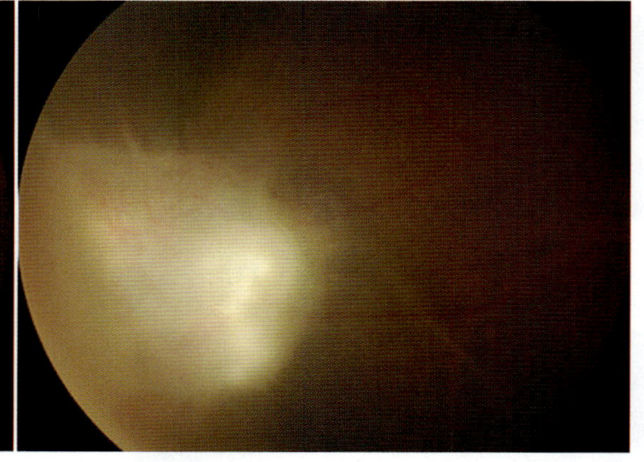

図13　図12②と同一症例のFA所見
病巣に向かう網膜血管の走行異常がみられ，表面には新生血管が認められる。

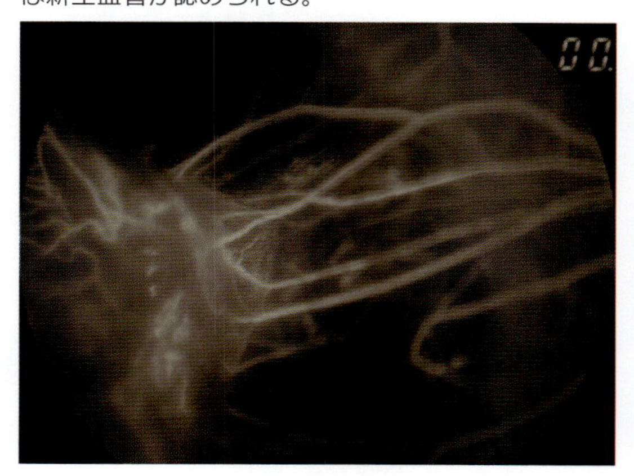

図14　*Propionibacterium acnes*による白内障術後眼内炎
白内障術後1年以上経過したのちに発症。前嚢に特徴的なバイオフィルムを形成している。

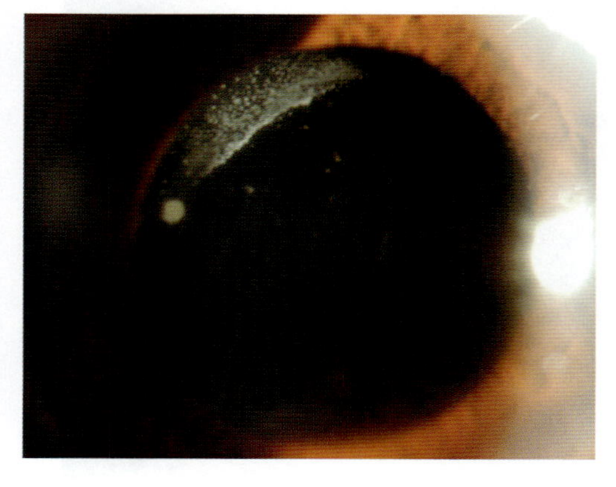

●副腎皮質ステロイドにより，真菌，弱毒菌(図14)，トキソプラズマなどに対する反応性の炎症細胞浸潤が一時的に軽快する。そのため，副腎皮質ステロイドが漫然と投与されることがあるため注意を要する。

●硝子体手術を施行する際には，貴重な硝子体液が無駄にならないよう計画的に手順を踏み，検査する必要がある。

細菌・真菌性眼内炎

●急速に進行する場合は，起炎菌と薬物感受性が判明する前に薬物療法と硝子体手術を同時に施行する。手術を施行する場合，麻酔が効きにくい場合もあるので，全身麻酔も考慮する。硝子体手術をする際には，採取した硝子体液を捨てず，起炎菌の同定のために検査をする。

●薬物療法として，十分量の広域スペクトルの抗菌薬点眼，結膜下注射，硝子体内注射などの局所投与と点滴静注や内服などの全身投与を行う。抗菌薬のみならず，必要に応じて抗炎症薬の使用も考慮する。

ヘルペス性虹彩毛様体炎

●軽症例では，ステロイド点眼のみで軽快する場合もあるが，多くの症例で抗ウイルス薬の全身投与が必要となる。

●HSVあるいはVZVによる虹彩炎は，アシクロビルの点滴あるいはバラシクロビルの内服投与を行う。

●CMVによる虹彩炎では，バルガンシクロビルあるいはバラシクロビルが有効である(保険適用外)。

急性網膜壊死

●臨床的に疑われた場合，ウイルス検査の結果を待たず，すぐにアシクロビルの点滴静注(10～15mg/kgを日に3回)を行う。

●ウイルスによる免疫反応を抑制するため，副腎皮質ステロイドをプレドニゾロン換算で初期量40～80mg/日として漸減投与する。

●閉塞性血管炎を予防，治療する目的で低用量アスピリン(100mg/日)も併用する。

●早期発見により，顆粒状の黄白色病変が小さければ，薬物療法のみで軽快することもある。

●網膜剥離を生じた症例，もしくは後部硝子体剥離を生じつつ広範囲に網膜壊死がみられる症例に関しては硝子体手術を行う。超早期硝子体手術については，賛否がある。

サイトメガロウイルス網膜炎

●バルガンシクロビル内服やガンシクロビルあるいはホスカルネットの点滴を施行する。

●黄斑病変などで著しい視力低下をきたしている場合は，ガンシクロビルやホスカルネットの硝子体内注射も考慮する。

結核性ぶどう膜炎

●抗結核薬は，抗菌力と安全性を高め，耐性菌の増殖を防止するため，リファジン®(リファンピシン)，イスコチン®(イソニアジド)，ピラマイド®(ピラジナミド)の2剤以上から始める。結核によるアレルギー反応があることも考慮して，副腎皮質ステロイドも併用するが，抗結核薬単独による効果を確認した後に用いるのが好ましい。

梅毒性ぶどう膜炎

●虹彩炎に対してはステロイド点眼を行い，後眼部病変に対してはペニシリン系抗菌薬による駆梅療法を行う。

●視神経炎や網膜炎が強い場合は，副腎皮質ステロイド[プレドニン®(プレドニゾロン)30～40mg/日]も併用する。

寄生虫感染症(トキソプラズマ，トキソカラ)

●トキソカラの虫体および排泄物抗原に対する炎症反応であるため，副腎皮質ステロイドの全身投与のみで著効する症例も多く存在する。しかし，ステロイドによる免疫能低下でトキソカラの活性化が促される危険性を考慮して，原則的に駆虫薬[スパトニン®(ジエチルカルバマジンクエン酸塩)]を併用する。

●いったん鎮静化しても，炎症が再燃する症例も珍しくないので，治療後も眼所見を注意深く観察する必要がある。

鑑別疾患

- 非感染性ぶどう膜炎が鑑別となるが，まずは急性の発症であるかそうでないかを確認する。

Posner-Schlossman症候群および サルコイドーシス

- 特に重要な疾患として片眼性のサルコイドーシスや，Posner-Schlossman症候群が挙げられる。
- 特にPosner-Schlossman症候群は，片眼性，高眼圧，角膜後面沈着物をきたすため，上述したように，高眼圧を呈していても隅角が開大していれば，必ず散瞳して眼底を確認する。

急性前部ぶどう膜炎，Behçet病

- 内因性眼内炎と鑑別すべきであるが，若年性で，角膜後面沈着物をきたすこともある一方，豚脂様角膜後面沈着物はきたさない。

水晶体起因性眼内炎

- 水晶体起因性眼内炎（図15）も高齢者に発症することが多く，充血が強いため，内因性眼内炎と間違えやすいが，角膜浮腫がなく，角膜所見に乏しいことが多い。

Vogt-小柳-原田病

- 梅毒は，両眼性の視神経乳頭腫脹をきたすケースが多いため，Vogt-小柳-原田病と鑑別を要する。
- 最終的には梅毒検査と髄液検査が決め手となる。

眼内リンパ腫

- 眼内リンパ腫も高齢かつ片眼性，角膜後面沈着物をきたすことがある。
- 前房水中のインターロイキン（IL）-10およびIL-6を測定することで除外できる。

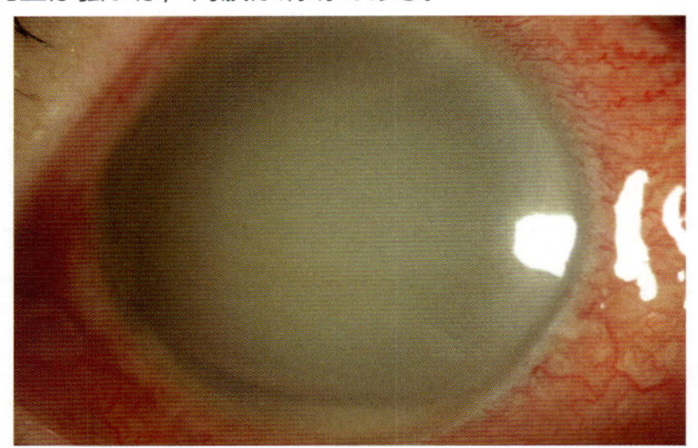

図15　水晶体起因性眼内炎
充血が強いが，角膜が清明である。

副腎皮質ステロイドの副作用として易感染性がありますが，感染性ぶどう膜炎の治療としてなぜ副腎皮質ステロイドが必要なのでしょうか？

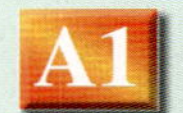

病原微生物に対する免疫反応あるいは，病原微生物の死骸に対する免疫反応が起き，その免疫反応が将来的に増殖性変化や硝子体混濁をきたしたり，不可逆的な網膜・視神経障害をきたしたりする可能性があるため，副腎皮質ステロイドによる消炎が必要です。

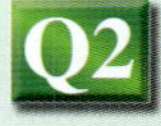

ヘルペス性虹彩毛様体炎を疑っていますが，PCRをどのようにオーダーすればよいのでしょうか？

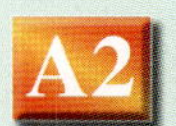

PCRは，定性と定量の2種類あり，通常，病状や治療効果の判定にも有用なため，ウイルスコピー数を定量できるreal-time PCR法をオーダーします。施設内にPCRを施行できる機械と人がそろっていれば可能ですが，ほとんどの施設では外部検査機関（SRL社など）に依頼することになります。それ以外にも，眼内および血清中のウイルス抗体価とそれぞれのIgG量を測定し，抗体率を求めることで診断する方法もあります。この抗体率の値が4～6以上であるならば，検索したウイルスが原因である可能性が高いです。

$$\text{抗体率} = \frac{\text{眼内液中の抗ウイルス抗体} / \text{眼内液中のIgG量}}{\text{血清中の抗ウイルス抗体価} / \text{血清中のIgG量}}$$

細菌性眼内炎

疾患の概要

- 細菌性眼内炎は，その感染経路により外因性と内因性に分類される。
- 外因性細菌性眼内炎は，外傷の既往・手術の既往・外眼部の炎症所見などから，診断は比較的容易なことが多い。
- 一方，内因性（血行性）細菌性眼内炎は特異的な所見に乏しく，病初期の臨床像は非感染性ぶどう膜炎に類似するため，診断が困難である。抗菌点眼薬やステロイド点眼薬を漫然と投与するうちに治療時宜を逸して，視力予後不良となるケースが後を絶たない。
- 特にグラム陰性桿菌による眼内炎は，急激に進行して発症後数日で失明に至る，極めて予後不良な疾患であることを知っておかなければならない。

内因性細菌性眼内炎の臨床所見

- 急性～亜急性に発症する疼痛，結膜充血と浮腫，前房内炎症（ときにフィブリン析出や前房蓄膿を伴う），硝子体混濁，網膜の出血・白斑・網膜面上のフィブリン形成，網膜下膿瘍等がみられる（図1）。
- 超音波Bモード検査により，硝子体混濁，網膜の浮腫肥厚・網膜下膿瘍，進行すれば網膜剥離を認める（図2）。
- 病初期には非感染性疾患（急性前部ぶどう膜炎，悪性リンパ腫，Behçet病等）との鑑別を行うことが極めて難しく，内因性細菌性眼内炎の誤診率は16～63％と報告されている。
- 病原体が血行性に転移するため，前眼部よりも後眼部の炎症が先行，すなわち前房内の炎症所見が軽微でも眼底には既に高度の感染が成立していることがある。
- やがて角膜は浮腫混濁に陥り，手術加療が困難な状態となり，最終的には角膜穿孔・眼球癆に至る症例もある。

内因性細菌性眼内炎の背景因子

- 糖尿病患者・担癌患者・高齢者・後天性免疫不全患者・ステロイド長期投与あるいは移植医療後免疫抑制薬投与患者など，免疫能が低下している患者に発症することが多い。
- 先行する感染兆候（発熱・全身倦怠感・嘔吐等）が診断の手がかりになる。心窩部痛，歯痛，手指化膿巣などの軽微な症状が前駆症状の場合もあるので，全身症状の詳細な問診が必要である。
- 先行症状がまったく認められない場合もある。基礎疾患に関する情報が得られなくても，細菌性眼内炎を疑ったら速やかに全身検査を開始する必要がある。

内因性細菌性眼内炎の診断

- 初期には前眼部の所見に重症感が乏しい症例もある。また，細菌性眼内炎に特異的な所見はないので，眼所見のみで確定診断することは難しい。
- 敗血症患者に発生した場合には早期診断が可能で抗菌薬の選定も容易であるが，全身状態の良好な患者であっても，①基礎疾患の既往あるいは先行

図1　前眼部所見
強度の結膜充血浮腫，前房内フィブリン析出。

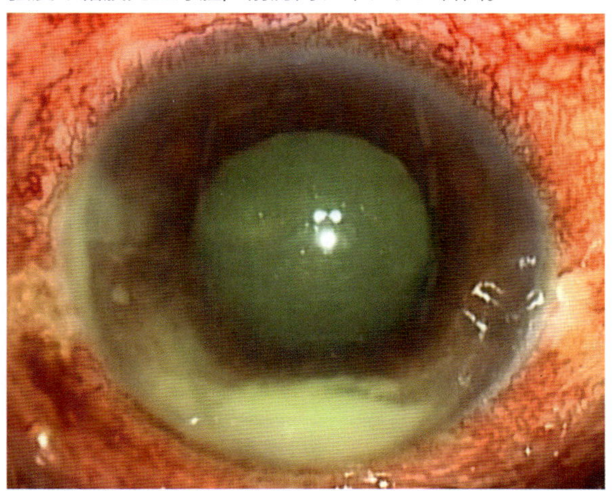

図2　超音波Bモード検査所見
硝子体混濁。

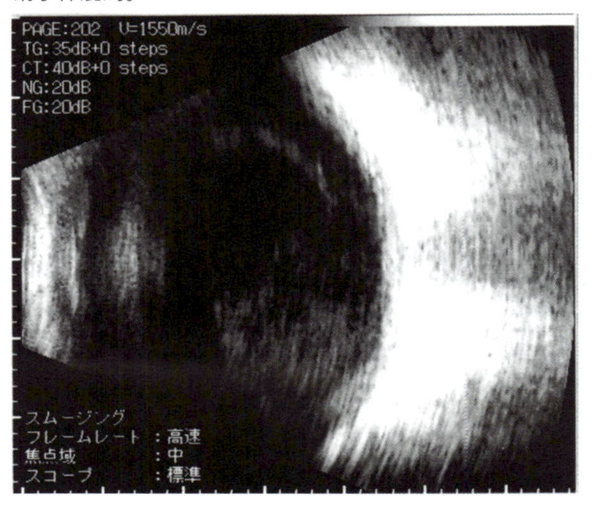

する感染兆候，②強い眼内炎症所見，③初診時血液検査でWBC，CRPなどの炎症反応の上昇，④眼痛，などが認められる場合には，内因性細菌性眼内炎を疑う。

- 内因性細菌性眼内炎の原発巣は尿路感染症35％，肝・胆道感染症25％，呼吸器感染症25％となっている。血液検査(白血球数，分画，CRP，血沈，肝機能，腎機能)，胸部X線，腹部超音波検査(場合によっては心臓超音波検査）あるいは緊急全身CT・MRIを遅滞なくオーダーし，原発巣の早期発見に努める(図3)。
- 眼内液(前房水，硝子体）の細菌学的検査(鏡検・培養）を行う。可能ならばmultiplex PCRを実施可能な機関に依頼しておくと診断の一助となるが，臨床所見と一致しない場合もあるので総合的な判断が必要である。
- 血液培養，尿培養は低侵襲かつ有益な情報源である。抗菌薬全身投与が開始される前に施行することが望ましい。
- 皮膚化膿巣を原発とする場合もあるので，全身の創傷の有無をチェックする。
- 全身のスクリーニング検査を躊躇してしまうことがある。感染症内科があれば依頼してもよいが，急を要する疾患であることを直接伝えて，迅速な対応を依頼する。1日の遅れが視力予後を左右することを肝に銘じるべきである。

治療

- 抗菌薬の頻回点眼と全身投与を開始するとともに，原発巣の治療を依頼する科と緊密に連絡をとり，全身管理と眼科治療を併行して行う。

図3　内因性細菌性眼内炎の原発巣の一例：腎膿瘍

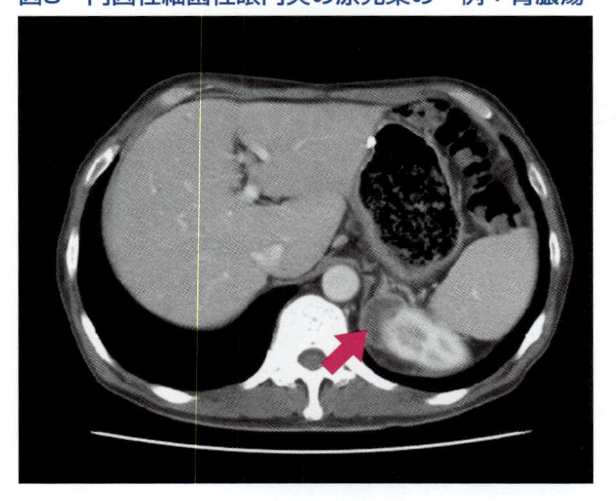

- 真菌感染症を合併することがあるので，治療に抵抗する症例では抗真菌薬の併用投与も躊躇しない。
- 抗菌薬硝子体注射/硝子体手術は有効か，またどちらがより有効であるのかについては，確立された見解がない。
- 眼症状を数時間おきにチェックし，急速に悪化する場合は，早急な手術介入の時機を失しない。
- 網膜下膿瘍を伴うような重篤な症例には，積極的な観血的治療を試みる価値がある。
- 抗菌薬硝子体注射により視力を維持できることがある。全身状態が不良で手術加療ができない症例でも，あきらめないで硝子体注射を試みるべきである。後日，全身状態が回復したときに視機能が残っているか否かが，その後の患者QOLに甚大な影響を及ぼすことはいうまでもない。

Q1　初診時に，強い眼内炎症所見を認めても，細菌性眼内炎か非感染性眼内炎か判断できないときには，どうしたらいいのでしょうか？

A1　血液検査を至急でオーダーし，結果が出るまでの待ち時間の間に，さらに詳細な全身症状・前駆症状のチェックを行います。「何かお体に病気はないですか。」といった曖昧な聞き方では情報を得られないことが多いので，「糖尿病と言われたことはないですか。」「不整脈や心臓の病気を言われたことはないですか。」「内科や外科など，眼科以外の科で何か治療を受けていませんか。」「風邪気味ではなかったですか。」「虫歯はないですか。」「手足のけがや，膿をもっているところはないですか。」と具体的な質問をします。血液検査の結果，炎症反応の数値が上昇していたら感染性眼内炎の可能性はかなり高くなります。抗菌薬を投与しつつ，原発巣検索のため全身の精査を進めます。感染性眼内炎を疑っても確定診断がつかないときには，数時間おきに眼所見を観察します。治療が一刻を争う強毒菌による感染症であれば，数時間ごとに眼所見が悪化してきます。

Q2 内因性細菌性眼内炎と確信をもてるサインはないのでしょうか？

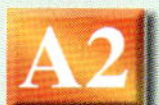

A2 残念ながら，感染初期から中期には，診断の決定打となるような眼所見はありません。ただ，病原体が血行性に転移するために，網膜の白斑・出血斑の重症感に比して意外に前眼部は静かな時期があります。その時期を過ぎると一気に前房内炎症反応が増悪してきて，あたかも異常所見が「後ろから押してくる」ように急激悪化をきたします。

前眼部の所見が穏やかな間は，眼底所見が一見網膜血管閉塞症のようにみえることがありますが，細菌性眼内炎の場合は，網膜神経線維走行に沿わない，ばらまかれたような出血斑となりますので，眼内炎を念頭に置いた診療が不可欠です。抗菌点眼薬を処方して数日後の再診とすると，手遅れになってしまうことがあります。決して見落としてはいけない疾患ですので，眼内炎を疑うような症例に遭遇したら，どんなに忙しくても一度立ち止まって，急激悪化への対応もできるようにしておくという姿勢が必要です。

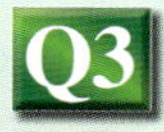

Q3 硝子体手術に踏み切るべきかどうか迷うときには，どうしたらいいでしょうか？

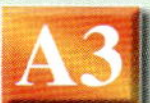

A3 抗菌薬硝子体注射と硝子体手術の優位性は確立していないので，いずれを選択するかは各施設の手術環境と術者の技能，患者の全身状態を総合的に判断して決定します。確定診断および病原体の除去の点では硝子体手術のほうが優れており，初診時から重篤な炎症所見を認める症例や，時間を追って眼症状が急激に悪化してくる症例には手術を計画します（図4）。

図4 術中所見

①網膜面上のフィブリン膜

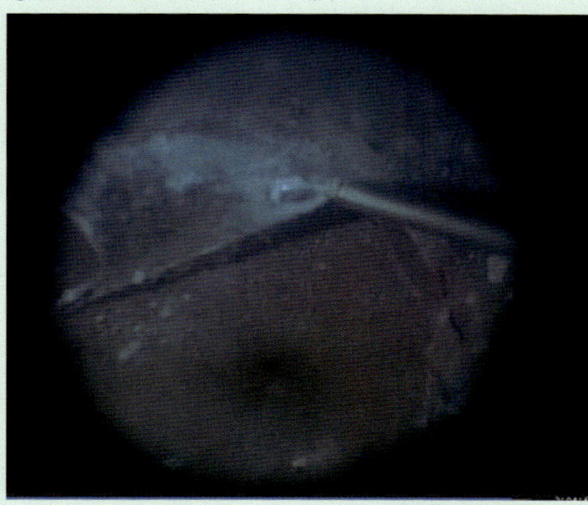

②網膜下膿瘍

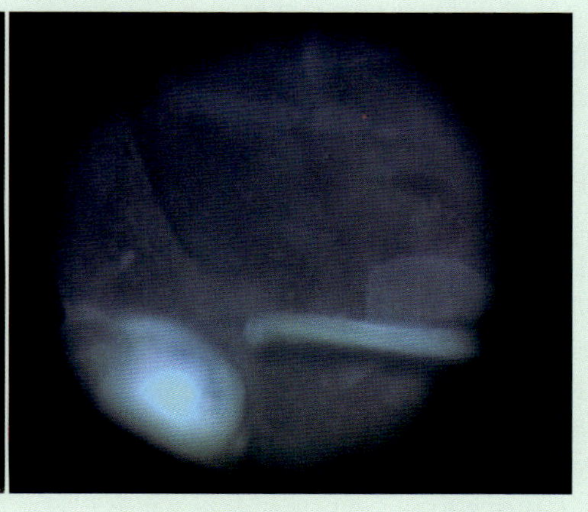

副腎皮質ステロイドの使い方

点眼

- 点眼薬として頻用されるのはリンデロン®(ベタメタゾンリン酸エステルナトリウム) とフルメトロン®(フロオロメトロン) である。それぞれに濃度が2種類ある。
- リンデロン®のほうが眼内移行性はよく，前房内まで到達する。眼内に炎症のあるぶどう膜炎では基本的にはフルメトロン®ではなくリンデロン®を使用する。
- ステロイド点眼はステロイド緑内障・白内障などの副作用に注意して定期的に経過観察しながら処方が必要である。若年者，開放隅角緑内障(primary open angle glaucoma；POAG)，強度近視，糖尿病などがステロイド緑内障の危険因子である。

結膜下注射

- デカドロン®注射液(デキサメタゾンリン酸エステルナトリウム注射液) の結膜下注射は急性前部ぶどう膜炎など，前眼部炎症に強い炎症が限局している症例や，虹彩後癒着の新鮮例で，できるだけ早く瞳孔管理が必要とされる症例に使用する。
- 投与量はデカドロン®注射液0.5mL程度を1mLシリンジで投与する。虹彩後癒着を伴う症例ではミドリンP®点眼液を0.1mL程度加え，混合して投与する。虹彩後癒着が1回の投与で外れない場合でも3日間連続で投与すると外れることが多い。
- 最近，非壊死性強膜炎に対して徐放性ステロイド(triamcinolone acetonide；TA) の結膜下注射が有効であるとの報告があるが，以前より報告されている強膜炎に対するステロイド結膜下注射による強膜壊死や穿孔の可能性を否定するものではなく，慎重な症例選択および経過観察が必要である。

Tenon囊下注射(詳細はⅢ巻「硝子体内注射，Tenon囊下注射」の項参照)

- TAを0.3～0.5mLに調整(12～20mg)してTenon囊下針(鈍針)を用いて投与する。
- 後極部をターゲットとしているので，囊胞様黄斑浮腫が一番の適応となる。それ以外では，後極部の血管炎，乳頭炎，硝子体混濁なども効果が期待できる。
- 簡便であり治療法として普及してきているが，感染が原因で適切な抗菌薬が使われていない症例(眼トキソプラズマ症，細菌性眼内炎)，重症の中心性漿液性脈絡網膜症(従来のMPPE) 等に用いれば，病状の悪化を招き取り返しのつかないことになるため，適応をしっかり見極めることが重要である。

硝子体内注射(詳細はⅢ巻「硝子体内注射，Tenon囊下注射」の項参照)

- 既存の方法(ステロイド全身投与，TAのTenon囊下注射，その他の免疫抑制療法) でコントロールできない難治性汎ぶどう膜炎が対象となる。
- 感染性疾患に対しては禁忌であり，その鑑別は慎重に行われなければならない。
- 効果も絶大であるがステロイド緑内障・白内障を非常に高頻度に合併するため，密な経過観察が必要である。

内服

- ステロイドの全身投与は，後眼部に炎症が及んでいる場合，もしくは点眼で消炎しない前眼部炎症が適応となる。
- 一般に，ステロイドの全身投与は非感染性炎症が適応であるが，感染性炎症であっても原因微生物・ウイルスがある程度特定できており視神経・網膜の保護のため速やかな消炎を図りたい場合，抗菌薬や抗ウイルス薬治療下でステロイド内服を併用する場合もある。具体的には，結核性網膜血管炎，眼トキソカラ症，梅毒性ぶどう膜炎，急性網膜壊死などである。
- ステロイドには長期に作用が持続するlong actingと作用時間が短いshort actingの2種類ある。前者の代表がリンデロン®(ベタメタゾン) で後者の代表がプレドニン®(プレドニゾロン)である。

- すべての合成ステロイドは1錠中にコルチゾール20mg（生理的コルチゾール1日量）に相当する糖質コルチコイド作用を有するように作られている。
- 使い分けは，投与期間が短期間であることがわかっている場合にはlong actingを用いることも多いが，長期になることが予想される場合にはshort actingを用いるのが一般的である。全身投与を開始する場合，初期投与量は十分に確保することが望ましい。具体的には体重あたり0.5mg/kg（プレドニゾロン換算）から開始するのが一般的である。炎症がきわめて重篤である場合には，1mg/kgから開始してもよい。
- 漸減は十分な消炎効果が得られていることを確認してから開始する。漸減は炎症の再燃がないか注意深く観察しながら行う。米国眼炎症学会が推奨する減量プランを**表1**に示しておく。炎症が再燃した場合には，速やかに前の投与量に戻す。減量のスピードを前回よりもゆっくりとしたほうがよい。
- 通常，1錠がプレドニゾロン換算で5mgに相当する錠剤を使用するが，プレドニゾロン換算10mg以下になれば，以後1錠がプレドニゾロン換算1mgの錠剤も併用してゆっくりと減量していく。そのほうがステロイド離脱症候群(ステロイド長期内服者が，内服を終了後，全身倦怠感や関節痛などを訴える場合がある。)をきたし難い。
- プレドニゾロン換算10mg以下に漸減できない場合は，シクロスポリンなどのステロイド以外の免疫抑制薬を併用すべきで，漫然と高用量のステロイド内服を継続すべきではない。
- ぶどう膜炎では長期にステロイドの全身投与が行われることがまれではない。また，たとえ2～3カ月であってもステロイドの副作用モニタリングは不可欠である。
- 投与開始前に糖尿病，ウイルス性肝炎など全身疾患がある場合には，必ず内科と連携を図る。投与中は定期的な血液検査，骨密度の測定が必要である。

点滴

- 点滴治療の利点は，内服よりもはるかに大量のステロイドを一度に投与できることである。実際，現在臨床で点滴治療の対象となっているのは主に原田病に対してであろう。
- 一般に点滴で使用されるステロイドは，ベタメタゾンかメチルプレドニゾロンである。前者は，大量投与方法で用いられることが多く，後者はパルス治療として用いられることが多い。
- 入院のうえ施行することを推奨する。副作用モニタリングの基本は内服のときと同様であるが，点滴治療では大量のステロイドを投与するので，点滴の最中，前後には必ずバイタルサインを確認する。具体的には，血圧・心拍数の確認，および心電図モニタリングを行う。

注意すべきポイント

- ステロイド治療を行っても無効であったり，悪化するぶどう膜炎症例は，投与量，投与方法に問題がある場合もあるが，そもそも原因が感染であったり，悪性リンパ腫等の腫瘍である可能性を必ず念頭に置かなければならない。
- 漫然とステロイドを投与し続け，視神経や網膜の不可逆的な変化や大腿骨頭壊死等の重篤な全身合併症をきたさないように眼炎症専門医への紹介のタイミングが遅れないように意識すべきである。

表1　ステロイド内服投与のガイドライン

初期投与量	1mg/kg体重/日
最大限投与量	60～80mg/日
維持量	10mg/日以下
減量スケジュール	
40mg/日以上使用しているとき	1～2週ごとに10mg/日減量する
20～40mg/日使用しているとき	1～2週ごとに5mg/日減量する
10～20mg/日使用しているとき	1～2週ごとに2.5mg/日減量する
0～10mg/日使用しているとき	1～4週ごとに1～2.5mg/日減量する

(Jabs DA, et al: Guidelines for the Use of Immunosuppressive Drugs in Patients with Ocular Inflammatory Disorders: Recommendations of an Expert panel. Am J Ophthalmol 130: 492-513, 2000. より引用改変)

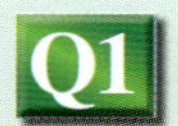

0.1%リンデロン®点眼治療中で消炎が得られたぶどう膜炎患者に眼圧上昇をきたした場合，どう対処すればいいですか？

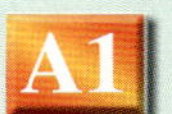

前房炎症が治まっており，周辺虹彩前癒着が少なく隅角が閉塞していない場合はステロイド緑内障を疑う必要があります。一度点眼を中止するか，0.01%リンデロン®点眼に変更し，眼圧下降するか観察します。

［眼圧が下降する場合］

ステロイド緑内障を強く疑います。点眼中止や変更で炎症の再燃がなければ，そのまま経過観察し，炎症再燃する際は，緑内障点眼薬を併用しながらリンデロン®点眼を継続します。それでも眼圧コントロール不良の際は360° suture-trabeculotomyや線維柱帯切開術を考慮します。濾過手術も成績は良好ですが濾過胞炎などのリスクが高いため，視機能が良好な初回手術症例には適しません。手術が困難な場合には一度免疫抑制薬の全身投与に切り替えることが有効な場合もありますが長期にわたる場合には全身副作用に注意が必要となります。ステロイド緑内障は若年の患者ほど発症しやすく，視野障害も急速に進行するため，判断が遅れないよう厳重な注意が必要です。

［眼圧が下降しない場合］

炎症が原因となって生じた流出路障害の可能性が高いため，リンデロン®点眼に緑内障点眼薬を追加し，眼圧コントロール不良の際には360° suture-trabeculotomyや濾過手術を考慮します。従来の線維柱帯切開術では眼圧コントロールが得られない症例が多いです。

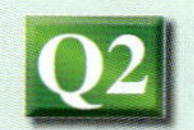

原田病のステロイドパルス治療に際して注意する点は何でしょうか？

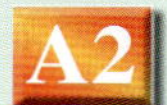

眼炎症専門医が不在の施設でも原田病の治療を行うことが一般的になってきていますが，ステロイドパルス治療を行うにあたり特に注意を要することを3点挙げます。

①原田病の発症からステロイドパルス治療導入までの期間が短ければ，再発，遷延型への移行，白内障の合併が少なくなります。診断がつき，全身状態が許せば1日も早くステロイドパルス治療を導入すべきです。

②原田病のステロイドパルス治療後のステロイド内服の漸減には6カ月以上かける必要があります（表2）。ステロイド内服の早すぎる漸減，中止は再発リスクを高めます。

③原田病でのステロイド治療は長期にわたることが多いため，合併症に注意が必要です。若年でも必ず定期的な採血，骨密度の測定を行うべきです。骨折予防のためビスホスホネート製剤の併用が推奨されています。

表2　原田病のステロイドパルス治療例（体重60kg以上）

投与薬	投与量	期間
メチルプレドニゾロン	1g	3日間
プレドニゾロン	60mg	1週間
	50mg	1週間
	40mg	2週間
	35mg	2週間
	30mg	2週間
	25mg	2週間
	20mg	2週間
	17.5mg	2週間
	15mg	2週間
	12.5mg	2週間
	10mg	2週間
	7.5mg	2週間
	5mg	2週間
	3mg	2週間

薬物治療（ステロイド以外）

- ぶどう膜炎の薬物治療の主体はステロイドであるが，ステロイド治療でも炎症の沈静化が図れないステロイド抵抗性の病態や，ステロイドの副作用のためにステロイド治療が困難な場合には，免疫抑制薬，生物学的製剤による治療を行う。

シクロスポリン（ネオーラル®）

- シクロスポリンA（cyclosporine A；CyA）はT細胞の活性化のシグナル伝達において重要な役割を果たしているカルシニューリンに結合して，カルシニューリンの活性化を阻害することで，IL-2，IFNγなどのサイトカイン産生を抑制する。
- 1987年に活動性眼病変のあるBehçet病に対し厚生省の認可が得られ，サンディミュン®が使用されていたが，吸収が安定せず食事の影響を受けやすいという問題点があった。
- その後，2000年にマイクロエマルジョン製剤であるネオーラル®が認可されたことにより，それまで大きなばらつきのあった体内薬物動態は改善した。
- しかしながら，副作用の観点から血中濃度のモニタリングは必須であり，トラフレベル（投与直前のシクロスポリン血液濃度）や服用後1時間値，2時間値の血中濃度などを参考に投与量を調節する必要がある（図1）。トラフレベルが高いと，中枢神経症状や肝腎機能障害，高血圧などの副作用が起きやすくなる。

治療効果

- わが国でのシクロスポリンとコルヒチンの二重盲検試験の結果，シクロスポリンはコルヒチンに比べてBehçet病の眼炎症発作を有意に抑えるという結果が出ており，難治性Behçet病に投与されていたが，最近は後述するインフリキシマブが認可され状況は変わりつつある。
- また，2012年にはBehçet病以外の非感染性ぶどう膜炎に対しても適応が拡大され，最近ではステロイド治療が長期化している症例に対してステロイド減量を目的としてステロイドと併用で使用することができるようになった。

投与方法

- 5mg/kg/日　分2から開始し，以後1カ月ごとに1日1～2mg/kgずつ減量または増量する。
- 維持量は1日3～5mg/kgを標準とするが，症状により適宜増減する。
- トラフ値は開始初期は200ng/mLを超えないようにし，長期わたりネオーラル®を使用する場合は症状の経過をみながら，トラフ値が150ng/mLを超えないように維持することが望ましい。
- また，眼科領域においては食後2時間値に関する十分なエビデンスはないが，例えば他科領域を参考にすると「乾癬治療におけるネオーラル®の安全使用マニュアル2012年版」では導入期の食後2時間値は800～1,000ng/mLを目安としている。

メトトレキサート（メトレート®，リウマトレックス®）

- メトトレキサート（methotrexate；MTX）は葉酸のアナログで，DNAおよびRNAの合成を阻害する。
- MTXは低用量では抗炎症・免疫抑制作用をもち，抗リウマチ薬として認可されている。
- 非感染性ぶどう膜炎に対する保険適応はなく，現在では関節リウマチ合併例にのみ適応となる。
- 副作用としては，骨髄抑制，肝障害，消化管障害，間質性肺炎，肺線維症などがあり，定期的な血液検査とともに空咳や労作時呼吸困難がないかモニターしながら使用する必要がある。
- また，成長障害の副作用のためにステロイドが使いにくい若年性関節リウマチ合併の小児症例では，小児科との連携のもと，メトトレキサートが第一選択となる症例もある。

治療効果

- アメリカで行われたSystemic Immunosuppressive Therapy for Eye disease（SITE）studyでは，1年以内に66％で寛解が得られ，ステロイドを10mg以下に漸減可能であった率は58％であるとの報告がある。

図1　シクロスポリン投与後の血中濃度

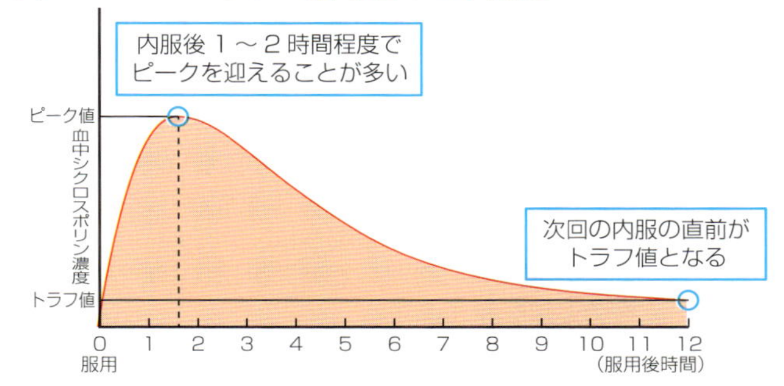

投与方法（成人例）

- 1週間の投与量を6mg（最大8mg）とし，初日から2日目にかけて2mgを12時間間隔で3回，残りの5日間を休薬する。
- 例えば，水曜は朝食後と夕食後の2回，木曜日は朝食後，以後次の水曜までは内服なし，となる。
- 内服のスケジュールがやや複雑なので，投与時には飲み方のスケジュールを十分説明することが重要である。

硝子体内投与

- なお，全身投与以外に，MTXの硝子体内投与は悪性リンパ腫の治療に有効であることが，1997年に報告された。
- 方法は，一般的な硝子体内注射と同様に，結膜嚢および眼表面を消毒した後に前房水を0.1mL採取し（この前房水のIL-10，IL-6濃度を測定すると治療効果の判定に使える），MTX 400μgを眼内灌流液であるオペガード®0.05mLあるいは0.1mLに溶解したものを毛様体扁平部より30G 1/2 inch注射針にて硝子体内投与する。
- 導入療法とし週2回1カ月間，強化療法として週1回1カ月間，維持療法として月1回の注射を行う。
- 副作用の1つに角膜上皮障害があるため，注射施行の際には薬液が眼表面になるべく触れないよう，注射後に眼表面を生理食塩水で洗い流すようにしている。
- 症例によっては角膜障害が重症で投与を中断しなくてはならないことがあるが，可逆的である。
- その他，一般的な硝子体注射の副作用である硝子体出血や網膜剥離，感染のリスクなどがある。
- 注射が奏効すると硝子体内のIL-10値は検出限界以下となる。

インフリキシマブ（レミケード®）

- 2007年1月にBehçet病による難治性網膜ぶどう膜炎に保険適用となった，ぶどう膜炎に対する初の生物学的製剤である。
- Behçet病患者では単球のTNF-α産生能が亢進しており，末梢血中のTNF-α値が高い。
- インフリキシマブはマクロファージや好中球などのTNF-α産生細胞から放出されたTNF-αに結合して中和することにより炎症を抑える。

治療効果

- 国内8施設のデータをまとめた報告では，インフリキシマブ導入前6カ月（平均2.66回）と比較して導入後0～6カ月，6～12カ月ではそれぞれ平均0.44回，0.79回と有意に眼炎症発作頻度が減少していた。また，44％においてインフリキシマブ導入後に眼炎症発作がみられなかった。
- このように従来のコルヒチンやシクロスポリンと比較して眼発作の抑制効果が高いが，投与時反応（infusion reaction），感染症（特に結核の再活性化）などの重篤な副作用などもあるため，内科医との連携のもと使用するのが望ましい。

投与方法

- 基本的には初回投与後，2週後，6週後に点滴し，それ以降は8週間おきに（症例によっては8週より短い間隔となることもある）点滴投与を行う。
- 1回の点滴は約2時間かけてゆっくりと行う。
- 点滴中または終了後に投与時反応という一種のアレルギー反応が起こる可能性があるため，投与中には血圧，呼吸数などのモニターを行う必要がある。
- また，白内障手術，緑内障手術などの手術加療が必要である症例では，レミケード®投与から4週前後を目安に手術加療を行うことが望ましい。

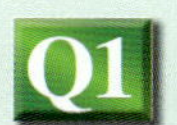
ステロイド治療に加えて非ステロイド治療を追加するタイミングはいつでしょうか？

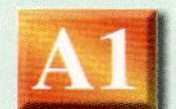
個々の全身状態によっても異なりますが，消炎のために10mgを超える量のプレドニンが必要である場合に，ステロイド量の減量を目的として非ステロイド治療の追加を考えます。

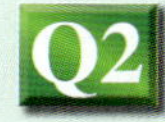
レミケード®治療はいつまで続けるのでしょうか？

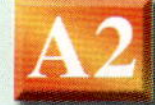
現時点では決まりはありません。ただし，長期間発作がなく経過している症例でレミケード®を中止できたとの報告もありますので，必ずしも一生治療が続くということではありません。

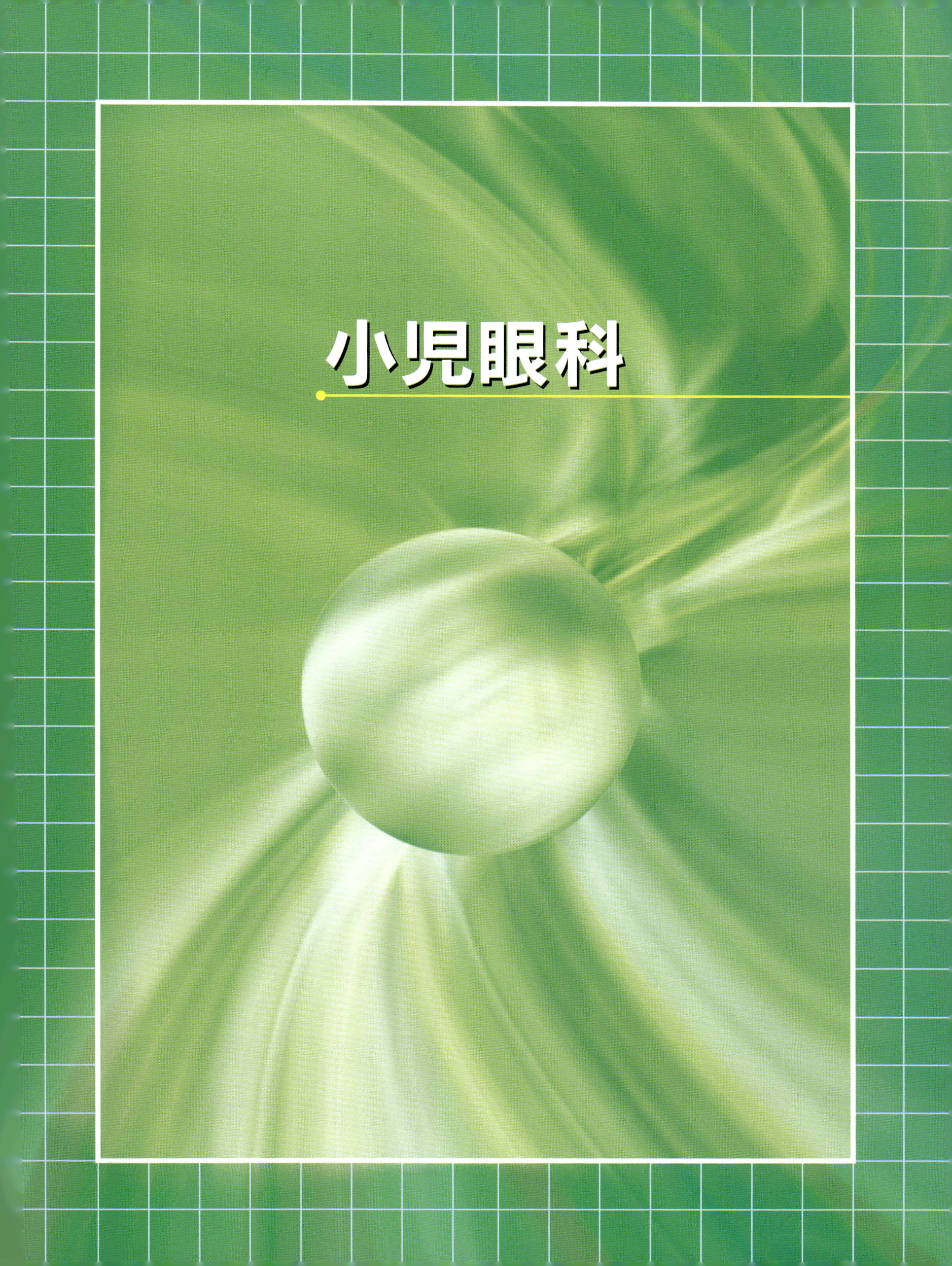

小児眼科

小児の眼鏡処方

●小児の眼鏡処方は，児の年齢，屈折異常の種類，弱視の有無，斜視の有無と種類によって，手順や処方度数に違いがでてくる。ここでは，一般的な処方の手順とそれぞれの状況に応じた処方のコツを述べる。

●また小児においては，眼鏡度数だけでなくフレームの選択や作成してからのフォローも重要であるので，あわせて述べる。

基本方針

●小児は成人と比べて，調節力が強いため，自覚応答にまかせていると，近視の過矯正(遠視の低矯正) 眼鏡を処方することになる。したがって，原則として，調節麻痺薬を使用したうえで他覚的屈折値をもとに眼鏡を処方する。

●成人では左右の度数が著しく違ったり，乱視度数が強かったりすると装用困難を訴えるが，小児は比較的受け入れやすい。特に低年齢児で弱視の治療や弱視予防のために処方する眼鏡では，不同視や乱視度数はあまり気にしなくてよい。

調節麻痺の方法

●眼鏡処方に先立って，アトロピン硫酸塩点眼液(以下アトロピン)，またはシクロペントラート塩酸塩(以下サイプレジン®)の点眼を行う。

●アトロピンは，調節麻痺効果が強いが，効果が最大になるまでに数日を要するため，初診日にすぐに用いることはできない。診察日に合わせて5～7日前から自宅で点眼してきてもらう。

●アトロピンの副作用は，顔面紅潮，発汗，発熱などの全身作用があり，特に低年齢児では注意が必要である。点眼に際しては，注意書きを渡す。

●サイプレジン®は点眼後1時間ほどで作用が最大になるため，診察の待ち時間は長くなるが，初診日にも行うことができる。点眼を5分ごとに2回行い，1回目の点眼から45分から1時間後に屈折検査を行う。

●サイプレジン®の副作用は眠気，不穏，精神症状などがあるため，待っている間も観察が必要である。

●いずれの点眼薬も全身症状を最小限にするために，点眼後は鼻根部を押さえること，1滴以上入れないこと，が重要である。

眼鏡処方の適応

小児

●小児(特に6歳未満) に眼鏡を処方する目的は，弱視の予防と治療および斜視の治療である。

●遠視性屈折異常が強いと両眼の遠視性弱視に，左右の屈折に大きな差があると不同視弱視になりやすい。

●調節性内斜視では，遠視性屈折異常を伴うため眼鏡を処方する(図1)。

●乳幼児の内斜視では外転神経麻痺のようにみえることがあるため，十分な調節麻痺を行って屈折検査を行う。

●また遠視性不同視のために片眼が弱視になっていると廃用性外斜視になることもあるので，注意が必要である。

学童期

●学童期の眼鏡処方は，基本的には6歳未満と同じように調節麻痺下屈折検査が必要であるが，学童期になって初めて遠視を矯正する場合には，遠方視力の低下のために眼鏡装用がなかなかできないことがある。したがって，斜視のない遠視性弱視の場合には，学童期では低矯正からスタートすることがある。

●遠視性弱視または遠視性不同視弱視で初めて眼鏡を処方するときには，遠視度数の50％までまたは3.0ジオプトリー (D)まで減じても弱視治療の効果は同等であったとの報告がある。しかし，内斜視のある小児に対しては，やはり調節麻痺下屈折値に基づいた完全屈折矯正眼鏡の処方が推奨される。

●軽度～中等度(弱視眼視力0.2以上) の不同視弱視に対しては，初回眼鏡処方と同時に健眼遮閉をする必要はなく，2カ月間の経過観察ののち，視力改善が不良だったら健眼遮閉を開始するとよい。

図1　遠視性調節性内斜視
眼鏡によって眼位が良好に保たれている。

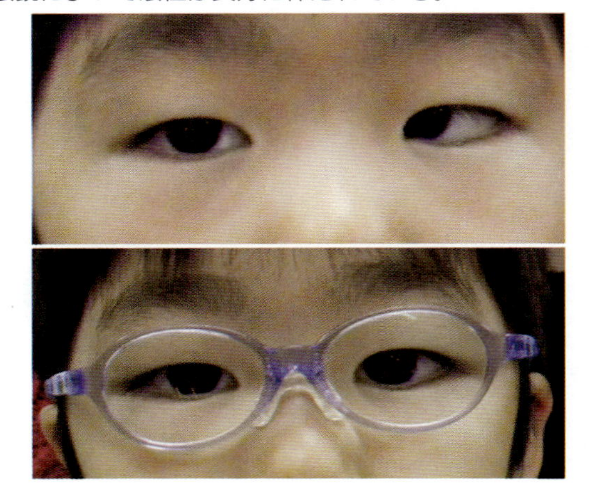

- 調節性内斜視で遠視眼鏡を装用しても内斜視が残る場合には，斜視手術の適応となるが，手術までに2回は調節麻痺下屈折検査を行ったほうが良い。
- 遠視度数は加齢とともに減少すると思われがちだが，7歳くらいまで遠視が強くなる児はしばしば存在する。一方，＋2.0未満の軽度の遠視では近見視力，近見眼位そして近見立体視が良好なことを確認したら経過観察のみでよい。
- 学童期に初めて装用する近視眼鏡は，調節麻痺薬を用いるか雲無法を用いて過矯正にならないように処方する。
- 近年近視の低年齢化が指摘されており，近視進行予防の方法が研究されている。近視眼鏡が低矯正であると近視の進行速度が速いことがわかっているため，適切な処方が望ましい。

プリズムの処方

- 小児にプリズムを処方する状況は，乳児内斜視で手術までの間，調節性内斜視で残余内斜視がある場合，片眼の弱視を伴う斜視のために遮閉またはペナリゼーションを併用したい場合，間欠性外斜視の術後に内斜視となり複視がある場合などである。
- 5プリズム以内であれば，レンズに組み込むことが可能であるが，それ以上の場合にはフレネル膜プリズムを貼ることとなる。
- 膜プリズムは度数が高くなると見えづらくなるため，弱視がある場合には非弱視眼に貼るようにすると遮閉訓練の効果も得られてよい。膜プリズムは汚れや劣化があるために，定期的に変更を指示する。
- 小児は複視を訴えることは少ないため，視力や眼位の改善をみながら処方変更を行う必要がある。

小児の眼鏡のフォローアップ

- 斜視や弱視のための治療用眼鏡は，療養費支給の対象となるため申請をお勧めする。決められた期間の装用が必要だが，著しい度数の変化，著しい傷がついた場合などは，保険組合によっては期間内でも療養費を支給することがある。
- 眼鏡ができあがったら，度数が処方箋どおりか，フレームはフィットしているかをチェックする。
- ファッション性を重視して，フレームが顔の大きさにあっていないことがあるので，注意が必要である。鼻当てが曲がっていたり，位置が悪かったりすると眼鏡がずり落ちているので調整を指示する（図2）。
- また成長期には，2年を待たずにフレームが小さくなることもある。特に横から見ると，睫毛がレンズ後面に当たるほど接触していることがある。フレームの交換を指示する。

特殊な眼鏡処方

- 器質的疾患のために，片眼の視力が著しく不良な場合には，外傷から目を守るために，スポーツ用眼鏡や保護眼鏡を処方する。特に小学校高学年になるとスポーツによる眼外傷が増える。本人も周囲も視力不良や視野欠損に気付かないために外傷のリスクが高くなる。
- また調節性内斜視ではスイミング用に遠視度数を加入したスイミングゴーグルを処方する。
- いずれの場合も処方度数は通常の眼鏡と同じでよい。
- 眼皮膚白皮症，先天無虹彩症，錐体ジストロフィなどのために羞明が強い場合には遮光眼鏡を処方する（図3）。遮光眼鏡の色や濃さは，サンプルを見せて見やすいもの，常用することに抵抗のないものとするとよい。
- 間欠性外斜視患者では屋外で眩しがるものがしばしばいる。手術で改善するが，手術を望まない場合には，遮光眼鏡やUVカットなど薄く着色された眼鏡を勧めることがある。
- 発達障害の児には感覚過敏のために明所開瞼困難で，着色されたレンズを好む児がいる。

図2　フレームが顔の大きさにあっていない例
眼鏡が下がってレンズ上方から覗いている。

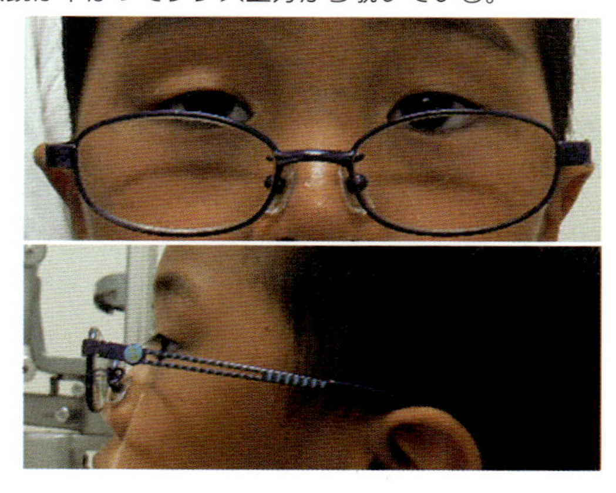

図3　眼白皮症の児がつかっている遮光眼鏡
上方，側方からの光もさえぎっている。

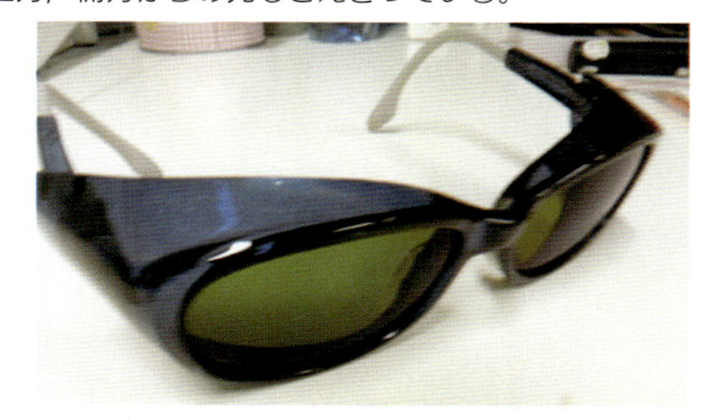

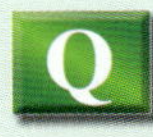

遠視の眼鏡が厚くて重くなってしまいます。薄く，軽い眼鏡にするためにはどうしたらいいですか？

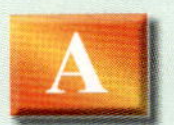

遠視が強い場合，レンズが厚く重くなるので子供には特にかけづらいものです。特に白内障術後はとても厚くなります。少しでも軽い眼鏡にするためには，高屈折レンズを使うほかにもいくつかのポイントがあります。眼鏡の処方箋には，眼鏡の度数や瞳孔間距離だけでなく備考欄に以下のような指定をしておくとよいでしょう。

[レンチキュラーレンズを指定する(図4)]

レンチキュラーレンズは度の強いレンズの周辺を削ることでレンズの有効な部分を中央だけにして，全体の重量を軽くするものです。先天白内障術後などの特に強い遠視に適しています。

[薄型加工を指示する(外径指定をする)]

レンズの外径を指定するか，薄型加工と指示しておくと外径の小さいレンズを選択してもらうことができます。レンズ外径が小さいと，同じ度数のレンズでもレンズ全体の厚みが減らせるので，軽くて薄いものになります(図5)。また，外径の小さいレンズを使うためには，玉型が小さい必要があります。

[玉型の小さいフレームを選択する]

玉型が小さいとレンズそのものが小さくてすむので，全体が軽くなります。近視のレンズについては周辺に行くほどレンズが厚くなるため，特に有効です。

[軽いフレームを選択する]

フレームの素材自体が進化しており，さまざまな軽い眼鏡フレームが販売されています。軽いけれど曲がりやすいもの，折れやすいものは避けます。

図4　レンチキュラーレンズを装用した先天白内障術後

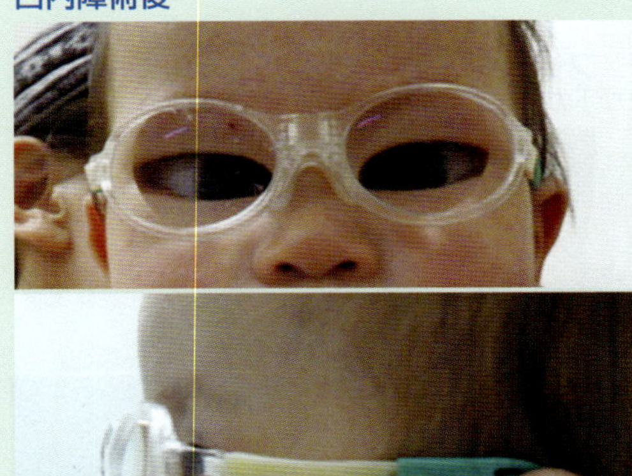

図5　レンズの外径を小さく指定することでレンズを薄くできる

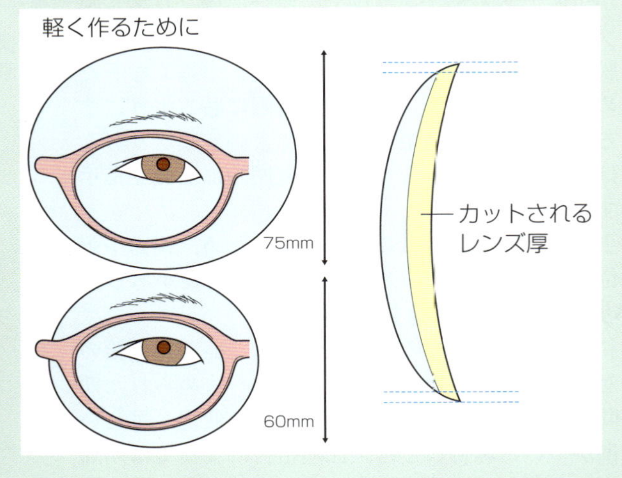

弱視治療

- 視力は，網膜中心窩に鮮明な像が投影されるという視性刺激により発達する。
- ヒトの視覚の感受性は，生直後の1カ月は低く，その後次第に高くなり，1歳6カ月くらいまでが最も高く，以後次第に減衰して8歳の終わりころまで続く(図1)[1]。
- 弱視とは，視覚の発達の感受性期に1眼または両眼に斜視や屈折異常または形態覚の遮断が原因で生じた視機能の発達不全の状態をいう。
- 屈折異常弱視，不同視弱視，斜視弱視，形態覚遮断弱視に分けられる。
- 弱視の診断は片眼弱視であれば健眼との視力差，両眼性であれば同年齢の健常児と比較して判断する。
- 弱視治療は視覚の発達の感受性期間内に行わなければならない。早期発見，早期治療が原則である。
- 器質的疾患の除外を念頭に置き，瞳孔反射，細隙灯顕微鏡検査，眼底検査を怠ってはいけない(表1)。
- 弱視の原因は一元的なものとは限らない。例えば屈折異常弱視に斜視弱視が合併していることもある。

屈折異常弱視(図2)

- ある程度以上の屈折異常(遠視，乱視，近視)のために中心窩への網膜像のぼけが生じ，その結果，視機能の発達が妨げられ弱視になった状態。通常両眼性である。
- 遠視は3ジオプトリー（D)以上，乱視は1.5D以上で生じやすくなる。また強度近視でも起こりうる。
- 治療は眼鏡による屈折矯正である。
- 予後は良好である。

図1　ヒトの視覚の感受性期間
1歳6カ月ころが最も感受性が高いと考えられる。

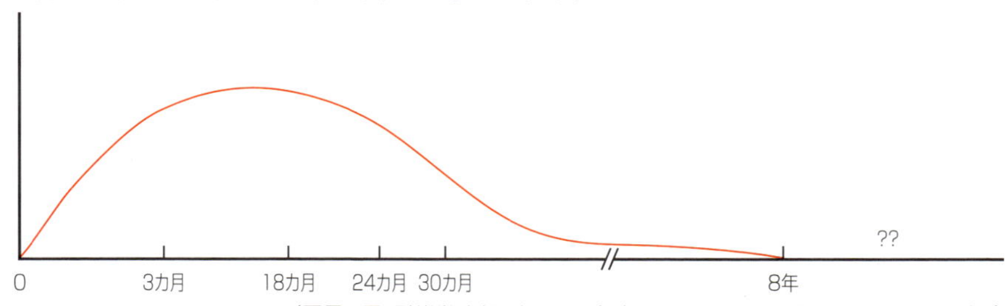

（粟屋　忍：形態覚遮断弱視．日眼会誌，91：519-544，図17，1987．より引用）

表1　弱視と鑑別すべき器質的疾患

器質的疾患がある場合は視力予後が悪いことが多い。ときに機能弱視と合併する。

角膜混濁
後部円錐水晶体
白内障
水晶体亜脱臼
乳頭形成不全
朝顔症候群
常染色体優性遺伝性視神経萎縮
第一次硝子体過形成遺残
黄斑ジストロフィ
網膜分離症
網膜有髄神経線維
視路の異常(頭蓋内疾患)
潜伏眼振　など

不同視弱視（図3）

- 両眼の屈折値の差がある程度大きい場合に生じる。
- 片眼の中心窩への網膜像が鮮明になっても，他眼の網膜像はぼけたままであることで生じる。
- 2D以上の不同視差で生じやすい。
- 両眼とも遠視が強い場合は，1Dの不同視差でも遠視の強いほうの眼が弱視となりうる。
- 治療はまず眼鏡による屈折矯正である。
- 多くの場合，眼鏡による屈折矯正だけでは弱視は治癒せず，健眼遮閉の併用が必要である。
- 予後は比較的良好である。ただし，不同視差が大きい場合は予後不良のことがある。

斜視弱視（図4）

- 視覚の発達の感受性期に斜視眼が固定した場合に生じる。
- 斜視があっても交代視している場合，斜視弱視は生じない。
- 中心窩にまったく像が結ばれないので形態覚遮断に近く，早期に治療しないと予後不良である。
- 固視持続や中心固視が不良である。
- 治療は健眼遮閉である。屈折異常を合併している場合は眼鏡による屈折矯正を行う。
- 治療が遅れると予後不良のことが多い。

形態覚遮断弱視

- 先天白内障，角膜混濁，眼帯などで網膜に像が投影されないために生じる。
- 視覚の発達の感受性の高い時期に形態覚が遮断されるほど重篤である。
- 生後1カ月～1歳6カ月の間は，1週間以内の形態覚遮断でも弱視を発症しうる。
- 治療は必要があれば屈折矯正を行ったうえで健眼遮閉を行う。
- 遮閉の原因になった原疾患が治療適応であればその治療を行う。
- 先天白内障の場合，片眼性の強い混濁は視機能発達の感受性期に入る生後6週までに治療しないと予後不良である。両眼性で左右差がない強い混濁の場合は生後12週までに手術が必要である。
- 健眼遮閉を行っても視力改善が思わしくないものが多く，視力ののびが頭打ちになっている場合はむやみに治療を続けない。
- 弱視のなかで最も予後が悪い。

図2　屈折異常弱視
両眼にある程度以上の強い屈折異常があると，調節努力時でも中心窩に鮮明な像が投影されない。

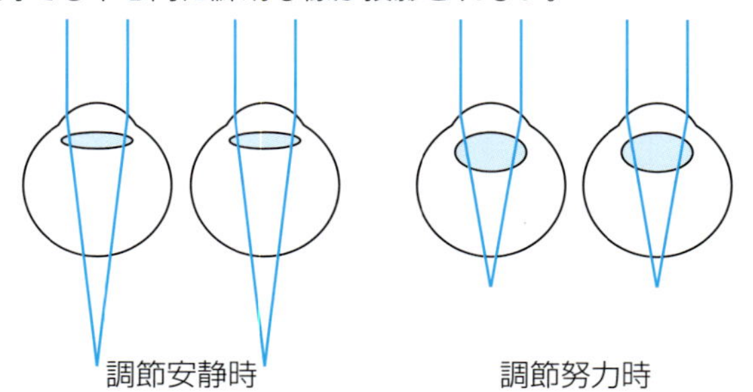

図3　不同視弱視
左右眼の屈折値にある程度以上の差があり，調節努力時でも網膜像のピントぼけのある眼に弱視が発生する。

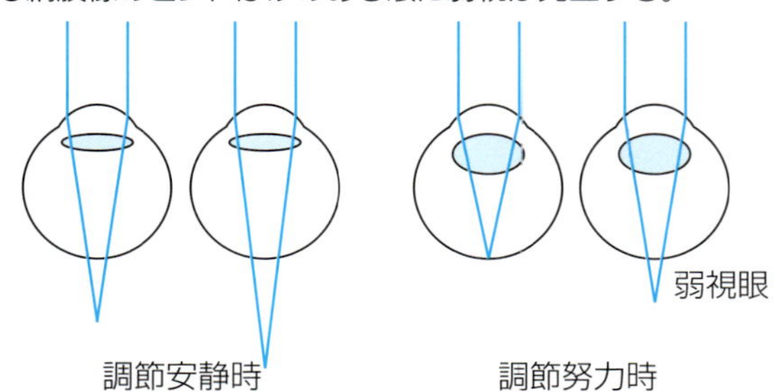

図4　斜視弱視
斜視眼が固定していると斜視眼への形態覚刺激が抑制され，視力発達が妨げられる。

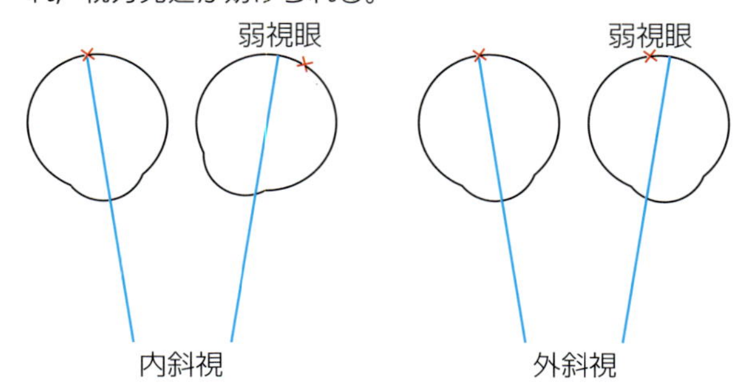

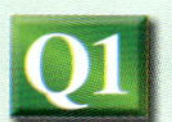

屈折矯正眼鏡装用から健眼遮閉のタイミングはいつですか？

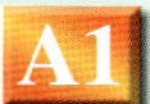

斜視弱視や不同視差の大きい不同視弱視では，健眼遮閉は必須です。健眼遮閉は治療の意義を理解していない乳幼児にとっては苦痛でしかなく，眼鏡装用と健眼遮閉を同時に行うと眼鏡装用すら拒否される可能性があります。まずは眼鏡装用に慣れてから健眼遮閉を行うほうがコンプライアンスが良いです。眼鏡装用だけで弱視眼の視力の伸びがみられる場合は，視力の伸びが頭打ちになるまで待ってもよいです。弱視眼の視力がなるべく良いほうが健眼遮閉も行いやすいです。ここで注意しなければならないのは，遮閉される健眼の視力が十分に伸びていることです。

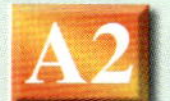

健眼遮閉は何時間くらいするのですか？

遮閉時間は2時間くらいの部分遮閉から終日遮閉までさまざまです。遮閉時間については，年齢，弱視のタイプ，健眼の視力を加味しながら決定します。著者は，通常2～4時間の遮閉を指示しており，健眼遮閉時にはなるべく近業を行ってもらいます。長時間の連続実施が困難な場合は分けて行ってもかまわないと説明しています。ただし，調節性内斜視に弱視が合併している場合は，健眼遮閉により内斜視角の増加がみられる場合があり，30分～1時間の短時間遮閉で両眼視への影響を少なくするようにしています。

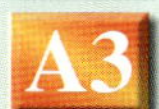

不同視弱視に眼鏡処方するときにはどのくらいの不同視差まで処方できますか？

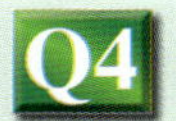

乳幼児の場合の不同視は軸性であるため，眼鏡による不等像も生じにくく，6Dを超える不同視でも眼鏡装用可能です。したがって，不同視差を気にせず，できるだけ完全矯正眼鏡を装用させるべきです。

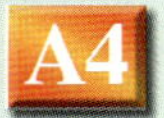

健眼遮閉はどれくらいの期間すればいいのでしょうか？また，やめるタイミングはいつですか？

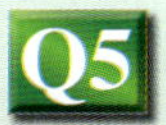

症例により視力1.0になるまでの期間はさまざまです。数年かかる場合も珍しくありません。少しでも治療効果がみられる間は，年齢や治療期間にかかわらず続行します。ただし，視力の伸びが頭打ちである場合は，適正な眼鏡であるか，また治療がきっちりとできているかを確認したうえで，中止を考える必要があります。効果がないにもかかわらずいたずらに続けることは避けたいものです。

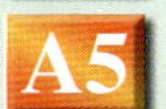

健眼遮閉以外の治療法はあるのですか？

A5

どうしても健眼遮閉ができない場合は，両眼開放下で健眼に硫酸アトロピン点眼を行い，健眼の近見視力を低下させるペナリゼーションという方法があります。ただし，点眼によって近見視力の逆転，つまり弱視眼の視力のほうが健眼より良くならないと，結局健眼を使うので行う意味がありません。

●参考文献
1）粟屋　忍：形態覚遮断弱視．日眼会誌 1987, 91: 519-544.

小児の眼瞼疾患

小児の眼瞼疾患の特徴

- 日常診療上よくみる眼瞼疾患として，先天眼瞼下垂，睫毛内反症，霰粒腫などがある。
- 眼瞼疾患による弱視を生じる可能性があることを念頭に置いて，適切な手術時期を検討する必要がある。

先天眼瞼下垂

- 先天眼瞼下垂は片側性が多く(図1)，ほとんどは遺伝とは無関係に起こるものであるが，両側性の先天下垂(図2)や，瞼裂狭小症候群に伴う先天眼瞼下垂(図3)もある。
- 先天眼瞼下垂のみでは下方視時の視野は妨げられないため，弱視になる可能性はほとんどないが，屈折異常を合併している場合は下垂側が弱視になりやすい。
- 先天眼瞼下垂のほとんどは挙筋機能がなく，手術は前頭筋吊り上げ術が第一選択となるが，程度の軽い下垂や挙筋機能が5mm以上ある場合には挙筋短縮術が選択される。
- 前頭筋吊り上げ術には，ナイロン糸などを埋没して行う方法(図4)と，ゴアテックス®や大腿筋膜などを眉毛上から眼瞼までのトンネルを通して行う方法がある(図2)。

図1　右先天眼瞼下垂

正面視時

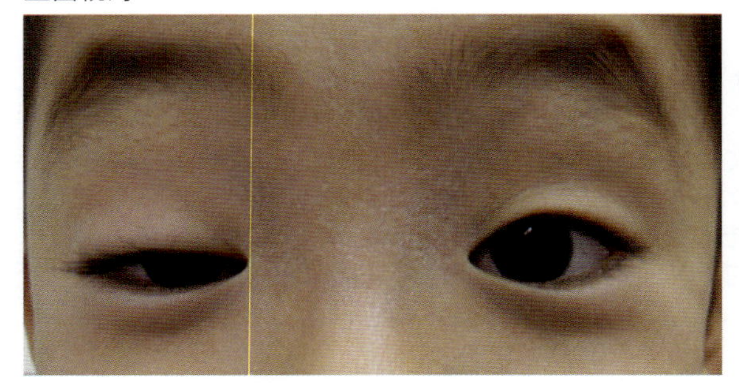

上方視時

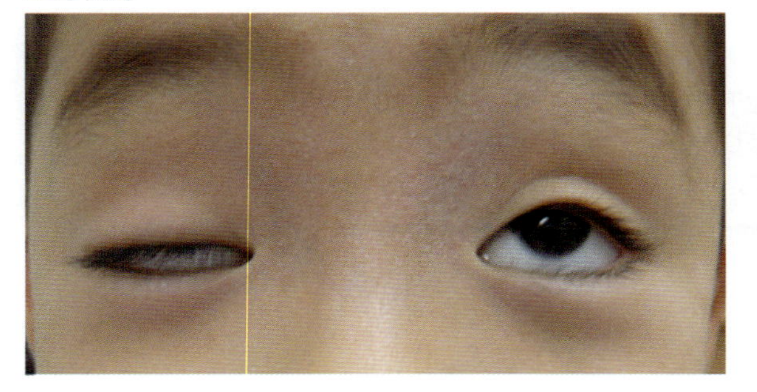

瞼裂狭小症候群(blepharophimosis)(図3)

- 常染色体優生遺伝である。
- 瞼裂狭小，眼瞼下垂，逆内眼角贅皮，内眼角間開大の4つの眼瞼所見を特徴とする。

図2　両側性先天眼瞼下垂

術前

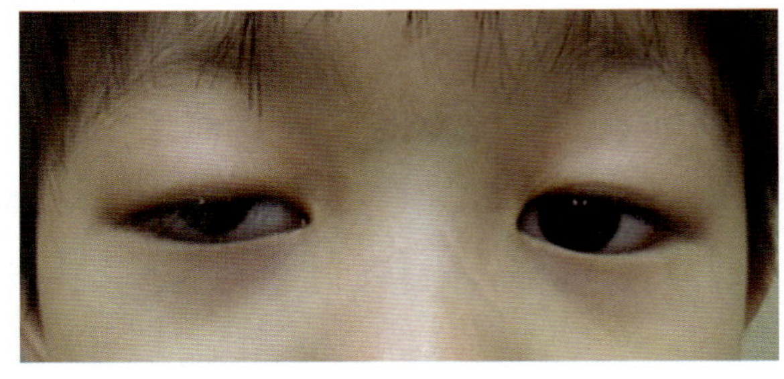

両ゴアテックス®吊り上げ術後

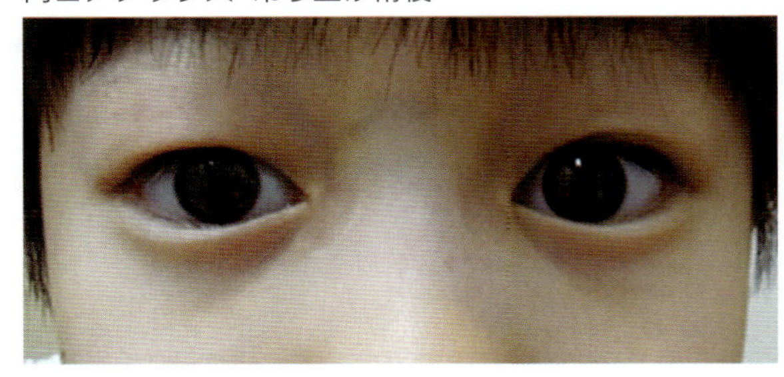

図3　瞼裂狭小症候群

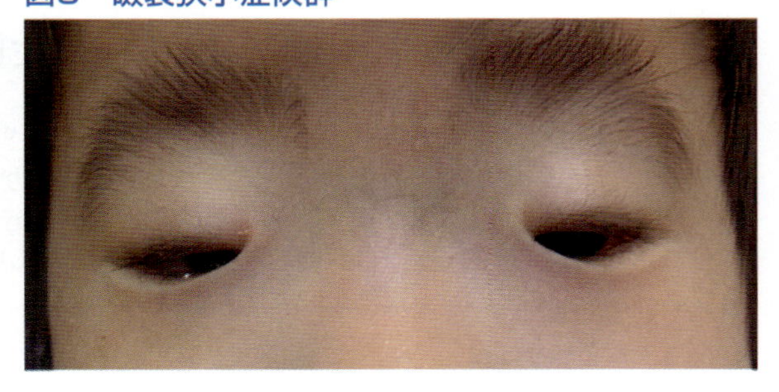

図4　図1症例のナイロン糸吊り上げ術後

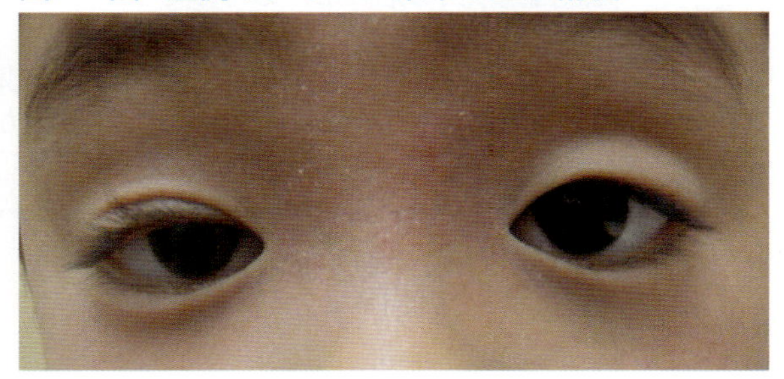

睫毛内反症

- 眼瞼の位置は正常であるが眼瞼余剰皮膚によって睫毛が眼球方向へ押されている状態であり，小児に多い(図5)。
- 下眼瞼によくみられるが，上眼瞼にもしばしば見受けられる。
- 鼻側に多く，特に内眼角贅皮の強い症例で顕著である(図6)。
- 病態としては，先天的なlower eyelid retractors (LER) 皮膚穿通枝の脆弱が示唆されている(p.39, 「眼瞼内反・外反」の図6参照)。

症状

- 睫毛が機械的に眼表面を刺激することによる角膜びらんや点状表層角膜症, 羞明, 充血, 眼脂などがある。
- 乳幼児の睫毛は比較的やわらかいために角膜上皮障害が軽度のことも多く，また成長に伴う顔貌の変化とともに内反症の改善を認めることもあるため，経過観察可能な症例もある。
- 強い角膜上皮障害や角膜混濁に伴う角膜乱視，弱視を認める場合は早期に手術が必要である。

手術

- 睫毛内反症に対する手術は，皮下と瞼板もしくは瞼板上組織を糸で固定する方法(Hotz変法) が最も内反矯正効果が高い(図7)。
- 術後は，上眼瞼では重瞼線，下眼瞼では睫毛下で作成した皮膚切開線が溝となり睫毛内反を改善させる効果をもつ。
- 通糸法や埋没法による重瞼(溝)形成術も施行されるが，切開法であるHotz変法と比較すると再発率がやや高い。
- 内眼角贅皮が鼻側の睫毛内反症の主な原因の場合には,内眥形成術を併用する(Z形成,内田法など)(図8)。

Q1　先天眼瞼下垂で視力測定がまだできないような小児の場合，手術時期はいつごろが望ましいのでしょうか？

A1　先天眼瞼下垂の手術時期は，視力，整容的な問題，患者の家族(両親) の希望等を考慮して決定しますが，適した時期があるわけではありません。先天眼瞼下垂では，上方の視野は狭窄していますが下方視時は問題なく見えていることがほとんどです。先天眼瞼下垂だけでは弱視にほとんどなりません。ただし，正確な視力は，3歳くらいになって視力測定ができてからでなければわかりません。それまでに手術を行う場合は，主に整容面での改善目的となり，顔面の発達も不十分なので，3歳未満の場合はナイロン糸による吊り上げ，3歳以上でゴアテックス®による吊り上げという方針で手術を行っています。

図5　睫毛内反症

両上下睫毛内反症

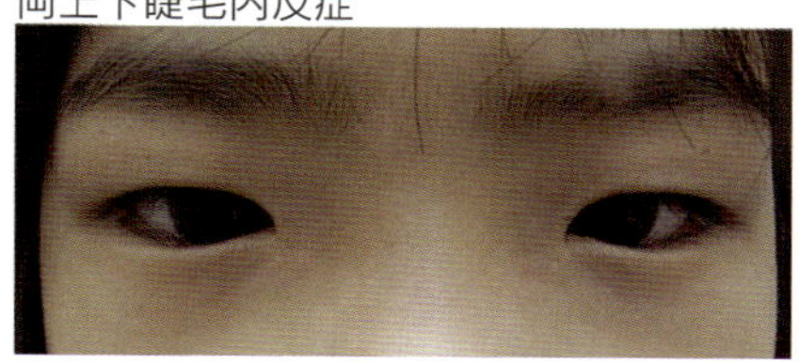

左眼拡大

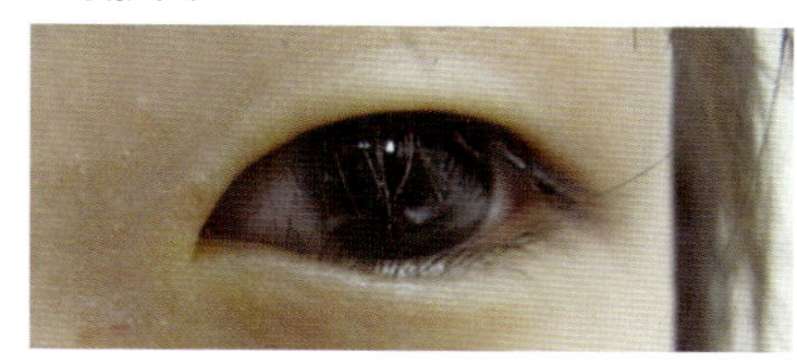

図6　内眼角贅皮による両上下睫毛内反症

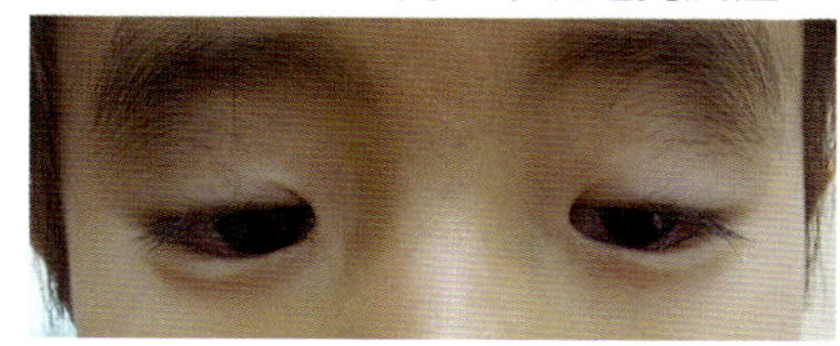

図7　図5症例の両上下Hotz変法術後

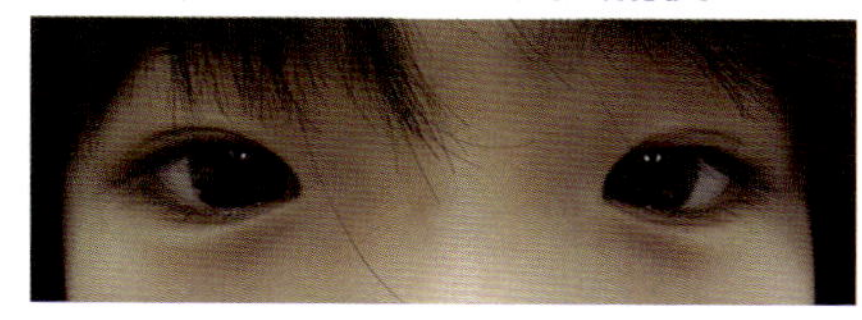

図8　瞼裂狭小症候群に対する内眥形成術＋吊り上げ手術

術前

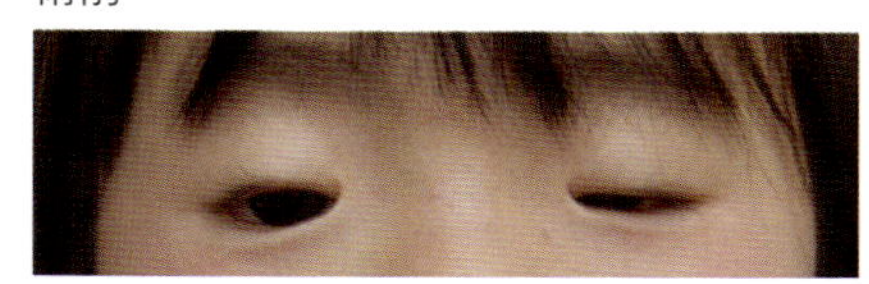

術後

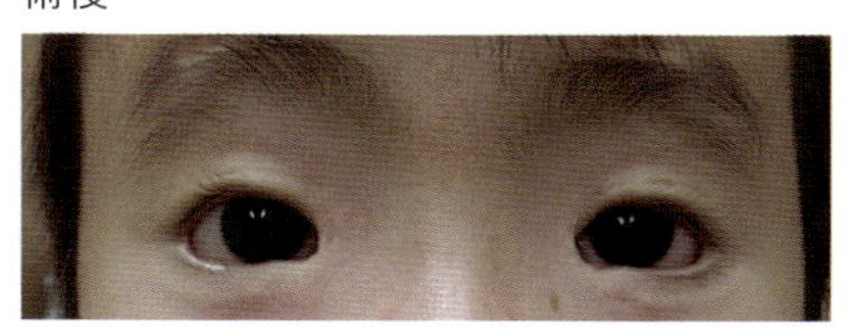

Q2　睫毛内反症による角膜上皮障害がある場合，どの程度で手術を勧めるのがよいのでしょうか？

A2　睫毛内反症の手術適応は，角膜上皮障害があり，それに伴う視力低下，羞明，かゆみ等の症状がある場合に，家族と相談のうえ手術をするかどうか決定しています。したがって，適切な手術時期(年齢)があるわけではありません。角膜感染や混濁をきたす可能性が高い場合や，角膜上皮障害が原因で弱視の可能性がある場合は早急に行ったほうがよいですが，症状が軽度であれば，点眼治療などで経過観察をすることも多くあります。

小児の霰粒腫

疾患の概要

- 霰粒腫とは，Meibom腺の慢性肉芽腫性炎症である。
- 霰粒腫に二次感染を起こすと，麦粒腫との鑑別が難しいことがある。
- 小児の霰粒腫の特徴として，多発する，左右対称性に発生するなどが挙げられる(図1，2)。

霰粒腫のリスクファクター

- 貧困層，都市部在住，若い女性，高齢男性，眼瞼炎，酒皶など[1)]。
- ビタミンAの欠乏が小児(6カ月～6歳）の多発霰粒腫に関係している[2)]。
- *Demodex*（ニキビダニ)の睫毛根部への寄生[3-5)]。
- 以上のような報告があるが，いまだ納得できる病態解明はなされていない。

霰粒腫の鑑別

- 高齢者で繰り返す霰粒腫の場合，脂腺癌の可能性がある。
- 脂腺癌との鑑別には翻転が重要である。瞼板から腫瘍が発生している場合は脂腺癌を疑い，霰粒腫は大きくなれば瞼板から霰粒腫が透けていることで鑑別する(図3)。
- 霰粒腫から瞼板側に化膿性肉芽腫(pyogenic granuloma）が発生していることもあり，腫瘍を疑えば積極的に生検・外科的切除が望ましい。

霰粒腫の治療

- 急性化膿性霰粒腫：まず抗菌薬内服，点眼にて感染の治療を行う。
- 小さいもの：抗菌薬＋低濃度ステロイド点眼で自然吸収を期待。
- 多発例，涙点に近いもの：ステロイド(ケナコルト®)局所注射(図4)。
- 大きいもの，皮膚にruptureしたもの：摘出手術。

ステロイド局所注射による治療

- ケナコルト®を霰粒腫内および周囲に注射。
- 眼圧上昇に注意し，ケナコルト®が滞留している数カ月間は眼圧をチェックする。

霰粒腫の外科的治療

経結膜法

- 経結膜法の適応は，霰粒腫が比較的大きいが皮膚側にruptureしておらず，結膜面から見ると薄くなった瞼板から結膜面から霰粒腫が透けているような場合，よい適応である。
- 瞼板を縦方向に切開し，鋭匙，ガーゼなどを用いて貯留した肉芽腫・脂質を可及的に摘出する。挟瞼器を用いると手術しやすい。
- バイポーラまたは指で圧迫止血を行い，止血できたことを確認して終了する。

図1　小児の霰粒腫(chalazion)

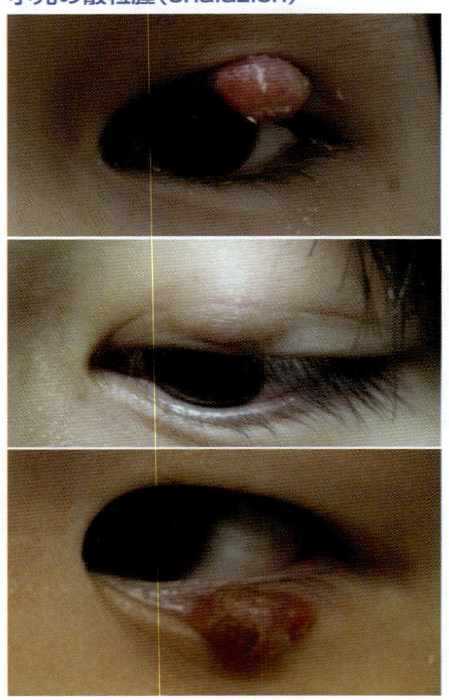

図2　小児の左右対称性霰粒腫

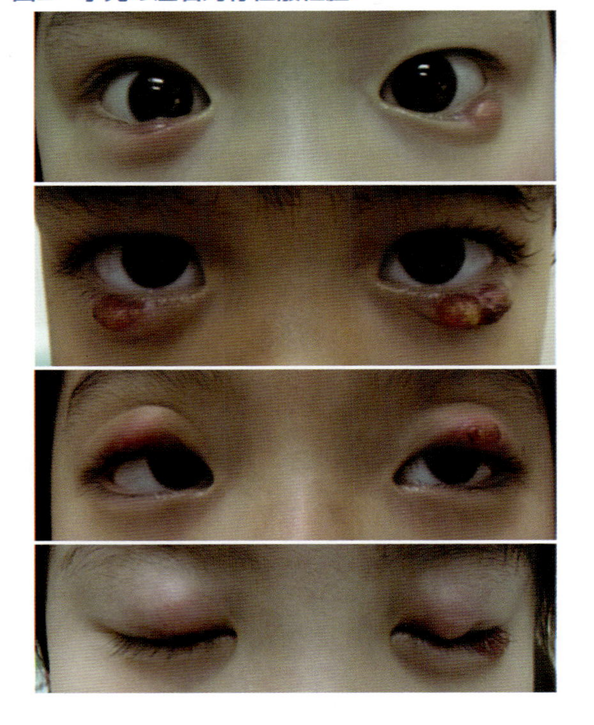

経皮膚法

- 経皮膚法の適応は，霰粒腫が大きい場合，すでに皮膚側にruptureしている場合によい適応となる。
- デザインは重瞼に沿うか，皮膚がruptureした部分から行う。
- 貯留した肉芽腫をすべて郭清し，肥厚した瞼板前壁を必要に応じて切除する。
- 皮膚は愛護的に扱い，健常と思われる組織は残す。確実に止血を行う。霰粒腫とは違うかなと思ったら必ず病理へ提出する。

霰粒腫の治療法の選択

- 経皮膚法，経結膜法それぞれの利点と欠点(表1，2)を理解したうえで，霰粒腫の大きさ，皮膚への炎症浸潤の程度(ruptureしているかどうか)，患者の年齢，性別，重瞼の有無や高さ，以上のさまざまな要因を考慮して，保存的治療も含めて治療法を選択する。

図3　脂腺癌との鑑別には翻転が重要

霰粒腫

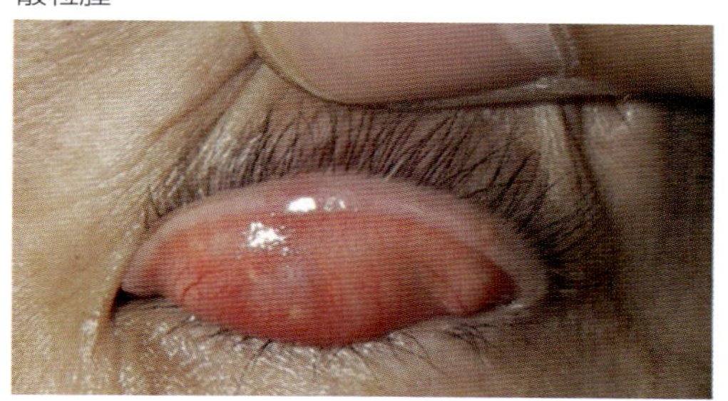

脂腺癌

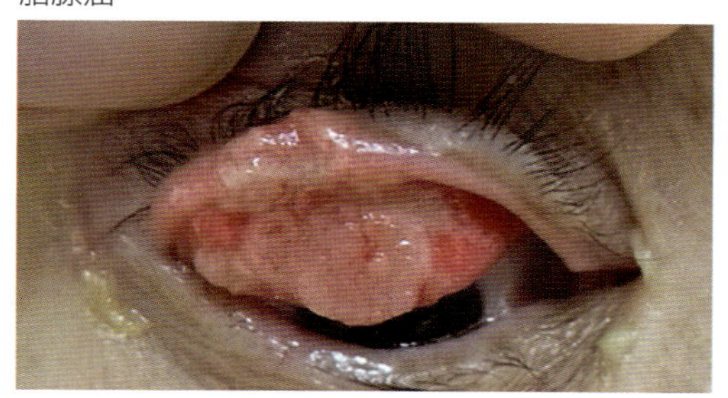

図4　ケナコルト®注射による治療

左下眼瞼霰粒腫

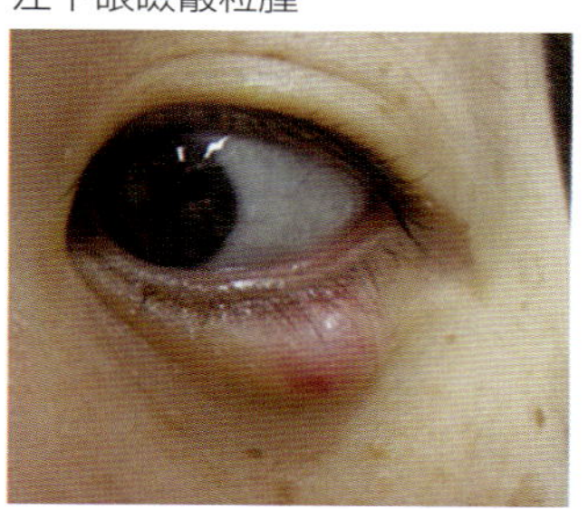

2 週間後

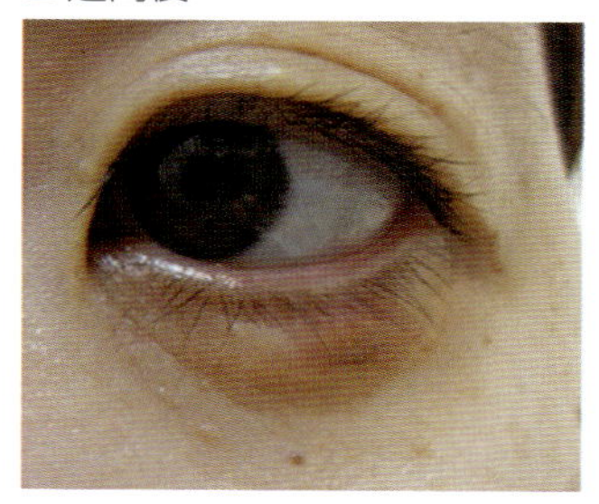

表1　経結膜法の長所・短所

長　所	短　所
・皮膚を傷つけない ・患者に受け入れられやすい ・縫合不要，簡便である ・術後の腫れが少ない	・盲目的に貯留物を取りにいくため，皮膚側に近い部分で取り残す可能性がある(再発多い) ・多房性のものに対応困難 ・手技によっては瞼板の変形，瘢痕をきたすことがある

表2　経皮膚法の長所・短所

長　所	短　所
・全貌を確認でき，確実に郭清できる(再発少ない) ・多房性のものにも対応できる ・万一，悪性腫瘍であった場合に十分量を病理検査へ提出できるなど対応しやすい	・簡便ではない ・皮膚切開による瘢痕，多重瞼，重瞼の乱れなどの醜形をきたす可能性 ・術中出血のコントロール(バイポーラなどが必要) ・手術時間，抜糸，術後の腫脹

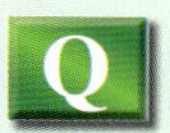

長期間改善しない霰粒腫に対して，保存的に治療したい場合はどのような薬剤を用いるのがよいでしょうか？

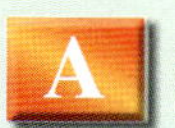

治療される医師によって処方は様々ですが，著者の意見としては，感染の併発していない霰粒腫には，ステロイドの軟膏を処方します。可能であれば，ケナコルト®の局所注射も効果的です。ただ，ステロイドを使用する場合には定期的な眼圧チェックは必須です。

●参考文献

1) Nemet AY, et al: Associated morbidity of chalazia. Cornea 2011, 30(12): 1376-1381.
2) Chen L, et al: Prevalence of low serum vitamin a levels in young children with chalazia in southwest china. Am J Ophthalmol 2014, 157(5): 1103-1108.
3) Liang L, et al: High prevalence of demodex brevis infestation in chalazia. Am J Ophthalmol 2014, 157(2): 342-348.
4) Tarlowski W, et al: Demodex mites as potential etiological factor in chalazion - a study in Poland. Acta Parasitol 2015, 60(4): 777-783.
5) Yam JC, et al: Ocular demodicidosis as a risk factor of adult recurrent chalazion. Eur J Ophthalmol 2014, 24(2): 159-613.

乳児・小児の眼底疾患，未熟児網膜症

乳児の眼底疾患の診断

新生児

- 新生児では小眼球や白色瞳孔でみつかる疾患が主である。
- 原因には胎生血管系遺残(第一次硝子体過形成遺残)や先天性網膜剥離(家族性滲出性硝子体網膜症，Norrie病，筋ジストロフィに伴う網膜剥離など)がある(表1)。
- 網膜剥離の診断には超音波Bモード検査が有用である。

生後3カ月以降

- 小眼球や白色瞳孔に加え，内斜視や眼振が重要な徴候である(表1)。網膜芽細胞腫，Coats病などの網膜剥離疾患やLeber先天盲のような網膜変性疾患がある。
- 眼底検査で鑑別が困難な場合には，網膜芽細胞腫はCTやMRI，Coats病は蛍光眼底造影検査，Leber先天盲は網膜電図(electroretinogram；ERG)を行う。

小児の眼底疾患の診断

網膜剥離をきたす疾患

- 家族性滲出性硝子体網膜症，Coats病，Stickler症候群，Marfan症候群が代表的疾患である。
- Stickler症候群やMarfan症候群は全身疾患である(表2)。主に常染色体優性遺伝を示す。
- Stickler症候群の全身所見は見逃しやすい。全身所見を欠くタイプもあり注意を要する。
- どの疾患も網膜剥離を発症するまで自覚症状がないことが多い。
- 小児では周辺部網膜の観察が困難であるが，超広角眼底撮影を用いると見落としが少ない。

網膜変性をきたす疾患

- 徴候として夜盲，視野狭窄，視力低下，眼振などがある。
- ERG, 光干渉断層計(optical coherence tomography；OCT)，眼底自発蛍光(fundus autofluorescence；FAF)の所見を組み合わせて診断を絞り込む(p.280，**Q**を参照)。

表1　眼底疾患の発症時期とその徴候

年齢・時期	徴候	起こりやすい疾患	眼底検査以外の検査法
新生児期	小眼球，白色瞳孔，角膜混濁	胎生血管系遺残（第一次硝子体過形成遺残），家族性滲出性硝子体網膜症，Norrie 病，筋ジストロフィに伴う網膜剥離	超音波 B モード検査
生後 3 カ月以降～乳児期	白色瞳孔，斜視・固視不良，眼振	網膜芽細胞腫，Coats 病，Leber 先天盲，家族性滲出性硝子体網膜症，全色盲（杆体 1 色覚）	ERG，蛍光眼底造影，CT，MRI
3 歳検診以降	視力低下，視野狭窄，夜盲	Marfan 症候群*，家族性滲出性硝子体網膜症，Coats 病，若年網膜分離症，網膜色素変性，眼白子（白皮）症	ERG，広角眼底撮影，蛍光眼底造影，OCT，FAF
学童以降	視力低下，視野狭窄，夜盲	Stickler 症候群，Marfan 症候群，家族性滲出性硝子体網膜症，各種の黄斑・錐体ジスロフィ**，網膜色素変性，先天停止性夜盲	ERG，広角眼底撮影，蛍光眼底造影，OCT，FAF

*：水晶体脱臼でみつかりやすい。
**：錐体(-杆体)ジストロフィ，若年網膜分離症，Stargardt病，卵黄状黄斑変性(Best病)，オカルト黄斑ジストロフィを含む。

表2　Stickler症候群とMarfan症候群の眼・全身所見

疾患	眼所見	全身所見
Stickler 症候群	強度近視，白内障，緑内障，裂孔原性網膜剥離，硝子体変性，網膜傍血管変性	口蓋裂，顔面低形成，変形性関節症，感音性難聴
Marfan 症候群	近視，水晶体脱臼，裂孔原性網膜剥離	長躯，クモ指症，解離性大動脈瘤

- コンタクトレンズを使用しないERG（RETeval®，トーメー LE4000®皮膚電極）を用いると小児でも外来でERG検査を行いやすい。
- 若年網膜分離症は遠視，先天停止性夜盲は近視，Leber先天盲の一部は乱視を伴うなど，高度の屈折異常も診断の手掛かりになる。
- 遺伝性疾患では確定診断に遺伝子診断が有用な疾患があるが，診断が困難な疾患もある（**表3**）。

未熟児網膜症

概要

- 未熟児網膜症（retinopathy of prematurity；ROP）は低出生体重児（未熟児）に発生する網膜症である。網膜血管の発達障害に起因する。
- 眼内は血管内皮増殖因子（vascular endothelial growth factor；VEGF）の過剰発現などにより新生血管や線維増殖を生じ網膜剥離へと至る。
- 網膜症はclassic ROP（旧厚生省分類I型）とaggressive posterior[AP]-ROP（劇症型未熟児網膜症，旧厚生省分類II型）に分類される。

治療

- 網膜剥離の発症予防のためにレーザー光凝固治療を行う。治療の適応は病態により異なる（**図1**）。治療の実際はレーザー治療（Ⅲ巻「小児の網膜レーザー治療，硝子体手術」）の項参照。
- APROPは広範囲の毛細血管の閉塞や後極部の異常血管を伴うことが多い。網膜剥離に進行する危険性が高いので早期にレーザー治療を行う。
- レーザー治療の補助的な役割で抗VEGF薬の硝子体内注射が用いられるようになってきた。本疾患には未承認であり，全身に関する安全性は明らかでない。施設ごとで適応を決め倫理審査の承認を受け十分なインフォームドコンセントのうえで使用されている。
- 網膜剥離が出現した場合には黄斑部に網膜剥離が波及する前にバックリング手術や硝子体手術を検討する。

表3　遺伝子診断が確定診断に有用な疾患・困難な疾患*

有用（困難）度	代表的疾患（遺伝子）	コメント
有用	若年網膜分離症（*RS1*），卵黄状黄斑変性（*BEST1*），眼白子（白皮）症（*GPR143*），クリスタリン網膜症（*CYP4V2*），小口病（*SAG*，*GRK1*）	1～数個の遺伝子に限定。診断率が高い。
やや困難	Stickler症候群，Stargardt病	遺伝子の大きさが大きいか，エクソン数が多い。
	家族性滲出性硝子体網膜症	同定されていない遺伝子がある。診断率50％程度。
困難	網膜色素変性，Leber先天盲，錐体ジストロフィ，先天停止性夜盲，全色盲（杆体1色覚）	原因遺伝子が多数。同定されていない遺伝子が多い。診断率が低い。

*：Sanger法によって遺伝子配列を直接決定する場合。

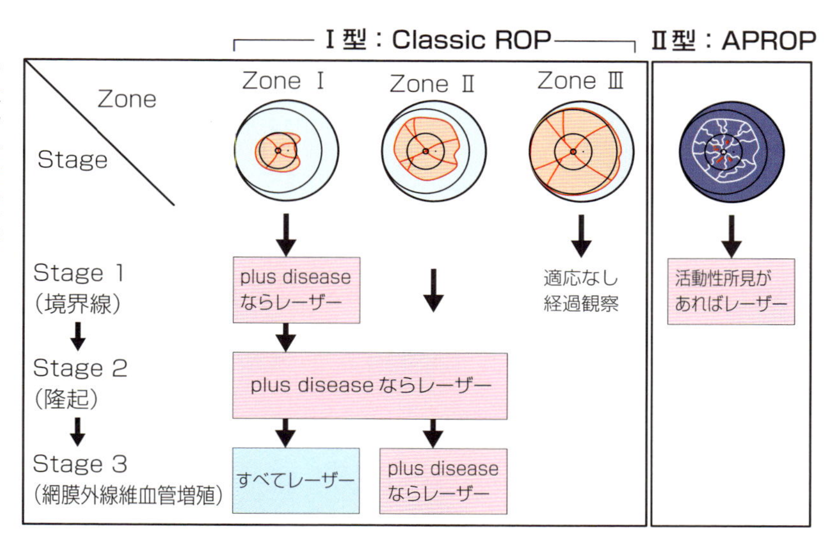

図1　未熟児網膜症の治療基準
Classic ROPのレーザー光凝固の適応は，米国のEarly Treatment for Retinopathy of Prematurity Cooperative Group（ETROP）の治療基準（2003年）に基づき，無血管領域の広さ（Zone），網膜症の進行度（Stage），活動性の強さ（plus disease所見の有無）で決定する。APROPでの「活動性」については厳密に定まっていない。

弱視と間違えやすいのはどのような疾患ですか？

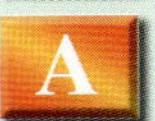

低視力で，眼底に異常がないか，あっても軽度で見落としやすい症例が弱視と間違えやすい疾患です。就学前に発症すると視力測定ができず，眼底検査が困難な場合もあります。遠視や斜視を合併すると屈折弱視や斜視弱視と誤る場合もあります。錐体(-杆体）ジストロフィやStargardt病のように進行性の症例では病初期には視力がよく，成長とともに視力が低下するので要注意です。ERGやOCT，FAFなどの画像診断を組み合わせれば鑑別診断が可能です（図2）。視力低下が生後早期に始まる疾患では眼振がみられるので，徴候として気を付ける必要があります。

図2　弱視と間違えやすい疾患の診断フローチャート

代表的検査所見以外は除いた。徴候として注意すべきは眼振の有無である。
＋：異常所見あり
－：異常所見なし
EZ：ellipsoid zone
IZ：interdigitation zone
ERG：網膜電図（electroretinogram）
OCT：光干渉断層計（optical coherence tomography）
FAF：眼底自発蛍光（fundus autofluorescence）
EOG：眼球電図（electro-oculogram）

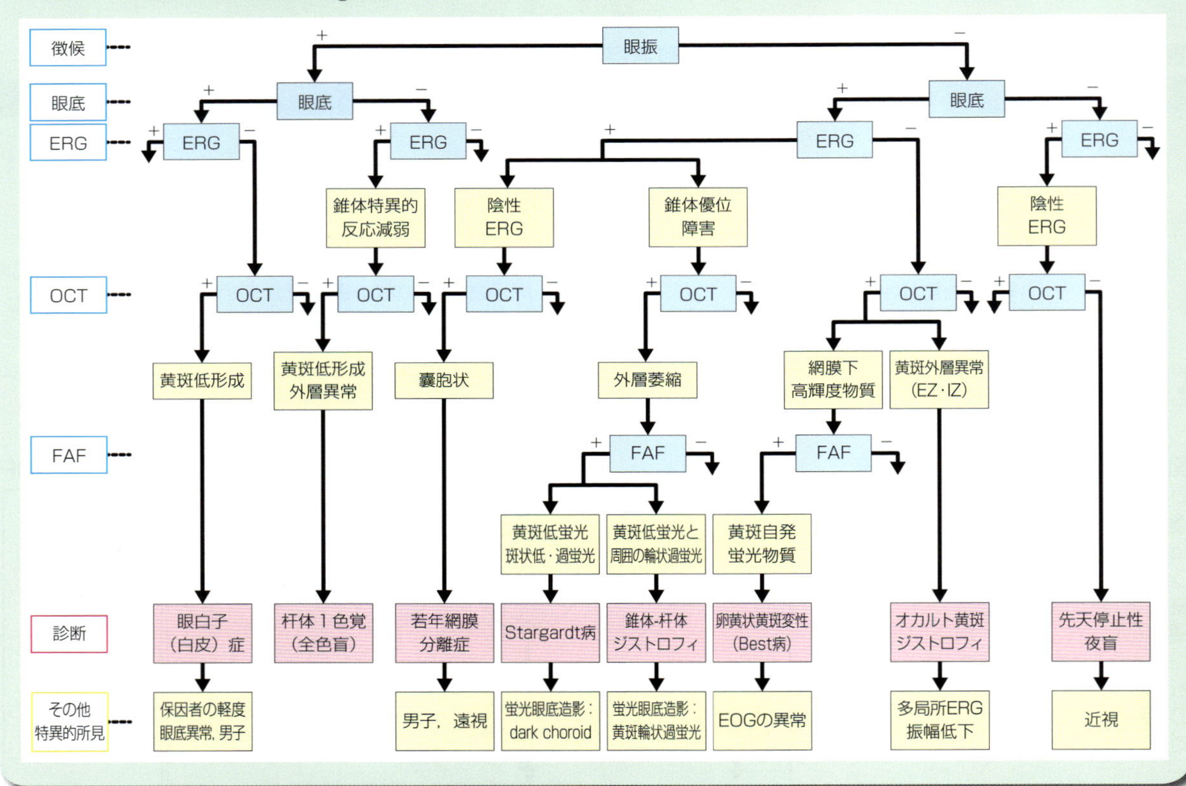

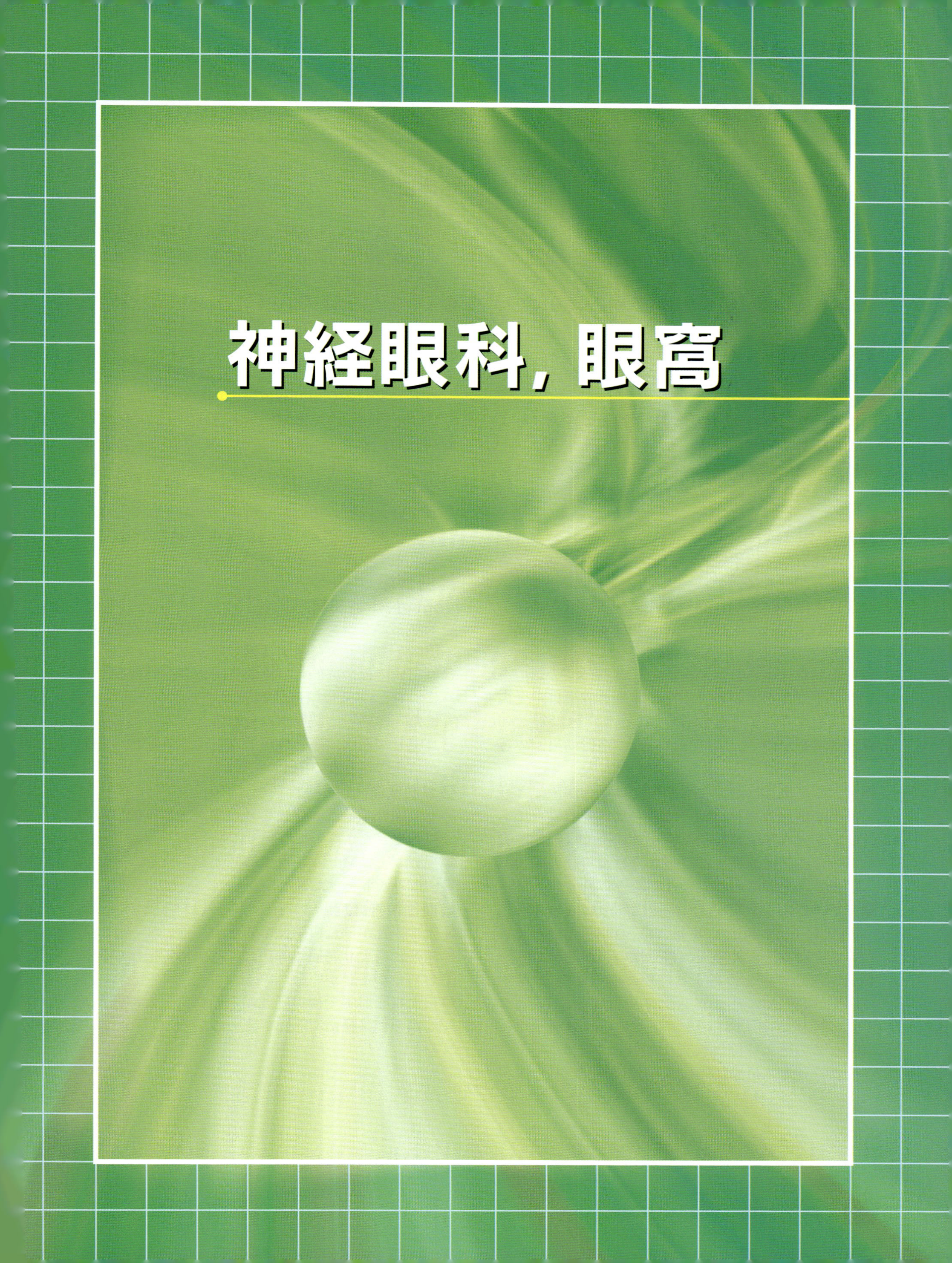

神経眼科，眼窩

視神経炎

疾患の概要

- 視神経炎(optic neuritis) は，視神経に炎症が起きて視機能障害をきたす疾患である。
- 視神経炎は，通常，炎症が視神経のみに留まるが，網膜や脳硬膜にも波及することがある。
- 視神経炎は感染性，非感染性のどちらでも起こりうる。

主な合併症

- 多発性硬化症：非感染性視神経炎は脱髄によって起こることが多い。
- 視神経脊髄炎の初発症状として視力障害をきたすことがある。
- 種々の感染症により視神経炎をきたすが，注意すべきは梅毒性，ヘルペスウイルス性，真菌性である。

検査所見

- 視神経炎は，検眼鏡的に視神経乳頭浮腫型と球後型に分かれる(図1)。
- 眼痛を伴い(50%)，急激な視力障害をきたす。
- 限界フリッカ値(critical flicker frequency；CFF)の著明な低下がみられる。
- 視野異常は中心暗点や盲点中心暗点(図2，3) をきたすことが多いが，水平半盲や垂直半盲，全視野欠損をきたすこともある。
- 頭部造影MRIで，視神経に沿って造影効果がみられる(図4)。
- 蛍光眼底造影は必ずしも必要ではないが，ぶどう膜炎や虚血性視神経症の鑑別には重要な検査である。ぶどう膜炎に波及した視神経炎では網膜血管炎の存在，虚血性視神経症ならば視神経乳頭の低蛍光，脈絡膜循環の遅延などがみられる。
- 光干渉断層計(OCT) で視神経乳頭周囲の菲薄化やGCL (ganglion cell layer) の菲薄化がみられるようなら，視神経炎が再発性の可能性がある。
- 上述の感染症を否定するために梅毒検査(血清中RPRやTPLA)，ヘルペス抗体検査(HSV，VZVなどの補体結合反応)，ステロイドパルス療法を行うための感染症除外検査(B型肝炎ウイルス，C型肝炎ウイルス抗原抗体検査)などを行う。

治療法

- 経過観察もしくはメチコバール®(メコバラミン)内服：視力低下が軽度の場合は，視神経炎の自然治癒の可能性もあるので，経過観察もしくはビタミンB12製剤の内服で様子をみる。
- ステロイドパルス療法：急激な視力低下をきたした場合は，視力の早期回復を目指してソル・メドロール®(メチルプレドニゾロン) 1,000mg点滴静注　3日間を行う。さらに後療法としてプレドニゾロン0.5mg/kg/日の内服から開始して，10mg/週の割合で漸減療法を行う。
- 高齢者，若年者では，ステロイドセミパルス療法：ソル・メドロール®(メチルプレドニゾロン)500mg点滴静注　3日間) を行い，さらにプレドニゾロン内服の後療法を行う。もしくはリンデロン®(ベタメタゾン) 8mg/日から開始して3日ごとに2mgずつ漸減する点滴静注療法を行う。

鑑別疾患

Vogt-小柳-原田病

- 前部ぶどう膜炎を伴わない視神経乳頭浮腫型の原田病と視神経炎の鑑別は難しい。
- 原田病では最終的には両眼性であり，時間が経つにつれ，OCTで漿液性網膜剥離の存在を認める。また，脈絡膜の肥厚がみられる。
- 耳鳴りや頭痛，感音性難聴などの眼外症状の聴取が診断の鍵となる。

うっ血乳頭

- うっ血乳頭は乳頭浮腫をきたすが，基本的に視力障害をきたさない。
- 視野障害はMariotte盲点の拡大を認める。
- CFFの低下をきたさない。

虚血性視神経症

- 視神経乳頭は蒼白浮腫をきたす。
- 視神経炎より発症年齢が高く，生活習慣病の既往をもつことが多い。
- 蛍光眼底造影で視神経乳頭の低蛍光，視神経乳頭周囲の脈絡膜循環遅延を認める。

図1　抗AQP4抗体陽性視神経炎患者の眼底像
55歳，女性。右眼。右眼視力は手動弁。視神経乳頭の軽度の発赤腫脹がみられる。

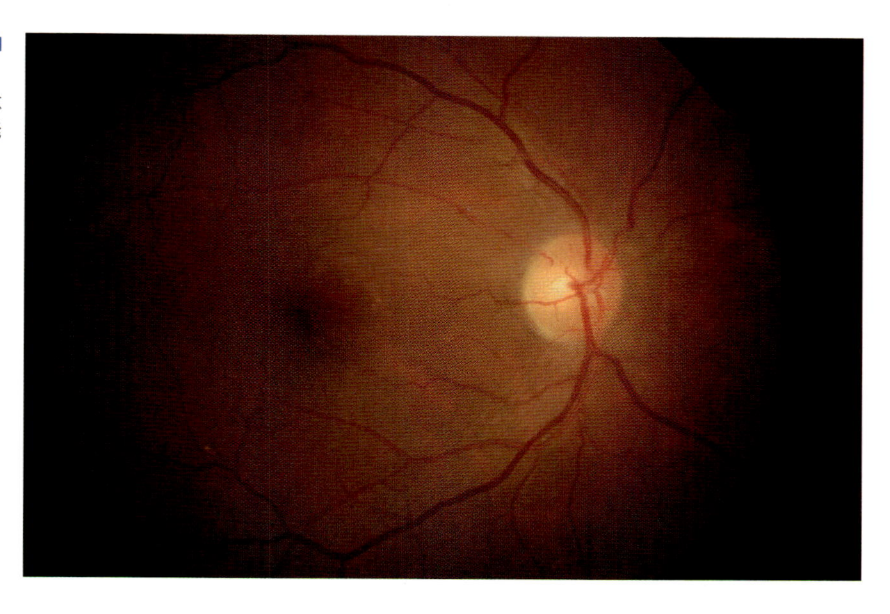

図2　図1と同一症例の右眼視野所見
盲点中心暗点がみられる。

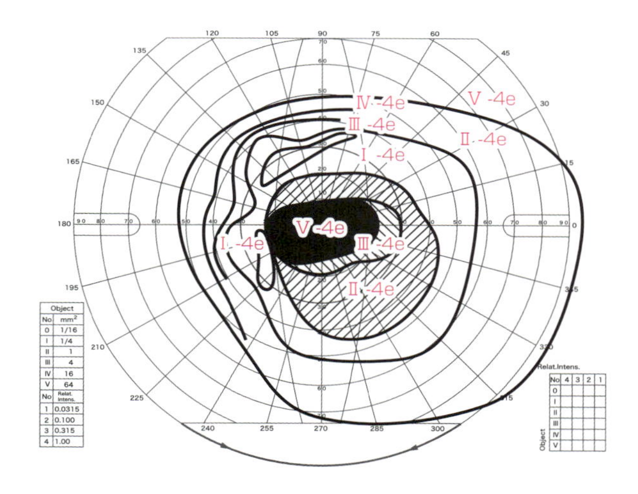

図3　図1と同一症例のステロイドパルス＋二重膜濾過血漿交換療法後の右眼視野所見
右眼矯正視力：0.9。視野の改善がみられる。

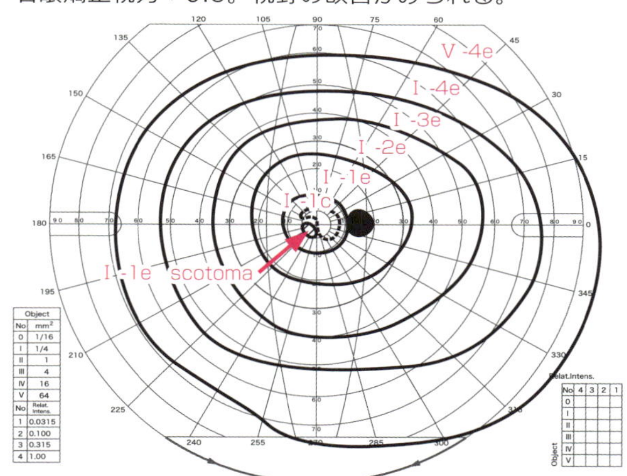

図4　図1と同一症例の頭部MRI造影所見
T2脂肪抑制画像で右視神経に沿って造影効果がみられる(→)。

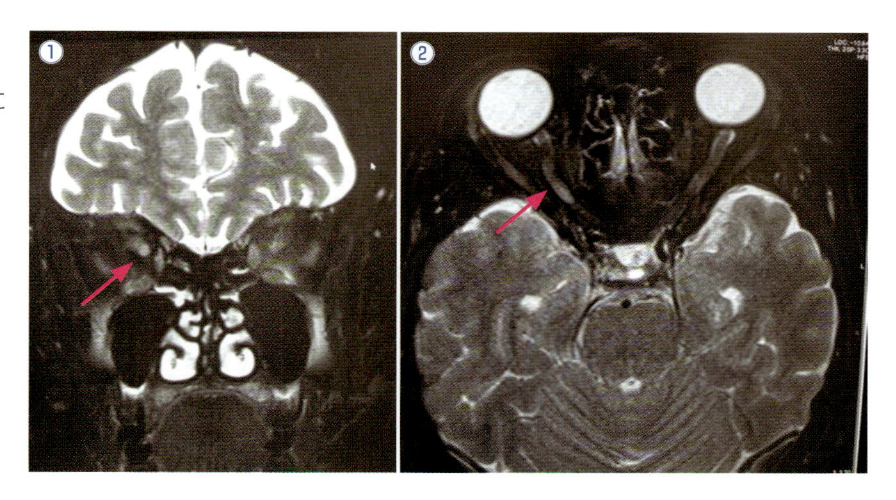

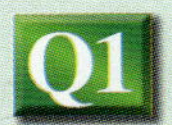

視神経炎のステロイドパルス療法を行うに当たり，行うべき全身検査はなんですか？

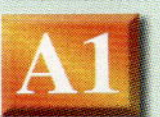

感染症チェックを主体とした血清学的検査，胸部X線，心電図検査を行います。
ステロイド療法は易感染性となるので，梅毒やB型肝炎，ヘルペス感染などは大きな生命リスクとなります。心疾患の有無や肺炎の既往もリスクとなりうるので，胸部X線や心電図などのスクリーニング検査が必要です。ステロイド抵抗性視神経炎でよくみられる血清中の抗アクアポリン4（AQP4）抗体を測定することも重要です。

視神経炎に対するステロイドパルス療法が終了したときに，そのまま投薬を終了してよいですか？

A2

視神経炎では，脱髄が主体となる多発性硬化症の1分症として発症している可能性があります。視神経炎が多発性硬化症の初発症状だとすると，ステロイドパルス療法後にステロイド内服する後療法を行わないと，再発してしまう恐れがあります。特に再発しやすい視神経炎の型をシェーマとして図5に示します。

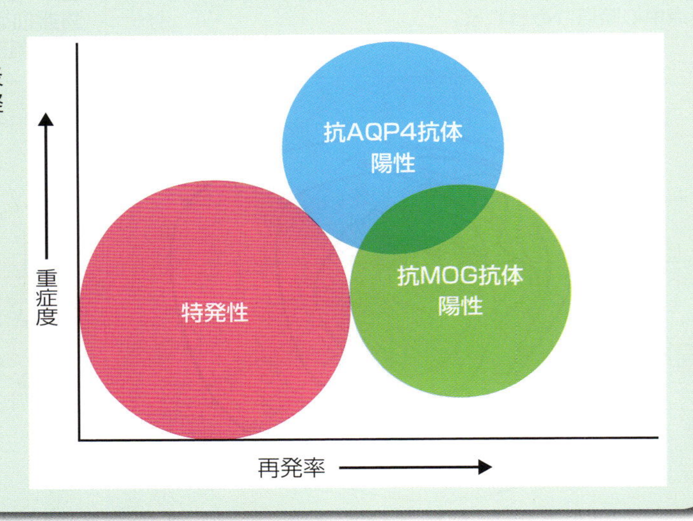

図5　視神経炎の病態
特発性に比べ，抗AQP4抗体陽性視神経炎では重症度が高く，抗MOG抗体陽性視神経炎では再発率が高い。

Q3 視神経炎が難治性で，ステロイドパルス療法を行っても視力が回復しません。どうしたらよいですか？

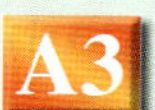

抗AQP4抗体陽性視神経炎のように，ステロイド抵抗性視神経炎が視神経炎全体の10％程度にみられます。このため，視神経炎と診断したら血清抗AQP4抗体を測定する必要があります。血清AQP4抗体測定は，現在では保険適用となっています。抗AQP4抗体陽性例では，ステロイドパルス療法後に視力障害が回復しない場合，神経内科や腎臓内科とチームを組んで血液浄化療法を行うことになります。血液浄化療法は，視神経脊髄炎であるならば保険適用です。視神経炎の発症機序を図6に，治療フローチャートを図7に示します。

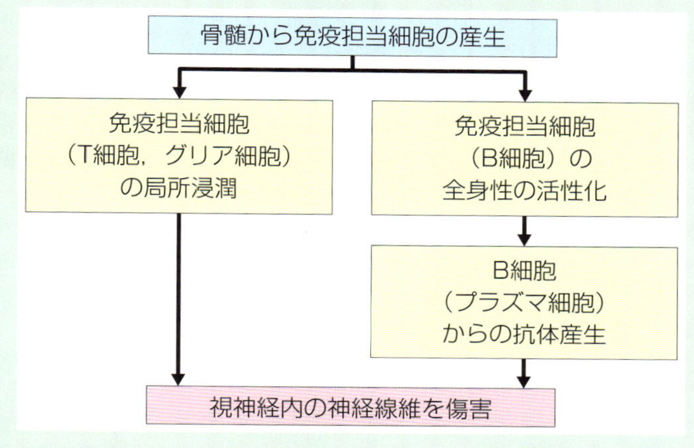

図6　視神経炎の成り立ち
骨髄から免疫担当細胞が産生され，局所ではT細胞やグリア細胞，全身（脾臓）ではB細胞を介して抗体が産生される。これらのメカニズムから視神経線維が障害される。

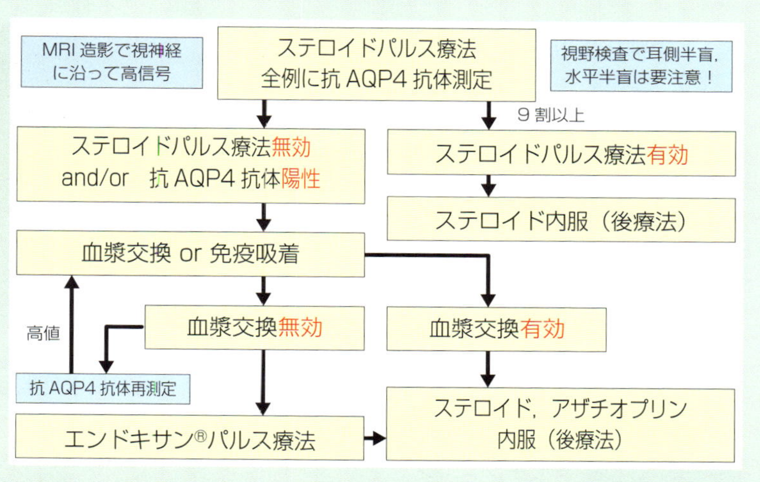

図7　視神経炎（矯正視力0.3以下）の治療プロトコール
視神経炎を疑ったなら，まず血清中抗AQP4抗体を測定してステロイド抵抗性視神経炎の可能性を排除する。

視神経炎に対するステロイドパルス療法が奏効し，視力も回復しました。患者の通院は終了でよいですか？

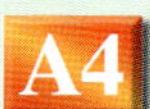

ステロイド内服の後療法が終了して，視力改善や視野改善がみられたなら，通院終了としてもよいと思います。ただし，視神経炎後15年経てからの予後についてアメリカでの調査（ONTT）がなされており，MRIで脳に異常がなかった場合でも，将来的に多発性硬化症に至る確率は25％であり，MRIに脳所見を認めた場合では，将来的に多発性硬化症に至るのは72％と高率です。このため，視神経炎を引き起こしてしまうと将来的に多発性硬化症のような脱髄疾患に至る可能性があることをよく説明し，手足のしびれや神経麻痺症状などの眼外症状にもよく注意するようにお話します。

視神経炎以外の視神経症

疾患の概念

- 視神経症とはさまざまな原因により視神経障害をきたす状態をよび，表1に視神経軸索，グリア細胞に炎症性変化をきたす視神経炎以外の視神経症を示す。
- 日常診療で比較的遭遇するものとしては，虚血性視神経症，圧迫性視神経症，Leber遺伝性視神経症，中毒性視神経症などが挙げられる。
- 視神経乳頭に所見を有する場合に比べ，球後視神経に病変が及んでいる場合，乳頭所見は晩期に起こる視神経萎縮のみである。
- そのため，球後視神経病変の診断には，CT，MRIなどの画像検査，血液検査などを組み合わせ，臨床所見を総合的に判断することが重要になってくる。
- 日常臨床で比較的遭遇する視神経症について解説する。

表1　視神経炎以外の視神経症

分類	疾患
血管性	虚血性視神経症
遺伝性	Leber遺伝性視神経症 常染色体優性視神経萎縮症
圧迫性	甲状腺眼症 副鼻腔嚢胞
全身疾患	糖尿病 悪性貧血 妊娠障害
中毒性	メチルアルコール シンナー エタンブトール アミオダロン タモキシフェン ビンクリスチン クロラムフェニコール
栄養欠乏性	ビタミンB1 ビタミンB12 タバコ アルコール
その他	外傷，放射線障害

虚血性視神経症(ischemic optic neuropathy；ION)

- 障害部位により前部と後部に分かれ，前部虚血性視神経症(anterior ischemic optic neuropathy；AION)は，病因から非動脈炎性(non-arteritic anterior ischemic optic neuropathy；NAION)と動脈炎性(arteritic anterior ischemic optic neuropathy；AAION)に分かれる。
- わが国ではNAIONが大部分を占める。
- NAIONの典型例は，50歳以上，無痛性の片側性の視力，視野障害で発症する。基礎疾患として，動脈硬化，高血圧，糖尿病，低血圧，心筋梗塞，貧血，白血病などがある。視力低下の程度はさまざまであるが，2/3の症例は，20/200以上と比較的良好である。視野障害は水平半盲を呈することが多い。小乳頭に好発し，蒼白腫脹を呈することが多い(図1)。

図1　前部虚血性視神経症

①眼底所見。
視神経乳頭鼻側の乳頭境界は腫脹のため不明瞭になっている。

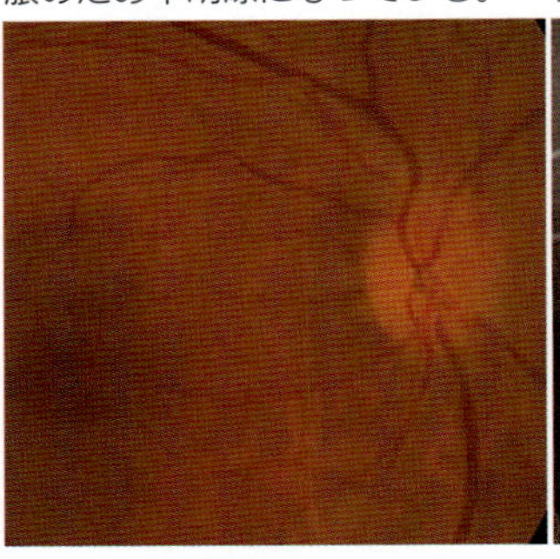

②FA所見。
乳頭は過蛍光を呈している。

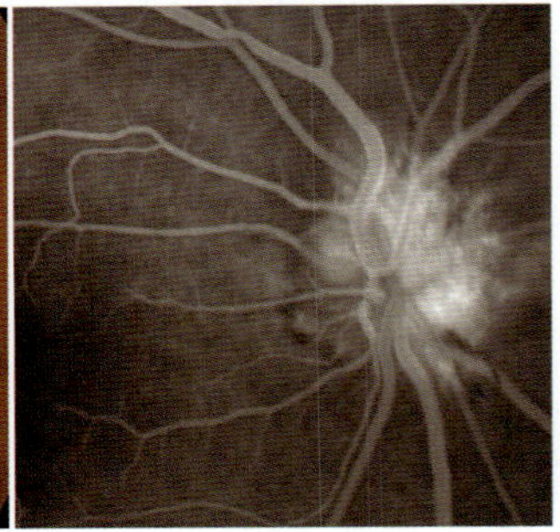

③Goldmann動的視野検査(GP)。
耳側視野に水平半盲様の欠損を認める。

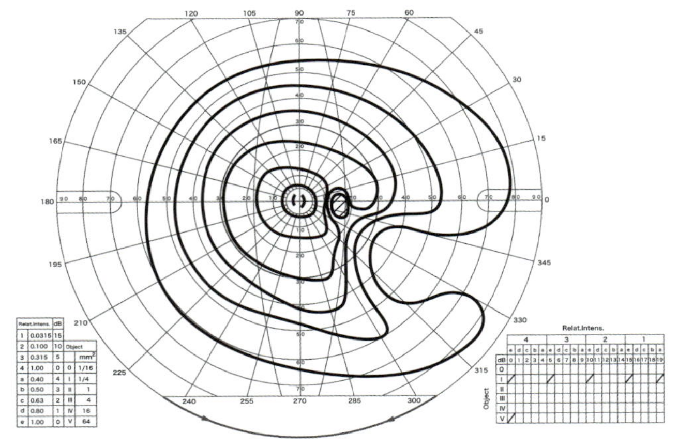

- 一方，AAIONは50～70歳の女性に好発し，片眼性の急性発症で出現する。激しい頭痛や前側頭部の圧痛，顎を動かすと痛い，jaw claudicationがみられ，NAIONとは異なり眼球運動時痛を自覚する場合がある。視神経乳頭は強い蒼白浮腫を呈する。血液検査では，CRP，赤沈の亢進がみられる。巨細胞性動脈炎に伴うAAIONを疑う場合，側頭動脈生検は特異度が高く，巨細胞を認めれば確定診断できる。
- 治療は，AAIONに関しては，抗炎症効果に加え僚眼への発症を防ぐ目的にて，ステロイドパルス療法を早急に積極的に開始すべきである。視力喪失から24時間以上経過すると，視力，視野改善は6%と極端に低くなる。全身症状，赤沈，CRPともに正常化するまで，ステロイド投与量を注意深く漸減する必要がある。
- NAIONに関しては，現在までに有用性の証明された治療法はなく，消極的に抗血小板薬，血管拡張剤，ビタミンB1・B12製剤などが用いられている。ランダマイズ化されていないが，プレドニゾロン80mg内服加療の場合，6カ月後に3段階以上の視力改善が治療群で69.8%，無治療群で40.5%みられ，ステロイド内服の有用性が報告されている。日常臨床において，全身状態が許せば，乳頭腫脹軽減作用による循環障害改善の目的に投与する価値があるかもしれない(p.290, Q&Aを参照)。

レーベル遺伝性視神経症(Leber hereditary optic neuropathy；LHON)

- 10～20歳代の男性に好発する。
- 多くは片眼の中心暗点を発症し，約8週後に僚眼に発症する。
- 視力は0.1以下まで低下するが，自然回復のみられる症例も存在する。
- 検眼鏡的には，視神経乳頭発赤，神経線維腫脹，乳頭周囲の毛細血管拡張がみられる。
- しかしながら，フルオレセイン蛍光造影(fluorescein angiography；FA)では乳頭からの蛍光漏出はみられず，この点がLHONの診断の手がかりになる(図2)。
- 病因はミトコンドリア遺伝子変異であり，90%以上の症例に11778番，3460番，14484番目の塩基のいずれかにミスセンス変異を有し，日本人家系は約90%が11778番を有する。確定診断には，これらの遺伝子変異の証明が必要である。遺伝子変異により，ミトコンドリア内の酸化的リン酸化が障害され，網膜神経節細胞は細胞死に陥る。
- 治療は，有用な方法は確立されていないが，コエンザイムQ10の誘導体であるイデベノンやミトコンドリア遺伝子の遺伝子治療の臨床試験が進められている。

図2　Leber遺伝性視神経症

①眼底所見。
視神経乳頭は発赤腫脹し，周囲の毛細血管は蛇行，拡張している。

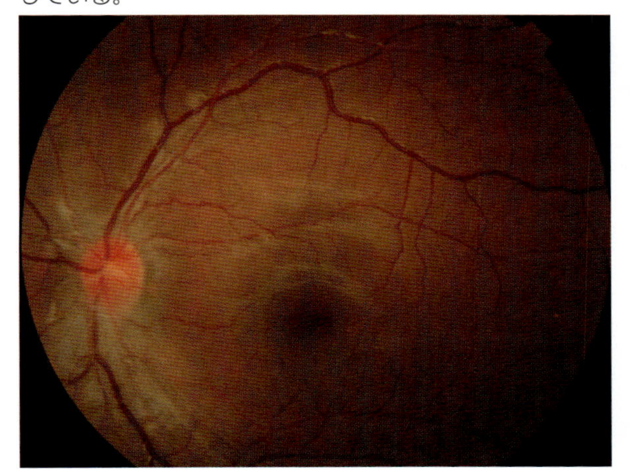

②FA所見。
乳頭からの蛍光漏出はみられない。

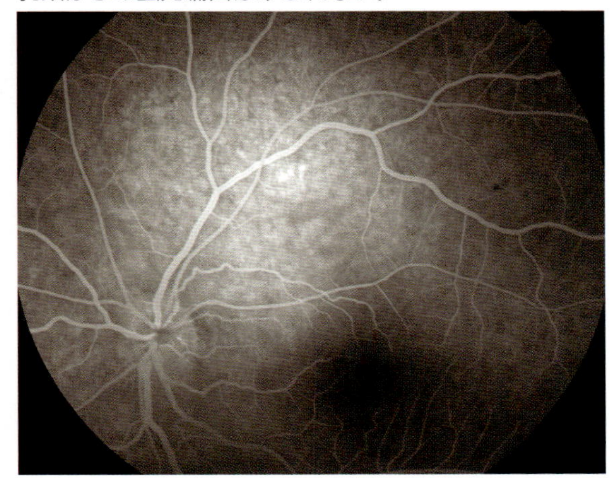

鼻性視神経症

- 副鼻腔疾患が視神経に影響し視機能障害をきたす病態である。
- 副鼻腔疾患としては，副鼻腔炎，粘液囊腫，膿性囊胞，Onodi蜂巣炎，副鼻腔腫瘍などが挙げられる。
- 副鼻腔炎は後部篩骨洞，蝶形骨洞に病変があることが多い。また，副鼻腔囊胞は，副鼻腔炎による慢性炎症や副鼻腔手術などにより囊胞が形成され，後部篩骨洞，蝶形骨洞の骨が菲薄化し視神経障害をきたす。
- 治療は，画像検査により病変の確認ができれば，耳鼻咽喉科と速やかに連携し，緊急的に外科的に病的粘膜の郭清，視神経への圧迫解除が大切である。囊胞性病変の場合，外科的治療により早期の視機能回復が得られた症例は少なくはない。

外傷性視神経症

- 外傷による視神経障害全般を含み，視神経管骨折や視神経離断などの直達性障害（一次障害）と眉毛部外側などの眼窩部への打撲による介達性障害（二次障害）に分かれる。
- 直達性の場合，機械的損傷，血管損傷などが，介達性の場合，衝撃によって生じる軸索浮腫，それに伴う視神経管内での圧迫，虚血が病態にある。受傷直後か意識障害から覚醒後に視力低下を自覚され，視力障害は軽度のものから高度なものまでさまざまである。
- 片眼性の場合は，swinging flash light testにて相対的瞳孔求心路障害（relative afferent pupillary defect；RAPD）がみられる。
- X線，CTによる画像検査にて，視神経管骨折の有無を必ず検索する。
- 治療は，浮腫の軽減と視神経管内の軸索への圧迫解除を目的として，ステロイドパルス療法や視神経管開放術を行う。

中毒性視神経症

エタンブトール

- 抗結核薬であるエタンブトールは1日体重kgあたり15mg以下が安全域であるが，それ以上の60～100mgになると約50％の症例で視神経症を発症する（エタンブトールはミトコンドリア内の呼吸鎖電子伝達系の複合体Ⅰ，Ⅳに作用し，網膜神経節細胞を細胞死に至らす）。
- 視野変化は両耳側半盲傾向を呈する（図3）。
- 治療は早期中止が原則であるが，亜鉛製剤やビタミンB12製剤の投与を行う。
- 視機能回復には数カ月～1年かけてみられることがある。
- 投薬中止が遅れると，半数の症例に視機能障害が残存することがある。

シンナー

- シンナーによる中毒性視神経症では，シンナーの主要成分であるトルエンとメチルアルコールにより視神経障害をきたす。
- トルエンは脂質に溶解し，シトクロムP450により酸化された際に発生する微量のエポキシドが細胞毒性を呈する。
- メチルアルコールはアルコール脱水素酵素により分解され，ホルムアルデヒドから蟻酸を生じ，細胞障害に働く。
- 有効な治療法はないが，代謝性アシドーシスの補正，ステロイド投与などが行われる。

その他

- その他の中毒性視神経症の原因物質としては，抗不整脈薬のアミオダロン，勃起不全治療薬のシルデナフィル，乳癌治療薬であるタモキシフェン，抗結核薬のイソニアシドなどがある。

図3　エタンブトール中毒性視神経症

①②Humphrey静的視野検査(30-2プログラム)(①右眼，②左眼)。
両耳側半盲傾向がみられる。
③黄斑部OCT。
黄斑全体の網膜神経節細胞複合体厚の菲薄化がみられる。

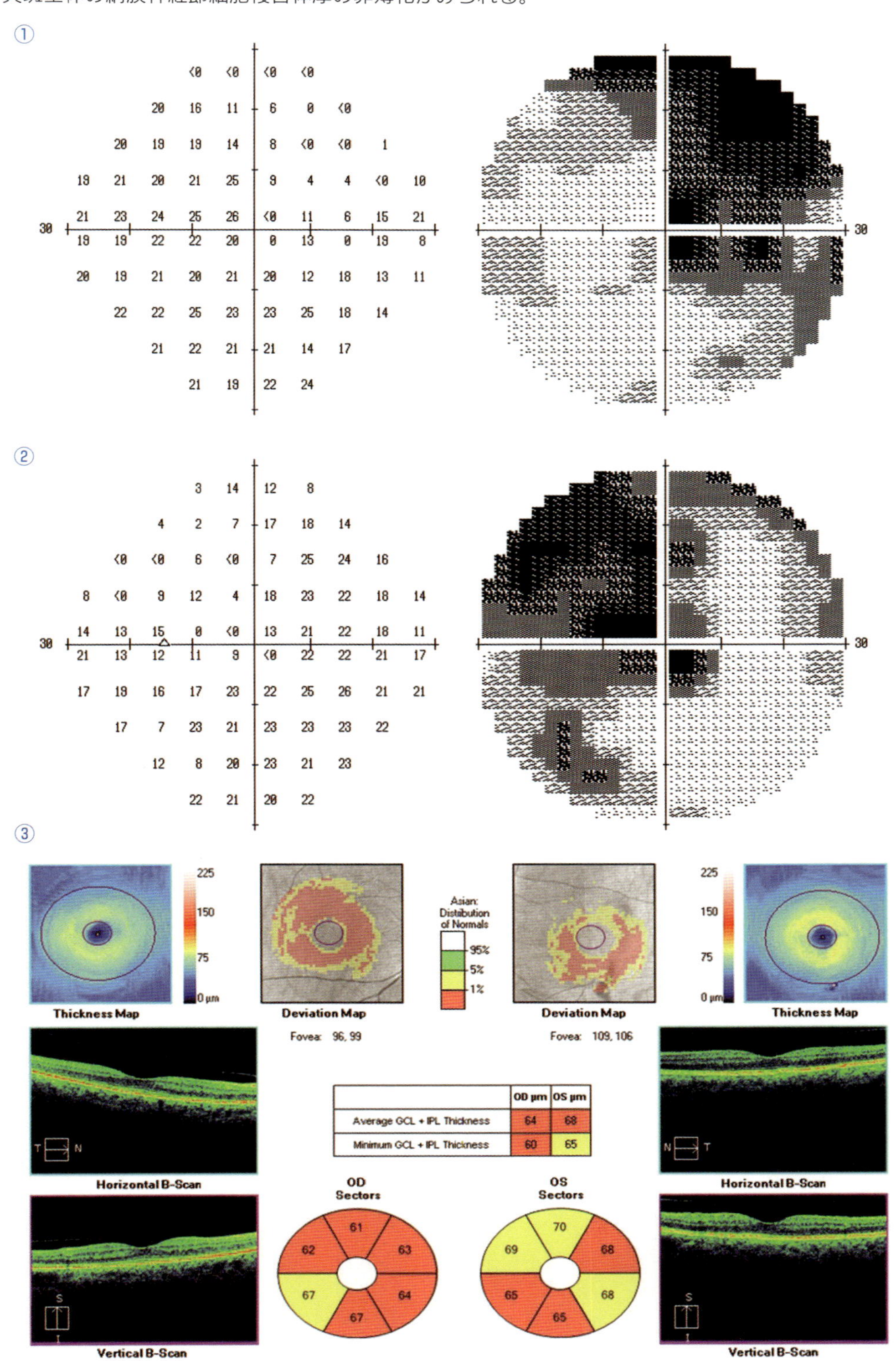

圧迫性視神経症

- 眼窩部，頭蓋内の病変により視神経軸索が慢性に圧迫を受け続けると，軸索，周囲のグリア細胞が変性し，視神経軸索は逆行性変性に陥る。
- 眼窩は脳に向かって円錐形を呈しており，先端に行けば行くほど圧迫を受けやすくなる。
- 眼窩内での圧迫性病変は，甲状腺眼症，海綿状血管腫，視神経鞘髄膜髄腫がある。
- 急性～亜急性に視力低下が進行し，視野検査では求心性視野狭窄を呈することが多い。
- 視交叉部での圧迫性病変は，下垂体腺腫，鞍結節髄膜腫，頭蓋咽頭腫，Rathke嚢胞，内頸動脈瘤などがある。
- 網膜鼻側からの交叉性線維が障害され，両耳側半盲を呈し，視神経乳頭では帯状萎縮，蝶ネクタイ型の萎縮を呈する。
- トルコ鞍～視交叉近傍に発生した腫瘍の圧迫により，同名半盲を呈する。
- 交叉線維が非交叉線維よりも線維数が多いため，RAPDがみられる。
- 治療は各原因疾患に準じて治療を行う。

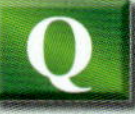

非動脈炎型虚血性視神経症（NAION）にステロイドは効くのでしょうか？

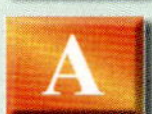

NAIONに対するステロイド内服効果は，1960年代後半から，少数例ですが報告され始めています。Foulds WSはプレドニゾロン60mg内服にて，13例中11例(85%) に視機能改善がみられ，非治療群では11例中5例(45%) で改善したことを報告しています。また，Hayreh SSらの報告では，非治療群では6例中1例に改善を認めたのに対し，治療群では8例中6例のNAION患者に視機能改善がみられています。さらにHayrehらは，613例の後ろ向き研究の検討により，発症2週間以内にプレドニン80mgを2週間，その後5日ごとに漸減した場合，乳頭浮腫消失までにかかる期間の中央値は治療群で6.8週に対し，非治療群では8.2週であったこと，視機能改善は非治療群で40.5%，治療群では69.8%であったことを報告し，NAIONに対するステロイド内服治療は一定の効果があると結論づけています。また，症例報告として，トリアムシノロン4mg硝子体内注入により，乳頭浮腫の改善，視機能改善がみられたという報告はされていますが，作用効果，副作用に関する以降の検討は報告がなく，その効果は定かではありません。これまでに，残念ながら無作為化比較試験によるステロイド効果の報告がなく結論に至っていませんが，実臨床では全身状態が許せば，早期の乳頭腫脹改善目的のためにステロイドを投与する価値があるかもしれません。

IgG4関連眼疾患

疾患概念のはじまり

- IgG4関連疾患とは，血清IgG4の上昇を伴って，全身のさまざまな臓器や器官（図1）に，腫瘤，腫大，肥厚性病変がみられる病態である。
- IgG4関連疾患の代表的な罹患臓器としては，頭頸部では涙腺，唾液腺，下垂体，硬膜，甲状腺などが，また体幹部では膵，肺，腎，大動脈，リンパ節などが挙げられる（図1）。
- IgG4関連眼疾患とは，IgG4関連疾患のうち眼領域に生じる病変の総称である。
- IgG4関連疾患という疾患概念のはじまりは，2001年に自己免疫性膵炎の症例群で血清IgG4の上昇を伴うことが判明したことによる。
- 2004年にはMikulicz病でも高IgG4血症がみられることが判明した。
- Mikulicz病とは涙腺と唾液腺の対称性腫脹をきたす病態であり，Mikuliczによるその初めての症例報告は1892年に遡る。

IgG4の基礎

- ヒトのIgGはIgG1～IgG4の4つのサブクラスに分けられ，そのうちIgG4は正常では最も量が少なく，総IgGの3%程度である（図2）。
- IgG4関連疾患の原因は目下不明であるが，IgG4自体が病態を引き起こしているのではなく，血清や病変部でのIgG4の上昇は免疫反応の結果であると推察されている。
- ヒト血清IgG4の正常値としては135mg/dL未満が採用されることが多い。
- 血清IgG4の測定は，日本では2010年より保険適用となった。

病態と病理診断

- 眼領域の代表的な病変は涙腺腫脹であり，両側性であればMikulicz病（図3）と呼称されるが，片側の場合もある。
- 眼領域の病変としては，涙腺のほか，眼窩下神経あるいは眼窩上神経が腫大する三叉神経腫大，また外眼筋の腫大の頻度が高く，これらが3大病変とされる（図4）。
- 比較的まれではあるが，視神経周囲に腫瘤がみられ，視力や視野の障害を呈する視神経症（IgG4関連視神経症）をきたす可能性がある（図5）。
- IgG4関連視神経症ではときに高眼圧を呈し，緑内障との鑑別が困難であるので，注意を要する。
- IgG4関連眼疾患は涙腺生検により病理診断されることが多く，その典型的な病理像では，IgG4染色陽性形質細胞の浸潤を伴うリンパ増殖病変がみられ，ときに線維化を伴う（図3②，③）。
- IgG4関連眼疾患の年齢の中央値はおよそ60歳であり，20歳未満の症例はほとんどみられず，また性差はないと推察される。

図1　IgG4関連疾患の諸病変

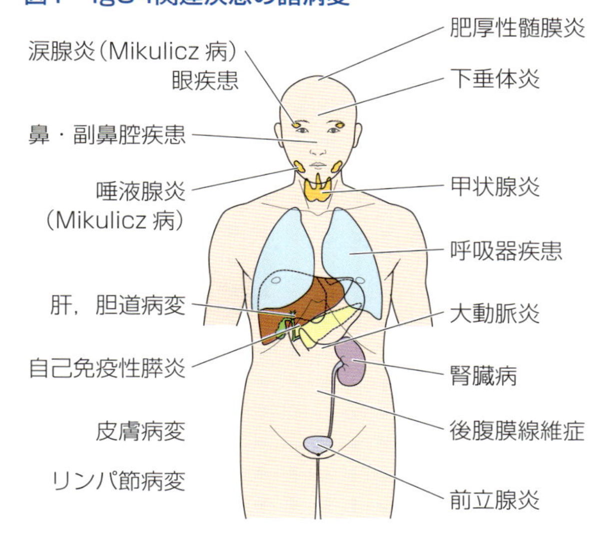

図2　ヒトIgGのサブクラス

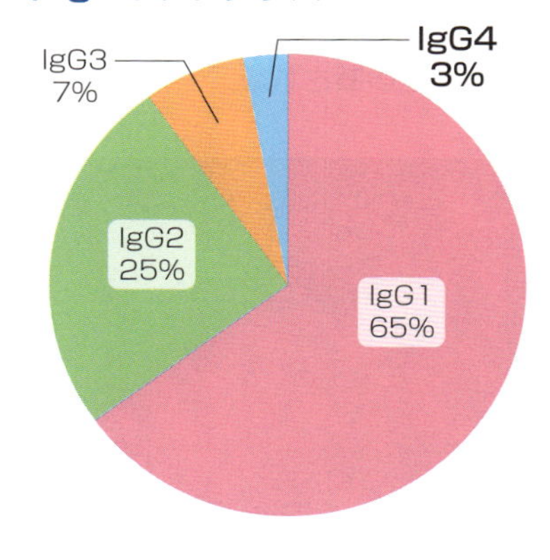

図3　IgG4関連Mikulicz病

高IgG4血症(575mg/dL)を伴う66歳，男性。

①MRI。両側涙腺腫大がみられた。

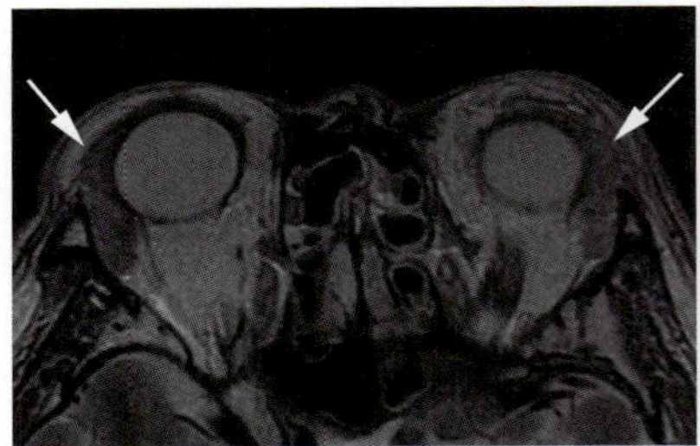

②涙腺生検(HE染色)。腺周囲にリンパ形質細胞浸潤がみられた。

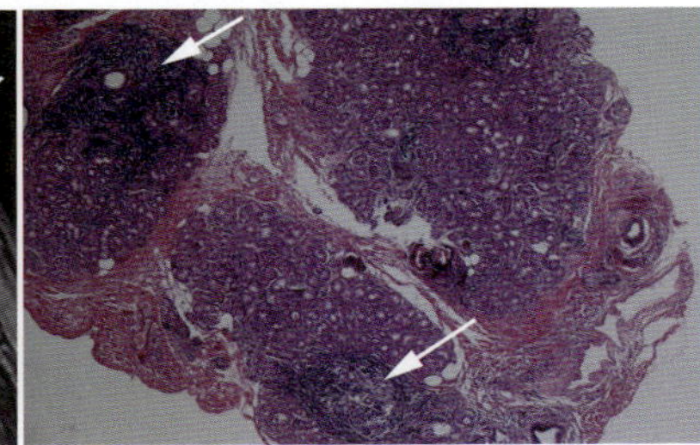

③涙腺生検(IgG4染色)。多くの形質細胞が陽性であった。

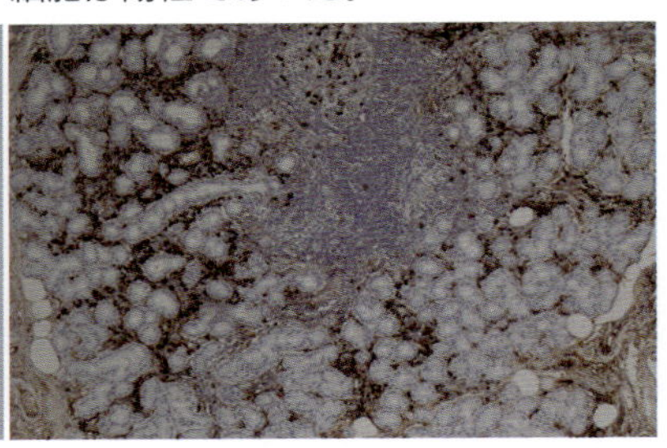

図4　IgG4関連眼疾患の3大病変

①②にはIgG4関連眼疾患で頻度の高い病変である涙腺腫大，三叉神経腫大，外眼筋腫大がみられる。

①54歳，男性。両側の涙腺腫大(▶)と眼窩下神経腫大(→)。

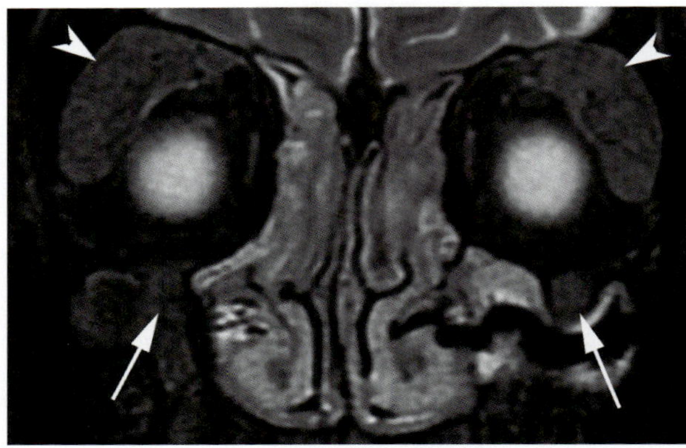

②65歳，男性。左下直筋(→)と外直筋の腫大。

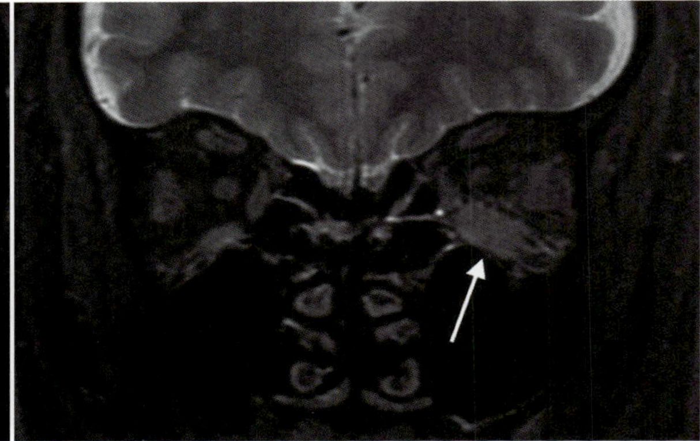

図5　IgG4関連視神経症

67歳，男性。両側の視神経周囲に腫瘤がみられた(①)。視力は矯正で右眼0.5，左眼0.03と低下し，視野障害(②)をきたし，視神経症と診断された。

①頭部MRI所見。

②右眼，Humphrey視野10-2プログラム。

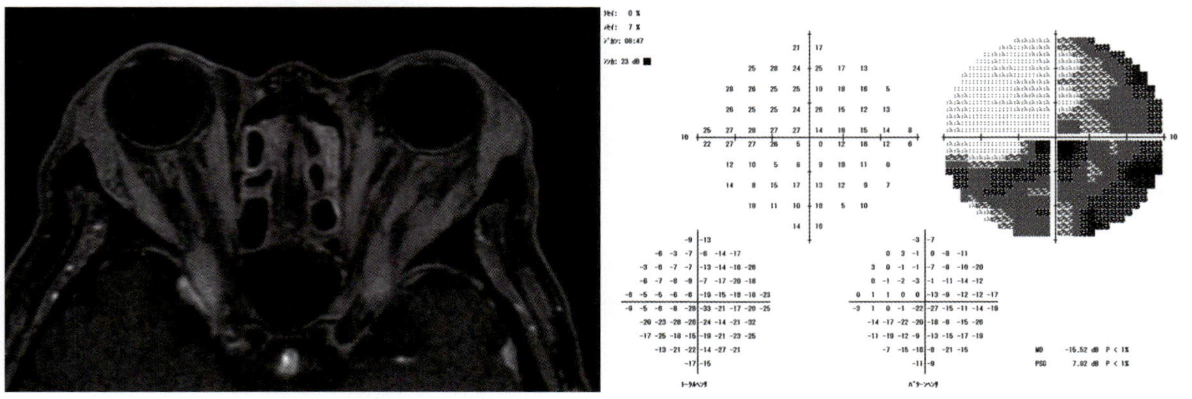

- IgG4関連眼疾患の病理ではリンパ腫(特にMALTリンパ腫）との鑑別が最も重要であり，両者はときに併発する(図6)。
- 眼窩病変の生検では，リンパ腫との鑑別の観点から，生の検体標本を用いたIgH（免疫グロブリン重鎖）遺伝子再構成検査やフローサイトメトリーなど補助診断が望ましい。

疾患名の統一と診断基準

- 2012年に日本から報告された「IgG4関連疾患の包括的診断基準」[1]は，すべての臓器におけるIgG4関連疾患を包括的に診断する基準である。
- 2012年には疾患名を統一するべく国際的な合意が公表され[2]，そのなかで眼領域の病変の総称としては“IgG4-related ophthalmic disease”を用いることが推奨された。
- 2012年にはIgG4関連疾患の病理の診断基準に関する合意[3]が公表された。
- 2015年にはわが国からIgG4関連眼疾患の診断基準(表1)が公表された。

治療

- IgG4関連眼疾患の治療に際しては，リンパ腫なかでもMALTリンパ腫との鑑別が最も重要である。
- IgG4関連疾患は他の臓器に多発するので，治療に際しては全身の検索は必須である。
- IgG4関連眼疾患の治療の基本はプレドニゾロン内服の漸減療法であり，標準的には初回投与量プレドニゾロン内服0.5～0.6mg/kg/日から漸減し，5～10mg/日を維持量とする。
- 視力や視野の障害をきたす重症例では，ステロイド大量点滴療法を行う。
- 症状が涙腺腫脹に限られ，また血清IgG4値も低めであるような軽症例では，ステロイド全身投与を控えることも考慮する。
- ステロイドの減量とともに再燃を繰り返すような症例では，アザチオプリンなどの免疫抑制薬や抗CD20抗体療法リツキシマブ(ただし日本では保険適用外)の有効性も報告されている。

図6　日本の多施設における眼窩リンパ増殖性疾患1014症例の内訳

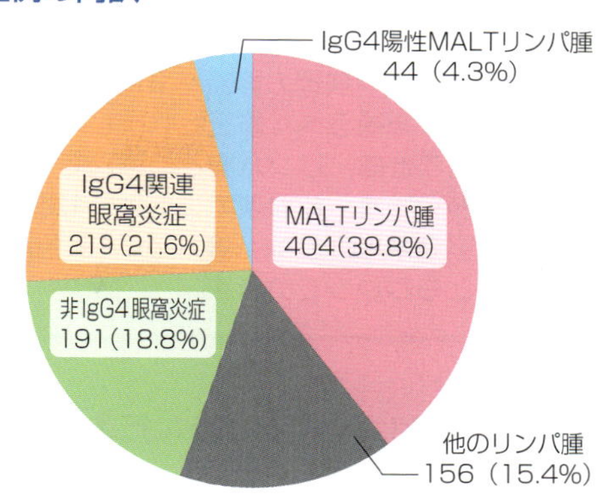

(Japanese study group of IgG4-related ophthalmic disease: A prevalence study of IgG4-related ophthalmic disease in Japan. Jpn J Ophthalmol 57(6): 573-579, 2013. を参照)

表1　IgG4関連眼疾患の診断基準

1）画像検査で涙腺腫大，三叉神経腫大，外眼筋腫大のほか，さまざまな眼組織に腫瘤，腫大，肥厚性病変がみられる。
2）病理組織学的に著明なリンパ球と形質細胞の浸潤がみられ，ときに線維化がみられる。しばしば胚中心がみられる。IgG4染色陽性の形質細胞がみられ，その基準はIgG4（+）/IgG（+）細胞比が40%以上，またはIgG4陽性細胞数が強拡大視野内に50個以上，を満たすものとする。
3）血清学的に高IgG4血症を認める(>135mg/dL)。

診断

上記の1)，2)，3)全てを満たした場合を確定診断群(definite)，
1)と2)のみを満たした場合を準診断群(probable)，
1)と3)のみを満たした場合を疑診群(possible)とする。

鑑別疾患

Sjögren症候群，リンパ腫，サルコイドーシス，Wegener肉芽腫症，甲状腺眼症，特発性眼窩炎症，細菌・真菌感染による涙腺炎や眼窩蜂窩織炎

注意

MALTリンパ腫はIgG4陽性細胞を含むことがあり，慎重に鑑別する必要がある。

(Goto H, et al; Japanese Study Group for IgG4-Related Ophthalmic Disease: Diagnostic criteria for IgG4-related ophthalmic disease. Jpn J Ophthalmol 59(1): 1-7, 2015. を参照)

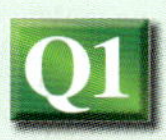

IgG4 関連眼疾患とは何ですか？

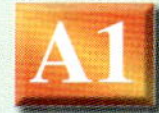

IgG4関連眼疾患(IgG4-related ophthalmic disease)とは，IgG4関連疾患の眼領域病変の総称です。IgG4関連疾患は，血清IgG4の上昇を伴って，全身のさまざまな臓器や器官に，腫瘤，腫大，肥厚性病変がみられる病態であり，21世紀にわが国で確立された疾患概念です。すなわち，まず2001年にHamanoらはそれまで知られていた自己免疫性膵炎において血清IgG4が上昇していることを見出しました。次いで2004年にはYamamotoらがやはりMikulicz病で高IgG4血症を伴うことを報告しました。その後，肺，腎，リンパ節，大動脈など全身の諸病変の報告が相次ぎました。これら異なる臓器病変はしばしば併発します。眼領域においても，その病変は涙腺のみならず三叉神経，外眼筋，視神経周囲，血管周囲など多岐にわたることがわかっています。

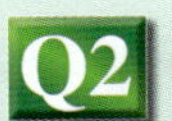

IgG4関連眼疾患の診断のポイントを教えてください。

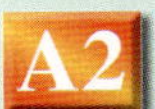

IgG4関連眼疾患の診断基準は2015年に公表されました（表1）。それまでのIgG4関連疾患の包括診断基準[1]や病理の診断基準に関する合意[3]では，眼病変の実例と照らしあわせると合致しない欠点があり，それを補うべく修正されました。そこでも言及されていますが，眼領域の病変を診断する際に最も重要なことは，リンパ腫との鑑別です。それはリンパ腫であるか否かでその後の治療方針がまったく異なるからです。これまでにもIgG4関連眼疾患を背景にリンパ腫が発症する報告が散見されます。また通常眼窩MALTリンパ腫はIgG4染色陰性ですが，なかにはIgG4染色陽性となるMALTリンパ腫があることもわかっています。

涙腺生検はどのように行えばよいでしょうか？

A3

眼瞼を翻転して結膜切開からアプローチする方法と，眼瞼皮膚切開による方法との2つに大別できます。いずれも局所麻酔下で可能です。結膜アプローチは手技が簡便ですが，ときに止血が困難なこと，導管の開口部を損傷する可能性があること，涙腺腫脹が軽度な症例では見つけにくいこと，などが欠点です。一方の皮膚切開による方法（図7）では，涙腺の眼窩葉を切除するので開口部損傷の可能性はなく，また眼窩骨縁に接した隔膜を切開すれば確実に検体が得られることが利点ですが，眼瞼皮膚切開からアプローチする手術手技にはある程度の慣れが必要です。遺伝子再構成検査やフローサイトメトリーなどの補助診断に提出する際には，検体の一部をホルマリン固定しないで，速やかに凍結させる必要があります。

図7　涙腺生検の術中所見
①眼瞼耳側の皮膚切開から骨縁に至り，眼窩隔膜を切開すると涙腺が現れる（→）。
②皮膚縫合後。

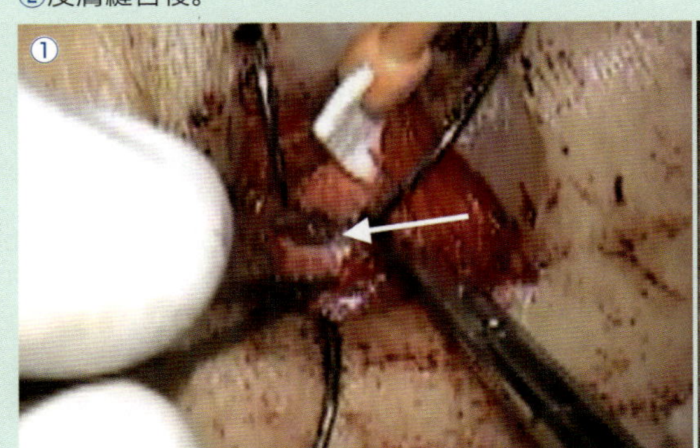

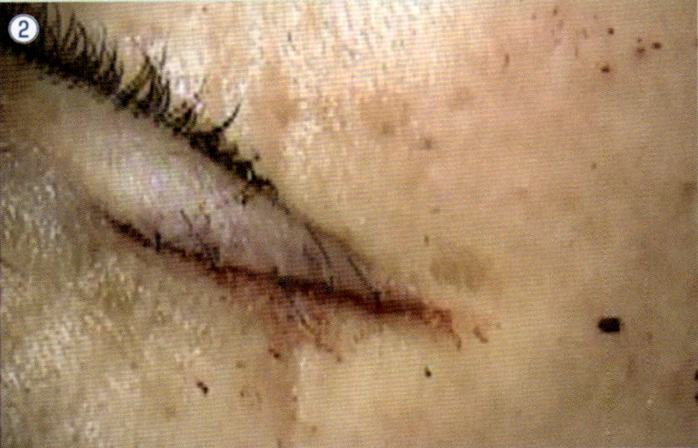

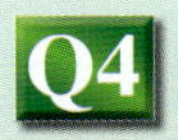

IgG4関連視神経症の診断と治療について教えてください。

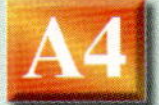

IgG4関連眼疾患において，画像で視神経症周囲に病変がみられるような場合には，視力低下や視野障害を呈する視神経症（IgG4関連視神経症）をきたしている可能性があります。そのような症例では概して血清IgG4値も顕著に高い傾向があるようです。その頻度は不明ですが，既報や自験例からはIgG4関連眼疾患のうち視神経症をきたす頻度はおよそ1割程度ではないかと推察されます。最も注意すべきは，IgG4関連視神経症ではときに高眼圧を伴うことがあり，緑内障と誤診されていることがあります。視野異常のパターンやその進行が緑内障に合致しないような場合には，本症も疑ってみることが必要です。IgG4関連視神経症は概してステロイド全身投与によく反応しますが，病悩期間が長いとその回復にはやはり限界があるので，的確な診断と早期の治療が望まれます。

●文献
1) Umehara H, et al: Comprehensive diagnostic criteria for IgG4-related disease (IgG4-RD), 2011. Mod Rheumatol 2012, 22(1): 21-30.
2) Stone JH, et al: Recommendations for the nomenclature of IgG4-related disease and its individual organ system manifestations. Arthritis Rheum 2012, 64(10): 3061-3067.
3) Deshpande V, et al: Consensus statement on the pathology of IgG4-related disease. Mod Pathol 2012, 25(9): 1181-1192.

眼瞼けいれんの診断と治療方針の決定

診断

- 眼瞼けいれんの診断には，眼科的特殊検査は必要ない。
- 必要なのは，十分な問診と視診である。

問診

- 多くの眼瞼けいれん患者は強い羞明を訴える。その羞明は，室内灯やテレビ・PCモニターなど通常では羞明を自覚しない対象にも羞明を自覚する。
- また，ドライアイや眼瞼下垂のような訴え，さらに眼の周りの痛みや違和感などの不定愁訴を訴える。
- 「人ごみが歩きにくい」,「車や自転車が怖くて運転できない」,「電柱や立木にぶつかる」などの，ドライアイや眼瞼下垂にはない不自由を抱えていることが特徴である。
- さらに，眉毛外側部や頬部などを強く抑えることで開眼が可能となる，知覚のトリックにより開瞼が可能となる患者もいる。
- 薬剤性眼瞼けいれんの鑑別のため，向精神薬や睡眠薬の内服を確認することも重要である。
- さらに，症候性眼瞼けいれん鑑別のため，Parkinson病や進行性核上性麻痺の罹患がないかも確認する。
- 眼瞼けいれんの，特徴的な訴えを聞き出すことが重要である。

視診

- 重症例は閉瞼している時間が長く，特徴的な顔貌のため診断は容易だが，軽症例・中等症例は診察時には瞼裂は開大していて，特徴的な顔貌(図1)ではなく一見正常にみえる。
- 問診で眼瞼けいれんを疑ったら，誘発試験である瞬目テスト[1)]を施行する。
- 速瞬テスト：軽くできるだけ速い瞬目を連続して行うように促す。
- 軽瞬テスト：軽く歯切れのよい随意瞬目を促す。
- 強瞬テスト：眼瞼を強く閉じ，その後開瞼させる。この動作を反復させ，閉瞼後に瞼を開けることができなくなったり，強い顔面筋の攣縮がみられれば陽性と判定する。
- 視診の重要なポイントは，診察室の明るさにある。多くの眼科診察室は暗室であるため，顔貌が見えにくい。眼瞼けいれん診断のためには，通常の診察室より照明を明るくして顔貌を観察し，瞬目テストを確認することが重要である。

治療

薬剤性眼瞼けいれんの場合

- 向精神薬や睡眠薬の使用によって引き起こされる薬剤性眼瞼けいれんの場合，休薬や薬剤変更によって症状が消失する可能性がある。
- 特に，デパス®(エチゾラム)は注意が必要である。デパス®は抗不安薬や不眠症の治療としてのみでなく，腰痛や肩こりにも使用されていることがある。また，後発品の多さゆえに，患者自身がデパス®を使用しているということを知らずに内服していることがある。
- 可能であれば，休薬や薬剤変更を主治医に連絡し，数週間後に眼瞼けいれんの状態を確認する。眼科医が比較的安全に処方可能な代外薬としては，睡眠改善作用があるメラトニン受容体アンタゴニストであるロゼレム®(ラメルテオン）や神経症，不眠症に効果があるといわれている漢方薬の「抑肝散」や「抑肝散加陳皮半夏」が挙げられる。
- エチゾラムやベンゾジアゼピン系内服薬の単剤使用は休薬できる可能性があるが，重症な精神疾患の患者への薬剤の変更，休薬は原病の悪化の可能性があるため眼科医主導で積極的に行うのは避けるべきである。
- 原因薬剤を長期内服の際は，休薬・減薬しても症状は改善しないことがある。休薬・減薬に反応しない際もしくは，休薬・減薬が不可能なときは，ボツリヌス療法の適応となる。

ボツリヌス療法

- 国内外を問わず多くの臨床報告から眼瞼けいれん治療の第一選択は，ボツリヌス療法である。
- 2016年現在，眼瞼けいれんの保険適用をもっている薬剤は，A型ボツリヌス毒素製剤　ボトックス®（グラクソ・スミスクライン社）のみである。そのため，ここではボトックス®について話をすすめる。
- ボツリヌス療法には投与資格が必要であり，疾患ごとで投与資格を取得する必要がある。眼瞼けいれんの投与資格は医師であり，講演会形式もしくはインターネットでのセミナー講習受講者となっている。

図1　眼瞼けいれん患者の顔貌
鼻根筋や皺鼻筋の強い収縮により，鼻根部に横，眉間に縦の深い皺が形成される。

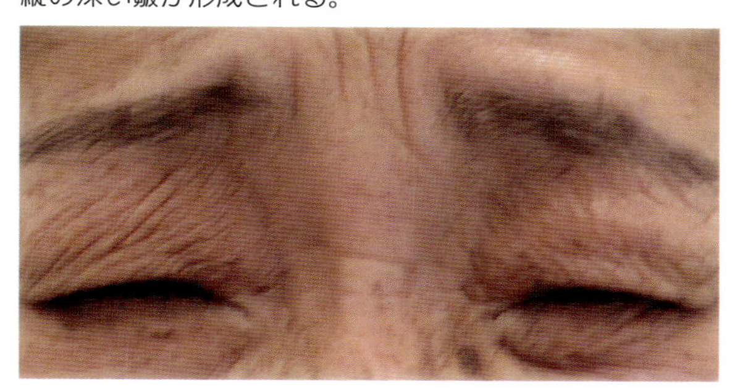

- ボトックス®の溶解は投与単位に応じて1～2mLの生食で希釈をする。50単位のボトックス®を1mLの生食で溶解すると0.1mLが5.0単位，2mLの生食で溶解すると0.1mLが2.5単位となる。作り置きはせず溶解後にはすぐに使用する。
- 投与予定部位を消毒し，初回投与部位は眼周囲の8～12カ所(図2の「×」印)へ各1.25～2.5単位を眼瞼挙筋と涙点は避けて注射する。眼窩部眼輪筋(外側縁,下縁：図2（×）)は投与対象部位となっているが，効果が薄い症例もあるため，眼周囲8カ所(4カ所×両眼）を基本とし症例ごとにアレンジをする。
- 注射深度は添付文書には筋肉内注射と記載があるが，眼輪筋は表層筋のため深く刺入する必要はない。皮下注射で皮膚が盛り上がる程度で十分であり，逆に深く刺入すると眼瞼挙筋へ影響をきたし眼瞼下垂が出現することがある。
- ボツリヌス療法の効果は個人差が大きいので，筆者は初回投与の際は，反応を確認するため少ない投与量から施行するようにしている。
- 投与後1カ月で診察をして効果判定，副作用の有無を確認し，次回の投与量・投与部位・投与日を患者と相談のうえ(患者の意見を聞くことが，満足度の向上につながる)，決定する。投与量，投与部位，投与期間が安定するまでは，投与後の診察を行うカスタムメイド治療を推奨している。この際，もし効果不十分でも追加投与はしてはいけない。
- ボトックス®の効果は通常，2～4カ月であり，効果が切れたら再投与を検討する。症状に応じて皺眉筋(図2「◎」)，鼻根筋(図2「●」)，鼻筋(図2「△」)への追加投与も検討する。
- ボトックス®の副作用は局所性のものがほとんどで，全身性の副作用はまれである。
- わが国での眼瞼けいれんを対象とした使用成績調査では，6,445例中652例(10.12％）に臨床検査値異常を含む副作用が報告されている。その主なものは眼瞼下垂141例(2.19％)，兎眼・閉瞼不全138例(2.14％)，流涙67例(1.04％)，複視(頻度不明)であったが，いずれも可逆的であった。
- 少量から投与ごとに投与量を増量する方法や筋肉内注射を避けることでさらに副作用を軽減することができる。
- ボツリヌス療法での完治は10％程度と少ない。患者ごとのカスタムメイド治療をしても，ボツリヌス療法のみで症状が完全に収まることは少なく症状の60～70％の改善が目標である。さらに，効果無効例が10％程度存在する。
- ボツリヌス療法では限界があることは事実であり，このことを治療開始前に患者にも知ってもらい，過度な期待をさせないことも大切である。

遮光眼鏡，クラッチ眼鏡

- 眼瞼けいれん患者の多くは羞明を訴えるため，選択的に可視光をブロックする遮光眼鏡は有用である。
- サングラスを装用している患者が多いが，サングラスは暗くなるため瞳孔が散瞳し逆に羞明が強くなってしまう可能性がある。そのため，遮光眼鏡をトライアルして，患者の訴えを確認する必要がある。
- また，眼鏡の内側にある特殊なループで眼瞼を挙上するクラッチ眼鏡(図3）も有効なツールである。クラッチ眼鏡は,知覚のトリックを利用しループで眼瞼の一部を押さえることで開瞼させる作用がある。ループで力強く開瞼する必要はなく，軽く触る程度で十分である。
- 遮光眼鏡とクラッチ眼鏡を組み合わせて処方することも考慮する。ボツリヌス療法無効例や効果不十分例への追加治療として有効である。

図2　ボツリヌス毒素製剤投与部位
基本部位：×8～12カ所。
◎皺眉筋，●鼻根筋，△鼻筋は追加部位。

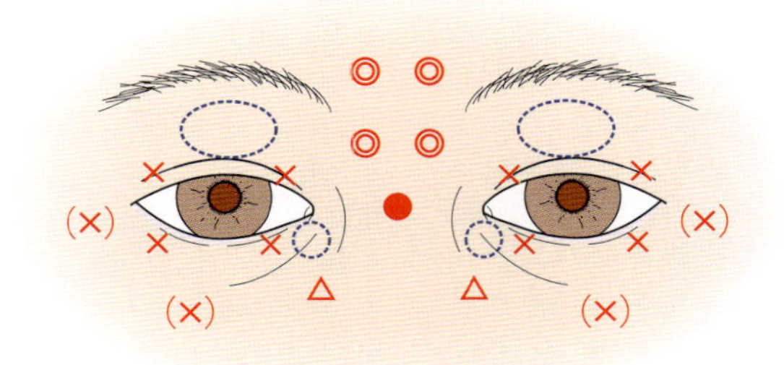

図3　クラッチ眼鏡

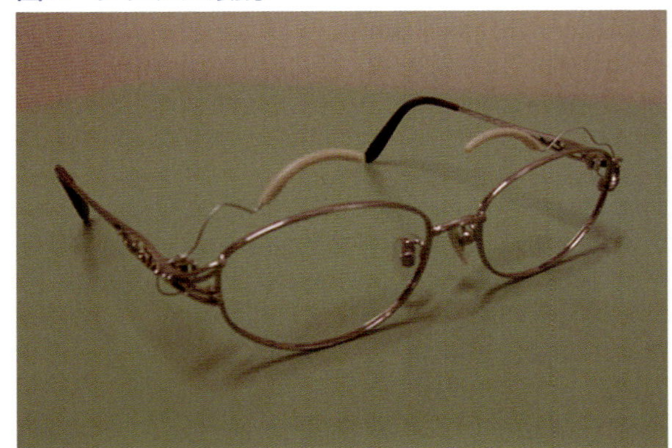

眼瞼けいれんへのボツリヌス療法，投与準備で注意すべきポイントについて教えてください。

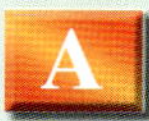

- **投与部位の冷却(保冷剤にて)をします。**
  痛みの軽減と内出血の予防となります。
  疼痛が強い患者には外用局所麻酔薬(エムラ®クリーム)使用を検討します。
- **バイアルの蓋を外し，ゴム栓を消毒し，消毒液を乾燥させます。**
  バイアルの蓋の下(ゴム栓)は，滅菌されていません。また，消毒液がバイアル内に入るとボツリヌス毒素の効果が低下する恐れがあります。
- **全例，ボトックス®を1mLの生食で溶解します。**
  症例ごとに溶解量を変更すると誤投与の可能性があります。また1mLで溶解することで少量の投与で治療が可能となります。少量の投与は，投与時の痛みの軽減と，眼瞼下垂を引き起こす原因となるボトックス®の眼瞼挙筋への浸潤を予防することができます。
- **ボトックス®の溶解は柔らかく遠心し溶解します。**
  バイアルを激しく撹拌したり，泡立てるとボツリヌス毒素活性を下げる恐れがあります。
- **希釈後は1mLのシリンジで薬液を吸い上げ，30Gもしくは32G針をベベルアップで付けます。**
  針先の方向が逆だと，投与時に目盛が見えません。

●文献

1) 眼瞼けいれん診療ガイドライン委員会(三村 治委員長)：眼瞼けいれん　診療ガイドライン第1版(2011)，株式会社リョーイン，2011.

甲状腺眼症，重症筋無力症，特発性外眼筋炎

- 筋原性眼球運動障害をきたす疾患および神経筋接合部障害によって眼球運動障害をきたす疾患を表1に示す。
- 本稿では外来診療で鑑別が必要になることが多い甲状腺眼症，重症筋無力症，特発性外眼筋炎について詳しく解説する。

甲状腺眼症

疾患の概要

- 甲状腺に関連した抗体により，眼窩球後組織の線維芽細胞が刺激され引き起こされる自己免疫性の疾患で，外眼筋や眼窩内脂肪に炎症を起こす。

症状

- 眼瞼の異常：眼瞼浮腫，上眼瞼後退，瞼裂開大。
- 外眼筋の異常：外眼筋の炎症・線維化による眼球運動障害。
- 眼窩脂肪の異常：眼球突出，眼圧上昇，球結膜の充血浮腫。
- 涙腺腫大。
- 甲状腺視神経症：外眼筋腫大による圧迫性視神経症。

診断

- 甲状腺眼症は甲状腺機能そのものとの関連はなく，甲状腺機能亢進症がなくとも甲状腺眼症は発症する。よって甲状腺眼症の診断には甲状腺ホルモン値だけでなく甲状腺関連自己抗体の検査が重要である。
- 眼窩MRIにて眼窩炎症の状態を評価する。

甲状腺関連自己抗体検査（表2）

- 甲状腺眼症の診断には必ず甲状腺関連自己抗体検査が必須。
- 甲状腺眼症の症例のうち甲状腺機能亢進症例は約半数であるが，自己抗体陽性率は90％以上。

眼窩MRI（図1）

- 外眼筋の炎症の活動性は脂肪抑制を併用したT2強調画像やSTIR（short tau inversion recover）法で撮像する。軸位断だけでは上下直筋，斜筋の状態の評価は困難なので，冠状断を撮像し評価する。
- T1強調画像では外眼筋の形態異常の有無を確認する。
- 炎症の活動性はT2強調像やSTIR法で判定する。活動期には炎症部位が高信号を呈する。
- 非活動期になると，外眼筋の高信号が消失するが，形態異常は残存することがある。

治療

ステロイド投与

- 重症および中等症の急性期に行う。メチルプレドニゾロン点滴(1,000mg×3日間のパルス療法が最も効果的である。
- 軽症例や全身的な問題でパルス治療が行えない場合はステロイドの内服やケナコルト®(トリアムシノロンアセトニド)局所注射を行う。

放射線治療

- 外眼筋の炎症の長期にわたる鎮静化や再燃の防止に有効。
- ステロイドパルス療法と併用するのが効果的。

その他

- 甲状腺機能の正常化(甲状腺機能異常がある場合)甲状腺機能の正常化は大切であるが，甲状腺眼症の治療は症状に応じて内科治療と同時に行っていく。
- 禁煙。
- 重症例では眼窩減圧術，視神経管開放術。
- 慢性期に斜視が残存した場合に斜視手術。

表1　筋原性疾患

・甲状腺眼症
・筋無力症
・特発性外眼筋炎
・慢性進行性外眼筋麻痺
・眼軸性（近視性）内斜視・固定内斜視

表2　甲状腺関連自己抗体検査

・FT3，FT4
・甲状腺刺激ホルモン（TSH）
・抗サイログロブリン抗体
・TSHレセプター抗体（TRAb）
・甲状腺刺激性抗体（TSAb）
・抗甲状腺ペルオキシダーゼ抗体（抗TPO抗体）

図1　甲状腺眼症の眼窩MRI

①Ｔ１強調冠状断。
右眼は内直筋・外直筋・上直筋・下直筋・下斜筋が，左眼は内直筋・外直筋が肥大している。
②STIR法冠状断。
活動性のある外眼筋が高信号を呈する。活動性が低下してくると信号強度が低下する。
③Ｔ１強調水平断。
軸位断では外直筋と内直筋の肥大の有無は確認できるがその他の外眼筋の状態は確認できない。

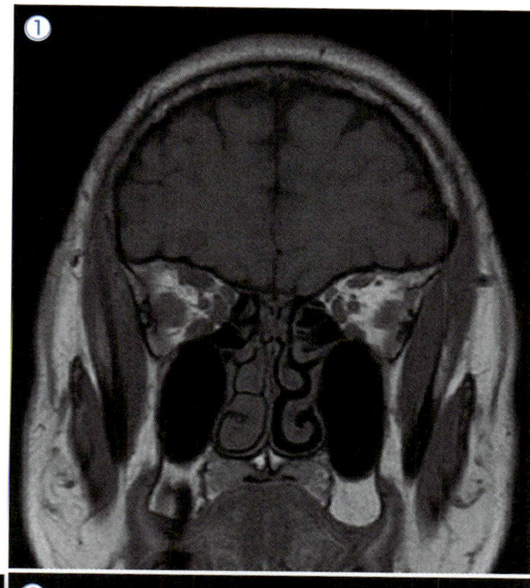

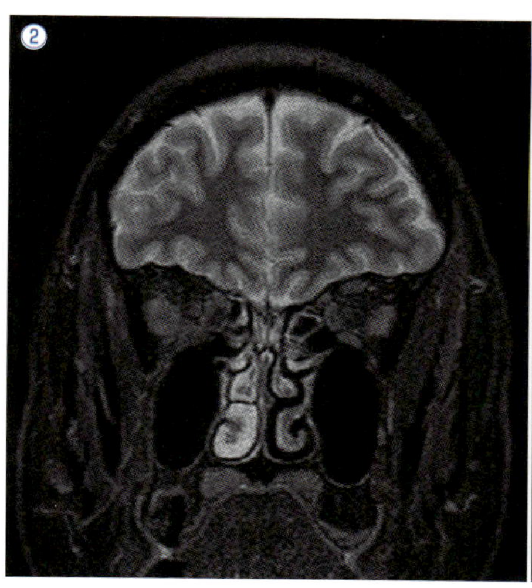

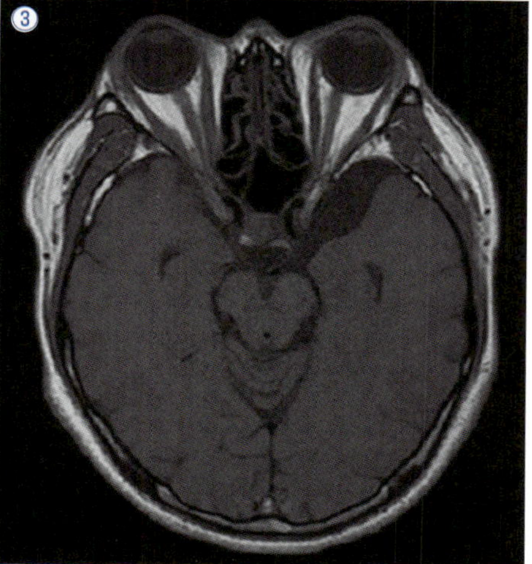

Q1 上眼瞼後退とはどのような症状ですか？

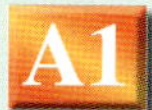

A1 上眼瞼が挙上し，角膜上縁と上眼瞼縁の間に強膜露出がみられます（図4①）。症状は下方視で著明となります。片眼性の場合は，健眼の眼瞼下垂を訴えて受診する場合もあります。MRI冠状断で上眼瞼挙筋の炎症性変化がみられます。ステロイド局所投与が効果的です（図4②）。

図4　上眼瞼後退の症例

①右眼瞼下垂のようにみえるが，角膜上縁に強膜露出がみられ左上眼瞼後退している。
②左眼上眼瞼挙筋にステロイド局所投与後1カ月。左上眼瞼後退は軽快。

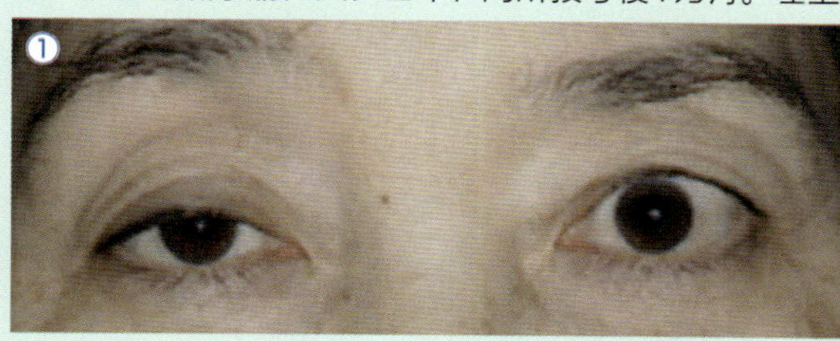

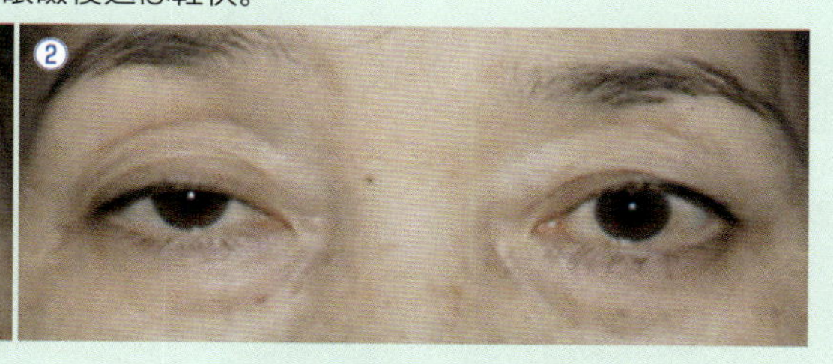

重症筋無力症

疾患の概要

- 神経筋接合部の伝達障害により筋力低下する自己免疫疾患。
- 眼筋型では上眼瞼挙筋の筋力低下による眼瞼下垂，外眼筋の筋力低下による複視，眼球運動障害。
- 全身型では眼筋型の症状のほかに嚥下障害，顔面筋力低下，咀嚼障害，四肢筋力低下，呼吸障害などがみられる。

症状

- 片眼性もしくは両眼性の眼球運動障害・眼瞼下垂。
- 症状の日内変動を自覚していることもあるが，はっきりしない場合も少なくない。
- 眼筋型から発症することが多く，2年以内に全身型に移行する症例もある。

診断（表3）

眼所見における臨床診断

- アイスパックテスト
- 上方注視負荷試験
- 塩酸エドホニウム（テンシロン）テスト（図2）

病原性自己抗体検査

- 抗アセチルコリン受容体（AchR）抗体の測定
- 抗筋特異性受容体チロシンキナーゼ（MuSK）抗体の測定

治療

- メスチノン®，マイテラーゼ®（抗コリンエステラーゼ薬）内服
  ステロイド投与
  免疫抑制薬（タクロリムス）の併用
  胸腺腫合併例では胸腺腫摘出
- 眼筋型では第一選択として抗コリンエステラーゼ薬を投与し，症状をコントロールする。
- 抗コリンエステラーゼ剤は下痢や腹痛などの副作用があるため，症状に応じて抗コリン薬を併用していく。
- 抗コリンエステラーゼ薬でコントロール不良例，もしくは無効例ではステロイドを併用していく。
- ステロイド離脱困難例やステロイドの副作用が強い場合にはプログラフ®（タクロリムス）との併用が有効である。

表3　筋無力症の診断

眼所見における臨床診断

・アイスパックテスト
上眼瞼にアイスパック（保冷剤）を2分間あてて眼瞼下垂が2mm以上改善すれば陽性。
・上方注視負荷試験
上方視で1分間注視させ，眼瞼下垂の増悪や複視の出現をみる。
・テンシロンテスト（図2）
抗コリンエステラーゼ薬であるアンチレックス®を静注し，眼瞼下垂の改善や眼球運動の改善をみる。眼球運動の改善ではアンチレックス®静注前後でのHessチャートで改善をみるとわかりやすい。

病原性自己抗体検査

・抗アセチルコリン受容体（AchR）抗体
・抗筋特異性受容体型チロシンキナーゼ（MuSK）抗体
眼筋型では抗AChR抗体の陽性率は約50～60%，抗MuSK抗体陽性率は数%と報告される。

図2　テンシロンテスト

①眼瞼下垂の判定
瞼裂の変化・眉毛位置で眼瞼下垂の改善の有無を判定。
②眼球運動の判定
神経支配と一致しない眼位ずれあり。アンチレックス®静注で眼位・眼球運動が改善していることがわかる。

①

アンチレックス®静注前

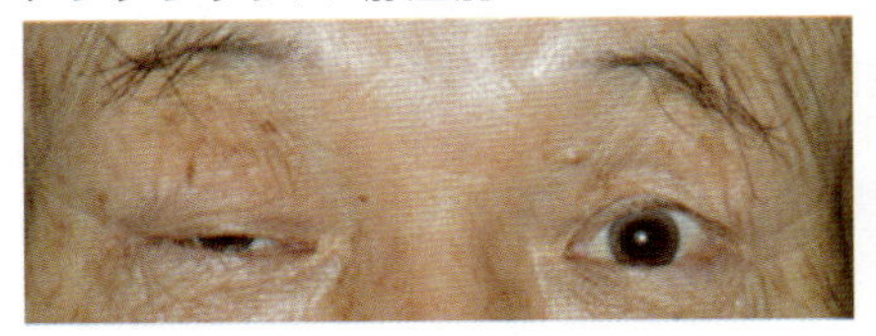

アンチレックス®静注後

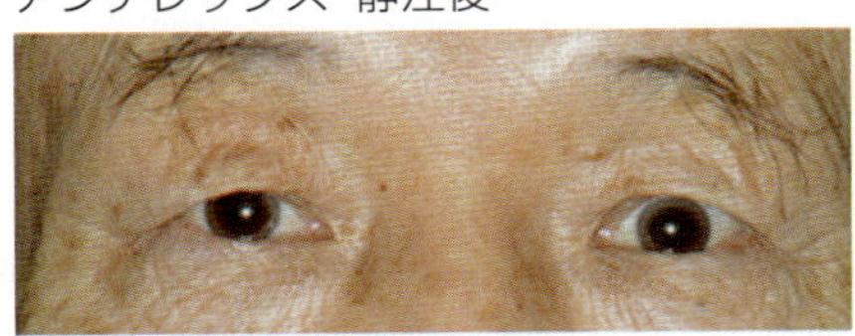

②

左眼

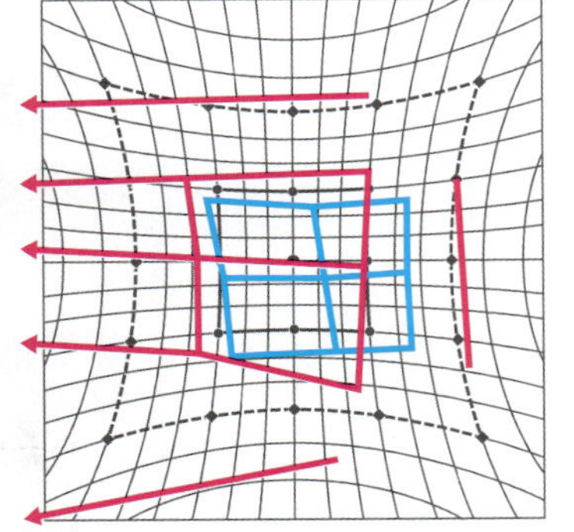

右眼

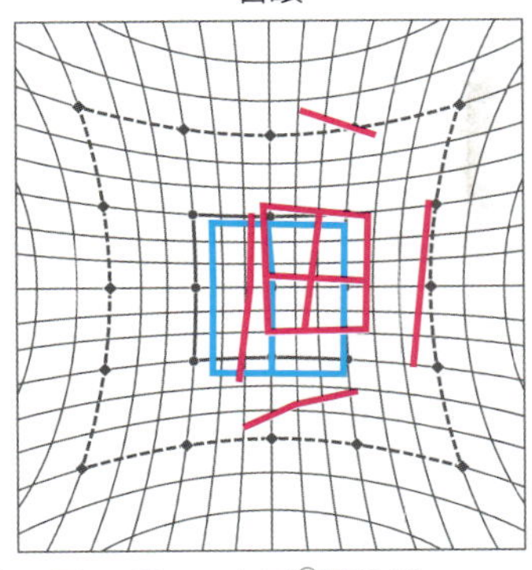

赤線：アンチレックス®静注前，青線：アンチレックス®静注後

特発性外眼筋炎

疾患の概念

- 原因不明の特発性眼窩炎症のうち外眼筋に炎症を起こしたもの。
- 甲状腺眼症やIgG4関連症候群や眼窩蜂窩織炎の除外が必要。

症状

- 強い疼痛・眼球運動痛，眼球運動障害，充血（図3）。

診断

- 採血で甲状腺関連自己抗体およびIgG4が陰性であることを確認。
- 眼窩MRIにて外眼筋の炎症あり（撮像方法は甲状腺眼症と同じ）。
- 炎症の部位は外眼筋に限局するものから強膜や涙腺など他の眼窩内組織まで進展している場合もある。

治療

- ステロイドが著効するのが特徴。症状に応じてステロイドパルスや内服を行う。
- ステロイド漸減時に再発する症例があり，再発を繰り返す症例ではステロイド低用量内服や免疫抑制薬の併用などの維持療法が必要な場合がある。また難治例では放射線治療を併用する場合もある。
- 若年発症や外眼筋以外にも炎症が波及するような症例が再発をきたしやすい。

Q2 急性期治療後も複視が軽快しない症例はどのように治療すればよいですか？

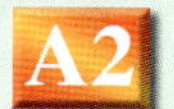

A2 甲状腺眼症や特発性外眼筋炎では急性期治療後にMRIで外眼筋炎が軽快しても，外眼筋の瘢痕性拘縮のために斜視が残存する場合があります（図5①）。急性期治療後半年以上経過し，再発がなければ大角度症例では斜視手術の適応となります（図5②）。

図5　急性期治療後に斜視が残存した症例

①ステロイドパルス後。
APCT Far 2ΔET R/L60Δ。左眼下直筋拘縮による左下斜視が残存。
②斜視手術後。
左下直筋後転5mm施行。APCT Far 8ΔXP 4ΔR/L。

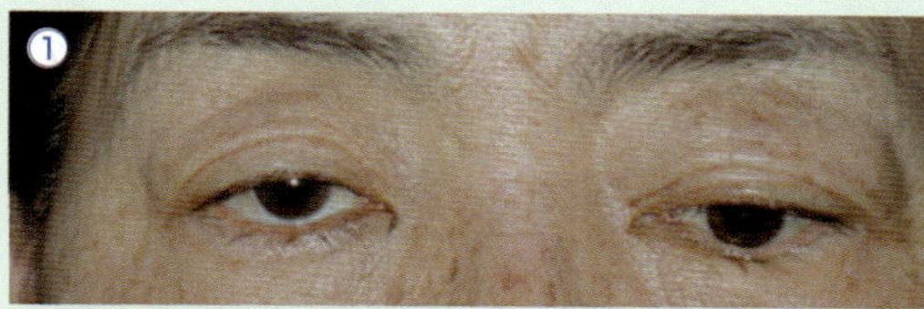

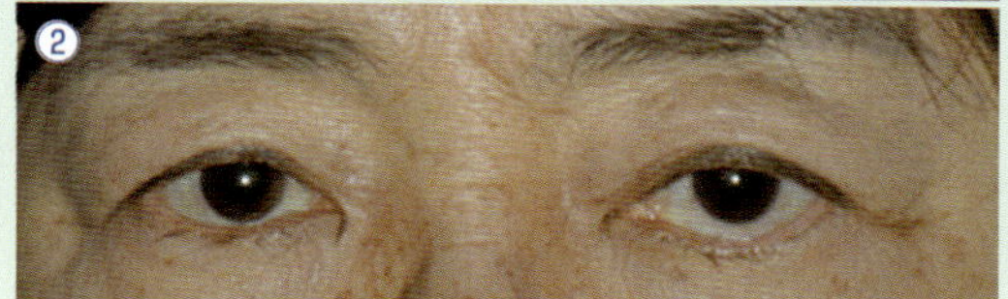

APCT：交代プリズム遮閉試験（alternate prism cover test）

図3　特発性外眼筋炎

①右方視時。
左眼内転不全・瞼軽度下垂・眼瞼浮腫・球結膜充血がみられる。

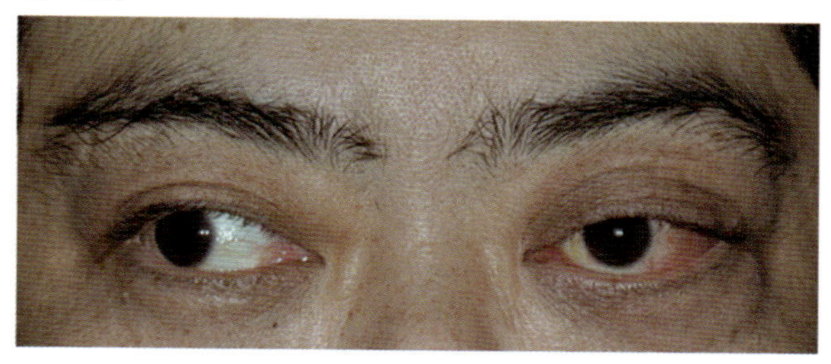

②眼窩MRI T1強調冠状断。
左眼外直筋と下直筋腫大。

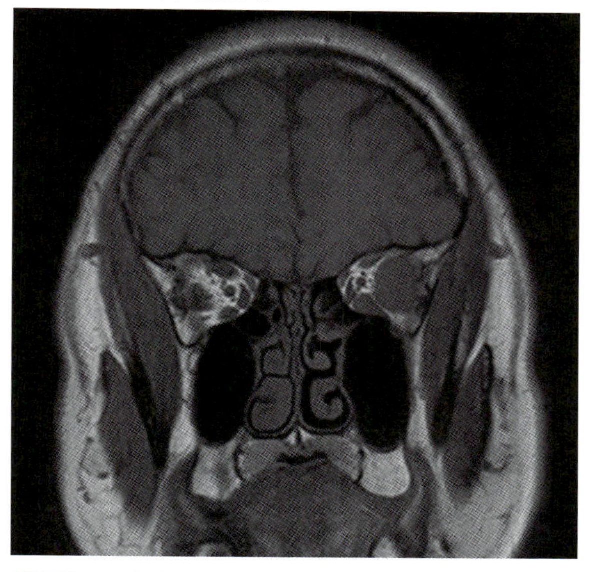

③眼窩MRI造影T1強調。
左眼外直筋が高信号を呈し著明に腫脹。外眼筋以外にも炎症が波及。

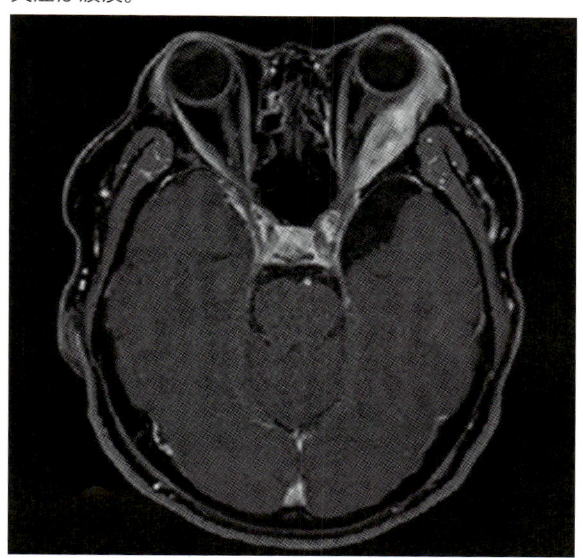

眼窩腫瘍

疾患の概要

- 眼窩内にはさまざまな構成組織があり，多種多様な腫瘍が発生しうる。

原発性眼窩内腫瘍

- リンパ増殖性疾患が大半を占め，特発性眼窩炎症，悪性リンパ腫，IgG4関連眼疾患，反応性リンパ過形成が含まれる。
- リンパ増殖性以外では，涙腺腫瘍（涙腺多形腺腫，涙腺多形腺腫源癌，腺様嚢胞癌）が多く，皮様嚢腫，海綿状血管腫，髄膜腫，視神経膠腫，神経鞘腫，神経線維腫，横紋筋肉腫等がこれに次ぐ。

続発性眼窩内腫瘍

- 隣接する副鼻腔腫瘍の眼窩内浸潤が多く，まれではあるが転移性腫瘍もみられる。

眼窩腫瘍を疑う所見

自覚症状と病歴

- 眼窩腫瘍の多くは片眼性の眼球突出をきたすが，リンパ増殖性疾患では両眼性の眼球突出を呈することがある。
- 物理的な眼球圧排と外眼筋への干渉による複視を伴うことが多いが，年余にわたり徐々に増大してきた眼窩良性腫瘍では，眼球突出が高度でも複視の自覚が乏しい場合がある。
- 炎症性病変や涙腺腺様嚢胞癌に代表される悪性腫瘍の組織浸潤で，眼窩痛を訴えることがある。

眼球偏位を見逃さない

- 眼窩腫瘍に起因する症状以外で眼科初診をされた場合も，入室時の眼位観察を忘れないよう心掛ける（図1）。
- 一般に，筋円錐外腫瘍により眼球は対側に偏位し，筋円錐内腫瘍により眼球は前方に突出する傾向にある。

触診

- 涙腺腫瘍やリンパ腫は，しばしば眼瞼皮下腫瘤として触知され，"眼瞼腫瘍"として紹介される場合がある。
- 眼窩縁の触診による腫瘍の性状（部位，硬度，可動性・圧痛の有無）も記録する。

視機能検査

視力検査

- 眼窩腫瘍の部位・大きさにより，直接的あるいは間接的に視力低下をきたす場合がある。
- 対光反射も確認する。

図1　眼窩腫瘍と眼球偏位

①左側の涙腺多形腺腫。
左眼の眼球突出と下鼻側偏位を認める。

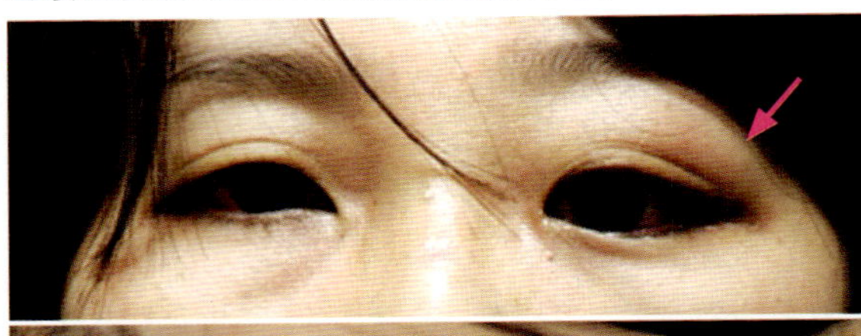

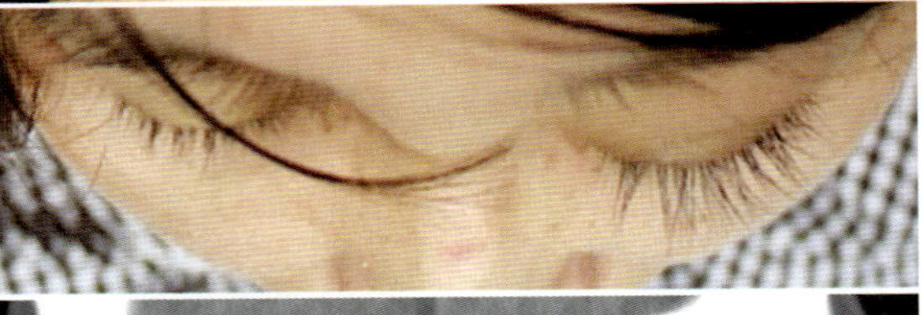

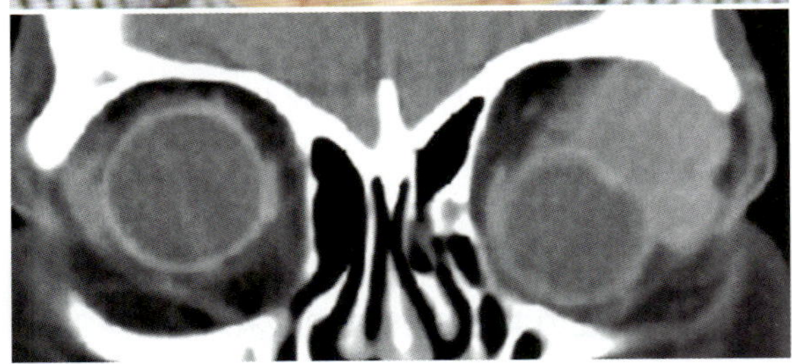

②前頭洞嚢腫。
左眼が下耳側に偏位している。副鼻腔嚢腫は良性腫瘍だが，しばしば眼窩壁の骨破壊を伴う。

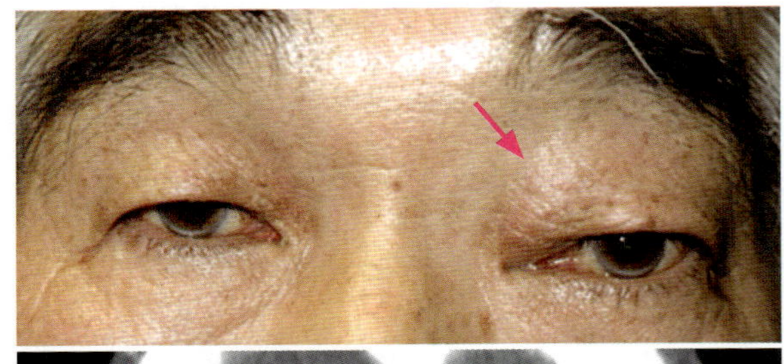

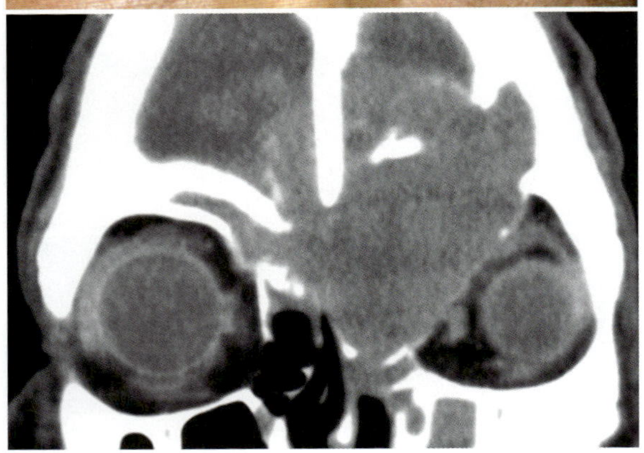

眼圧検査

- 眼窩内圧の上昇に伴い，続発性の高眼圧をきたす場合がある。

眼位の記録

- 眼球突出度測定のほか，正面の開閉瞼と上方から眼位を顔写真で記録する。
- 複視の訴えがあれば9方向眼位も撮影する。

眼球運動検査

- 複視の自覚症状が乏しくても，red-green testで異常を検出できることは多い。
- 治療前後の評価にHessチャートを記録する。

眼底写真

- 眼球外からの圧迫により網脈絡膜皺襞がみられ，歪視の原因になることがある(図2)。
- 視神経腫瘍や視神経を圧排する病変が疑われる場合，OCTで黄斑マップも記録する。下行性の神経線維萎縮がみられることがある。

図2　眼窩腫瘍による網脈絡膜皺襞
右側涙腺部を主座とする眼窩腫瘍(①)によって圧排された右眼球の眼底に，網脈絡膜皺襞(②)を認める。病理診断はIgG4関連眼疾患に合併したMALTリンパ腫であった。

①

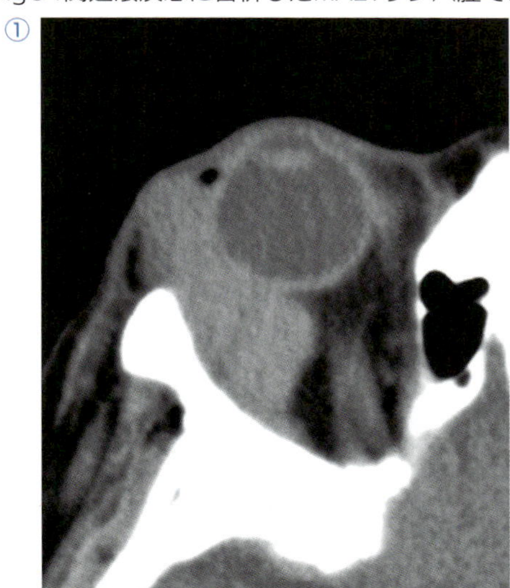

②

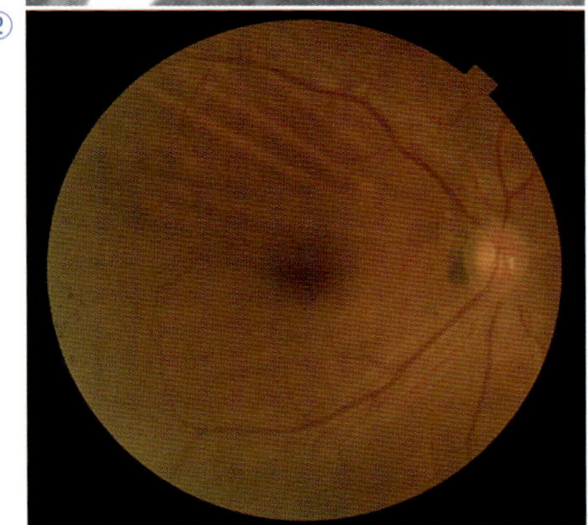

画像検査

CT検査

- 眼窩部の軸位断と冠状断，患眼の矢状断を，できるだけ thin sliceでオーダーする。
- 軟部陰影として描出される腫瘍性病変の部位と形状を確認する。
- 腫瘍による眼窩壁骨の圧排・菲薄化や骨破壊，石灰化の有無を読み取る。

MRI検査

- CTよりも軟部組織の描出に優れている。
- 各種信号強度の評価，腫瘍内部構造が均一か不均一か，被膜の有無，隣接組織への浸潤等，非特異的ではあるが鑑別診断を絞ることができる。
- 炎症性腫瘍の場合，T2信号強度で活動性を間接的に知ることができる。骨壁の観察には適さないが，骨髄の信号強度に左右差がある場合，病変が眼窩骨膜を超えて浸潤している可能性を疑う。
- 注意すべきは，CT・MRIともに質的診断の補助にはなるが，確定診断は困難なことである(図3)。患者を診ていない放射線科による読影結果は参考所見であり，妄信してはならない。“炎性偽腫瘍疑い”という記載は「画像だけではよくわかりません」というメッセージである。

核医学検査

- ガリウム腫瘍シンチグラフィで，発育速度の速い悪性腫瘍や炎症性病変で集積がみられる。
- 海綿状血管腫や涙腺多形腺腫等，良性腫瘍の多くは集積がみられない。

図3　リンパ増殖性病変
MRI T2強調画像。類似の形態と信号強度を呈している(→)。

①反応性リンパ過形成

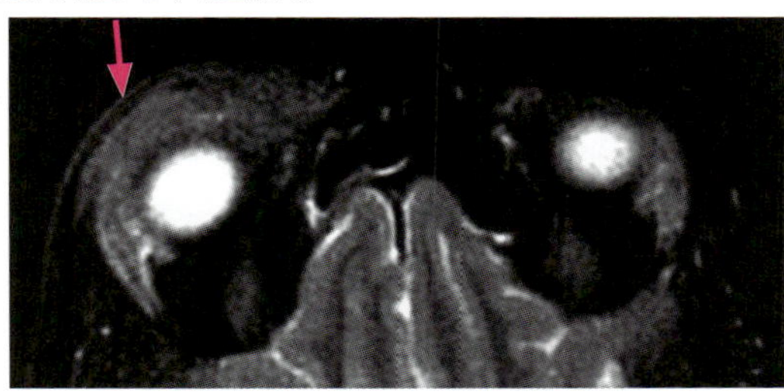

②濾胞性リンパ腫

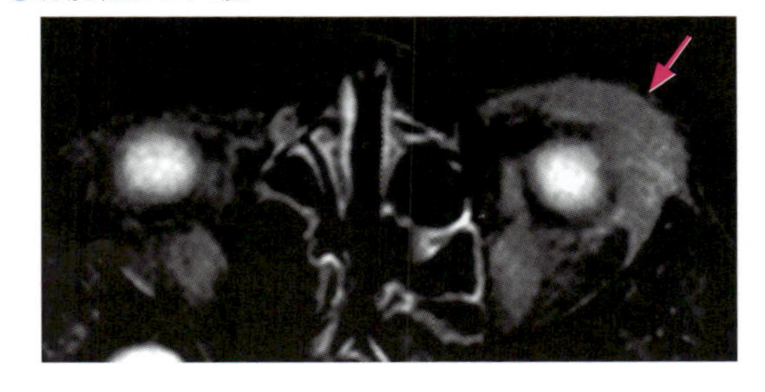

鑑別診断

- Basedow病眼症：しばしば片眼性の眼球突出をきたし，眼窩腫瘍の疑いで紹介される。眼瞼後退の有無，画像検査で外眼筋腫大，血液生化学検査等で鑑別は容易。
- 頸動脈海綿静脈洞瘻：片眼性の眼球突出と眼球運動障害をきたすが，画像検査で上眼静脈の拡張，特徴的な上強膜静脈の怒張で鑑別は容易。
- 強度近視：眼軸長の延長によって偽眼球突出をきたす。

各論

リンパ腫

- 眼科領域のリンパ腫は，ほとんどが非Hodgkin B細胞性リンパ腫である。MALTリンパ腫(extranodal marginal zone lymphoma of mucosa-associated lymphoid tissue type；MALT）が6割以上と最も多く，びまん性大細胞型B細胞性リンパ腫(diffuse large B-cell lymphoma；DLBCL）と合わせて9割近くを占める。このほか，濾胞性リンパ腫(follicular lymphoma；FL）とマントル細胞リンパ腫(mantle cell lymphoma；MCL)がみられる。
- MALT（図4）とFLは低悪性度だが，DLBCL（図5）とMCLは中悪性度で予後不良である。
- 確定診断には生検組織の免疫染色，遺伝子再構成，フローサイトメトリー等で，モノクローナリティーを証明する必要がある。
- 中悪性度や病期の進行したリンパ腫で，血清中の可溶性インターロイキン2受容体，乳酸脱水素酵素，β2ミクログロブリン値の上昇をみることがあり，診断の参考となる。
- 治療は悪性度や病期に応じ，経過観察，分子標的治療を含む化学療法，放射線照射が行われる。

涙腺多形腺腫

- 涙腺腫瘍で最も多い良性腫瘍である。
- CTで涙腺部に球状あるいは楕円形の軟部濃度腫瘤として描出される(図6①)。
- MRIではT1強調で低信号，T2強調で中等度高信号と低信号の混在した被膜を有する構造物として描出される(図6②)。
- 治療は被膜ごと全摘出を行う。

図4　MALTリンパ腫

右眼窩内鼻側にみられたMALTリンパ腫。MRI画像でT1強調(①）は均一な低信号，T2強調(②）は均一な低信号～軽度高信号を呈している。

①T1強調

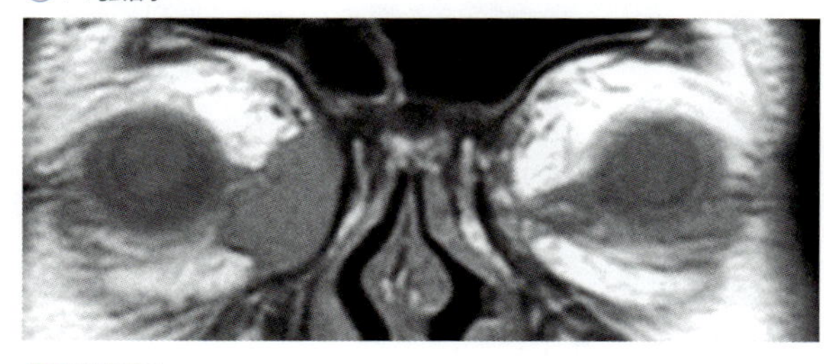

②T2強調

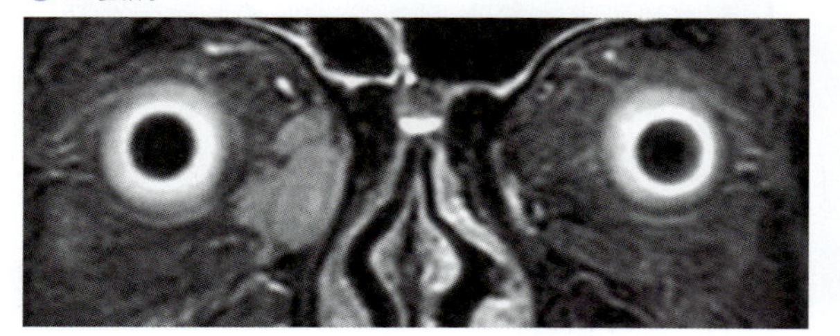

図5　涙嚢部に発症したDLBCL

急速な増大傾向を示し，左側眼窩内に進展している。ときに眼窩痛や骨破壊を伴う。

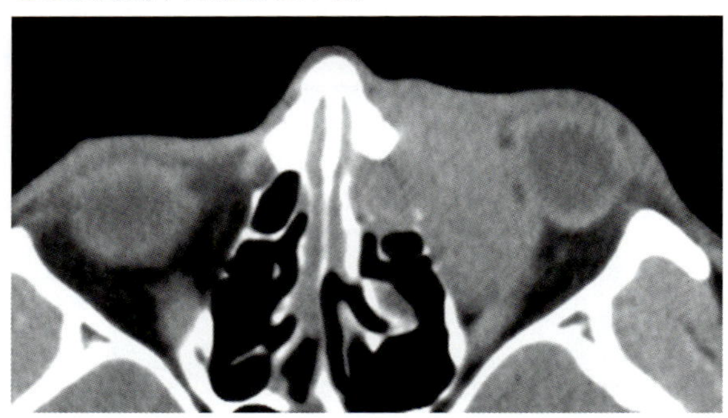

図6　涙腺多形腺腫

①眼窩葉由来の涙腺多形腺腫のCT画像。
左側涙腺窩の拡大や眼窩骨の菲薄化を認める。

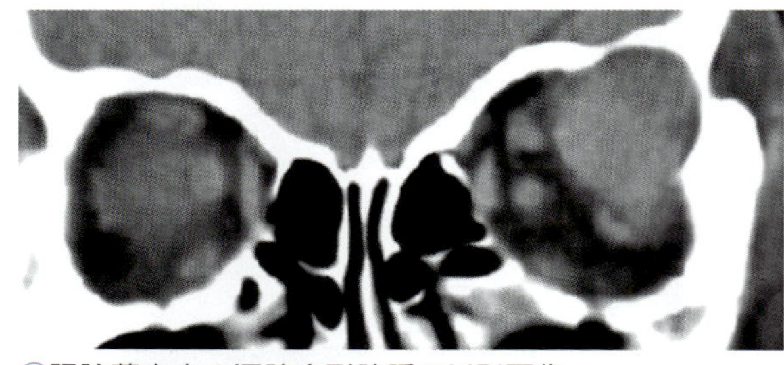

②眼瞼葉由来の涙腺多形腺腫のMRI画像。
右眼球に接するように，T2強調で内部は不均一な輝度を呈し，低信号の被膜(→)に包まれている。

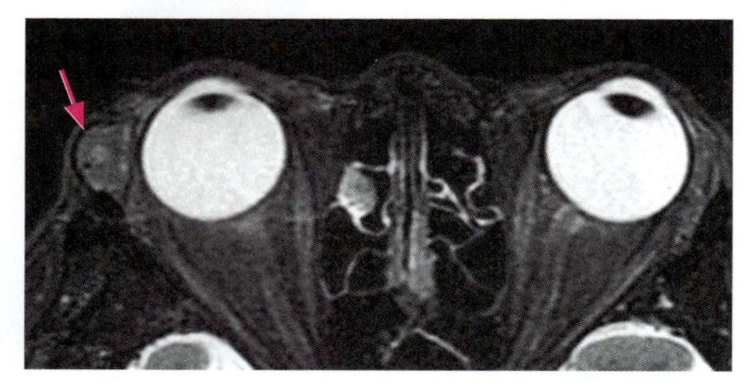

涙腺癌

- 腺様嚢胞癌（図7）と多形腺腫のなかに発症する多形腺腫源癌が代表的である。
- しばしば眼窩骨壁や隣接臓器に浸潤し，転移をきたす予後不良疾患である。
- 治療には腫瘍摘出＋放射線照射，眼窩内容除去，重粒子線治療等がある。

皮様嚢腫

- 小児の眼窩縁上耳側に好発する先天性の良性腫瘍である（図8）。
- 境界明瞭な被膜をもち，治療は被膜ごと全摘出を行う。

海綿状血管腫（図9）

- 後天性の良性腫瘍で，筋円錐内に好発する。
- 境界明瞭な被膜をもち，治療は被膜ごと全摘出を行う。

図7　腺様嚢胞癌
MRIのT2強調画像で内部は不均一な構造物が描出されている。右側の眼窩に隣接する軟部組織の信号強度が上昇し，浮腫性変化を伴っている（→）。多形腺腫より紡錘形で，骨膜に接する形状をとることが多い。

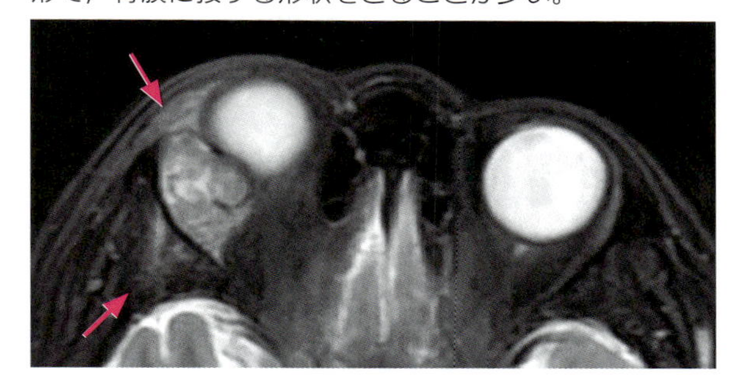

図8　皮様嚢腫
MRIのT2強調画像。
左眼窩内に外眼筋と等信号で皮膜を形成する，境界明瞭な楕円形腫瘤を認める。

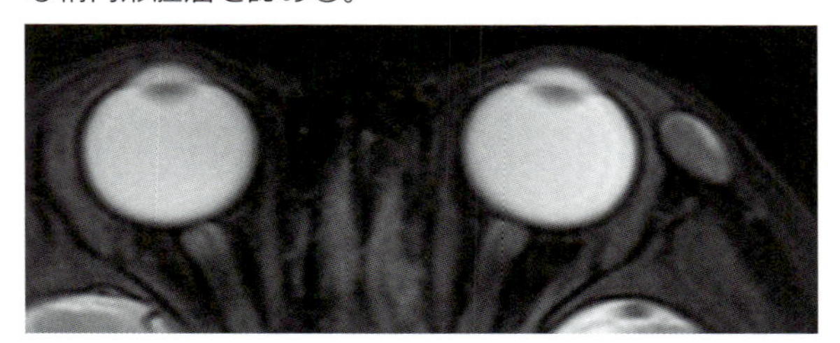

図9　海綿状血管腫
筋円錐内に境界明瞭な球状腫瘍を認める。MRIのT1強調（①）で低信号，T2強調（②）で硝子体よりやや低めの高信号を呈する。視神経が腫瘍によって内側に偏位・圧排されている（①，→）。ガドリニウム造影後のT1強調（③）で，腫瘍内が綿花状に造影される。

①T1強調

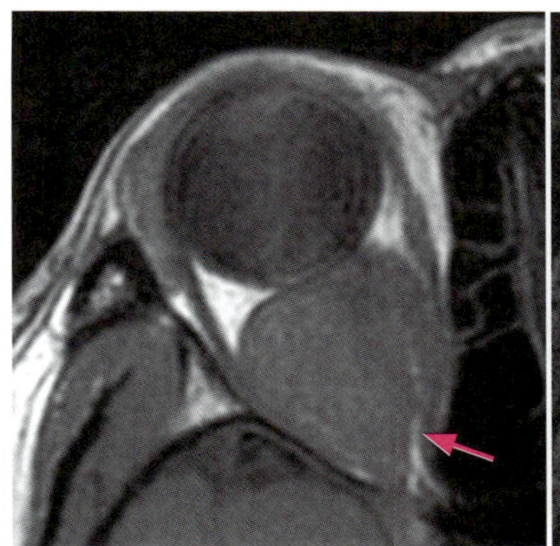

②T2強調

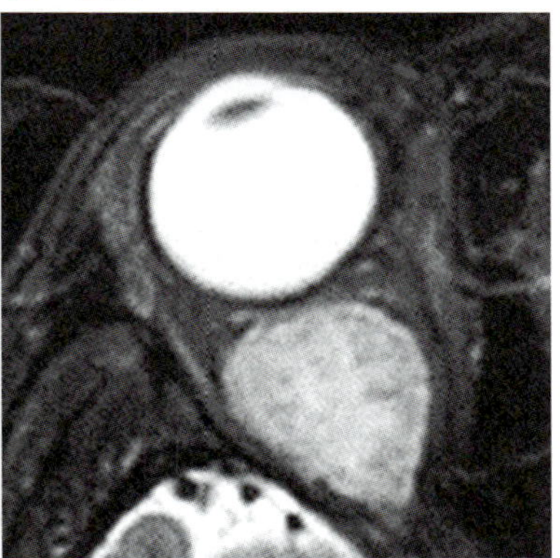

③ガドリニウム造影後のT1強調

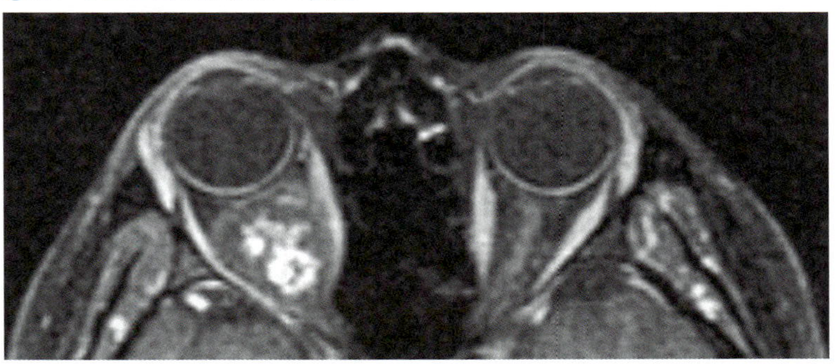

視神経腫瘍

- 視神経およびその周囲に発症する腫瘍として，小児の視神経膠腫，成人の髄膜腫（図10）や視神経鞘腫がある。
- 腫瘍摘出には視神経損傷のリスクを伴うため，視機能良好例には経過観察や定位放射線治療が行われる。

転移性眼窩腫瘍

- 女性では乳癌，男性では肺癌（図11）や前立腺癌からの転移が多い。
- 前立腺癌の転移で造骨性変化を認めることがある。
- 原発巣への治療が奏効しない場合，QOLのために対症照射を行う。

図10　視神経鞘髄膜腫
充実性の比較的均一な球状腫瘍で，MRIのT1強調（①）で視神経と同程度の低信号，T2強調（②）で視神経と比し，やや高信号を呈する。ガドリニウム造影後のT1強調（③）で，視神経鞘と連続した腫瘍部分に，同程度の造影効果を認める。

①T1強調。

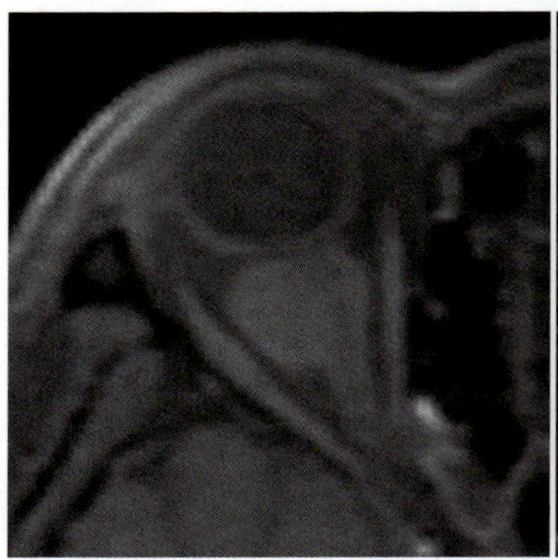

②T2強調。

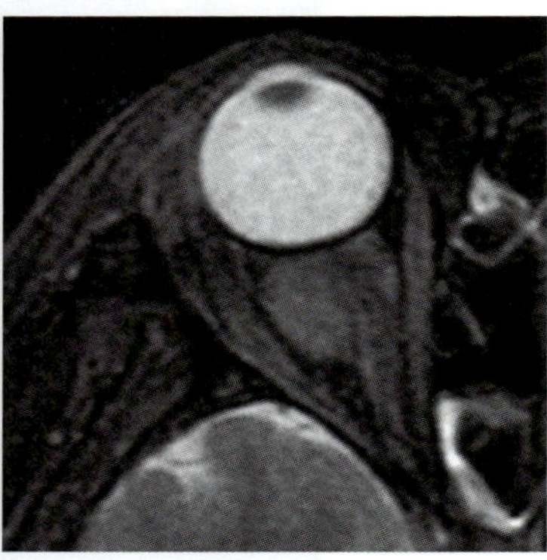

③ガドリニウム造影後のT1強調。

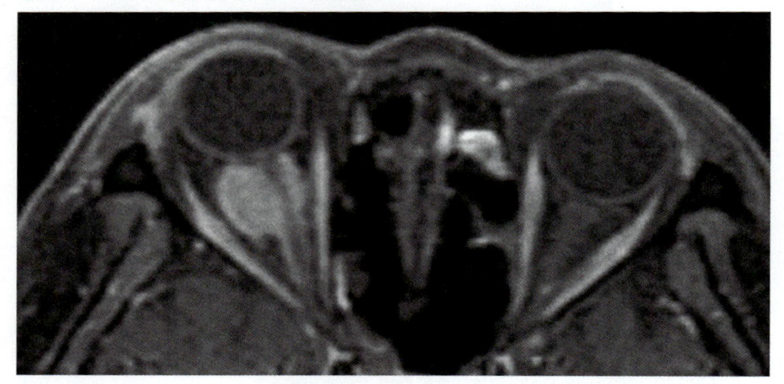

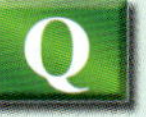

Q　眼窩腫瘍に対して診断のために生検を行うべきでしょうか？

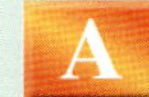

A　各種検査でリンパ増殖性疾患以外が疑われる場合，生検よりも全摘出が基本です。特に涙腺多形腺腫は生検により腫瘍細胞の散布を招き，眼球温存が困難な多発腫瘍として再発します。炎症性腫瘍はステロイドが，リンパ腫は化学療法や放射線治療が有効です。これらリンパ増殖性疾患では，病理診断に十分な検体を確保したうえで，眼球運動障害をきたさない範囲で可及的な腫瘍摘出を行います。

図11　転移性眼窩腫瘍
肺カルチノイドの眼窩内転移。MRIガドリニウム造影後のT1強調画像で，左眼窩内側と小脳半球（→）に転移病巣を認める。

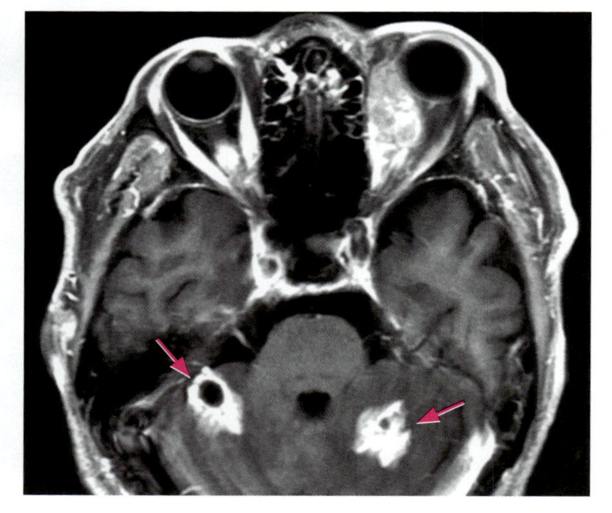

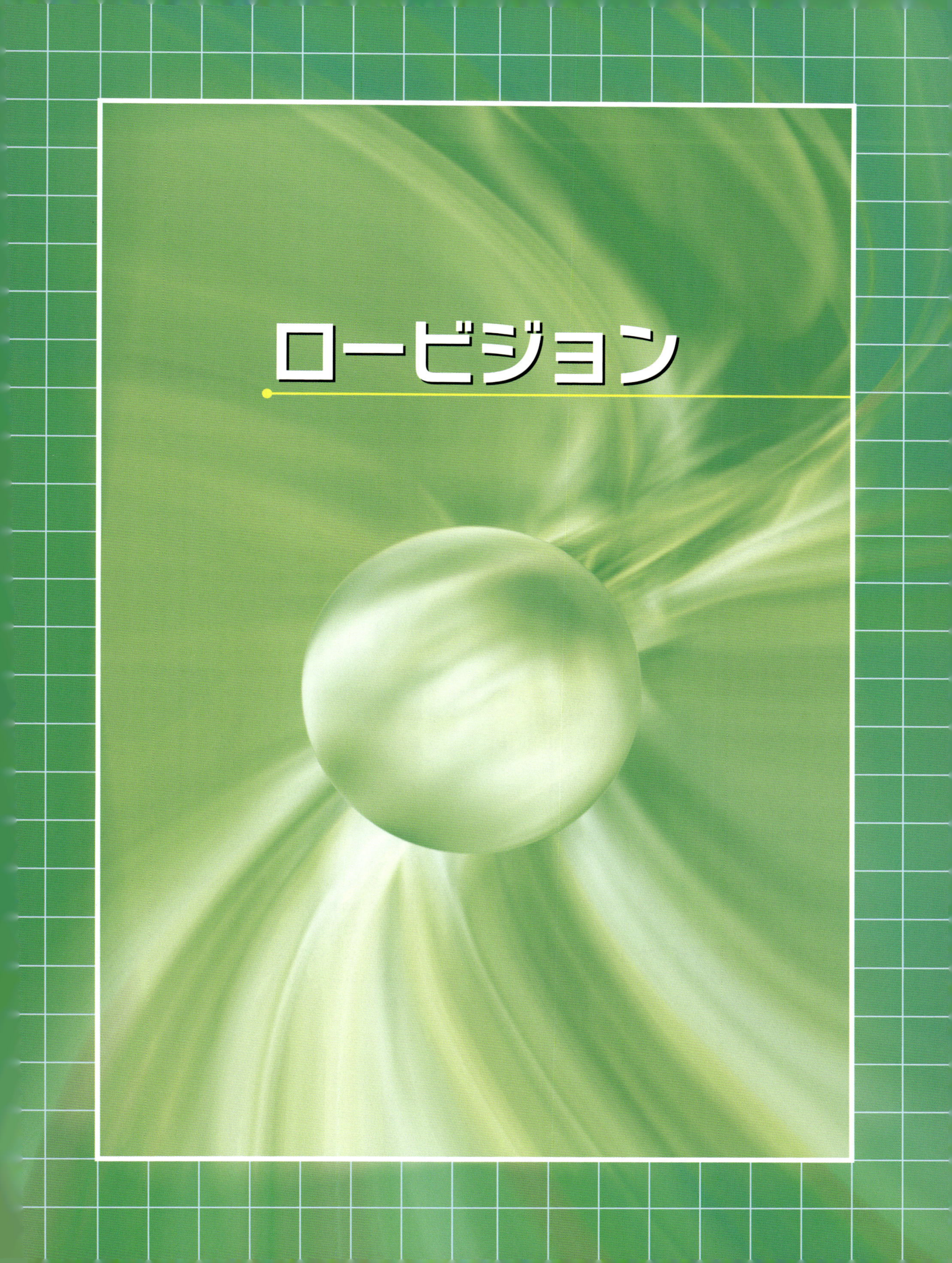
ロービジョン

ロービジョンケアの実際

リハビリテーションとロービジョンケア

- リハビリテーション医学の父であるアメリカのハワード・ラスク博士(1901～1989)は,「リハビリテーションはすべての医師の仕事である」,「医師はただ薬指やつま先など身体の部分のみを治療するのでなく，人間全体を治療するべきだ」という名言を残した。
- リハビリテーションは，医学的・社会・職業・教育リハビリテーションに大別され，これらの包括的な支援全体を指している。
- 視覚リハビリテーションは医学的リハビリテーションの1つであり，ロービジョンケアは視覚リハビリテーションに含まれる。
- 「ロービジョンケアはすべての眼科医の仕事である」といえる。

ロービジョンケアに必要なもの

- 一番大切なのは，眼科医の「ロービジョンケアマインド」である。「ロービジョンケアマインド」とは，見えにくい人が少しでも生活しやすくなるように，具体的に考えようとする姿勢である。
- 次に大切なのは，同じ「ロービジョンケアマインド」をもつ眼科医やコメディカル等の仲間である。自身の職場内のみならず，職場外の相談できる仲間も連携を図るうえで欠かせない存在になる。
- ちょっとした日常生活上の工夫や関連情報提供は患者にとって非常に有益なことが多く，日頃から患者に伝えられることをコメディカルと協力して整理しておく。
- 視覚補助具は日進月歩でさまざまな種類があるが，あくまでもツールであり，すべてを揃える必要はない(図1)。
- 手近で準備できるものだけでも，患者にとって十分役立つことが多い(図2)。

「ロービジョンケアマインド」をもつために

- 患者に対して,「病気は落ち着いている，だけどこれ以上は治らない」という趣旨の言葉のみで終わらず，その後の生活について具体的にイメージし，患者とともに考えていけるようにする。
- 見えにくい患者の心理反応を理解する(図3)。
- 見えないと何もできないのではなく，見えなくてもいろんなことにチャレンジできるということを知る。
- 畑違いと思わず，視覚障害者の日常について関心をもつ。
- 患者を見捨てず，見え方で困ったら眼科に戻ってこられるように配慮する。

ロービジョンケアの対象となる患者

- 見え方で困っている人は全員ロービジョンケアの対象であり，視力と視野がそれほど悪くなくても，羞明，複視，歪視等の症状で困っている症例も含まれる。
- 身体障害者手帳(以下，手帳)の基準にとらわれる必要はなく，手帳非該当でもロービジョンケアを要する場合がある。

キーワードは連携

- ロービジョンケアは眼科医単独でできるわけではなく，職場内外の多職種との連携が大切である。
- 眼科医のロービジョンケアにおける主な役目は，始めるきっかけを患者に与えることである。同時に眼科医には，多職種が関わるロービジョンケアの総監督的な役割が求められるが，監督方法はロービジョンケアにどれだけ時間を割くことができるかによっても異なるため，自身でベストな方法を考案していくとよい。
- 各種視覚補助具の紹介や社会資源の説明等については，眼科医自身が行う必要はなく，視能訓練士，看護師，ソーシャルワーカー等のコメディカルに委ねてよい。
- 近隣のロービジョン関連施設情報を整理しておき，患者について相談・紹介できる道筋をコメディカルとともに作っておく。自身のところでできないからやらないのではなく，患者に情報だけでも与えられれば，それだけでもロービジョンケアといえる。

図1　視覚補助具の例
①拡大鏡
②遮光眼鏡
③単眼鏡，双眼鏡
④拡大読書器：据置型
⑤拡大読書器：携帯型

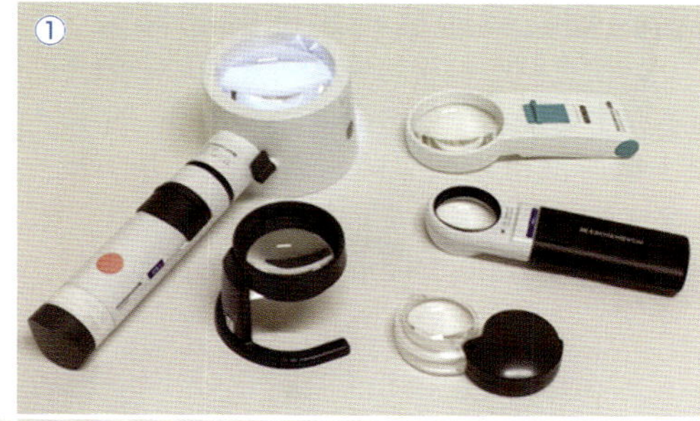

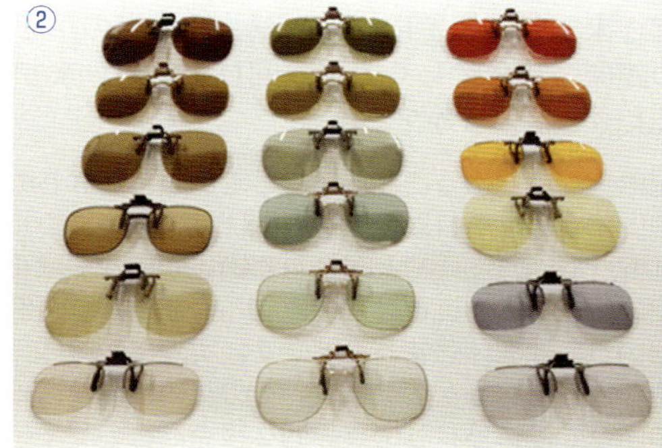

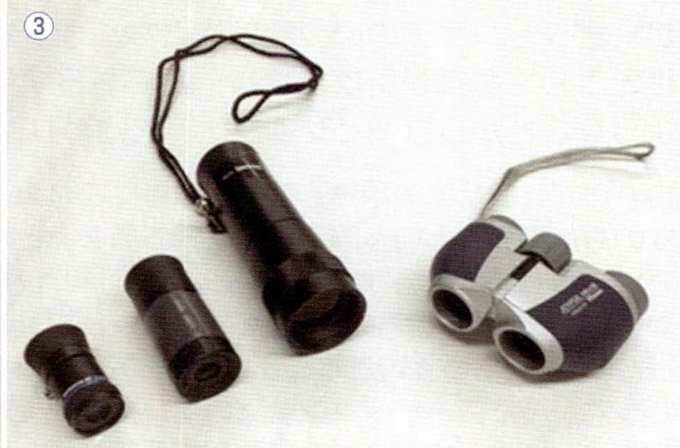

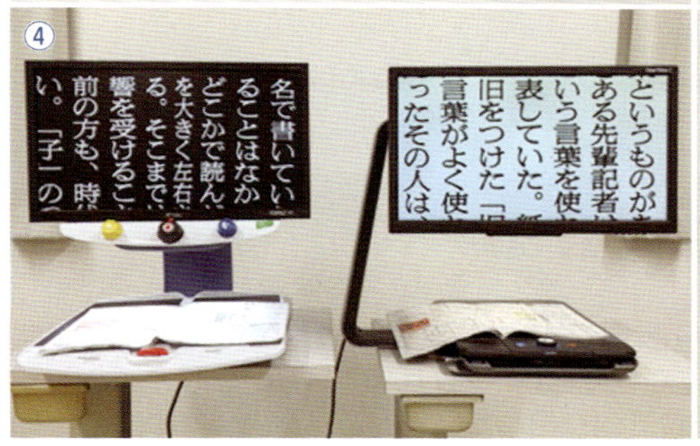

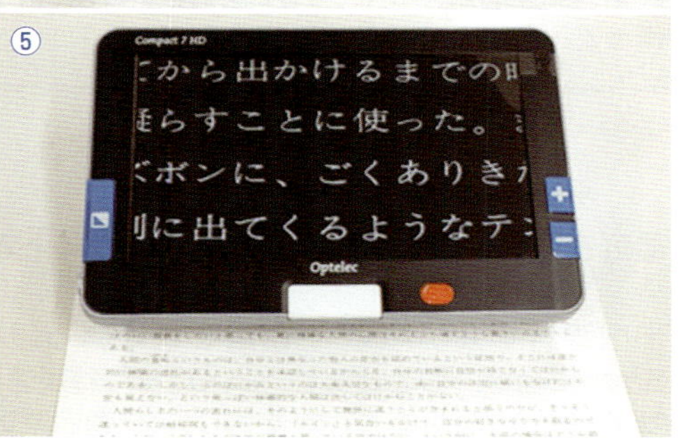

図2　手近なもので見やすくなる一例(サインガイド)
同意書等への署名はロービジョンの患者にとっては難しいが，名刺サイズに黒画用紙をくり抜いて携帯しておくと，署名が必要な場合に重宝する。病院に常備すれば，患者に実際に使用してもらうこともできる。

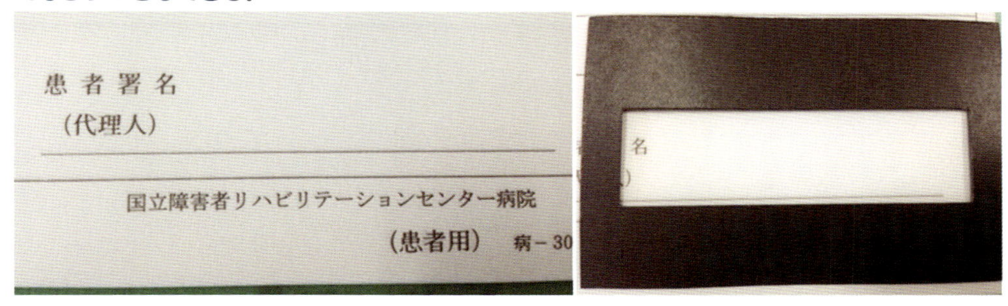

図3　視覚喪失の心理反応
※死別に対する5つの心理反応と同じプロセスを踏む。
※必ずしも心理反応は一方通行で経過するわけではない。

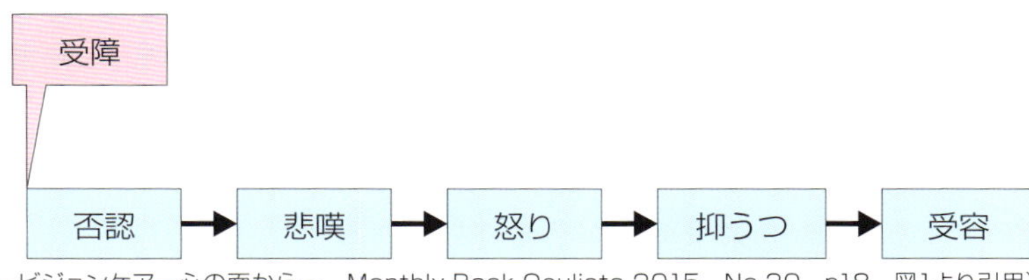

(西田朋美：ロービジョンケアー心の面からー．Monthly Book Oculista 2015，No.30，p18，図1より引用)

視覚障害者用補装具適合判定医師研修会

- ロービジョン検査判断料を算定するために必須とされている厚生労働省主催の研修会であり，年に数回，埼玉県所沢市の国立障害者リハビリテーションセンターで開催されている。
- 木曜日～土曜日の3日間で開催され，実習と座学が盛り込まれた研修会である。
- ロービジョンケアの基本を集約的に学ぶことができ，研修会を修了した卒業生だけが参加できる眼科ロービジョン勉強会もあり，ロービジョンケアに携わる眼科医仲間を全国に作ることができる。

Q1 **ロービジョンケアの必要性は何となく理解できますが，患者にロービジョンケアの話をするのはどうしても気が引けますし，とても日頃の臨床業務が忙しくて手が回りません。まずはどのようなことからロービジョンケアを始めればよいでしょうか？**

A1 ロービジョンケアの話をしたら，患者にこれ以上治らないということを宣言しているようなもので，話すのもためらうという眼科医の気持ちもあると思いますが，それ以上に患者は「いま」見えにくくて困っているのです。残念ながら，一般的には「見えないと何もできない」と思われている傾向が根強くあります。しかし，眼科医も同じ考えではロービジョンの患者を救うことはできません。まずは眼科医自身が「見えなくても多くのことにチャレンジできる」ということを体感することです。実際に知れば，自信をもって患者にロービジョンケアの情報提供ができるようになると思います。そのためには，ロービジョンケア関連の研修会や学会に参加する等，机上の学びでは得られない実際的な接点をこのフィールドで作ってみることをお勧めします。

Q2 **最近ときどき聞きますが，スマートサイトとは何ですか？**

A2 米国眼科学会(AAO)で運営されている眼科医向けロービジョンケア啓発コンテンツであるSmartSight™のことです。2007年にわが国にも紹介され，2010年に兵庫県がわが国初のスマートサイトを運用開始したのを皮切りに，都道府県単位で取り組んでいるところが少しずつ出てきています。眼科医は見えにくい患者を見つけて，スマートサイトを渡すと，その用紙のなかに，どこに連絡をすればロービジョンケア関連の情報が得られるのかが記されており，患者あるいは患者家族がその連絡先に連絡を取り，必要な情報を得ることができるというシステムです。AAOでは，学会のホームページからスマートサイトをダウンロードできるようになっています。(http://www.aao.org/smart-sight-low-vision)

Q3 **地方で勤務しているので，遠方にしかロービジョン関連の施設がなく，患者に勧めても遠すぎて行けないと言われます。こういう場合には，どのようにロービジョンケアを行えばよいでしょうか？**

A3 患者が何に困っているかによって，対応の仕方が異なります。読み書きを含む生活上の不便であれば，対象物の配色コントラストや明るさに気を付けるだけでもかなり改善します。100円ショップで販売されているルーペ類の活用や，携帯電話，タブレット型端末，デジタルカメラ，近見眼鏡のハイパワーレンズ処方でも便利になることもあります。歩行訓練であれば，都道府県によっては，自宅まで職員が出向いてくれて，訪問訓練をやってくれる施設もあります。地方でもできるロービジョンケアがありますが，そのためにも連携は欠かせません。いまはインターネットもあるので，ぜひ各地に仲間を作って，情報交換をしながらサポートし合えるとよいと思います。

Q4 **ロービジョンケアを思い切って患者に勧めてみましたが，何を伝えても患者が乗り気でなく，具体的に何も変わりませんでした。ロービジョンケアの進め方を失敗したのでしょうか？**

A4 結論からいえば失敗ではありません。図2にあるように，見えにくくなる人には特有の心理反応があります。すべてを否定してしまいたくなる時期がある期間あり，その期間には何を伝えても「じゃあやろうか！」と乗り気になることはほとんどないかもしれません。しかし，何か他のきっかけがあり，患者の心理反応が受容に変化したとき，「そういえば，何か便利な道具があるってあのときの先生が言っていたな…」と，ふと思い出し，長い時間かかってロービジョンケアに辿り着いたというケースもあります。決して無駄ではありませんが，やる気がないときにはあまり長々と自分のペースで紹介し続けるのは控えましょう。

タブレットを用いたロービジョンケア

情報障害者としての視覚障害者

- 近年ICT (information and communication technology) 機器の普及とネット環境の整備に伴い生活に必要な情報の大部分はICT機器を介して誰もが簡単に入手，発信をできるようになった。一方で視覚障害者はかつてより移動障害を伴う情報障害者であるといわれてきた。
- ここ数年タブレット型PCであるiPadをロービジョンエイドとして活用する事例や，スマートフォンであるiPhoneを利用する全盲者も散見されようになった。これらの端末は構造的なユニバーサルデザインと障害をもつユーザーの利用を想定した端末操作の補助機能であるアクセシビリティ機能を初期設定に実装している。
- これまでの視機能の評価を中心に行われるロービジョンケアに加え，ICT機器は患者の視機能とニーズに合わせた適切なアクセしビリティ機能の個別設定を行うことでロービジョンエイドとして機能する。ICT機器による情報保障は視覚障害者が視覚情報を介した情報へのアクセス障害に陥ることを軽減する可能性がある。
- また視覚障害に加えて文字や図形の認識が困難な読み書き障害をもつ学習障害の児童たちが，これらのデバイスを用いることで就学環境が改善する事例も多く報告されている[1]。これまでのロービジョンケアの領域には含まれない読み書きに困難さをもつ児童への応用の試みが始まり，これらのタブレット型PCやスマートフォンを用いたビジョンケアは教育の分野ではすでに普及しつつある。

一般機器であるタブレット端末を活用する意義

- タブレット端末やスマートフォンは広く普及した一般的なICT機器であるため周辺機器も充実しており，安価なアプリケーションソフトウェア(以下アプリ）の開発および改善等の対応が日々行われている。タブレット型端末やスマートフォンのアプリは従来のパソコン用のソフトウェアよりも安価で，無料の試用版も存在するため操作体験を容易に行うことが可能であるため経済的な負担は少ない。
- また障害者用の特殊機器ではないことは，屋外等で使用する際の心理的な抵抗感を軽減し，操作方法に関して一般人から容易に支援を受けることが可能なことは実際に使用するうえでの大きな利点である。また定期的なシステムの更新による機能の改善と向上が行われることもICT端末をロービジョンエイドとして継続的に利用するうえでの意義は大きい。
- 一方一般的に普及した機器であることは，一般ユーザーと双方向性の高い連携が可能で，テレビ電話等を利用した視覚補助等の遠隔による支援等の開発は，視覚障害に伴う移動障害による困難さの軽減にも効果的であることが期待される(図1)。

ロービジョンケアとしての情報ケア

- ICT機器が一般化した現代の情報社会においては，視覚障害者が情報障害者や移動障害者になることを回避するうえで，早期に医療的なアプローチや従来型のロービジョンケアに加えて情報保障としてのタブレット等の活用に関する情報提供が，これまでのロービジョンケアと並行して行われることが望まれる。

図1　支援者が無料で一時的に視覚支援をテレビ電話で行うアプリ
Be My Eyes–Helping blind see By Be My Eyes

Help blind people with
everyday tasks
Has the milk expired?
No, you have two more days.
Arla
HARMONIE
ØKO
MINIMÆLK 0,5%

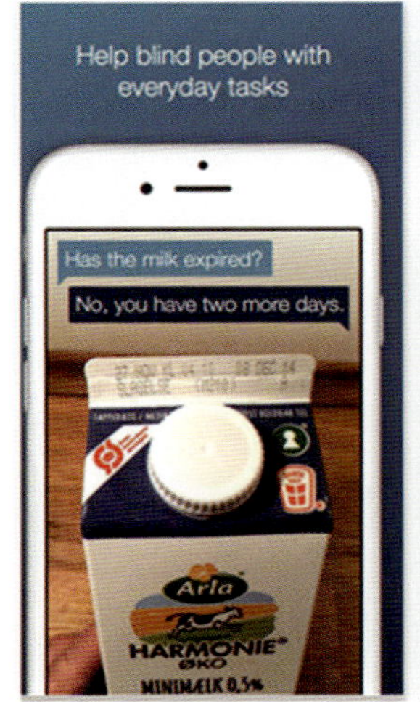

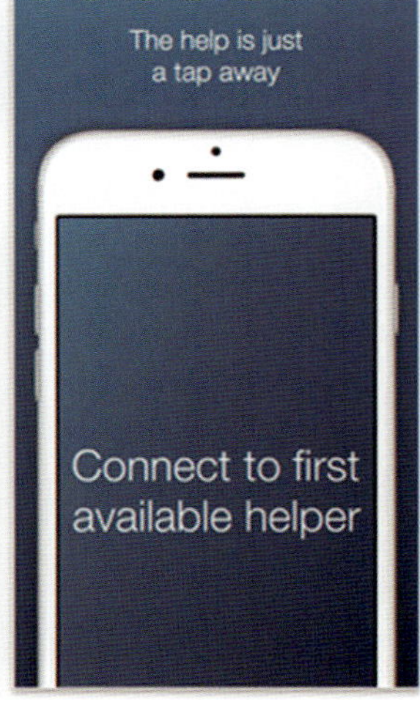

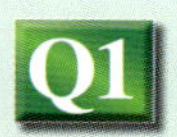

タブレット端末を視覚障害者が利用するうえでの操作上のメリットはありますか？

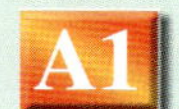

通常のパーソナルコンピュータではマウスによる操作が一般的ですが，タブレット端末やスマートフォンなどのタッチパネルの端末は指で操作が可能です。単一の視野にとらえた対象アイコンを指でタップして選択できるため，視野が狭い事例では操作性が高いといえます。また操作領域が液晶画面であり発光しているため見やすく感じる弱視者も多いようです(図2)。

図2　タッチパネル式端末
指で対象をタップして選択，起動が可能。

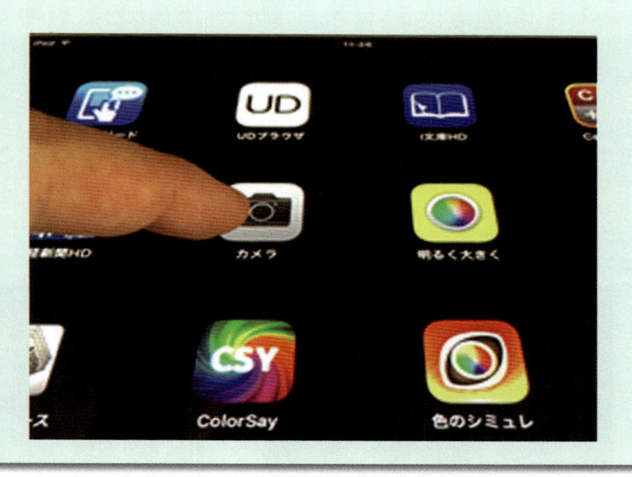

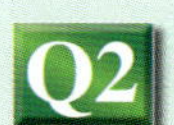

弱視者がタブレット端末を利用する代表的なニーズとメリットは何ですか？

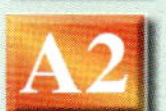

ニーズは大きく分けて「見る」と「読む」ことに関する内容が多いです。
「見る」ことに関連するニーズでのメリットは，2本の指で簡単に表示画像の拡大縮小が行えることや，安価な画像エフェクトカメラがアプリとして利用できる点にあります。撮影後すぐに画像を確認できるため，手続きの煩雑さに伴う見る意欲の低下を防止することができます。
「読む」ことに関連するニーズでのメリットは，最適な文字サイズや色の組み合わせ等を個別に設定することで最適化された書物として書籍を読めることにあります(図3)。また必要に応じて音声読み上げ機能を追加することも可能なため，患者は文字表示と音声読み上げ機能を組み合わせた複数の読み方を日々の視機能に合わせて選択することができ，読書意欲を維持しやすいと考えられます。

図3　視機能と嗜好性に合わせて文字設定を変更した電子書籍
i文庫HD（開発：DWANGO Co., Ltd.）

通常　　補正後

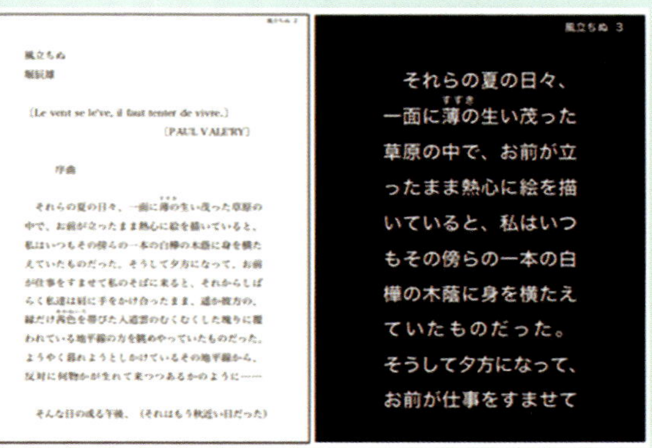
風立ちぬ
堀辰雄

[Le vent se le've, il faut tenter de vivre.]
[PAUL VALERY]

序曲

それらの夏の日々、一面に薄の生い茂った草原の中で、お前が立ったまま熱心に絵を描いていると、私はいつもその傍らの一本の白樺の木蔭に身を横たえていたものだった。そうして夕方になって、お前が仕事をすませて私のそばに来ると、それからしばらく私達は肩に手をかけ合ったまま、遥か彼方の、縁だけ茜色を帯びた入道雲のむくむくした塊りに覆われている地平線の方を眺めやっていたものだった。ようやく暮れようとしかけているその地平線から、反対に何物かが生れて来つつあるかのように……

そんな日の或る午後、（それはもう秋近い日だった）

風立ちぬ 3

それらの夏の日々、一面に薄の生い茂った草原の中で、お前が立ったまま熱心に絵を描いていると、私はいつもその傍らの一本の白樺の木蔭に身を横たえていたものだった。そうして夕方になって、お前が仕事をすませて

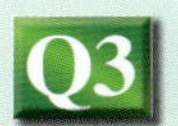

全盲者がICT端末を利用する代表的なニーズとメリットは何ですか？

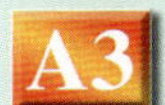

全盲者にとって大切なことは自立して入手・発信できる情報を増やすことにあります。必要な情報は方角，照度，紙幣の識別などとてもシンプルな情報であり，それらの情報を起動と同時に得られるような単一機能のアプリが好まれます（図4）。
音声命令機能である発話解析・認識インターフェース（Speech Interpretation and Recognition Interface；Siri）等では，簡単な日常的なニーズが言葉で話すだけで指示が可能なため非常に有用であるといえます（図5）。

図4　コンパスアプリ

音声によりスマートフォンを水平に保持することで端末長軸方向の方角を認識することができる。方角情報は視覚障害者が移動する際にはとても重要な情報である。

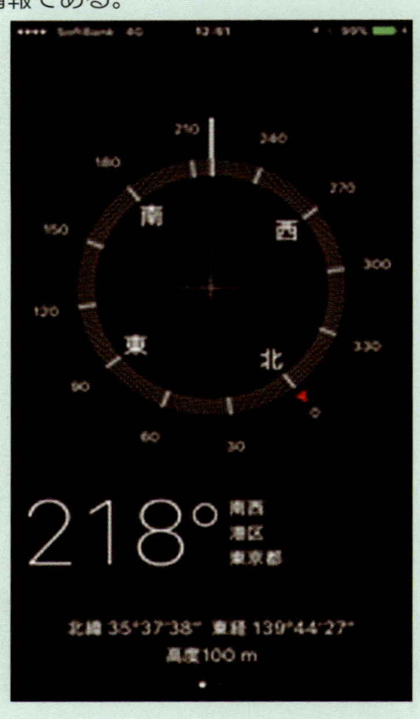

図5　Siri

Siriに「Siriは，なにができるの？」と尋ねることで現在のシステムで利用可能な機能一覧と話しかけ方の例文一覧を確認することができる。

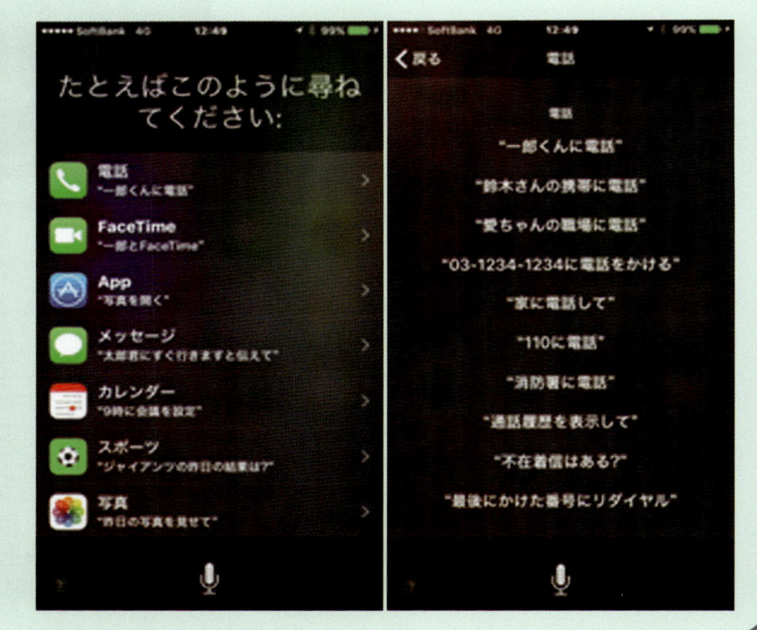

タブレット端末等を用いた情報ケアを進めるうえで今後の課題は何ですか？

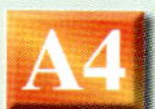

自宅でも学べる指導用のアプリの開発も進んでいます（図6）。一方で対面でニーズのヒアリングや使用方法の指導が行える施設はまだ少なく，携帯電話販売店等の支援施設以外でも学べる場が少ないことが課題です。まずは医療者が正しい知識をもって，社会への理解を深める必要があります。

図6　端末上で学べる指導用アプリ
このアプリでは支援者と当事者が端末上で音声コントロールモードの操作方法を学ぶことができる。

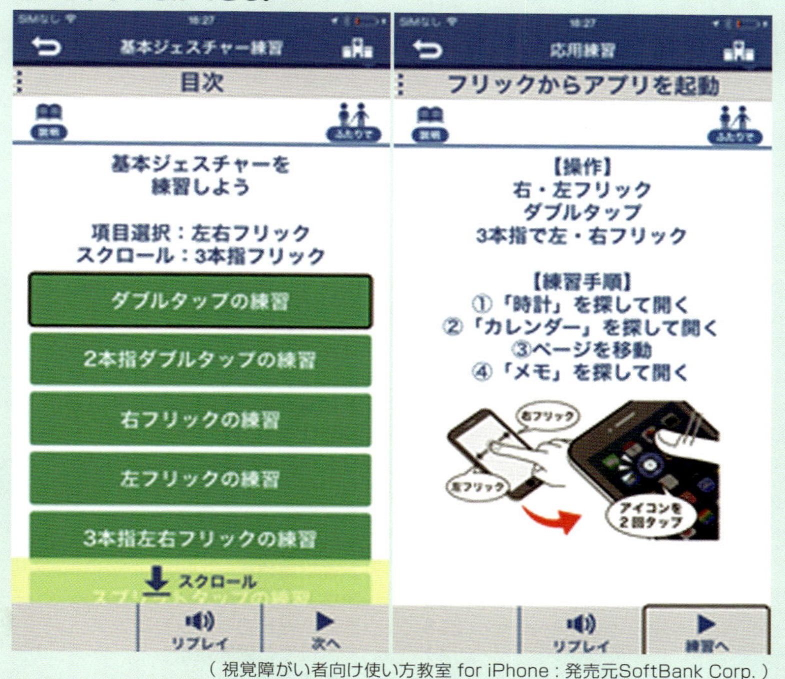

（視覚障がい者向け使い方教室 for iPhone：発売元SoftBank Corp.）

●参考文献
1）魔法のプロジェクト　障がいを持つ子どものためのモバイル端末活用事例研究（http://maho-prj.org）

索引

眼科診療マイスター
Ⅱ. 診断と治療

2017年1月20日　第1版第1刷発行

■編　集　飯田知弘　いいだともひろ
中澤　徹　なかざわとおる
堀　裕一　ほりゆういち

■発行者　鳥羽清治

■発行所　株式会社メジカルビュー社
〒162-0845 東京都新宿区市谷本村町2-30
電話　03(5228)2050(代表)
ホームページ　http://www.medicalview.co.jp/

営業部　FAX 03(5228)2059
E-mail eigyo@medicalview.co.jp

編集部　FAX 03(5228)2062
E-mail ed@medicalview.co.jp

■印刷所　シナノ印刷株式会社

ISBN978-4-7583-1627-9 C3347